Schulterdystokie und Plexusparese

Thomas Schwenzer
Jörg Bahm
Hrsg.

Schulterdystokie und Plexusparese

Klinik, Prävention, Gutachten und Dokumentation

Mit 77 Abbildungen

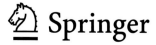 Springer

Herausgeber

Thomas Schwenzer
Klinikum Dortmund gGmbH
Frauenklinik am Klinikum Dortmund Mitte
Dortmund
Deutschland

Jörg Bahm
Fachbereich Plastische und Handchirurgie
Franziskushospital Aachen GmbH
Aachen
Deutschland

ISBN 978-3-662-48786-0   ISBN 978-3-662-48787-7 (eBook)
DOI 10.1007/978-3-662-48787-7

Die Deutsche Nationalbibliothek verzeichnet diese Publikation in der Deutschen Nationalbibliografie;
detaillierte bibliografische Daten sind im Internet über http://dnb.d-nb.de abrufbar.

Springer

Umschlaggestaltung: deblik Berlin
Fotonachweis Umschlag: © shannon Drawe / iStock / Thinkst
Zeichnungen: Angela Kommoß, Dortmund; Ingrid Schobel, Hannover

Gedruckt auf säurefreiem und chlorfrei gebleichtem Papier

Springer ist Teil von Springer Nature
Die eingetragene Gesellschaft ist Springer-Verlag GmbH Berlin Heidelberg

Die Herausgeber

Prof. Dr. Thomas Schwenzer, MBA
Direktor der Frauenklinik, Klinikum Dortmund gGmbH, Perinatalzentrum Level I. Mitautor der Leitlinie zur Schulterdystokie, Gutachter in zahlreichen Arzthaftungsprozessen, insbesondere auch bei Schulterdystokiefällen.

Dr. med. Jörg Bahm
Leitender Arzt, Chirurgie, Plastische Chirurgie und Handchirurgie des Franziskushospitals Aachen GmbH. Schwerpunkt in der operativen Versorgung geburtshilflicher Plexusparesen.

Schulterdystokie

Shoulder dystocia can be one of the most frightening emergencies in the delivery room. Although many factors have been associated with shoulder dystocia, most cases occur with no warning. – Eine Schulterdystokie kann eine der bedrohlichsten Situationen im Kreißsaal darstellen. Obwohl zahlreiche Risikofaktoren für die Entstehung einer Schulterdystokie identifiziert werden konnten, treten die meisten Fälle ohne Vorwarnung auf. (Baxley u. Gobbo 2004)

Shoulder dystocia is the infrequent, unanticipated, unpredictable nightmare of the obstetrician. – Eine Schulterdystokie ist ein unregelmäßig auftretender, unvorhersehbarer und unkalkulierbarer Albtraum für jeden Geburtshelfer. (Langer et al. 1991)

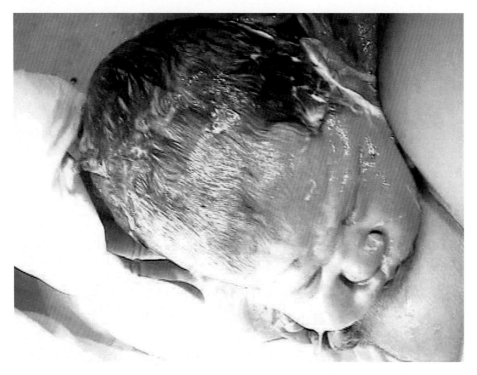

Turtle-Phänomen. (Aus dem Film „Schulterdystokie – Ein Lehrvideo" von M. Goeckenjan, R. Unkels, J. Unkels und K. Vetter. Mit freundlicher Genehmigung von Prof. K. Vetter)

Danksagung

Unser Dank gilt Herrn Dr. med. Sebastian Grewe, Frauenklinik des Klinikums Dortmund, und der Lektorin des Buchs Frau Frauke Bahle für die sorgfältige Durchsicht der Manuskripte. Weiterhin bedanken wir uns herzlich bei Frau Angela Kommoß, die die Abbildungen in vielen Sitzungen so mit uns entwickelt hat, dass sie unseren Vorstellungen entsprachen. Sie hat unsere Änderungswünsche immer mit großer Geduld und Sorgfalt umgesetzt.

Dem Springer-Verlag – vertreten durch Frau Dr. Höschele und Frau Conrad – gilt unser Dank dafür, dass uns die Möglichkeit zur Verwirklichung dieses Buches gegeben wurde, sowie für die kontinuierliche Unterstützung bei der Umsetzung.

Geleitwort

Die Schulterdystokie ist ein Ereignis, das in der Regel am Ende der Geburt auftritt und von dem Arzt und Hebamme gleichermaßen überrascht werden. Risikofaktoren lassen sich wohl definieren, sie sind allerdings keine geeigneten Indikatoren, um das Ereignis vorherzusagen und zu vermeiden. Viele Faktoren wirken zusammen, um die für das Kind bedrohliche Situation herbeizuführen: das relative Missverhältnis von großem Kind und relativ verengtem Becken, insbesondere wenn Zusatzindikatoren wie Diabetes der Mutter (Makrosomie des Kindes) und protrahierter Geburtsverlauf bei Wehenschwäche hinzukommen. Es gibt bisher keine Methode, mit der das bedrohliche Ereignis der Schulterdystokie im Normalfall mit einiger Sicherheit vorherzusagen ist. Diese spezielle Problematik wird im vorliegenden Band unter Mitwirkung von Geburtshelfern und Juristen umfangreich und kritisch dargestellt.

Im **ersten Teil** werden die Risikofaktoren, d. h. die Pathomechanismen und die klinischen Formen der Schulterdystokie, beschrieben. Insbesondere wird eine eingehende Analyse der in der Literatur beschriebenen Risikofaktoren vorgenommen. Ein umfangreiches Kapitel wird der Makrosomie als Ursache für die Schulterdystokie des Kindes gewidmet. Anamnestische Risikofaktoren wie vorausgegangene Schulterdystokie und Makrosomie fließen in die Analyse ebenfalls ein. Ein gesonderter Abschnitt ist der Betrachtung des mütterlichen Beckens gewidmet, denn Beckenform und Beckenmaße bestimmen, ob das Kind den Geburtskanal passieren kann. Die Folgen der Schulterdystokie für das Kind werden in einem weiteren Abschnitt beschrieben, wobei Hypoxämie und Tod im Zentrum der Betrachtung stehen.

Die Erfahrung des Geburtshelfers darf in solchen Situationen nicht unterschätzt werden. Deshalb ist auf eine Schulung des Kreißsaalpersonals für diese besonderen Notfälle stets zu achten. Ein umfangreicher Teil ist folglich dem Management der Schulterdystokie gewidmet, denn nur durch Training von geeigneten Maßnahmen sind die kritischen Phasen zu beherrschen, und das Kind ist ohne Folgeschäden zu entwickeln. Die Anwendung der operativen Techniken (Symphysiotomie) dürfte wohl mehr der Geschichte als der Realität angehören. Eine niedrige Sektiorate als Qualitätskriterium einer Klinik auszuweisen, dürfte ebenfalls der Vergangenheit angehören. Mit Tipps für die Praxis und einer umfangreichen Literaturübersicht wird der erste Teil abgeschlossen.

Im **zweiten Teil** erfolgte eine eingehende Analyse der geburtsassoziierten Plexusparese und weiterer Komplikationen. Sie sind in der Regel das Resultat einer fehlerhaften Einschätzung des Geburtsverlaufs. Es wird der Frage nachgegangen, welche Risikofaktoren für eine Plexusparese bestehen, welche topographische und funktionelle Anatomie der Plexus brachialis hat und welche physiologischen Engstellungen für die Nervenbahnen bestehen. Die Schädigungsformen peripherer Nerven werden eingehend analysiert und dargestellt. Von besonderem Interesse dürfte der Bericht über das „Kaiser-Wilhelm-Syndrom" sein, ein Geburtsschaden durch schwierige Entwicklung des Kindes bei Beckenendlage. Diese Schädigung des Plexus fand Eingang in die Geschichte, nicht nur in die der Medizin.

Anomalien als Ursache schwieriger Entwicklungen des Kindes aus Schädellage (z. B. die Halsrippe) und mögliche intrauterine Ursachen sind ebenfalls Gegenstand der Betrachtungen. Auch die Plexusparese im Zusammenhang mit der Sektio findet Erwähnung. Es wird die These vertreten, dass all die Komplikationen in geringerem Maß auftreten, wenn das geburtshilflich tätige Personal besser geschult würde. Schulung verlangt jedoch ständige Übung der Risikosituationen. Solange aber die geburtshilfliche Versorgung in Deutschland auf viele kleinere Krankenhäuser – 18 von 54 Kliniken in Hessen hatten 2014 weniger als 500 Geburten (Median 371) pro Jahr – mit wenigen Geburten verteilt ist, wird sich ein Trainings- und Lerneffekt nur schwerlich realisieren lassen. Nur eine Klinik hatte in Hessen ca. 3000 Geburten. Prophylaxe ist immer besser als Therapie, die sich allerdings nicht immer umgehen lässt. So wird schließlich ein umfangreiches Kapitel dem schwierigen operativen Vorgehen bei Plexusparese gewidmet, Maßnahmen der Physiotherapie werden aufgezeigt und in einer umfangreichen Literaturliste belegt.

Im **dritten Teil** werden die forensischen Fragen bei Plexusparese und anderen Komplikationen nach Schulterdystokie erörtert. Er beginnt mit der Darstellung des rechtlichen Rahmens, dann werden die Fehlervorwürfe nach Schulterdystokie analysiert. Auch der Einfluss des präpartalen Schätzgewichts, der präpartalen Ultraschalluntersuchung, des Managements während der Geburt einschließlich deren Bewertung zur Überwindung des Schulterdystokie sowie die Beurteilung der einzelnen Maßnahmen werden in diesem Kapitel beschrieben.

Von besonderem Interesse ist die Darstellung der 10 ausgewählten Fälle mit Beschreibung des „Tatbestands" (Sachverhalts), Aussagen der Sachverständigen und Angaben der Kläger sowie das daraus abgeleitete Fazit. Es lohnt, diese Fälle zu studieren, der Lerneffekt für die geburtshilfliche Praxis ist erheblich.

Mit dem vorliegenden Band ist es gelungen, den schwierigen medizinischen Sachverhalt, der der Schulterdystokie zugrunde liegt, verständlich zu machen, nicht nur für die in der Geburtshilfe tätigen Kollegen, sondern auch für Kinderärzte, Juristen und Richter, die sich mit dem Schaden auseinanderzusetzen haben.

Prof. em. Dr. Wolfgang Künzel, FRCOG, FEBCOG, ML
Klinik für Geburtshilfe und Gynäkologie, Universität Gießen

Vorwort

Die Schulterdystokie und die in etwa 10–15 % der Fälle daraus resultierende Plexusparese, aber auch andere schwerwiegende Komplikationen für Kind und Mutter gehören zu den kritischsten Ereignissen in der Geburtshilfe des 21. Jahrhunderts. Sie sind insgesamt selten und man kann sich nur theoretisch und durch praktische Übungen am Phantom auf dieses Ereignis vorbereiten. Auch der schon mehrere Jahre in der Geburtshilfe tätige Kollege kann viele Geburten ohne Schulterdystokie betreuen und wird dann plötzlich von einer schweren Dystokie überrascht. Es ist nicht allein das Risiko einer persistierenden Plexusparese, das die Schulterdystokie für den Geburtshelfer so belastend macht. Es ist das überraschende Auftreten und das Gefühl, das Kind nicht oder zumindest nicht rechtzeitig entwickeln zu können. Dieses Gefühl, das auch den erfahrenen Geburtshelfer in dieser Situation immer wieder befällt, tritt spätestens dann auf, wenn das primäre Manöver nach McRoberts scheitert und invasivere Maßnahmen erforderlich werden.

Die Vorbefassung mit dieser extrem belastenden Komplikation gehört zu den wichtigsten Maßnahmen, um im Fall einer Schulterdystokie das Risiko einer Plexusparese und anderer schwerwiegender Komplikationen für Mutter und Kind so weit wie möglich zu reduzieren und beim Geburtshelfer die Angst des Versagens zu minimieren.

Die Risikoabschätzung für die Wahrscheinlichkeit einer Schulterdystokie und einer Plexusparese ist schwierig, weil eine präpartale Gewichtsschätzung immer noch mit einer relativ hohen Ungenauigkeit behaftet ist. Trotzdem gibt es bestimmte Risikokonstellationen, die mit einer deutlich erhöhten Rate an Schulterdystokien verbunden sind. Sie zu kennen und in die Geburtsplanung mit einzubeziehen ist eine Bringschuld des Geburtshelfers im 21. Jahrhundert. Eine früher übliche paternalistische Einstellung, bei der der Geburtshelfer im wohlverstandenen Interesse für Mutter und Kind Entscheidungen selbst traf, ist abgelöst worden durch eine selbstbestimmte und auf umfassender Aufklärung über die unterschiedlichen Risiken und Alternativen basierende Geburtsplanung. Die Schwangere hat in Ausübung dieses grundgesetzlich garantierten Selbstbestimmungsrechts Anspruch darauf, sich auch dann gegen eine vaginale Geburt zu entscheiden, wenn die objektiven Faktoren zwar nur eine geringe Risikoerhöhung signalisieren, die werdende Mutter aber die Schutzinteressen ihres Kindes über mögliche Komplikationen für sich selbst stellt. Dies gilt in der Geburtshilfe des 21. Jahrhunderts in den entwickelten Ländern umso mehr, als die unmittelbaren Kaiserschnittrisiken sich bei geplanter Durchführung kaum noch von den mütterlichen Risiken einer vaginalen Geburt unterscheiden.

Die Zusammenhänge zwischen Schulterdystokie und einem Plexusschaden werden auch heute noch kontrovers diskutiert. Die intrauterine Entstehung wird zur Abwehr von Haftungsansprüchen oft ins Feld geführt. Diese Argumentation wird durch einzelne Publikationen scheinbar gestützt, dass in fast 50 % der Plexusparesen keine erkennbare Schulterdystokie vorangegangen sei und auch nach Kaiserschnittentbindungen Paresen gesehen werden. Dieses Buch gibt einen Überblick über die aktuelle Literatur zur Entstehung von Plexusparesen. Es soll dem Geburtshelfer und Kinderarzt auch die therapeutischen Möglichkeiten aufzeigen. Eine adäquate Behandlung ist für das gesamte Leben eines Kindes mit Plexusparese entscheidend. Dies gilt in besonderem Maß für die Kinder mit einer Lähmung, die sich nicht innerhalb weniger Wochen bessert, sondern bei denen sich ein Dauerschaden abzeichnet. Kenntnisse über die modernen operativen Möglichkeiten und über den richtigen Zeitpunkt der einzelnen Operationsschritte sind für jeden Kinderarzt notwendig, der ein Kind mit einem Plexusschaden betreut.

Bei einem persistierenden Plexusschaden resultiert heute in den meisten Fällen eine medikolegale Aufarbeitung des Falls. Auch diese Situation stellt an die beteiligten Ärzte und Hebammen, aber auch an die Gutachter hohe Anforderungen. Aus der eigenen gutachterlichen Erfahrung und anhand der Rechtsprechung werden die typischen Fallkonstellationen besprochen. Kaum eine Haftungsproblematik stellt an die Gutachter so hohe Anforderungen wie gerade der Plexusschaden: Im Geburtsverlauf können Maßnahmen wie der Kristeller-Handgriff zu einem bestimmten Zeitpunkt streng kontraindiziert, zu einem späteren Zeitpunkt aber durchaus erlaubt sein. Die Frage der Alternativaufklärung bei erkennbaren Geburtsrisiken wird praktisch in jedem Haftungsverfahren gestellt und muss vom Gutachter heute zweifellos anders bewertet werden als noch vor 20 Jahren. Dieses Buch will auch hier einen Überblick über die aktuelle Situation geben.

Die Konzeption des Buches ist so angelegt, dass der Leser keiner weiteren Nachschlagewerke zum Gesamtverständnis bedarf. Dieses Konzept beinhaltet aber teilweise eine Detailtiefe, die nicht jeder Leser benötigt. Die wesentlichen Aussagen finden sich als Überblick auch in komprimierter Form.

Thomas Schwenzer
Jörg Bahm
Dortmund und Aachen im November 2015

Inhaltsverzeichnis

Autorenverzeichnis

Dr. med. Jörg Bahm
Franziskushospital Aachen GmbH
Fachbereich Plastische und Handchirurgie
Morillenhang 27
52074 Aachen

Prof. Dr. med. Thomas Schwenzer, MBA
Klinikum Dortmund gGmbH
Frauenklinik am Klinikum Dortmund Mitte
Beurhausstraße 40
44137 Dortmund

Dr. iur. Roland Uphoff
Kanzlei für Geburtsschadensrecht und
Arzthaftung
Heinrich von Kleist Str. 4
53113 Bonn

Schulterdystokie

Thomas Schwenzer

© Springer-Verlag Berlin Heidelberg 2016
T. Schwenzer, J. Bahm (Hrsg.), *Schulterdystokie und Plexusparese*,
DOI 10.1007/978-3-662-48787-7_1

1.1 Definitionen

Es gibt keine einheitliche Definition für die Schulterdystokie (Gottlieb u. Galan 2007). Das Fehlen einer allgemeingültigen Definition für eine Schulterdystokie ist ein Grund dafür, dass die Zahl der tatsächlich auftretenden Schulterdystokien nicht vollständig erfasst wird, weil z. B. leichtere Formen nicht dokumentiert werden (Gonik et al. 1991, Romoff 2000, ACOG Technical Bulletin 1991, Gherman et al. 1998, Spong et al. 1995, Rouse et al. 1996, ACOG Practice Patterns 1997).

Gemäß Spong et al. (1995) liegt eine Schulterdystokie vor bei einer verlängerten Zeit zwischen Geburt des Köpfchens und der Geburt des Rumpfs und/oder der Notwendigkeit, zusätzliche geburtshilfliche Maßnahmen zur Geburt des Rumpfes zu ergreifen. Die Autoren gaben ein Intervall von 60 s an, weil in ihrem Kollektiv die 60-Sekunden-Grenze etwa der doppelten Standardabweichung für das normale Intervall zwischen Kopf- und Rumpfgeburt entsprach. Eine andere Definition diagnostiziert die Schulterdystokie bei einer verzögerten Geburt der Schulter oder dem Unvermögen einer Spontangeburt der Schultern (Smeltzer 1986, Kreitzer 2009).

Häufig wird die Diagnose einer Schulterdystokie dann gestellt, wenn die Schulter trotz „normalem", „üblichem" oder „sanftem" Zug am kindlichen Kopf nicht folgt (Kreitzer 2009, Revicky et al. 2012). Problematisch ist bei Anwendung dieser Definition, dass nach Ansicht vieler Autoren jedweder Zug am kindlichen Kopf bei einer unproblematischen Geburt überflüssig ist und bei Vorliegen einer Schulterdystokie sogar einen Plexusschaden auslösen kann (Smeltzer 1986), möglicherweise starker Zug auch bei fehlender Blockade durch eine Schulterdystokie bereits ein Trauma am Plexus setzen kann. In vielen Geburtskliniken ist es üblich, dass die Hebamme nach der Geburt des Köpfchens zunächst die Rotation abwartet. Folgt der Rumpf nicht in der gleichen Wehe, wird oft durch die Hebamme das Köpfchen biparietal gefasst und versucht, zunächst die vordere und dann die hintere Schulter zu entwickeln. Eine Schulterdystokie ist bei dieser Vorgehensweise dann zu diagnostizieren, wenn entweder direkt ein deutliches „turtle sign" besteht, wenn bei vorsichtigem (!) Zug am Köpfchen der Rumpf nicht folgt oder spätestens mit der nächsten Wehe der Rumpf nicht geboren wird.

> **Definitionen der Schulterdystokie**
> Einer der folgenden Sachverhalte liegt vor:
> - Nach der Geburt des Köpfchens ist der Kopf fest auf die Vulva gepresst („turtle sign").
> - Bei vorsichtigem (!) Zug am kindlichen Kopf folgt der Rumpf nicht.
> - Der Rumpf wird ohne Zug nicht mit der nächsten Wehe oder nach spätestens 1 min geboren.

Liegt ein entsprechender Befund vor, sollte immer die Diagnose einer Schulterdystokie gestellt werden, und zwar unabhängig davon, wie leicht oder schwer und mit welchen Maßnahmen sich die Dystokie überwinden lässt. Andere Begrifflichkeiten wie „erschwerte Schulterentwicklung" etc. sind fehl am Platz und verwirren nur, besonders dann, wenn ein Plexusschaden resultiert. Der Begriff „erschwerte Schulterentwicklung" sollte auch nicht für die leichteste Form der Dystokie verwendet werden, vielmehr kann die Dystokie anhand der notwendig werdenden Maßnahmen in verschiedene Schweregrade eingeteilt werden (▶ Abschn. 1.12).

Diese Definitionen einer Schulterdystokie basieren immer auf der Feststellung einer Entwicklungsbehinderung einer der beiden kindlichen Schultern. Es gibt möglicherweise aber auch vorübergehende Blockaden einer oder sogar beider Schultern während der Passage durch das mütterliche Becken, die gar nicht bemerkt werden, sondern sich durch mütterlichen Lagewechsel und/oder die Kraft der Wehen selbstständig auflösen und trotzdem einen vorübergehenden oder sogar bleibenden Plexusschaden herbeiführen können. Diese Form der Schulterdystokie findet in einem aktuellen Statement des American College of Obstetricians and Gynecologists besondere Berücksichtigung (American College of Obstetricians and Gynecologists 2014).

1.2 Pathomechanismen

Im amerikanischen Schrifttum werden die Risikofaktoren einer Schulterdystokie mit den 3 P gekennzeichnet: „passenger" – Geburtsobjekt, Kind,

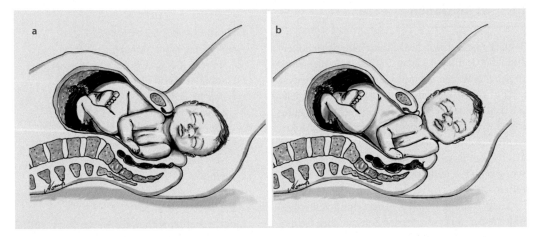

◘ Abb. 1.1a,b   Normale Geburt der kindlichen Schulter

„passage" – Geburtsweg, „power" – Kraft (O'Leary 2009 g). Diese Charakterisierung spiegelt gut wider, welche Faktoren die Entstehung einer Schulterdystokie beeinflussen.

Die Schulter des Kindes tritt normalerweise mit ihrer Breite quer oder schräg in das Becken ein. Der Kopf des Kindes steht in dieser Phase der Geburt typischerweise mit der Leitstelle fast auf dem Beckenboden. Die Pfeilnaht ist nahezu vollständig oder schon komplett ausrotiert. Nach der Geburt des kindlichen Kopfes rotiert der Schultergürtel dann ebenfalls durch das Becken, erkennbar an der Rückdrehung des Köpfchens. Ohne Unterstützung durch Zug am Kopf wird dann die vordere Schulter unter der Symphyse geboren. Sie verharrt dort, weil durch die Wehenkräfte zunächst der Rumpf mit der hinteren Schulter kreuzbeinwärts geschoben wird. Hier besteht normalerweise Raum zur Entfaltung. Dadurch tritt schließlich die hintere Schulter über den Damm, wobei die Symphyse für die vordere, bereits teilweise geborene Schulter quasi als Hypomochlion wirkt (◘ Abb. 1.1).

Bei durchschnittlich großen oder eher kleinen Kindern werden die Schultern und der Rumpf oft direkt nach der Geburt des Kopfes geboren. Bei großen Kindern in Relation zum mütterlichen Becken liegt manchmal eine Pause zwischen der Geburt des Kopfes und des Rumpfes, und erst mit der nächsten Wehe kommt es zur Rückdrehung des Köpfchens und zur vollständigen Entwicklung (Kreitzer 2009). Ein Zug am kindlichen Köpfchen ist nicht erforderlich, und es besteht auch keine Erfordernis, sofort in Hektik zu verfallen, falls der Rumpf der Geburt des Kopfes nicht sofort folgt. Die Geburt des Rumpfs mit der nächsten Wehe ist physiologisch, nur ganz selten muss manuell eingegriffen werden, um den Rumpf quasi simultan mit dem Kopf zu entwickeln (O'Leary 2009c).

Bei der typischen Schulterdystokie tritt der Schultergürtel durch die Makrosomie des Kindes oder durch die Dysproportion zwischen Kind und Becken (Geburtsobjekt und Geburtskanal) nicht quer oder schräg in das Becken ein. Schon vor dem Ausrotieren des Köpfchens mit der Pfeilnaht in den geraden Durchmesser dreht sich der in der Sagittalebene oder leicht schräg stehende Schultergürtel nicht mit (◘ Abb. 1.2). Er verharrt oberhalb der Beckeneingangsebene, während das Köpfchen unter dem Druck der Wehenkräfte seine Rotation im Geburtskanal vollendet und schließlich geboren wird. Die Geburt des Köpfchens wird möglich, weil die hintere Schulter normalerweise über das Promontorium tiefer tritt und so der Rumpf die längere Wegstrecke entlang der Sakralhöhle zurücklegt. Der Rumpf rotiert um die Symphyse, und die vordere Schulter wird durch den Druck der Wehenkräfte immer mehr fixiert (◘ Abb. 1.3). Dieser hohe Schultergeradstand stellt die häufigste Form der Schulterdystokie dar und ist für den Geburtshelfer klinisch unmittelbar zu erfassen.

Bei sehr breiten Schultern in Relation zum geraden Beckendurchmesser kommt es selten zu

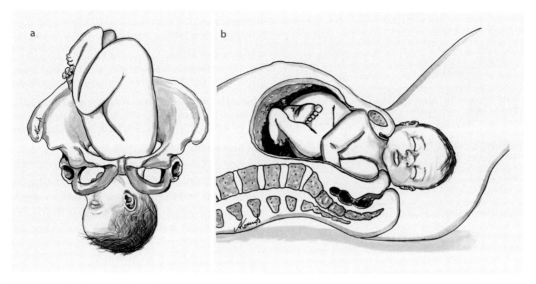

◨ Abb. 1.2a,b Typischer hoher Schultergeradstand mit Einklemmung der vorderen Schulter hinter der Symphyse

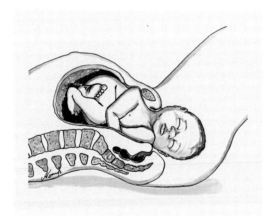

◨ Abb. 1.3 Tiefertreten des Rumpfs bei fixierter vorderer Schulter

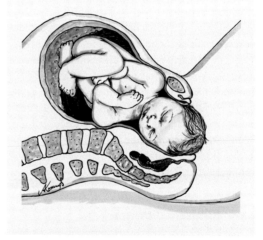

◨ Abb. 1.4 Beidseitige Schulterdystokie mit Fixierung der vorderen Schulter hinter der Symphyse und der hinteren Schulter am Promontorium

einer Blockade auch der hinteren Schulter oberhalb des Promontoriums. In dieser Situation wird der Kopf normalerweise durch die Wehenkräfte nicht oder zumindest nicht vollständig geboren. Dann wird manchmal operativ mittels Forzeps oder Vakuum das Köpfchen entwickelt (◨ Abb. 1.4). Diese doppelte Schulterdystokie stellt eine besonders schwere Verlaufsform dar.

Plexusschäden beim Neugeborenen werden selten auch an der hinteren Schulter beobachtet und auch in Fällen, in denen möglicherweise keine externen Kräfte am Kind in Form einer manuellen Traktion oder durch Vakuum oder Forzeps erfolgen (Gherman Ouzounian u. Goodwin 1999). In einem aktuellen Positionspapier des American College of Obstetricians and Gynecologists wird diese Form der Schulterdystokie besonders thematisiert und als Erklärung dafür gesehen, dass geburtsassoziierte Plexusparesen auch ohne vorangegangene, zumindest ohne dokumentierte Schulterdystokie auftreten (► Kap. 3).

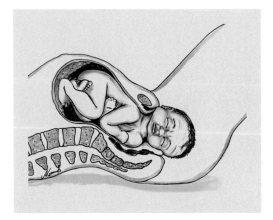

◻ Abb. 1.5 Einklemmung des kindlichen Rumpfs im Becken ohne echte Schulterdystokie

Eine Schulterdystokie kann selten auch ganz ohne Blockade der vorderen Schulter hinter der Symphyse bzw. der hinteren Schulter durch das Promontorium entstehen. Bei Beckendeformitäten, insbesondere bei einem flachen Becken (platypelloides Becken) kann der Schultergürtel mit beiden Schultern in das Becken eintreten, und es kommt dann zu einem Geburtsstillstand, weil die Schultern quasi in den Beckenkanal eingepresst sind (◻ Abb. 1.5; Kreitzer 2009). Diese Form der Schulterdystokie ist auch bei normalgewichtigen Kindern zu beobachten. Beim flachen Becken ist die Häufigkeit einer Schulterdystokie 8- bis 10-mal so hoch wie bei normal konfiguriertem Becken (Kreitzer 2009).

1.3 Klinische Formen

1.3.1 Hoher Schultergeradstand

Im angloamerikanischen Schrifttum wird die Bezeichnung Schulterdystokie synonym mit dem hohen Schultergeradstand verwendet. Der in einzelnen deutschen Lehrbüchern abgegrenzte tiefe Schulterquerstand (▶ Abschn. 1.3.2) wird nicht als ein relevantes Krankheitsbild angesehen. Entsprechend findet sich im englischsprachigen Schrifttum auch praktisch keine Literatur zum Querstand der kindlichen Schultern auf dem muskulären Beckenboden. Kreitzer (2009) widmet der muskulären Dystokie einen kurzen Abschnitt und verweist darauf, dass durch eine Episiotomie dieses Problem leicht

beherrschbar sei. Einen gleichen Hinweis auf die Episiotomie zur Behebung des tiefen Schulterquerstands gibt Smeltzer (1986).

Der häufigste Typ der Schulterdystokie ist die Fixierung der vorderen Schulter hinter der Symphyse. Der Schultergürtel steht dann entweder exakt sagittal oder im schrägen Beckendurchmesser. Bei dieser Situation ist die hintere Schulter bereits über das Promontorium hinaus tiefergetreten und befindet sich im kleinen Becken. Auch bei makrosomen Kindern tritt die hintere Schulter in den meisten Fällen in das Becken ein (◻ Abb. 1.3). Klinisch imponiert diese Form der Schulterdystokie durch das „turtle sign" mit dem fest der Vulva aufgepressten Kopf und dem Gesicht zur Seite oder allenfalls schräg nach dorsal (◻ Abb. 1.21).

Viel seltener, jedoch auch besonders schwierig behandelbar, ist die Schulterdystokie, bei der nicht nur die vordere Schulter hinter der Symphyse eingekeilt ist, sondern zusätzlich die hintere Schulter durch das Promontorium festgehalten wird. Diese Situation ist wahrscheinlich schon deshalb sehr selten, weil bei beidseitiger Blockade der Schultern das Köpfchen nicht geboren wird und es in der Austreibungsperiode zum Geburtsstillstand mit konsekutiver Sectio caesarea kommt (◻ Abb. 1.4). Bei dieser Form der Schulterdystokie ist der Kopf des Kindes noch nicht vollständig geboren, sodass die Diagnose auch nicht primär gestellt wird. Wird allerdings bei noch ungeborenem Kopf eine vaginal-operative Entbindung vorgenommen und die Geburt des Köpfchen quasi erzwungen, kann es zu einer potenziell nicht behebbaren Schulterdystokie kommen (Kreitzer 2009), die den Standardverfahren zur Überwindung der Dystokie nicht zugänglich ist und dann nur durch das Zavanelli-Manöver oder eine Symphysiotomie beherrschbar bleibt. Glücklicherweise sind diese Verläufe extrem selten, sie müssen aber mit in die Überlegungen einbezogen werden, wenn eine Schulterdystokie trotz der üblichen Standardmaßnahmen nicht überwunden werden kann.

1.3.2 Tiefer Schulterquerstand

Der tiefe Schulterquerstand wird im amerikanischen Schrifttum nicht als eigenständige Entität behandelt. Die Bezeichnung geht wesentlich auf die Ausführungen in den Lehrbüchern von Martius

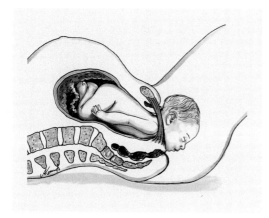

(1978, 1985) zurück. Die Schulterrotation auf dem Beckenboden bleibt aus, und die Schulter wird auf dem muskulären Beckenausgang festgehalten (☐ Abb. 1.6). Gelegentlich kann auch eine Schulterdystokie vom hohen Typ als tiefer Schulterquerstand imponieren, wenn die vordere Schulter nicht eingekeilt ist, sondern die Schultern insgesamt bei einer Beckenanomalie im Becken festklemmen und der Schultergürtel nicht sagittal, sondern schräg steht. In diesen seltenen Fällen kann dann die Überwindung der Dystokie erhebliche Schwierigkeiten bereiten (▶ Abschn. 1.3.1).

Bei einem Tiefstand der Schultern auf dem Beckenboden genügt normalerweise eine Episiotomie, um das Kind mit der nächsten Wehe entwickeln zu können. Bei vorsichtigem Zug am kindlichen Köpfchen streng in der Körperachse gelingt es immer, die Schultern im schrägen Durchmesser über den Beckenboden zu entwickeln, wobei meist zunächst die weiter hinten stehende Schulter und dann die vordere Schulter geboren wird (Kreitzer 2009). Auch dabei kann es letztlich zu einem Plexusschaden kommen, wenn das Köpfchen stärker aus der Körperachse abgewinkelt wird.

1.3.3 Isolierte hintere Schulterdystokie

Die Tatsache, dass in vielen Arbeiten über Plexusparesen berichtet wird, die ohne Schulterdystokie, zumindest ohne dokumentierte Schulterdystokie auftreten und die zum Teil auch bleibende Schäden

darstellen, hat zu Überlegungen zum Pathomechanismus dieser Paresen geführt. Diese Arbeiten werden weiter dadurch bestärkt, dass die Paresen häufig gerade die hintere, der Symphyse abgewandte Schulter betreffen (Gherman et al. 1999).

Das Kind als Geburtsobjekt wird durch interne und gelegentlich zusätzliche externe Kräfte durch den Geburtskanal getrieben. Interne Kräfte werden durch die Wehentätigkeit und in der Austreibungsperiode zusätzlich durch das aktive Mitpressen der Schwangeren aufgebaut. Externe Kräfte entstehen durch Zug am kindlichen Köpfchen mit den Händen des Geburtshelfers oder im Rahmen einer vaginal-operativen Entbindung mittels Forzeps oder Vakuumextraktion. Diese Kräfte können die hintere Schulter gegen das Promontorium pressen und so zu einer Belastung für den Plexus brachialis führen. Eine aktuelle Stellungnahme des American College of Obstetricians and Gynecologists (Task Force on Neonatal Brachial Plexus Palsy 2014) befasst sich mit den Entstehungsmöglichkeiten einer Parese des Plexus brachialis ohne Schulterdystokie, zumindest ohne dokumentierte Dystokie. In ▶ Kap. 3 werden diese Aspekte ausführlich besprochen. Für den Kliniker sub partu treten diese Fälle nicht in Erscheinung, sie sind nur für die Entstehungsmöglichkeiten einer postpartal festgestellten Plexusparese ohne klinische Schulterdystokie relevant.

Auf die atypische Schulterdystokie mit Eintritt der Schultern in das Becken und einer dann nachfolgenden Einklemmung bei platypelloidem Becken wurde in ▶ Abschn. 1.2 eingegangen. Bei diesem Typus ist die Schulter zumindest partiell in das Becken hineinrotiert, sodass die vordere Schulter nicht hinter der Symphyse palpabel ist. Daraus resultiert auch, dass dann der Kopf zwar in die Vulva gepresst ist, jedoch das Gesicht anders als bei der klassischen Dystokie fast komplett nach dorsal blickt.

1.3.4 Differenzialdiagnosen

Die klinische Diagnose einer Schulterdystokie ist einfach, und es gibt nur wenige seltene Differenzialdiagnosen (O'Leary 2009i): Bei einer sehr kurzen Nabelschnur kann das kindliche Köpfchen ähnlich fest auf die Vulva gepresst sein wie bei einer Schulterdystokie. Das Gleiche kann auftreten, wenn die Nabelschnur mehrfach um den Hals oder Rumpf

▫ **Tab. 1.1** Häufigkeit der Schulterdystokie in verschiedenen Publikationen. Mit * markierte Daten beziehen sich auf alle Geburten, die übrigen Daten auf die vaginalen Einlingsgeburten aus Schädellage bzw. die angegebene Datenbasis

Autoren	Anzahl Geburten	Anzahl Schulterdystokien	Häufigkeit [%]
Nocon et al. 1993	12.532	185	1,48
Gherman et al. 1997	44.072	250	0,57
Gherman 1998	9071	126	1,39
Robinson et al. 2003	45.877 (>2500 g)	413	0,90
Dandolu et al. 2005	277.974	3590	1,29
Mehta et al. 2006	25.995	205	0,79
Cheng et al. 2006	29.612	524	1,77
Sheiner et al. 2006	107.965*	245	0,23
MacKenzie et al. 2007	79.781	514	0,64
Chauhan et al. 2007	29.591	624	2,11
Hitschold u. Grewe 2008	14.193	53	0,37
Rahman et al. 2009	32.312	104	0,32
Mansor et al. 2010	899 (>3,5 kg)	36	4,00
Leung et al. 2011	62.295	210	0,34
Dodd et al. 2012	114.827*	1303	1,13
Øverland et al. 2012	1.914.544	13.109	0,68
Tsur et al. 2012	240.189*	451	0,19
Revicky et al. 2012	9767	234	2,40
Cheng et al. 2013	71.720	210	0,29
Ouzounian et al. 2013	13.998	221	1,58

des Kindes geschlungen ist und daher scheinbar sehr kurz ist. Wenn man hier durch die Tastuntersuchung (Schulter nicht hinter der Symphyse stehend) sicher ist, dass keine Schulterdystokie vorliegt, kann der Rumpf extrahiert werden, um die Minderperfusion so kurz wie möglich zu lassen. Ein Bandl-Schnürring kann in seltenen Fällen ebenfalls den Rumpf des Kindes am Austritt aus dem Geburtskanal hindern. Hier hilft ggf. eine Tokolyse.

Bei Meningozelen oder seltenen Tumoren des kindlichen Halses ist die größte Zirkumferenz im Bereich des Halses lokalisiert, sodass es dadurch zu einer Behinderung der vollständigen Geburt des Köpfchens kommen kann und eine Schulterdystokie imitiert wird. Ein stark aufgetriebenes kindliches Abdomen durch Aszites, Tumoren der Nieren, vergrößerte Leber, Milz oder sogar Gonaden kann zu einer Behinderung der Geburt des Rumpfes führen. Dies kann auch bei einem Steißbeinteratom oder einer größeren Omphalozele eintreten. Diese Ursachen sind heute sehr selten, weil sie im Rahmen der Schwangerschaftsvorsorge erkannt werden und dann in der Regel keine vaginale Geburt angestrebt wird. Sub partu stellt man in diesen Fällen fest, dass die vordere Schulter nicht hinter der Symphyse steht, sondern der Schultergürtel oft im schrägen Durchmesser verharrt. Im Zweifel hilft eine Ultraschalluntersuchung weiter, die bei Tumoren im Hals- oder Rumpfbereich dann eine notfallmäßige Sectio caesarea nach sich zieht, evtl. sogar in Kombination mit dem Manöver nach Gunn und Zavanelli (▶ Abschn. 1.11.2).

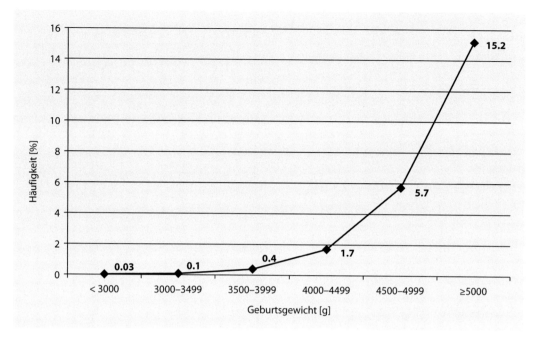

Abb. 1.7 Häufigkeit der Schulterdystokie in Abhängigkeit vom Geburtsgewicht. (Adaptiert nach Øverland et al. 2012)

1.4   Häufigkeit

Häufigkeitsangaben zu einer Schulterdystokie differieren stark, weil es keine prospektiven systematischen Studien an großen Patientenkollektiven gibt. Alle Daten sind retrospektiv ermittelt worden (◨ Tab. 1.1). Dazu kommt, dass die Häufigkeit ganz sicher in verschiedenen Patientenkollektiven unterschiedlich ist, weil die Gewichtsverteilungen der Kinder bei Geburt variieren, die Häufigkeit eines mütterlichen Übergewichts unterschiedlich ist und schließlich weil mit hoher Wahrscheinlichkeit auch konstitutionstypische Unterschiede über den Globus verteilt existieren. Ein weiterer wichtiger Punkt ist das „underreporting": Ein Teil der Schulterdystokien wird nicht erfasst, weil diese Fälle mit relativ einfachen Maßnahmen behoben werden können und dann vom Geburtshelfer nicht entsprechend dokumentiert werden. Manche Geburtshelfer umschreiben bewusst oder unbewusst die Situation, indem sie von einer erschwerten Schulterentwicklung sprechen (O'Leary 2009d).

Nach Angaben in der Literatur findet man bei Geburtsgewichten zwischen 2500 und 4000 g eine Inzidenz von 0,6–1,4 % (Baxley u. Gobbo 2004). Bei Geburtsgewichten zwischen 4000 und 4500 g beträgt die Inzidenz 5–9 %. Bei Kindern mit einem Geburtsgewicht jenseits von 4500 g wird die Häufigkeit einer Schulterdystokie mit mehr als 15 % angegeben (◨ Abb. 1.7; Øverland et al. 2012). Bei einem mütterlichen Diabetes mellitus ist die Häufigkeit einer Schulterdystokie signifikant höher, auch bei Vergleichen mit nicht diabetischen Schwangeren in den jeweiligen Gewichtsklassen (▸ Abschn. 1.6.3). In der europäischen bzw. nordamerikanischen Population muss man unter Berücksichtigung der verfügbaren Literatur davon ausgehen, dass die Inzidenz bezogen auf vaginale Einlingsgeburten über 1 %, aber deutlich unter 2 % beträgt. Bei dem Vergleich unterschiedlicher Arbeiten muss jeweils auch berücksichtigt werden, ob sich die Inzidenz für eine Schulterdystokie auf die Gesamtheit der vaginalen Entbindungen bezieht oder ob die Gesamtzahl der Geburten die Berechnungsbasis darstellt.

Die Inzidenz der Schulterdystokien – zumindest bezogen auf die vaginalen Geburten – steigt ganz offenbar an. Dies belegen Daten einzelner Institutionen, die die Frequenz der Schulterdystokien

◻ Tab. 1.2 Risiko für das Auftreten einer Schulterdystokie in Abhängigkeit vom Geburtsgewicht

Autoren	Geburtsgewichtsgrenze [g]	Inzidenz für eine Schulterdystokie		
		Unterhalb Gewichtsgrenze	Oberhalb Gewichtsgrenze	Relatives Risiko/ Konfidenzintervall
Benedetti u. Gabbe 1978	>4000	12/8196 0,15 %	21/694 3 %	RR=21 KI 10–42
Parks u. Ziel 1978	>4500	115/6570 1,8 %	15/110 14 %	RR=7,8 KI 4,7–12,9
Acker et al. 1985	≥4000	144/13.403 1 %	165/1318 13 %	RR=11,2 KI 9,4–14,5
Gross et al. 1987	≥4000	62/5464 1,1 %	49/394 12,4 %	RR=11,0 KI 7,6–15,7
Sandmire u. O'Halloin 1988	≥4084	26/13.051 0,2 %	47/1755 2,7 %	RR=13,4 KI 8,4–21,7
Langer et al. 1991	≥4000	176/69.977 0,25 %	280/6002 4,67 %	RR=19 KI 15–22
Nocon et al. 1993	>4000	79/11.582 0,68 %	106/951 11,2 %	RR=16 KI 12–22
Baskett u. Allen 1995	≥4000	96/35.136 0,27 %	158/5382 2,94 %	RR=10,8 KI 8,4–13,8
Gonen et al. 1996	≥4500	86/3968 2,2 %	6/17 35,3 %	RR=16 KI 8–32

über lange Zeitintervalle konsequent erfasst haben. Øverland et al. (2012) berichten eine Inzidenz von 0,25 % für den 10-Jahreszeitraum 1967 bis 1976 und in den nachfolgenden 10-Jahresabschnitten jeweils signifikante Anstiege bis auf 1,21 % im letzten Zeitraum 1997 bis 2006. Dandolu et al. (2005) berichten aus dem Bundesstaat Maryland bei knapp 280.000 vaginalen Geburten einen Anstieg der Schulterdystokieinzidenz von 0,21 % im Jahr 1979 auf 2,11 % in 2003. Dies entspräche einer Verzehnfachung der Fälle. Auch die Daten anderer Autoren unterstreichen einen Anstieg der Schulterdystokiefälle bei vaginalen Geburten (Acker et al. 1985, Nesbitt et al. 1998, Gherman et al. 2006, Hamilton et al. 2008, Dodd et al. 2012, Hedegaard et al. 2015).

Nocon et al. (1993) geben auf 12.532 vaginale Geburten 185 registrierte Schulterdystokien an, was einer Rate von 1,4 % entspricht. Bei diesen 185 Fällen wurden 14 Schlüsselbeinfrakturen und 28 Plexusparesen gefunden. Zusätzlich identifizierten sie in ihrem Patientengut aber 19 Patientinnen, bei denen keine Schulterdystokie verschlüsselt wurde, bei denen aber trotzdem 5 Plexusparesen und 14 Schlüsselbeinfrakturen gefunden wurden. Diese Daten unterstreichen das Problem der Untererfassung der Schulterdystokie. Addiert man diese 19 Fälle noch zu den ursprünglich 185 erfassten Schulterdystokiefällen hinzu, kommt man auf eine Inzidenz von 1,6 %. In einer aktuellen Arbeit von Grobman (2013) wird für die Schulterdystokie sogar eine Häufigkeit bis 3 % bezogen auf alle vaginalen Entbindungen angegeben. Daten zur Häufigkeit der Schulterdystokie sind in ◻ Tab. 1.1 und ◻ Tab. 1.2 zusammengefasst.

Sehr viel präziser sind Angaben zur Plexusparese als wichtigste Komplikation der Schulterdystokie. Hier finden sich Häufigkeiten zwischen 1,5 ‰ und 2 ‰ (Okby u. Sheiner 2012). Daraus lässt sich abschätzen, dass etwa 10–15 % der Schulterdystokien mit einer Plexusparese assoziiert sind, bzw. möglicherweise auch ohne erfasste Schulterdystokie auftreten (▶ Kap. 3).

1.5 Historische Beschreibungen

Im Standardlehrbuch der Geburtshilfe von Walter Stoeckel in der 5. Auflage aus dem Jahr 1938 finden sich im Kapitel über Geburtsverletzungen die Begriffe Schulterdystokie und Plexuslähmung nicht (von Jaschke 1938). Bei den Geburtsverletzungen werden Muskelverletzungen als extrem selten auftretend beschrieben, und zwar als Hämatome im Bereich des M. masseter sowie des M. sternocleidomastoideus. Die Prognose wird als gut angegeben, gewöhnlich komme es zur Heilung ohne Residuum. Als häufige Geburtsverletzungen werden Schlüsselbeinbrüche in 1,3 % aller Geburten genannt. Von Jaschke, der das entsprechende Kapitel im Lehrbuch von Stoeckel geschrieben hat, führt aus, dass Verletzungen des Schlüsselbeins nicht allein bei Beckenendlagen vorkommen würden, sondern „wenn die hintere Schulter vorzeitig, d. h. ehe die vordere Schulter völlig unter dem Schambogen herausgetreten ist, über den Damm gehoben wird. Klavikulafrakturen bei Neugeborenen werden, da sie keine Symptome machen, allermeist übersehen, wenn nicht besonders darauf gefahndet wird. Ihre praktische Bedeutung ist deshalb gering, ihre Erkennung durch den Nachweis der Krepitation an der Frakturstelle gewöhnlich einfach, eine besondere Behandlung erscheint uns in jedem Fall überflüssig."

Weiterhin werden Frakturen der Oberarmdiaphyse als fast ausschließlich im Zusammenhang mit der Armlösung bei Beckenendlagen beschrieben. Schließlich werden dann die Verletzungen der Nerven im Zusammenhang mit der Entbindung abgehandelt. Von Jaschke führt sie zu zwei Dritteln auf operativ beendigte, zu einem Drittel auf Spontangeburten zurück, wobei er Dehnungen und Kompressionen der Nerven durch die Hände oder Instrumente des Operateurs, seltener durch Leisten und Stacheln des verengten Beckens, noch seltener durch frakturierte oder luxierte Knochenenden als schädigendes Agens ansieht. Weiter schreibt er dann, dass es sich relativ selten um richtige Zerreißungen von Nervenfasern handeln würde, „häufiger scheinen Blutextravasate für die Leitungsstörung verantwortlich". Entbindungslähmungen der oberen Extremitäten werden als im Ganzen recht selten angegeben, überwiegend bei der Lösung des Armes und des nachfolgenden Kopfes bei Geburt aus Beckenendlage, selten bei Zangenentbindungen bei deflektiertem Kopf.

Albert Döderlein (1941) beschrieb in seinem Leitfaden für den geburtshilflichen Operationskurs umfangreich die Maßnahmen und Möglichkeiten zur Entwicklung des Kopfes bei verengtem Becken bis hin zu den zerstückelnden Operationen. Auch die Maßnahmen zur Kindsentwicklung bei Beckenendlage werden dargestellt; zur Einklemmung der vorderen Schulter nach entwickeltem Kopf findet sich auch in diesem Lehrbuch nichts.

Kehrer veröffentlichte aber bereits 1934 ein eigenes Lehrbuch über Armlähmungen bei Neugeborenen (Kehrer 1934). In diesem Buch werden die verschiedenen Formen der Plexuslähmungen in ihrem Kontext mit der Geburt detailliert beschrieben. Einen Fall doppelseitiger Armlähmung ordnet Kehrer z. B. einer starken Zerrung des Halses nach der Geburt des Kopfes durch die Hebamme zu. Eine linksseitige Plexuslähmung wird als Folge einer starken Lateralflexion des Kopfes nach rechts beschrieben. Kehrer beschreibt also letztlich die Schulterdystokie, ohne diese Begrifflichkeit direkt zu verwenden.

In der Geburtshilfe des frühen 20. Jahrhunderts stand das Leben der Schwangeren für den Geburtshelfer ganz im Vordergrund. Danach erst rangierte die Entwicklung eines lebenden Kindes. Geburtsverletzungen wurden als schicksalhaft in Kauf genommen und waren oft der Preis für das Überleben in Situationen, in denen eine Kaiserschnittentbindung nicht in Betracht kam oder als zu riskant für die Gesundheit und das Leben der Mutter angesehen werden musste, z. B. bei protrahiertem Verlauf und langem Blasensprung. Es verwundert aber, dass noch in dem Standardlehrbuch „Praktische Geburtshilfe" (Pschyrembel, 14. Aufl. 1973) zwar zerstückelnde Operationen nach wie vor intensiv beschrieben werden, aber Erschwernisse der Schulterentwicklung keine Beachtung finden. Erst Martius (1978) widmete in seinem Buch über die geburtshilflichen Operationen in der 12. Auflage ein eigenes Kapitel der Behandlung der Schulterdystokie. Martius beschrieb anschaulich das McRoberts-Manöver als erste Maßnahme und anschließend die Rotationsmanöver nach Rubin und Woods. Schließlich beschrieb er bereits auch die hintere Armlösung.

Dass sich deutschsprachige Lehrbücher nicht mit der Schulterdystokie befassten, ist auch deshalb erstaunlich, weil Woods bereits 1943 seine Maßnahmen zur Überwindung der Schulterdystokie durch Rotation der hinteren Schulter publizierte (Woods 1943). Heute findet sich die Schulterdystokie mit ihren Entstehungsursachen und ihren Behandlungsmöglichkeiten zumindest knapp abgehandelt in jedem geburtshilflichen Lehrbuch.

1.6 Risikofaktoren

Die fetale Makrosomie ist für die Entstehung einer Schulterdystokie von wesentlicher Bedeutung. Die gesamte Literatur bestätigt, dass sie der Risikofaktor ist, der am engsten mit dieser geburtshilflichen Komplikation korreliert. Wenn man die Makrosomie als Risikofaktor bewerten will, muss man die Definitionen der Makrosomie in den verschiedenen Publikationen kennen und berücksichtigen.

1.6.1 Definitionen der Makrosomie

> Eine fetale Makrosomie ist entweder in Bezug auf das absolute Gewicht (>4000 g oder 4500 g) oder in Bezug zu einem Vergleichskollektiv (>90. Perzentile oder oberhalb 2 Standardabweichungen) definiert.
> Eine symmetrische Makrosomie mit allen Kindsmaßen oberhalb der 90. Perzentile kann von einer asymmetrischen Makrosomie mit normalen Kopf- und Extremitätenmaßen und makrosomen Rumpfmaßen abgegrenzt werden.

Das American College of Obstetricians and Gynecologists (ACOG) (Chatfield 2001) hat die Makrosomie als ein erwartetes Geburtsgewicht von mehr als 4500 g angegeben (◻ Tab. 1.3). In vielen Arbeiten wird der Begriff der Makrosomie auch schon für Kinder ab einem Schätzgewicht am Termin von 4000 g benutzt (Boulet et al. 2003). Andere Autoren definieren eine Makrosomie dann, wenn das Schätzgewicht oberhalb der 90. Perzentile für das jeweilige Gestationsalter (Weissmann-Brenner et al. 2012) oder oberhalb von 2 Standardabweichungen der Gewichtsverteilung

◻ **Tab. 1.3** Verschiedene Definitionen der Makrosomie

Autoren	Definition
American College of Obstetricians and Gynecologists (Chatfield 2001)	Gewicht am Termin ab 4500 g
Boulet et al. 2003	Gewicht am Termin ab 4000 g
Schwartz u. Teramo 1999	Oberhalb 2 Standardabweichungen bezogen auf das Gestationsalter
Weissmann-Brenner et al. 2012	Oberhalb der 90. Perzentile bezogen auf das Gestationsalter

liegt (Schwartz u. Teramo 1999). Für die praktische Geburtshilfe in Terminnähe sind konkrete Gewichtsangaben sicher am praktikabelsten. Sie erfordern keine Korrelation mit dem Gestationsalter. Für die Gewichtsschätzung in utero mittels Ultraschall sind tragzeitbezogene Angaben notwendig. Hier kann entweder auf die Standardabweichung oder auf die Perzentile Bezug genommen werden (▶ Abschn. 1.8).

Die fetale Makrosomie hat keine einheitliche Erscheinungsform. In der Literatur herrscht vielmehr Einigkeit darüber, dass es 2 Hauptausprägungen gibt: Beim ersten Typ liegen symmetrisch alle fetalen Messwerte oberhalb der 90. Perzentile für das jeweilige Gestationsalter. Dies gilt für die Kopfmaße (biparietaler Durchmesser bzw. Kopfumfang) ebenso wie für die Rumpfmaße (Abdomenquerdurchmesser bzw. Abdomenumfang) und auch für die Extremitätenmaße (Femurlänge). Daraus resultiert dann als logische Folge ein Fetalgewicht oberhalb der 90. Perzentile. Diese Kinder sind insgesamt groß und kräftig, und sie müssen als konstitutionstypische Normvariante angesehen werden. Häufig sind ein oder beide Elternteile selbst überdurchschnittlich groß, und auch in folgenden Schwangerschaften ist mit makrosomen Kindern zu rechnen (Benson et al. 1987, O'Leary 2009e).

Eine zweite Form der Makrosomie resultiert aus vermehrten Fettdepots am Körperstamm. Die Kopfmaße und die Extremitätenmaße liegen oft unterhalb der 90. Perzentile, während die Rumpfmaße mit Abdomenumfang und Thoraxquerdurchmesser Extremwerte annehmen können. In diesen Fällen wird nach den Formeln zur Schätzung des fetalen Gewichts keine Makrosomie abgeleitet oder zumindest wird die Makrosomie deutlich unterschätzt. Zur präpartalen Gewichtsschätzung siehe ► Abschn. 1.8.

1.6.2 Kindliches Gewicht

❯ Die fetale Makrosomie stellt den wichtigsten Risikofaktor für die Entstehung einer Schulterdystokie dar. Bei einem Geburtsgewicht über 4500 g beträgt das Risiko 15–20 %. Etwa 1,3 % aller Kinder werden in Deutschland mit einem Geburtsgewicht ≥4500 g geboren.

Die fetale Makrosomie stellt den wichtigsten Risikofaktor für die Entstehung einer Schulterdystokie und daraus resultierend auch für einen Plexusschaden dar. Dabei wird das Risiko für die Entstehung einer Dystokie bzw. eines Plexusschadens offenbar ganz wesentlich auch davon beeinflusst, ob es sich um eine Makrosomie bei einer nicht diabetischen Stoffwechsellage oder bei einem Diabetes mellitus handelt: Bei einem Geburtsgewicht unter 4000 g beträgt das Schulterdystokierisiko bei nicht diabetischen Müttern zwischen 0,1 und 1,1 % und bei diabetischen Müttern zwischen 0,6 und 3,7 %. In der Gewichtsklasse zwischen 4000 g und 4499 g finden sich bei nicht diabetischen Schwangeren Angaben zur Schulterdystokie zwischen 1,1 und 10,0 % und bei diabetischen Schwangeren zwischen 4,9 und 23,1 %. Bei Gewichten ab 4500 g beträgt die Inzidenz 4,1–22,6 % für nicht diabetische Mütter und 20,0–50,0 % bei diabetischen Müttern (■ Tab. 1.4; Dildy u. Clark 2000). Diese Daten verdeutlichen, dass es ab einem Geburtsgewicht von 4000 g zu einer erhöhten Inzidenz für eine Schulterdystokie kommt und ab 4500 g das Risiko noch einmal stark ansteigt (■ Tab. 1.4).

Die Untersuchungen von Gupta et al. (2010) bestätigen – wie durchgängig alle Arbeiten zur Schulterdystokie –, dass das Geburtsgewicht zwar der wichtigste Risikofaktor für ihre Entstehung ist, dass aber ein hoher Anteil auch auf normalgewichtige Kinder entfällt. In ihrer Untersuchung betrug das

■ Tab. 1.4 Häufigkeit der Schulterdystokie in Abhängigkeit vom Geburtsgewicht und dem Vorhandensein eines Diabetes mellitus. (Adaptiert nach American College of Obstetricians and Gynecologists 1998)

Geburtsgewicht [g]	Häufigkeit der Schulterdystokie[%]	
	Ohne Diabetes mellitus	Mit Diabetes mellitus
<4000	0,1–1,1	0,6–3,7
4000–4499	1,1–10,0	4,9–23,1
≥4500	4,1–22,6	20,0–50,0

Geburtsgewicht in 41 % der Fälle unter 4,0 kg. Die Autoren nahmen eine multivariate Analyse der verschiedenen Risikofaktoren vor und konnten zeigen, dass nach Ausschluss des Risikofaktors Geburtsgewicht die Vorhersagbarkeit für eine Schulterdystokie unter Einbeziehung anderer Risikofaktoren sehr schlecht war. Dyachenko et al. (2006) konnten zeigen, dass das Geburtsgewicht in Kombination mit der Größe und dem Gewicht der Mutter sowie mit der Parität und dem Schwangerschaftsalter mit begrenzter Genauigkeit eine Schulterdystokie vorhersagen konnte. Die Detektionsrate betrug knapp 51 % und die falschpositiv Rate 2,7 %. Sie entwickelten dafür ein multivariates Computermodell.

Bahar (1996) bildete eine Vergleichsgruppe mit 69 Schulterdystokiefällen und 138 Kontrollfällen mit dem korrelierenden Geburtsgewicht. Er konnte zeigen, dass die fetale Makrosomie ein bedeutender Risikofaktor für die Schulterdystokie war, dass aber andere Risikofaktoren wie Diabetes mellitus, Zustand nach Schulterdystokie, verlängerte Eröffnungsperiode, verlängerte Austreibungsperiode und die Schulterbreite unabhängige Risikofaktoren waren.

Im Einzelfall ist schwer zu differenzieren, worauf die Makrosomie zurückzuführen ist. Es ist sicher ein multifaktorielles Geschehen und setzt sich zusammen aus dem erhöhten Risiko für einen Gestationsdiabetes, einer erhöhten Inzidenz mütterlicher Übergewichtigkeit und einer erhöhten Inzidenz für eine übermäßige Gewichtszunahme während der Schwangerschaft (O'Leary 2009a). Stotland et al. (2004) haben in einer multivariaten Analyse als signifikante Risikofaktoren für eine Makrosomie über

4500 g das männliche Geschlecht, Multiparität, ein mütterliches Alter zwischen 30 und 40 Jahren, den Diabetes mellitus und eine Tragzeit von mehr als 41 Schwangerschaftswochen ermittelt.

Fasst man die Angaben derjenigen Autoren zusammen, die für die Frage „Schulterdystokie – Ja oder Nein?" die Gewichtsgrenze bei 4000 g gezogen haben, dann findet man bei einem Geburtsgewicht bis 4000 g ein Risiko von 0,4 % für eine Schulterdystokie und bei über 4000 g ein Risiko von 5,3 %. Fasst man die Arbeiten zusammen, die eine Trennung bei 4500 g gezogen haben, dann liegt das Risiko für eine Schulterdystokie bei unter 4500 g bei 1,9 % und darüber bei 16,5 % (◘ Tab. 1.2). Betrachtet man die Arbeiten mit einem Cut off von 4000 g näher, dann ergibt sich, dass von den insgesamt erfassten 1348 Fällen mit Schulterdystokie 42 % bei einem Geburtsgewicht unter 4000 g auftraten und 58 % bei einem Geburtsgewicht über 4000 g. Die Schulterdystokie ist also keinesfalls ausschließlich ein Problem der fetalen Makrosomie und kann auch bei normalgewichtigen Kindern zu erheblichen Problemen führen (Ruis et al. 2011).

Dies wird auch daran deutlich, dass O'Leary und Gunn (1985) über 4 Fälle von Schulterdystokie berichteten, die nach anderen vergeblich eingesetzten Maßnahmen erst mit dem Zavanelli-Manöver behoben werden konnten und von diesen 4 Fällen wogen 2 Kinder unter 4000 g und ein Kind 4260 g. Der Geburtshelfer muss sich also darauf einstellen, dass er auch ohne den Risikofaktor „Makrosomie" von einer möglicherweise schweren Schulterdystokie überrascht werden kann. Im Kollektiv von O'Leary und Gunn mit einer insgesamt niedrigen Schulterdystokierate von 0,6 % traten 41 % bei Geburtsgewichten unter 4000 g auf.

Parantainen et al. (2014) haben 152 Fälle von Schulterdystokie mit 152 Vergleichsfällen gleicher Tragzeit und Parität, aber ohne Schulterdystokie in einem finnischen Universitätskrankenhaus mit jährlich 5000 Geburten untersucht. Es verblieben als wesentliche Risikofaktoren für die Schulterdystokie die fetale Makrosomie mit einem Geburtsgewicht ≥4000 g und die vaginal-operative Entbindung. Die Diagnose eines präexistenten Diabetes mellitus bzw. eines Gestationsdiabetes erreichte in dem Kollektiv der Autoren kein Signifikanzniveau. Sie folgern

◘ **Tab. 1.5** Matched-Pair-Analyse von 152 Fällen mit und ohne Schulterdystokie bei gleicher Parität und Tragzeit. (Adaptiert nach Parantainen et al. 2014)

	Mit Schulterdystokie[a]	Ohne Schulterdystokie
Diabetes mellitus (präexistent und Gestationsdiabetes)	OR 1,87 KI 0,997–3,495	1
Geburtsgewicht ≥4000 g	OR 12,1 KI 4,18–35,0	1
Vakuumextraktion	OR 3,98 KI 1,25–12,7	1

KI Konfidenzintervall, *OR* Odds-Ratio
[a] Davon 40 % Plexusparesen

daraus, dass das verbesserte Screening und die verbesserte Behandlung eines Diabetes mellitus greifen. Der Anteil der Plexusschäden an den Schulterdystokiefällen war mit 40 % sehr hoch.

Liegt der Cut-off-Wert für die Entscheidung „Schulterdystokie – Ja oder Nein?" bei 4500 g, dann treten sogar 90,5 % aller Schulterdystokien bei einem Geburtsgewicht unter 4500 g auf und nur 9,5 % in der Gewichtsklasse jenseits von 4500 g. Dies liegt an dem sehr niedrigen Anteil von Geburtsgewichten über 4500 g, die in dem untersuchten Kollektiv lediglich 1,4 % der vaginalen Entbindungen betrugen.

Verschiedene Faktoren begünstigen die Entstehung einer Makrosomie. Dies ist deswegen von besonderer Bedeutung, weil auch heute noch die In-utero-Bestimmung des kindlichen Gewichts mit einem nicht zu vernachlässigenden Schätzfehler verbunden ist (► Abschn. 1.8). Prädiktive Faktoren, die die Entstehung einer Makrosomie begünstigen, können daher in der Praxis helfen, eine präpartale Risikoabschätzung zu verbessern.

Sowohl in den USA als auch in Deutschland ist die Häufigkeit makrosomer Neugeborener leicht rückläufig: Im Jahr 2005 betrug in den USA die Rate an Neugeborenen mit einem Geburtsgewicht über 4000 g 7,7 % und über 4500 g 1,0 %; das Durchschnittsgewicht aller Neugeborener ist zwischen 1990 und 2005 leicht um 1,5 % gesunken (◘ Abb. 1.8

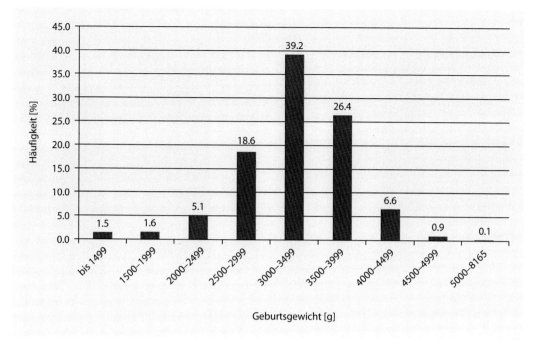

u. ◻ Abb. 1.9; Iannelli 2011). In Deutschland ist die Zahl der Neugeborenen mit einem Gewicht von 4000 g und mehr nach den Daten der Hessischen Perinatalerhebung in den 1980er- und 1990er-Jahren zunächst von 9,1 auf 10,5 % angestiegen (Berle 1997). Die Daten aus Nordrhein-Westfalen weisen für 1988 eine Inzidenz makrosomer Neugeborener ≥4000 g von 10,3 % aus, 2011 betrug diese Quote noch 9,8 %.

Die Rate von Kindern mit einem Gewicht ≥4500 g ist in Deutschland deutlich rückläufig, sie betrug seit 1988 bis zu 2,0 % und liegt seit 2009 nur noch bei 1,3 % (◻ Abb. 1.10). Auffällig ist aber, dass im Vergleich mit den USA die Makrosomierate immer noch deutlich höher ist, obwohl Übergewichtige im fertilen Alter in den USA sehr viel häufiger sind: Einen BMI über 30 haben in den USA 31,9 % der 20- bis 39-Jährigen und 36 % der 40- bis 59-Jährigen. In Deutschland sind es nur 10,9 % der 30- bis 35-jährigen, 12,7 % der 35- bis 40-jährigen und 14,3 % der 40- bis 45-jährigen Frauen (Gesundheitsberichterstattung des Bundes 2015, Ogden et al. 2012).

1.6.3 Diabetes mellitus

❯ Die Inzidenz eines Gestationsdiabetes steigt und betrifft derzeit knapp 4 % aller Schwangerschaften. Der Diabetes mellitus – sowohl als Gestationsdiabetes als auch als präexistenter insulinpflichtiger Diabetes – begünstigt die Entstehung einer fetalen Makrosomie. Er stellt einen eigenständigen Risikofaktor dar, der nicht nur über die Makrosomie das Schulterdystokierisiko erhöht, sondern auch über konstitutionstypische Besonderheiten von Feten diabetischer Mütter. Eine möglichst optimale Stoffwechseleinstellung reduziert das Makrosomierisiko signifikant. Die optimale Stoffwechseleinstellung bei Diabetes mellitus senkt auch das Schulterdystokierisiko und damit das Risiko von Plexusläsionen und anderen Folgen der Schulterdystokie.

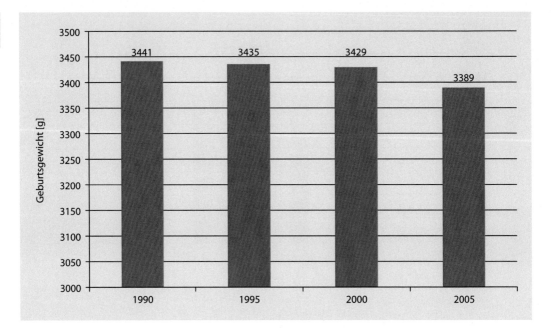

◘ Abb. 1.9 Entwicklung des Durchschnittsgewichts von Neugeborenen in den USA von 1990 bis 2005. (Adaptiert nach Iannelli 2011)

Der Diabetes mellitus ist der wichtigste Promotor für die Entstehung einer fetalen Makrosomie. Gerade auch der häufig zu spät oder gar nicht erkannte Gestationsdiabetes als eine schwangerschaftsinduzierte Störung der Glukosetoleranz ist mit einem signifikant erhöhten Risiko für eine Makrosomie und damit auch für eine Schulterdystokie verbunden (Leikin et al. 1987, Pritchard et al. 1985, Tallarigo et al. 1986). In den USA sind bis zu 10 % aller Schwangerschaften durch einen Diabetes mellitus belastet. Davon entfallen nur 0,2–0,5 % auf einen juvenilen Typ-1-Diabetes. Die überwiegende Anzahl besteht in einem Gestationsdiabetes, der auch heute noch oft unerkannt bleibt.

Mit der Einführung des Glukosetoleranztests als obligater Screeningbestandteil der Mutterschaftsvorsorge in Deutschland ist hier eine verbesserte Detektion zu erwarten (G-BA 2012). Nach Daten der Deutschen Diabetes Gesellschaft waren im Jahr 2010 bei etwa 650.000 Geburten 24.000 Mütter (3,7 %) von einem Gestationsdiabetes betroffen. Im Jahr 2002 betrug die Inzidenz lediglich 1,5 % (Deutsche Diabetes Gesellschaft 2011). Hier ist davon auszugehen, dass die Genauigkeit der Erfassung deutlich

zugenommen hat und daher der wirkliche Anstieg geringer ist als statistisch erfasst. Trotzdem ist anzunehmen, dass die Inzidenz für einen Gestationsdiabetes auch in Deutschland zunimmt.

Bei Fehlen eines Diabetes mellitus beträgt im Mittel die Häufigkeit der Schulterdystokie 0,9 %, bei Vorliegen eines Diabetes mellitus 3,9 %. Aus der Gegenüberstellung der Häufigkeit einer Schulterdystokie in Abhängigkeit vom Geburtsgewicht bei Vorliegen eines Diabetes mellitus bzw. bei einer normalen Stoffwechsellage wird deutlich, dass der Diabetes mellitus nicht nur über die Makrosomie das Schulterdystokierisiko erhöht (◘ Tab. 1.6). Auch die Morphologie des diabetischen Fetus unterscheidet sich von der Normalpopulation: Modanlou et al. (1982) konnten eindrucksvoll zeigen, dass diabetische Neugeborene sich konstitutionstypisch von gleich schweren Neonaten nicht diabetischer Mütter unterscheiden. Diese differenzierte Bewertung des fetalen Schätzgewichts in Abhängigkeit von der Anwesenheit eines Diabetes mellitus berücksichtigt auch das ACOG in seinem Positionspapier zur Schulterdystokie (Sokol u. Blackwell 2003).

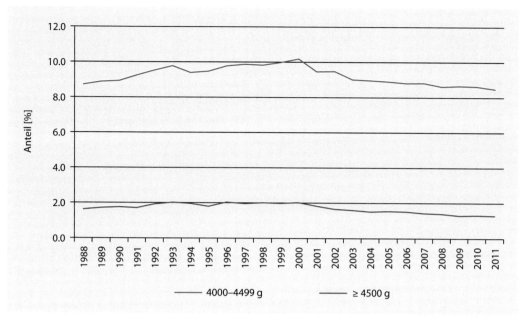

◘ Abb. 1.10   Anteil makrosomer Neugeborener im Ärztekammerbezirk Westfalen-Lippe (1988 bis 2000) bzw. in Nordrhein-Westfalen (2001 bis 2011) auf Basis von Zahlen aus den Perinatalerhebungen 1988 bis 2011

◘ Tab. 1.6   Risiko für das Auftreten einer Schulterdystokie in Abhängigkeit von einem Diabetes mellitus

Autoren	Inzidenz für eine Schulterdystokie		
	Kein Diabetes mellitus	Diabetes mellitus	Relatives Risiko/Konfidenzintervall
Acker et al. 1985	294/14.577 2,0 %	15/144 10,4 %	RR=5,2 KI 3,2–8,5
Langer et al. 1991	406/73.984 0,6 %	50/1539 3,3 %	RR=5,9 KI 4,4–7,9

In allen Gewichtskategorien weisen Diabetikerinnen ein signifikant höheres Risiko für eine Schulterdystokie auf als nicht diabetische Schwangere (◘ Tab. 1.4 u. ◘ Tab. 1.6). Bei Diabetikerinnen muss mit über 30 % Schulterdystokiefällen in der Gewichtsgruppe ab 4000 g gerechnet werden. O'Leary (2009a) empfiehlt für nicht diabetische Schwangere mit einem Schätzgewicht von mehr 4000 g die Sectio caesarea und für diabetische Schwangere sogar ab

einem Schätzgewicht von 3000 g, wenn es zu einem abnormalen Geburtsfortschritt kommt.

Ein Gestationsdiabetes sollte frühzeitig diagnostiziert werden. Bei Glukosurie bereits im ersten Trimenon sollte ein Glukosetoleranztest schon vor dem Zeitraum des obligaten Screenings durchgeführt werden. Ein Diabetologe nimmt die Stoffwechseleinstellung vor, und eine Diätberatung ist Bestandteil der Schwangerschaftsbetreuung. Durch eine frühzeitige und konsequente Diabeteseinstellung kann das Risiko einer Makrosomie deutlich gesenkt werden (Lin et al. 1986).

1.6.4   Makrosomie in einer vorausgegangenen Schwangerschaft

❯ Die Geburt eines makrosomen Kindes in einer vorausgegangenen Schwangerschaft erhöht das Risiko für eine erneute Makrosomie. Schon eine Störung des Glukosestoffwechsels in einer vorausgegangenen Schwangerschaft erhöht das Risiko für eine Schulterdystokie um 20 %.

◘ Tab. 1.7 Makrosomieinzidenz in nachfolgenden Schwangerschaften bei makrosomen Neugeborenen nicht diabetischer Mütter. (Adaptiert nach Walsh et al. 2007)

Geburten am Termin	n=14.461		
Makrosomie (≥4500 g)	n=529 (3,7 %)	Erstgebärende: 2,4 %	
		Mehrgebärende: 4,6 %	
Nachfolgende Schwangerschaften innerhalb 5 Jahren	n=164	1 vorausgegangenes makrosomes Neugeborenes	OR 15,8 KI 11,45–21,91 p<0,0001
		≥2 vorausgegangene makrosome Neugeborene	OR 47,4 KI 19,9–112,89 p<0,0001

Die Geburt eines makrosomen Kindes in einer vorangegangenen Schwangerschaft ist mit einem hohen Wiederholungsrisiko verbunden, da die Ursachen der Makrosomie oft fortbestehen (◘ Tab. 1.7). Dies gilt naturgemäß für die konstitutionsbedingte Makrosomie bei großen Eltern (Walsh et al. 2007), aber ebenso für die Risiken einer stoffwechselbedingten Makrosomie bei übergewichtiger Mutter und Diabetes mellitus (Dildy u. Clark 2000).

Auch ein Gestationsdiabetes in einer vorausgegangenen Schwangerschaft ohne erneute Stoffwechselstörung in der Folgeschwangerschaft begünstigt ein LGA-Kind („large for gestational age"; RR 1,2, KI 1,05–1,38). Besteht erneut eine diabetische Stoffwechsellage, steigt das Risiko auf 1,76 (KI 1,56–1,98) an. Entsprechend kommt es fast zu einer Verdopplung des Schulterdystokierisikos (RR 1,98, KI 1,46–2,7; Boghossian et al. 2014).

Die Geburt eines Kindes über 4000 g in einer vorangegangenen Schwangerschaft muss zu einer möglichst genauen Tragzeitanamnese führen. Die Gewichtszunahme um den Termin beträgt etwa 200 g bis 250 g pro Woche. Wenn die Anamnese ein makrosomes Neugeborenes deutlich vor dem Geburtstermin in einer vorangegangenen Schwangerschaft ergibt, ist das Risiko hoch, dass in der jetzt zu betreuenden Schwangerschaft bei einer Entbindung am Termin oder gar bei einer Terminüberschreitung mit einem noch schwereren Kind gerechnet werden muss. In diesen Fällen muss je nach Befundkonstellation mit der Schwangeren eine vorzeitige Geburtsbeendigung mittels Einleitung nach Erreichen der kindlichen Reife (38 abgeschlossene

Schwangerschaftswochen) oder sogar im Einzelfall die Sectio caesarea besprochen werden. Eine besonders sorgfältige Ultraschalluntersuchung durch einen erfahrenen Arzt kann die untersucherbedingte Messungenauigkeit verringern.

Risikobehaftet sind nach der Erfahrung des Autors Schwangerschaften, bei denen die Schwangere in der Geburtsklinik erst bei Geburtsbeginn vorstellig wird und eine Geburtsplanung unmöglich war. In diesen Fällen darf die Anamnese einer unkomplizierten Geburt eines makrosomen Kindes in einer vorhergehenden Schwangerschaft nicht dazu verleiten, auch in der jetzt in Gang befindlichen Geburt sorglos von einem ebenfalls unkomplizierten Verlauf auszugehen. In diesen Fällen muss besonderes Augenmerk auf die Begleitumstände gelegt werden: Gewicht der Schwangeren am Termin, Stoffwechseleinstellung, Gewichtsschätzung in der ambulanten Betreuung. In diesen Fällen kommt gerade auch der Geburtsbetreuung eine besondere Verantwortung zu: Bei einem protrahierten Verlauf oder einem Geburtsstillstand muss der Geburtshelfer den Verlauf kritisch prüfen und darf nicht unkontrolliert eine vaginal-operative Entbindung durchführen. Das Risiko ist hoch, dass bei einer noch ausgeprägteren Makrosomie als in der oder den vorausgegangenen Schwangerschaften es zu einer Schulterdystokie und ggf. auch zu einem Plexusschaden kommt (► Abschn. 1.6.14). Dem modernen Geburtshelfer ist anzuraten, in Zweifelsfällen großzügig eine Indikation zur sekundären Sectio caesarea auch bei einer Mehrgebärenden zu stellen, wenn ein protrahierter Verlauf vorliegt oder ein Geburtsstillstand besteht.

1.6.5 Mütterliche Übergewichtigkeit

> Mütterliche Übergewichtigkeit erhöht
> das Risiko für einen Gestationsdiabetes
> und damit die Wahrscheinlichkeit einer
> Makrosomie. Über verstärkte Fettdepots ist
> zumindest bei krankhaft Übergewichtigen
> (BMI ≥ 40) eine direkte Einflussnahme auf
> den Geburtsverlauf mit erhöhtem Risiko für
> eine Schulterdystokie möglich.

Die Definition und Schweregradeinteilung der
Übergewichtigkeit richtet sich nach dem Body-
Mass-Index (BMI). Für Schwangerschaften ist das
Ausgangsgewicht vor Eintritt der Gravidität heran-
zuziehen. Die Schweregradeinteilung einer Unter-
bzw. Übergewichtigkeit ergibt sich aus ◘ Tab. 1.8.

Die mütterliche Übergewichtigkeit stellt insgesamt einen Risiko erhöhenden Faktor für jede
Schwangerschaft dar, sie führt auch zu einem erhöhten Risiko für einen Gestationsdiabetes: Bei übergewichtigen Schwangeren beträgt das Risiko 6,3 % und
bei pathologischer Übergewichtigkeit (BMI ≥ 40)
9,5 % gegenüber nur 2,3 % in der Vergleichsgruppe
Normgewichtiger (Robinson et al. 2003). Die erhöhte
Inzidenz für einen Gestationsdiabetes begünstigt
ihrerseits die Entstehung einer Makrosomie und
damit dann auch die einer Schulterdystokie. Creasy
und Resnick (2004) geben die Inzidenz für einen
Gestationsdiabetes bei Patienten mit einem Body-
Mass-Index von über 40 mit 24,5 % an, im Vergleich dazu beträgt sie bei einem Body-Mass-Index
zwischen 20 und 24,9 nur 2,2 %. Weiss et al. (2004)
konnten zeigen, dass Übergewichtige (BMI 30–34,9)
und krankhaft Übergewichtige (BMI ≥ 35) ein signifikant erhöhtes Risiko für ein Geburtsgewicht über
4000 g und auch über 4500 g im Vergleich zu einer
Gruppe normalgewichtiger Schwangerschaften aufweisen (◘ Tab. 1.9). Fiala et al. (2006) konnten ebenfalls eine enge Korrelation zwischen Body-Mass-Index und einer daraus resultierenden höheren fetalen
Gewichtszunahme während der Schwangerschaft
feststellen. Je höher der Body-Mass-Index der Mutter
war, desto höher war auch das Risiko für eine Makrosomie. Crane et al. (2013) fanden bei extrem übergewichtigen Schwangeren 7,1 % Schulterdystokien im
Vergleich zu 1,4 % (OR 1,51; KI 1,05–2,19) bei normalgewichtigen Schwangeren.

◘ **Tab. 1.8** Einteilung der Gewichtsdefinitionen und des Body-Mass-Index

Kategorie		BMI [kg/m²]
Deutsch	Englisch	
Starkes Untergewicht	„underweight"	<16,0
Mäßiges Untergewicht		16,0–16,9
Leichtes Untergewicht		17,0–18,4
Normalgewicht	„normal weight"	18,5–24,9
Präadipositas	„overweight"	25,0–29,9
Adipositas Grad I	„class I obesity"	31,0–34,9
Adipositas Grad II	„class II obesity/ severe obesity"	35,0–39,9
Adipositas Grad III	„class III obesity/ morbid obesity"	≥40,0
	„super obesity"	≥45,0 oder 50,0

◘ Abb. 1.11 stellt den Body-Mass-Index als Vari-
able von Körpergröße und Körpergewicht dar und
differenziert die verschiedenen Adipositas-Stufen.

1.6.6 Gewichtszunahme in der Schwangerschaft

> Eine starke Gewichtszunahme in der
> Schwangerschaft führt zu einer Zunahme
> des Makrosomierisikos. Bei präpartal
> bereits bestehender Adipositas ist das
> Risiko weniger ausgeprägt als bei normalem
> Ausgangsgewicht. Durch ein konsequentes
> Gewichtsmanagement bei übergewichtigen
> Schwangeren im Schwangerschaftsverlauf
> lässt sich das Risiko gewichtsabhängiger
> Komplikationen senken.

Es gibt keine absolute Gewichtszunahme, die für
alle Schwangeren gleichermaßen empfohlen werden
könnte. In den 1930er-Jahren gab es die Empfehlung,
die Gewichtszunahme in der Schwangerschaft auf

◻ Tab. 1.9 Wahrscheinlichkeit für eine Makrosomie des Fetus in Abhängigkeit vom BMI der Mutter. (Adaptiert nach Weiss et al. 2004)

	A Kontrollgruppe Normgewichtige Schwangere BMI <30	B Übergewichtige BMI 30–34,9	C Krankhaft Übergewichtige BMI ≥ 35	Signifikanzniveau
Mittleres Geburtsgewicht	3355 ± 503 g	3430 ± 563 g	3467 ± 578 g	A–B n.s. A–C p<0,01
Geburtsgewicht >4000 g	8,3 %	13,3 %	14,6 %	A–B: OR 1,7 KI 1,4–2,0 A–C: OR 2,0 KI 1,5–2,3
Geburtsgewicht >4500 g	1,0 %	2,1 %	2,6 %	A–B: OR 2,0 KI 1,4–3,0 A–C: OR 2,4 KI 1,5–3,8

etwa 7 kg zu begrenzen. Im Jahr 2009 hat das Institute of Medicine (IOM) Leitlinien herausgegeben, die sich mit der Gewichtszunahme in der Schwangerschaft befassen (Rasmussen u. Yaktine 2009). Sie stützen sich im Wesentlichen auf eine Übersichtsarbeit der Agency for Healthcare Research and Quality (AHRQ; Viswanathan et al. 2008). Danach kann keine für alle Schwangeren geltende Gewichtszunahme empfohlen werden. Nach dem IOM kann die Gewichtszunahme bei präkonzeptioneller Untergewichtigkeit (BMI <20) zwischen 12,5 und 18 kg betragen. Bei einem Normwert des Body-Mass-Index zwischen 20 und 26 wird eine Gewichtszunahme von 11,5–16 kg empfohlen und bei einem leicht übergewichtigen Body-Mass-Index zwischen 26 und 29 reduziert sich die empfohlene Gewichtszunahme auf 7–11,5 kg. Für adipöse Schwangere, die bereits vor Eintritt der Schwangerschaft einen Body-Mass-Index über 29 aufwiesen, wird eine Gewichtszunahme während der Schwangerschaft von lediglich 5–9 kg empfohlen (◻ Tab. 1.10). Diese Empfehlungen finden sich auch in der Leitlinie zum Schwangerschaftsdiabetes.

Seidman et al. (1989) haben den Zusammenhang zwischen der mütterlichen Gewichtszunahme während der Schwangerschaft und dem Geburtsgewicht untersucht. Sie konnten dabei zeigen, dass unabhängig vom Ausgangs-Body-Mass-Index eine starke Gewichtszunahme auch zum erhöhten Risiko einer fetalen Makrosomie führt. Allerdings nimmt das Ausmaß der Gewichtszunahme ab, je höher das Ausgangsgewicht der Schwangeren bereits ist. Eine kontrollierte Gewichtszunahme bereits primär schon übergewichtiger Frauen während der Schwangerschaft reduziert das Risiko, dass zusätzlich noch die Makrosomiewahrscheinlichkeit steigt. Iffy (2009) weist darauf hin, dass eine exzessive maternale Gewichtszunahme in den meisten Fällen verhindert werden kann und darüber hinaus Anlass zu einer besonders sorgfältigen Beobachtung der fetalen Gewichtsentwicklung geben muss. Auch Thangaratinam et al. (2012) haben in einer Übersichtsarbeit zusammengestellt, dass Interventionsmaßnahmen während der Schwangerschaft zu einem effektiven Gewichtsmanagement bei Übergewichtigkeit führen können und dass sich so die Komplikationsrate bezüglich Präeklampsie und Schulterdystokie signifikant senken lässt.

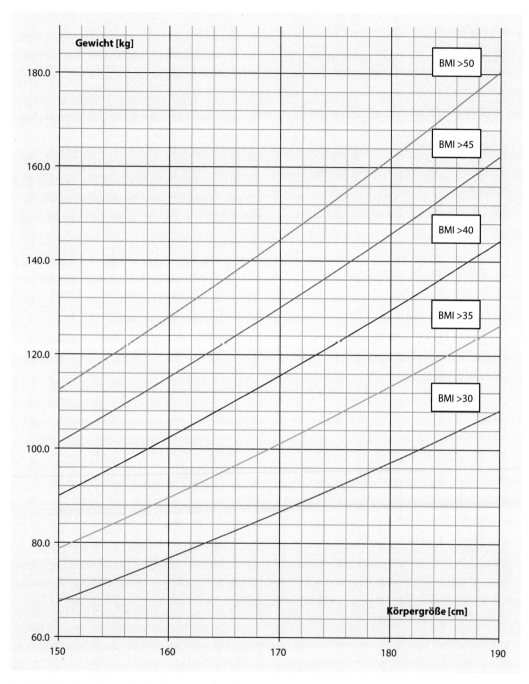

Abb. 1.11   Body-Mass-Index mit Grenzwerten für Adipositas Grad I (BMI ≥ 30), Grad II (BMI ≥ 35) und Grad III (BMI ≥ 40)

◨ Tab. 1.10 Empfohlene Gewichtszunahme in der Schwangerschaft in Abhängigkeit vom Ausgangs-Body-Mass-Index nach der Agency for Healthcare Research and Quality (AHRQ). (Adaptiert nach Viswanathan et al. 2008)

Ausgangs-Body-Mass-Index	Empfohlene Gewichtszunahme
BMI <20	12,5–18,0 kg
BMI 20–26	11,5–16,0 kg
BMI 26–29	7,0–11,5 kg
BMI >29	5,0–9,0 kg

1.6.7   Größe der Mutter

> Kleinwüchsigkeit mit einer Körpergröße unter 157 cm begünstigt die Entstehung eines zephalopelvinen Missverhältnisses und erhöht die Wahrscheinlichkeit für die Entstehung einer Schulterdystokie. Bei kleinwüchsigen Schwangeren muss besonders auf das fetale Wachstum geachtet werden.

Kleinwüchsigkeit ist mit einer Verdoppelung des Risikos für eine Kaiserschnittentbindung verbunden. Gurewitsch et al. (2006) geben dies für eine Körpergröße von weniger als 5 ft 2 inches an (157 cm). Patumanond et al. (2010) haben ebenfalls gezeigt, dass ein mütterlicher Kleinwuchs mit einem erhöhten Risiko für eine Sectio caesarea wegen zephalopelvinen Missverhältnisses verbunden ist und dass bei vaginaler Geburt das Schulterdystokierisiko aufgrund der mütterlichen Körperkonstitution erhöht ist. Gudmundsson et al. (2005) haben Geburtsgewicht und Körpergröße der Mutter in Relation gesetzt und daraus Risikoberechnungen für eine kindliche Geburtsverletzung vorgenommen (◨ Abb. 1.12). Sie konnten zeigen, dass das Risiko für eine Schulterdystokie ebenso wie für die Plexusparese sowohl durch das Gewicht des Kindes als auch durch die Körpergröße der Mutter beeinflusst wird.

Dyachenko et al. (2006) haben einen Risikoscore für die Entstehung einer Schulterdystokie entwickelt und dabei neben dem kindlichen Geburtsgewicht auch Körpergröße und Gewicht der Mutter einbezogen. Mit diesem Score konnten sie 51 % der Schulterdystokien mit Plexusschaden vorhersagen. Die Falschpositivrate betrug bei diesen Autoren nur 2,7 %. Allerdings basieren die Daten auf einem Computermodell, das in der Praxis nicht ohne Weiteres umsetzbar ist. Mazouni et al. (2006) konnten ebenfalls für eine Körpergröße der Mutter unter 155 cm ein signifikant erhöhtes Risiko für eine Schulterdystokie finden. Iffy (2009) betont ausdrücklich die Bedeutung der Körpergröße für das Risiko eines Missverhältnisses zwischen den mütterlichen Körperproportionen und dem Fetus und daraus abgeleitet auch des Risikos einer Schulterdystokie. Sie vertritt die Auffassung, dass diesem Aspekt bei der Geburtsplanung zu wenig Beachtung geschenkt wird.

1.6.8   Alter der Mutter

> Ein höheres mütterliches Alter erhöht das Risiko für eine Makrosomie und dadurch bedingt das Risiko für die Entstehung einer Schulterdystokie. Das Alter der Schwangeren steigt in allen Industrienationen an. Ein eigenständiges Altersrisiko für eine Schulterdystokie besteht wahrscheinlich nicht.

Das mütterliche Alter korreliert mit dem Risiko für eine Makrosomie. Während bei Schwangeren bis 19 Jahre das Makrosomierisiko lediglich 4 % beträgt, verdreifacht es sich bei Schwangeren über 30 Jahre (◨ Tab. 1.11). In Deutschland ist das Durchschnittsalter der Mütter bei der Geburt ihrer Kinder seit 1975 erheblich angestiegen: Nach den Daten des Statistischen Bundesamts lag im Mittel das Durchschnittsalter 1975 noch bei 26,2 Jahren und ist im Jahr 2010 auf 30,6 Jahre angestiegen. In Ostdeutschland ist das Durchschnittsalter immer noch knapp ein Jahr niedriger als in Westdeutschland, insgesamt nähern sich die Alterskurven aber stark an (◨ Abb. 1.13). 2011 waren die Mütter bei der Geburt ihres ersten Kindes im Mittel 29,1 Jahre alt, bei der Geburt des zweiten

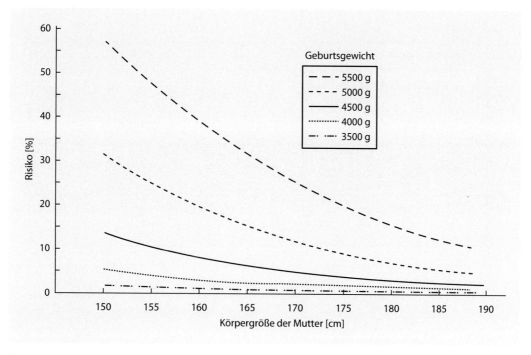

Abb. 1.12 Korrelation zwischen kindlichem Geburtsgewicht und Körpergröße der Mutter für das Risiko fetaler Verletzungen sub partu. (Adaptiert nach Gudmundsson et al. 2005)

Tab. 1.11 Häufigkeit einer Makrosomie in Abhängigkeit vom mütterlichen Alter. (Adaptiert nach O'Leary 2009)

Mütterliches Alter [Jahre]	Häufigkeit einer Makrosomie [%]
≤19	4
20–29	8
30–39	12

Kindes 31,5 Jahre und bei der Geburt des dritten Kindes 33 Jahre alt (■ Tab. 1.12). Entsprechend ist das Makrosomierisiko allein bedingt durch das zunehmende mütterliche Alter bei Geburt angestiegen.

Das höhere mütterliche Alter führt zu einer erhöhten Rate an Hypertonie, Diabetes mellitus, Placenta praevia und Übergewicht bei der Mutter. Spellacy et al. (1986) konnten allerdings zeigen, dass Frauen über 40 Jahre mit einem Gewicht unter 67,5 kg zum Zeitpunkt der Geburt gegenüber der jüngeren Population keine erhöhten Risiken mehr hatten. Das mütterliche Übergewicht konditioniert also diese Risiken. Es ist von Bedeutung, bei Frauen über 30 Jahren mit erstmaligem Kinderwunsch diese Risiken zu besprechen und nach Möglichkeit eine Normgewichtigkeit oder allenfalls leichte Übergewichtigkeit zu erreichen. Dadurch können Schwangerschaftsrisiken signifikant gesenkt werden. Daten zur Makrosomieinzidenz zeigen sowohl für Deutschland als auch für die Vereinigten Staaten einen leichten Rückgang. Stellvertretend für Deutschland sind in ■ Abb. 1.10 die Daten für Nordrhein-Westfalen dargestellt. Die Wahrscheinlichkeit einer Schulterdystokie ist bei Frauen über 35 Jahre höher als bei jüngeren Frauen (■ Tab. 1.13). Es handelt sich aber mit großer Wahrscheinlichkeit nicht um ein eigenständiges Risiko, sondern ergibt sich aus der höheren Makrosomieinzidenz mit steigendem Lebensalter.

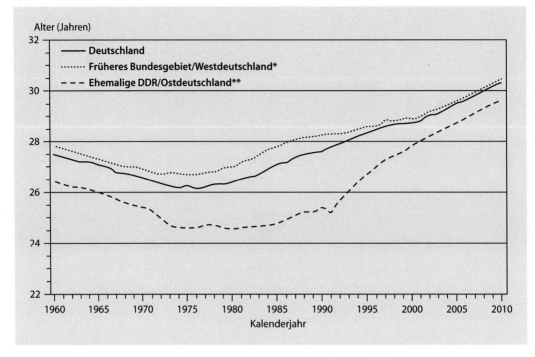

Alter (Jahren)

— Deutschland

········ Früheres Bundesgebiet/Westdeutschland*

– – – Ehemalige DDR/Ostdeutschland**

Kalenderjahr

◘ Abb. 1.13 Entwicklung des mütterlichen Durchschnittsalters bei der Geburt zwischen 1960 und 2010. Anmerkung: Bis 1989 Berechnung für 15- bis unter 45-jährige Mütter, ab 1990 15- bis unter 49-jährige Mütter. * Ab 1990 ohne Berlin, ** ab 1990 inkl. Berlin. (Daten des Statistischen Bundesamts, 1960–1989 Europarat, ab 1990 eigene Berechnung)

1.6.9   Mütterliches Geburtsgewicht

❯ Das eigene Geburtsgewicht der Mutter ist ein guter Prädiktor für die Wahrscheinlichkeit einer Makrosomie. Dieser Indikator ist aber selten verwertbar, da viele Frauen ihr eigenes Geburtsgewicht nicht kennen.

Die Bedeutung des mütterlichen Geburtsgewichts für die Entwicklung einer Makrosomie wird im deutschen Sprachraum bisher kaum beachtet. Der Autor kennt aus eigener Erfahrung keine Geburtsklinik, in der derzeit das Geburtsgewicht der Mütter bei ihrer eigenen Geburt systematisch abgefragt wird. Es gibt auch keine Daten, wie viele Mütter überhaupt ihr eigenes Gewicht bei Geburt kennen. Klebanoff et al. (1985) konnten zeigen, dass das mütterliche Geburtsgewicht einen deutlichen Einfluss auf das Geburtsgewicht des Kindes hat. Familiäre Faktoren, die nicht allein durch die Prädisposition für einen Diabetes mellitus bedingt sind, spielen eine bedeutsame Rolle

für die Entwicklung einer Makrosomie. Frauen mit einem eigenen Geburtsgewicht zwischen 6 und 7,9 lb (2,7–3,6 kg) hatten nur eine 50 %ige Wahrscheinlichkeit für ein makrosomes Neugeborenes gegenüber Frauen mit einem Geburtsgewicht ab 8 lb (3,6 kg). Frauen, die bei der Geburt selbst nur zwischen 4 und 5,9 lb (1,8–2,7 kg) gewogen haben, hatten sogar nur eine 15 %ige Wahrscheinlichkeit für ein makrosomes Neugeborenes (◘ Tab. 1.14).

1.6.10 Schwangerschaftsdauer

❯ Das Risiko für eine Schulterdystokie ist gemäß einer großen Studie trotz des niedrigeren Geburtsgewichts zwischen der 32. und 35. Schwangerschaftswoche signifikant höher als bei Termingeburten. Neben dem Geburtsgewicht muss es für dieses Kollektiv andere, unabhängige Risikofaktoren geben.

■ **Tab. 1.12** Durchschnittsalter von Müttern 2014 in den einzelnen Bundesländern (Daten des Statistischen Bundesamts)

Bundesland	Alter der Mütter				
	insgesamt	1. Kind	2. Kind	3. Kind	4. und weiteres Kind
Baden-Württemberg	31,4	30,0	32,2	33,5	34,9
Bayern	31,4	30,0	32,2	33,7	35,0
Berlin	31,2	30,0	31,9	32,9	34,1
Brandenburg	30,4	28,7	31,7	33,1	33,7
Bremen	30,5	29,2	31,2	32,4	33,9
Hamburg	31,9	30,8	32,8	33,9	34,5
Hessen	31,1	29,7	32,0	33,2	34,6
Mecklenburg-Vorpommern	29,8	28,0	30,8	32,3	33,7
Niedersachsen	30,6	29,2	31,5	32,8	33,8
Nordrhein-Westfalen	30,8	29,5	31,6	32,7	33,8
Rheinland-Pfalz	30,6	29,2	31,5	32,7	34,0
Saarland	30,3	28,9	31,4	32,4	33,5
Sachsen	30,1	28,7	31,5	33,0	34,1
Sachsen-Anhalt	29,5	27,9	30,8	31,7	33,0
Schleswig-Holstein	30,9	29,5	31,8	32,9	34,4
Thüringen	29,9	28,2	31,1	32,5	33,7
Deutschland	30,9	29,5	31,8	33,0	34,2

■ **Tab. 1.13** Risiko für eine Schulterdystokie in Abhängigkeit vom Alter der Mutter. (Adaptiert nach Dildy u. Clark 2000)

Quelle	Risikofaktor	Keine Schulterdystokie	Schulterdystokie	Signifikanzniveau
Lewis et al. 1998	Alter ≥35 Jahre	36/1523 (2,4 %)	3/99 (3,0 %)	n.s.
Dildy et al. 1999		4/100 (4,0 %)	15/100 (15,0 %)	OR 4,2 KI 1,3–15,8

Øverland et al. (2014) haben an einem sehr großen Kollektiv mit mehr als 2 Millionen Entbindungen in Norwegen über einen Zeitraum von 1967 bis 2009 die Bedeutung der Tragzeit ermittelt. Dabei haben sie in einer multivariaten Analyse das Geburtsgewicht, die Weheninduktion, den Einsatz der Periduralanästhesie, prolongierte Geburt und die vaginaloperative Entbindung adjustiert, sodass die Tragzeit als isolierter Risikofaktor analysiert werden konnte. Normiert auf Entbindungen am Termin (40. und 41. SSW) ergab sich ein signifikant erhöhtes Schulterdystokierisiko bei einer Tragzeit von 32–35 Schwangerschaftswochen (■ Tab. 1.15). Diese große Studie unterstreicht, dass es neben dem Geburtsgewicht andere unabhängige Risikofaktoren für eine Schulterdystokie gibt.

◘ **Tab. 1.14** Wahrscheinlichkeit einer Makrosomie des Neugeborenen in Abhängigkeit vom mütterlichen Geburtsgewicht. (Adaptiert nach Klebanoff et al. 1985)

Geburtsgewicht der Mutter	Relatives Risiko für eine Makrosomie des Kindes	Signifikanzniveau
≥8 lb (3,6 kg)	1	
6–7,9 lb (2,7–3,6 kg)	0,5	p=0,007
4–5,9 lb (1,8–2,7 kg)	0,15	p=0,002

◘ **Tab. 1.15** Einfluss der Tragzeit auf die Häufigkeit einer Schulterdystokie nach Adjustierung bezüglich Geburtsgewicht und anderer Faktoren. (Øverland et al. 2014)

	32–35 Wochen Tragzeit	40–41 Wochen Tragzeit	42–43 Wochen Tragzeit
Nicht-diabetische Schwangere	OR 1,77 KI 1,42–2,20	1	OR 0,84 KI 0,79–0,88
Diabetische Schwangere	OR 2,92 KI 1,54–5,52		OR 0,91 KI 0,50–1,66

n=2.014.956 Geburten
14.820 Schulterdystokien (Schulterdystokierate 0,73 %)
11.188 Diabetikerinnen (Schulterdystokierate 3,95 %)

1.6.11 Übertragung

❯ Mit Erreichen des errechneten Geburtstermins endet die Gewichtszunahme des Fetus nicht, sondern es muss mit einer weiteren wöchentlichen Gewichtszunahme von 200–250 g gerechnet werden. Dadurch erhöht sich das Risiko einer fetalen Makrosomie mit der Konsequenz einer erhöhten Schulterdystokierate.

Die Gewichtszunahme des Fetus endet nicht am Termin. Vielmehr kommt es auch jenseits von 40 abgeschlossenen Schwangerschaftswochen noch zu einem weiteren fetalen Wachstum. Die Wahrscheinlichkeit, dass das Geburtsgewicht 4000 g übersteigt, ist bei 42 abgeschlossenen Schwangerschaftswochen doppelt so hoch wie bei 40 Schwangerschaftswochen. Bei einer Studie mit 519 Schwangerschaften und einer Tragzeit von mehr als 41 Wochen hatten 23 % der Neugeborenen ein Geburtsgewicht über 4000 g und 4 % sogar ein Geburtsgewicht über 4500 g (Carpenter 1991). Auch Boyd et al. (1983) fanden eine 21 %ige Inzidenz für eine Makrosomie bei 42 abgeschlossenen Schwangerschaftswochen, im Gegensatz zu nur 12 % bei 40 abgeschlossenen Wochen. Sie empfahlen bei Verdacht auf Makrosomie eine frühzeitige Geburtseinleitung.

Eine Cochrane-Analyse zeigt, dass mit einer Übertragung von maximal 7 Tagen (41 abgeschlossene Schwangerschaftswochen) die perinatale Mortalität am geringsten ist (Rand et al. 2000). Die aktuelle Leitlinie zur Übertragung empfiehlt eine Geburtseinleitung ab 41+0 Schwangerschaftswochen auch bei bisher unauffälligem Schwangerschaftsverlauf. Durch diese Maßnahme kann die perinatale Mortalität signifikant reduziert werden (Leitlinie der Deutschen Gesellschaft für Gynäkologie und Geburtshilfe 2010). Bei vorbestehendem insulinpflichtigem Diabetes mellitus wie auch bei insulinpflichtigem Gestationsdiabetes soll leitliniengerecht eine Überschreitung des errechneten Geburtstermins vermieden werden (Deutsche Diabetes Gesellschaft 2011).

Die Überschreitung der Tragzeit führt zu einem Anstieg des Schulterdystokierisikos (◘ Tab. 1.16). Dies bestätigen die vorliegenden Daten durchgängig, auch wenn die Häufigkeit der Dystokie in den einzelnen Kollektiven unterschiedlich ist (Acker et al. 1985, Campbell et al. 1997, Eden et al. 1987, El Madany et al. 1991). Die Übertragung stellt für sich genommen aber vermutlich keinen eigenständigen Risikofaktor dar, sondern triggert die erhöhte Dystokieinzidenz über das Wachstum des Fetus auch über den errechneten Geburtstermin hinaus.

1.6.12 Parität

❯ Die Parität korreliert mit dem Risiko für eine Schulterdystokie. Sie stellt jedoch keinen eigenständigen Risikofaktor dar. Steigende Parität bedingt höheres Lebensalter und eine höhere Rate makrosomer Kinder.

◧ Tab. 1.16 Schulterdystokierisiko bei Tragzeitüberschreitung

Autoren	Schulterdystokie bei Geburt <42 SSW	Schulterdystokie bei Geburt ≥42 SSW	Relatives Risiko/Odds-Ratio und Signifikanzniveau
Acker et al. 1985	199/11.669 (1,7 %)	88/2462 (3,6 %)	RR 2,1 KI 1,6–2,7
Eden et al. 1987 Vergleichsgruppe 40 SSW	57/8135 (0,7 %)	45/3457 (1,3 %)	OR 1,9 KI 1,2–2,8
El Madany et al. 1991	76/22.863 (0,3 %)	22/1494 (1,5 %)	RR 4,4 KI 2,8–7,1
Campbell et al. 1997	2011/379.445 (0,5 %)	480/65.796 (0,73 %)	RR 1,4 KI 1,3–1,5

Die Parität korreliert mit dem Risiko einer Schulterdystokie, stellt jedoch wahrscheinlich keinen unabhängigen Risikofaktor dar (Langer et al. 1991). Zwangsläufig nimmt das Lebensalter der Schwangeren mit der Zahl der Schwangerschaften zu. Damit wächst auch das Risiko makrosomer Kinder (► Abschn. 1.6.8). Das durchschnittliche Körpergewicht von Schwangeren wächst mit dem Lebensalter, und auch das Risiko für einen Gestationsdiabetes ist altersabhängig (Dildy u. Clark 2000). In einer Arbeit (Blickstein et al. 1998) war das Risiko einer Schulterdystokie bei Erstgebärenden sogar höher als bei Mehrgebärenden. Jedenfalls kann aus der Parität allein keine sinnvolle Risikoabschätzung für eine Schulterdystokie abgeleitet werden. Im Umkehrschluss dürfen aber eine oder mehrere vorangegangene unkomplizierte vaginale Geburten nicht dazu führen, eine präpartale Risikoabschätzung zu unterlassen. Gerade bei Mehrgebärenden muss die Gewichtsschätzung in Terminnähe so sorgfältig wie möglich vorgenommen werden, und auch die Frage nach einer möglichen diabetischen Stoffwechselstörung muss geklärt sein.

Øverland et al. (2012) haben über einen Beobachtungszeitraum von 40 Jahren die Schulterdystokiefälle eines sehr großen Kollektivs mit 1,9 Millionen vaginalen Geburten ausgewertet. Neben der Zunahme der Inzidenz im zeitlichen Verlauf konnten sie auch den Zusammenhang der Schulterdystokiefrequenz mit der Parität (◧ Tab. 1.17) und dem mütterlichen Alter aufzeigen (◧ Tab. 1.18). Nach ihren Daten ist die Parität zumindest kein starker eigenständiger Risikofaktor.

1.6.13 Geschlecht des Kindes

❯ Männliche Feten entwickeln mit höherer Wahrscheinlichkeit eine Makrosomie. Bei Geburtsgewichten über 4500 g sind männliche Neugeborene überproportional vertreten, deshalb sind Schulterdystokien bei Knaben häufiger als bei Mädchen. Konstitutionstypische Unterschiede zwischen Knaben und Mädchen begünstigen möglicherweise gewichtsunabhängig ein erhöhtes Schulterdystokierisiko bei Knaben.

Männliche Feten entwickeln mit höherer Wahrscheinlichkeit eine Makrosomie als weibliche: Parks und Ziel (1978) fanden bei einer Verteilung von 53 % männlichen und 47 % weiblichen Neugeborenen in ihrem Kollektiv 2,14 % Knaben mit einem Geburtsgewicht ≥4500 g und nur 0,98 % Mädchen mit einer entsprechenden Makrosomie. Spellacy et al. (1985) geben in ihrem Kollektiv mit 48 % Knaben und 52 % Mädchen eine Häufigkeit für eine Makrosomie ≥4500 g für die männlichen Neugeborenen von 4,13 % und für die weiblichen Neugeborenen von 1,89 % an. Unabhängig von den beiden Kollektiven ist das relative Risiko für eine ausgeprägte Makrosomie ab 4500 g 2,2-fach höher für Knaben als für Mädchen.

Entsprechend ist in allen Arbeiten zur Schulterdystokie die Häufigkeit männlicher Neugeborener überproportional höher, als es der bevölkerungsbezogenen Geschlechtsverteilung entspricht (El Madany et al. 1991, Geary et al. 1995, Hassan 1988,

◘ Tab. 1.17 Zusammenhang zwischen Parität und Geburtsgewicht sowie Schulterdystokiehäufigkeit. (Adaptiert nach Øverland et al. 2012)

	Anzahl	Schulterdystokiefälle	Basale OR	Adjustierte OR
Gesamt	1.914.544	13.109		
Parität				
Keine vorhergehende Geburt	775.986	4282 (0,55 %)	1,0	1,0
1 vorhergehende Geburt	674.496	5320 (0,79 %)	1,43 KI 1,38–1,49	1,19 KI 1,13–1,24
>1 vorhergehende Geburt	464.050	3507 (0,76 %)	KI 1,31–1,44	1,06 KI 1,0–1,12
Keine Angaben	12			
Geburtsgewicht				
<3000 g	243.856	68 (0,03 %)	0,31 KI 0,24–0,40	0,32 KI 0,25–0,41
3000–3499 g	605.542	547 (0,09 %)	1,0	1,0
3500–3999 g	695.582	2729 (0,39 %)	4,36 KI 3,97–4,78	4,14 KI 3,77–4,53
4000–4499 g	301.685	5155 (1,71 %)	19,23 KI 17,60–21,00	17,25 KI 15,78–18,85
4500–4999 g	60.278	3456 (5,73)	67,27 KI 61,44–73,65	57,56 KI 52,54–63,09
≥5000 g	7599	1154 (15,19 %)	198,04 KI 178,36–219,89	171,01 KI 153,67–190,29

Johnstone 1979). Einzeldaten (Sack 1969) geben Hinweise darauf, dass in den noch höheren Gewichtsklassen der Anteil männlicher Neugeborener noch weiter ansteigt. Hier fanden sich bei ≥ 5000 g Geburtsgewicht 70 % Knaben.

Anoon et al. (2003) haben Entbindungen mit exzessiv erhöhtem Geburtsgewicht ≥5000 g untersucht. Die Rate bezogen auf alle Geburten betrug 0,24 %. In ihrem Kollektiv waren ebenfalls fast 70 % (68 %) dieser extrem übergewichtigen Kinder Knaben (◘ Tab. 1.19). Verglichen mit einer Gruppe normalgewichtiger Kinder waren die Schwangeren signifikant älter, wiesen eine höhere Parität auf, es fanden sich mehr Diabetesfälle, und die Frauen übertrugen häufiger. Der häufigste Risikofaktor war ein makrosomes Neugeborenes bereits in einer vorangegangenen Schwangerschaft.

Patumanond et al. (2010) verglichen vaginale Geburten mit und ohne Schulterdystokie und eine Vergleichsgruppe von Kaiserschnittentbindungen wegen Geburtsstillstands bei zephalopelvinem Missverhältnis. In der Schulterdystokiegruppe hatten 3,17 % ein Geburtsgewicht über 4000 g, in der vaginalen Vergleichsgruppe 3,4 % und in der Kaiserschnittgruppe 15,6 %. In der Schulterdystokiegruppe waren 85,7 % männlich, in den beiden anderen Gruppen 54,3 % bzw. 56,8 %. In der multivariaten Analyse aller Faktoren zeigte sich ein eigenständiger unabhängiger Risikofaktor für eine Schulterdystokie beim männlichen Geschlecht. Diese Daten legen nahe, dass die erhöhte Schulterdystokierate männlicher Neugeborener nicht nur auf die Überrepräsentation makrosomer Feten zurückzuführen ist, sondern dass auch abweichende konstitutionstypische Merkmale

> **Tab. 1.18** Zusammenhang zwischen Geburtsmodus, mütterlichem Alter sowie Beobachtungszeitraum und Schulterdystokiehäufigkeit. (Adaptiert nach Øverland et al. 2012)

	Anzahl	Schulterdystokiefälle	Basale OR	Adjustierte OR
Gesamt	1.914.544	13.109		
Geburtsmodus				
Geburtseinleitung	230.384	2426 (1,05 %)	1,67 KI 1,60–1,74	1,0
Periduralanästhesie	160.141	2174 (1,36 %)	2,19 KI 2,10–2,30	1,19 KI 1,13–1,24
Protrahierter Geburtsverlauf	19.180	753 (3,93 %)	6,22 KI 5,77–6,71	1,06 KI 1,0–1,12
Forzepsentbindung	45.064	446 (0,99 %)	1,46 KI 1,33–1,61	
Vakuumentbindung	88.266	2272 (2,57 %)	4,42 KI 4,42–4,63	
Diabetes mellitus				
	8807	342 (3,88 %)	5,99 KI 5,37–6,68	0,32 KI 0,25–0,41
Alter der Mutter				
<20 Jahre	116.731	450 (0,39 %)	1,0	1,0
20–24 Jahre	528.276	2698 (0,51 %)	1,33 KI 1,20–1,47	1,05 KI 0,95–1,16
25–29 Jahre	665.963	4676 (0,70 %)	1,83 KI 1,66–2,01	0,96 KI 0,91–1,01
30–34 Jahre	425.220	3716 (0,87 %)	2,28 KI 2,07–2,51	0,96 KI 0,91–1,02
≥35 Jahre	178.354	1569 (0,88 %)	2,29 KI 2,07–2,55	0,95 KI 0,88–1,02
Beobachtungszeitraum				
1967–1976	566.738	1394 (0,25 %)	1,0	1,0
1977–1986	424.404	2411 (0,57 %)	2,31 KI 2,17–2,48	2,07 KI 1,95–2,22
1987–1996	460.056	4106 (0,89 %)	3,65 KI 3,44–3,88	2,98 KI 2,81–3,18
1997–2006	463.345	5198 (1,21 %)	4,60 KI 4,34–4,88	3,26 KI 2,97–3,37

◩ Tab. 1.19 Häufigkeit männlicher Neugeborener mit einem Geburtsgewicht ≥5000 g

Autoren	Geburtsgewicht ≥5000 g
Sack 1969	70 %
Anoon et al. 2003	68 %

männlicher Neugeborener analog zu den unterschiedlichen Körpermerkmalen diabetischer und nicht diabetischer Neugeborener eine Rolle spielen.

1.6.14 Wehenverlauf und Geburtsfortschritt in der Eröffnungs- und Austreibungsperiode

❯ Eine verlängerte Eröffnungs- und Austreibungsperiode findet man gehäuft bei zephalopelvinem Missverhältnis bzw. Makrosomie. Bei pathologisch verlängerter Geburtsdauer steigt das Risiko einer Schulterdystokie an.

Die Dauer der Eröffnungsperiode wird von verschiedenen Faktoren beeinflusst: Die Parität spielt dabei ebenso eine Rolle wie die Frage des spontanen oder induzierten Einsetzens von Wehen. Harper et al. (2014) haben bei 5030 Gebärenden mit einer Tragzeit von 37 und mehr Schwangerschaftswochen die Dauer der Eröffnungsperiode zwischen 4 und 10 cm Muttermundsweite ermittelt. Bei Erstgebärenden mit spontan einsetzender Wehentätigkeit lag die 90. Perzentile bei 12,1 h, nach Weheninduktion bei 13,0 h. Bei Mehrgebärenden betrugen die entsprechenden Zeiten 10,33 und 11,25 h. Im Mittel war die Eröffnungsperiode bei Mehrgebärenden also 2 h kürzer. Die 95. Perzentile betrug in den einzelnen Kohorten 14,42 und 15,5 h für Erstgebärende und 12,55 und 14,0 h für Mehrgebärende. Eine verlängerte Eröffnungsperiode war mit einem erhöhten Risiko auch für eine prolongierte Austreibungsperiode, für mütterliches Fieber, für eine erhöhte Verlegungsrate auf eine neonatale Intensiveinheit und auch für eine Schulterdystokie verbunden. Lag

die Eröffnungsperiode innerhalb der 90. Perzentile, fanden sich 4,7 % Schulterdystokien, jenseits der 90. Perzentile betrug die Rate 10,0 % (90. bis 94. Perzentile), 7,8 % (95. und 96. Perzentile) und 8,4 % (≥97. Perzentile). Die Unterschiede waren signifikant (◩ Tab. 1.20).

Die Autoren haben eine Abschätzung vorgenommen, wie viele zusätzliche Kaiserschnitte erforderlich wären, um eine Schulterdystokie zu verhindern, wenn man die jeweiligen Perzentilen für die Dauer der Eröffnungsperiode als Entscheidung zugrunde legen würde. In allen 3 Teilgruppen ergaben sich 29 bzw. 30 Kaiserschnitte für eine einzelne damit zu verhindernde Schulterdystokie. Die Dauer der Eröffnungsperiode kann also nicht allein für die Indikationsstellung zur Sectio caesarea genutzt werden. Ouzounian et al. (2013) konnten eine Korrelation weder mit der Dauer der Eröffnungsperiode, noch mit der Austreibungsperiode und der Häufigkeit einer Schulterdystokie oder auch einer Plexusparese feststellen. Die Häufigkeit für eine Schulterdystokie lag in dieser Arbeit bei 1,6 % (221 von 13.998 Geburten), und die Rate an Plexusparesen war mit 42 Fällen (19 %) höher als der Durchschnitt. Erstaunlicherweise konnten diese Autoren auch keine Korrelation des Risikos mit dem Geburtsgewicht feststellen.

Jastrow et al. (2013) untersuchten die Risiken nach einem vorangegangenen Kaiserschnitt wegen prolongierter Eröffnungs- bzw. Austreibungsperiode. Als Vergleichsgruppe dienten Kaiserschnitte aus anderer Indikation. Eine sekundäre Resektio war nach protrahierter Eröffnungsperiode in der vorangegangenen Schwangerschaft signifikant häufiger, nicht jedoch nach protrahierter Austreibungsperiode. Nach protrahierter Austreibungsperiode in der ersten Schwangerschaft waren vaginal-operative Entbindungen, Uterusrupturen in der Austreibungsperiode und auch Schulterdystokien signifikant häufiger als im Vergleichskollektiv mit einem Zustand nach Kaiserschnitt ohne prolongierten Verlauf (◩ Tab. 1.21).

Auch Okby und Sheiner (2012) fanden in ihrem Kollektiv mit 1,62 ‰ Plexusparesen (9 von 5525) nach vaginaler Geburt eine positive Korrelation mit einer verlängerten Austreibungsperiode. Mansor et al. (2010) beobachteten bei 899 Schwangeren mit Kindern ab 3500 g Geburtsgewicht 36 Schulterdystokien (4 %). Sie konnten keine Korrelation mit den

◘ **Tab. 1.20** Dauer der Eröffnungsperiode zwischen 4 und 10 cm Muttermundsweite und Häufigkeit einer Schulterdystokie. (Adaptiert nach Harper et al. 2014)

	Dauer der Eröffnungsperiode, 90. Perzentile	Schulterdystokierate bei Eröffnungsperiode <90. Perzentile	Dauer der Eröffnungsperiode, 95. Perzentile	Schulterdystokierate bei Eröffnungsperiode, 90.–94. Perzentile
Erstgebärende ohne Weheninduktion	12,17 h	4,7 %	14,42 h	10,0 % signifikant verschieden
Erstgebärende mit Weheninduktion	13,0 h		15,5 h	
Mehrgebärende ohne Weheninduktion	10,33 h		12,55 h	
Mehrgebärende mit Weheninduktion	11,25 h		14,0 h	

◘ **Tab. 1.21** Risiken bei Zustand nach Sectio caesarea wegen protrahierten Verlaufs in einer vorangegangenen Schwangerschaft.[a] (Adaptiert nach Jastrow et al. 2013)

Risiko	Vorangegangener Kaiserschnitt ohne protrahierten Verlauf (n=880)	Vorangegangener Kaiserschnitt bei protrahierter Eröffnungsperiode (n=571)	Vorangegangener Kaiserschnitt bei protrahierter Austreibungsperiode (n=204)
Sekundäre Resektio	1,00	OR 2,54 [b] KI 2,01–3,21	OR 1,29 KI 0,90–1,84
Operative Entbindung	1,00	OR 0,76 KI 0,56–1,03	OR 1,53[b] KI 1,05–2,22
Uterusruptur	1,00	OR 0,96 KI 0,42–2,20	OR 1,00 KI 0,32–3,13
Uterusruptur in der Austreibungsperiode	1,00	OR 1,40 KI 0,27–7,07	OR 4,90 [b] KI 1,05–22,78
Dammriss Grad III oder IV	1,00	OR 0,78 KI 0,45–1,36	OR 1,31 KI 0,70–2,45
Schulterdystokie	1,00	OR 0,73 KI 0,24–2,16	OR 2,91[b] KI 1,07–7,95

[a] n=1655 vaginale Entbindungsversuche bei einem einzelnen Kaiserschnitt (zervikaler Querschnitt) in der Vorgeschichte, Einlingsgravidität ≥32 SSW, keine vorangegangene vaginale Geburt. Bildung von 3 Kollektiven. Kaiserschnittrate über alle Kollektive 29,6 %

[b] Signifikante Unterschiede

Risikofaktoren vorangegangene Geburt mit einem Gewicht über 3500 g, verzögerte Wehentätigkeit und prolongierte Austreibungsperiode feststellen. Unabhängige Risikofaktoren waren in ihrem Kollektiv nur der Diabetes mellitus und die vaginal-operative Entbindung. Diese Risikofaktoren wurden allerdings erst in Gegenwart einer Makrosomie relevant.

Chang et al. (2007) analysierten in Ecuador bei prolongierter Austreibungsperiode 100 Vakuumextraktionen ab einem Höhenstand von +3. Mit einem mittleren Geburtsgewicht von 3150 g handelte es sich um überwiegend normgewichtige Kinder. 10 % waren „small for gestational age" und 5 % makrosom. Gemessen an Geburtsgewichten nordamerikanischer bzw. europäischer Kinder waren die Geburtsgewichte also eher niedrig. In 97 % der Fälle war die Vakuumextraktion erfolgreich, und die Schulterdystokierate betrug 1 %. Die Autoren folgern, dass die Vakuumextraktion bei protrahiertem Geburtsverlauf ein sicheres Verfahren ist. Die vaginal-operative Entbindung bei dieser Indikationsstellung wurde von den Autoren gezielt zur Vermeidung von Kaiserschnitten eingesetzt.

Lurie et al. (1995) haben 52 aufeinanderfolgende Fälle von Schulterdystokie mit 52 anderen Geburten verglichen, bei denen die Entbindungsparameter übereinstimmend waren und eine Dystokie nicht aufgetreten war. Sie konnten beim Vergleich der beiden Gruppen keinen Einfluss der Dauer der Austreibungsperiode auf die Entwicklung einer Schulterdystokie feststellen. Benedetti und Gabbe (1978) hatten bei einer Rate von 4,89 % vaginal-operativen Entbindungen aus Beckenmitte wegen Geburtsstillstands eine Schulterdystokierate von 4,57 %, während bei vaginalen Spontangeburten ohne prolongierte Austreibungsperiode die Schulterdystokiefrequenz nur bei 0,16 % lag. Sie betrug im Gesamtkollektiv aller vaginalen Geburten auch nur niedrige 0,37 %.

Die Bewertung der Daten zeigt insgesamt einen auch denktheoretisch naheliegenden Zusammenhang zwischen fetalem Gewicht und der Wahrscheinlichkeit, mit der sich eine protrahierte Eröffnungsperiode, ganz besonders aber eine protrahierte Austreibungsperiode entwickelt. Die Datenlage dazu ist aber nicht einheitlich. Wenn allerdings wegen Geburtsstillstands in der Austreibungsperiode eine vaginal-operative Entbindung durchgeführt wird,

erhöht sich dadurch das Risiko für eine Schulterdystokie signifikant.

Bei einer protrahierten Eröffnungs- und Austreibungsperiode hat der Geburtshelfer nochmals eine Chance, einen kindlichen Geburtsschaden abzuwenden, wenn er den Schwangerschafts- und den bisherigen Geburtsverlauf noch einmal kritisch analysiert (Iffy 2009, O'Leary 2009e, Schifrin u. Cohen 2009). Entsprechend ist auch der von O'Leary (2009e) angegebene Risikoscore zweiteilig aufgebaut, er bewertet zunächst die antepartalen Risiken und ermöglicht darauf aufbauend dann eine intrapartale Reevaluation (◻ Tab. 1.30 u. ◻ Tab. 1.31). Nach der Erfahrung des Autors mit zahlreichen Haftungsprozessen wegen Plexusschadens ließen sich derartige Komplikationen oft vermeiden, wenn der Geburtshelfer bei protrahiertem Verlauf eine Reevaluation der präpartalen Befundkonstellationen und des bisherigen Geburtsverlaufs vornehmen und nicht die vaginale Geburt durch Stimulierung der Wehen und ggf. sogar durch vaginal-operative Verfahren quasi „erzwingen" würde.

Wenn ein relatives Missverhältnis zwischen Fetus und mütterlichem Becken besteht, führt dies häufig zu einem protrahierten Geburtsverlauf oder Geburtsstillstand. Bei einem derartigen Geburtsverlauf sollte eine Reevaluation der Situation erfolgen. Eine ausgeprägte Geburtsgeschwulst schon in der Eröffnungsperiode kann ein Hinweis auf ein zephalopelvines Missverhältnis sein. Auch die Beurteilung der Nähte kann Aufschluss geben, ob sich der Fetus stärker konfigurieren muss. Normalerweise berühren sich die beiden Knochen, die eine Naht bilden, nicht ganz. Eine Berührung der Knochen unter Wehen ist physiologisch, eine Überlappung von Knochen im Bereich der Nähte („molding") ist ein Hinweis darauf, dass ein Tiefertreten des Köpfchens nur durch eine stärkere Konfigurierung möglich ist und ein zephalopelvines Missverhältnis vorliegen kann.

Wenn keine präpartale Gewichtsschätzung mittels Ultraschalluntersuchung vorliegt, hilft die klinische Beurteilung: Ein Fundus-Symphysen-Abstand von mehr als 36–38 cm ist ein Hinweis auf eine mögliche Dysproportion, und bei 40 cm und mehr liegt häufig ein makrosomes Kind mit erhöhtem Risiko für eine Schulterdystokie vor (O'Leary 2009 h). Mit dem Muller-Hillis-Manöver (Hillis 1938) kann die

Kapazität des Beckens geprüft werden: Ab einer Muttermundsweite von 4–5 cm kann bei einer vaginalen Tastuntersuchung auf den Fundus uteri gedrückt werden. Man beobachtet die Reaktion des Fetus mit Tiefertreten, Flexion des Köpfchens und Rotation. Normalerweise tritt das Köpfchen mindestens eine Beckenebene (1 cm) tiefer. Verharrt das Köpfchen reaktionslos, ist dies ein Indiz für ein Missverhältnis.

Eine Stimulation der Wehentätigkeit kann eine weitere Einschätzung der Situation ermöglichen. Wenn nur eine Wehendystokie oder eine Wehenschwäche vorliegt, kommt es meist zu einem regelrechten Tiefertreten des kindlichen Köpfchens und zu einem entsprechenden Geburtsfortschritt. Bei fehlendem Geburtsfortschritt trotz kräftiger Wehentätigkeit sollte heute die vaginale Geburt nicht forciert werden. Ein protrahierter Verlauf in der Eröffnungsperiode liegt vor, wenn die Dilatation des Muttermunds bei der Erstgebärenden unter 1,2 cm pro Stunde und bei der Mehrgebärenden unter 1,5 cm pro Stunde beträgt. In der Austreibungsperiode sollte das Köpfchen bei der Erstgebärenden mehr als 1 cm pro Stunde und bei der Mehrgebärenden mehr als 2 cm pro Stunde tiefertreten. Ein fehlendes Tiefertreten über mehr als eine Stunde stellt sowohl bei der Erst- als auch bei der Mehrgebärenden einen Geburtsstillstand dar (Drack u. Schneider 2011). Spätestens bei der Abwägung zwischen vaginal-operativer Entbindung versus Sectio caesarea muss der Geburtshelfer die Rahmenbedingungen des Geburtsstillstands noch einmal analysieren.

1.6.15 Wehenstimulation im Geburtsverlauf

> Eine Wehenstimulation erfolgt häufig bei protrahiertem Geburtsverlauf. Daher findet man bei Schulterdystokiefällen signifikant häufiger eine Oxytocinanwendung in der Anamnese. Die Wehenstimulation stellt keinen eigenständigen Risikofaktor für die Entstehung einer Schulterdystokie dar.

In der heutigen Geburtshilfe ist der Einsatz von Oxytocin zur Förderung der Wehentätigkeit sehr häufig. Bei unregelmäßigen Wehen kommt es in der frühen Eröffnungsperiode ebenso zur Anwendung

□ **Tab. 1.22** Einfluss des Einsatzes von Oxytocin auf die Häufigkeit einer Schulterdystokie. (Adaptiert nach Bahar 1996)

	Keine Schulterdystokie	Schulterdystokie	Signifikanzniveau
Einsatz von Oxytocin	8/113 (7,1 %)	11/52 (21,2 %)	OR 3,5 KI 1,2–10,5

wie beim protrahierten Verlauf in der späten Eröffnungs- und Austreibungsperiode. Bei großen und insbesondere bei makrosomen Kindern ist der Geburtsverlauf oft protrahiert. Es ist daher naheliegend, dass der Einsatz von Oxytocin im Geburtsverlauf in diesen Fällen häufiger zum Einsatz kommt als bei normgewichtigen Kindern. Daher findet sich in der Literatur auch eine positive Korrelation zwischen der Anwendung des Hypophysenhinterlappenhormons Oxytocin und der Wahrscheinlichkeit des Auftretens einer Schulterdystokie (Bahar 1996; □ Tab. 1.22). Ein unabhängiger Risikofaktor ist damit wahrscheinlich nicht gegeben.

Es fehlen aber Daten zur Häufigkeit des Einsatzes von Oxytocin in Abhängigkeit vom Geburtsgewicht des Kindes, und es fehlt eine multivariate Analyse, die das Risiko des Oxytocineinsatzes unabhängig von anderen Faktoren bewertet. Bei protrahiertem Geburtsverlauf trotz regelmäßiger Wehentätigkeit muss der Einsatz von Oxytocin sorgfältig abgewogen werden, da in diesen Fällen häufig ein relatives zephalopelvines Missverhältnis vorliegt und bei dieser Konstellation dann vermehrt Schulterdystokien auftreten, vor allem wenn sich dann auch noch eine vaginal-operative Entbindung mittels Forzeps oder Vakuumextraktion anschließt (▶ Abschn. 1.6.14, ▶ Abschn. 1.6.16).

1.6.16 Vaginal-operative Entbindung

> Die vaginal-operative Entbindung erhöht das Risiko für eine Schulterdystokie signifikant. Wahrscheinlich stellt die vaginal-operative Entbindung einen eigenständigen Risikofaktor dar. Besonders in der Abfolge eines protrahierten Geburtsverlaufs

mit nachfolgender vaginal-operativer Entbindung erhöht sich das Schulterdystokierisiko deutlich. Die Vakuumextraktion ist mit einem höheren Risiko einer Schulterdystokie verbunden als die Forzepsentbindung. Forzepsentbindungen nach vorangegangenem Vakuumversuch stellen eine besonders ungünstige Konstellation dar und sollten vermieden werden.

Zwei Indikationen bestimmen die vaginal-operative Geburtsbeendigung: Bei einer fetalen Gefahrensituation bei vollständig geöffnetem Muttermund und einem Höhenstand des vorangehenden Teils unterhalb der Interspinalebene (Beckenmitte) stellt die Geburtsbeendigung mittels Forzeps oder Vakuumextraktion ein wichtiges geburtshilfliches Verfahren dar. Steht der Kopf noch tiefer und ist die Pfeilnaht ausrotiert, gibt es bei einer eilig notwendigen Geburtsbeendigung keine echte Alternative mehr: Eine Sectio caesarea ist mit einem höheren Zeitaufwand verbunden und das Hochschieben des kindlichen Köpfchens stellt eine zusätzliche Belastung dar. Eine zweite Indikation zur Geburtsbeendigung ergibt sich bei einem Geburtsstillstand in Beckenmitte oder auf Beckenboden trotz regelmäßiger Wehen. Auch hier ist die vaginal-operative Entbindung eine wichtige Alternative zur Sectio caesarea bzw. bei tief stehendem Kopf das einzig sinnvolle Verfahren.

Die beiden Indikationen dürfen jedoch nicht unabhängig voneinander gesehen werden: Bei einem länger dauernden Geburtsstillstand in Beckenmitte oder auch tiefer gerät das ungeborene Kind nach mehr oder minder langer Wehentätigkeit unter Stress und kommt in eine Sauerstoffschuld, sodass im Kardiotokogramm oder bei einer Mikroblutuntersuchung suspekte oder pathologische Befunde erhoben werden. In dieser Situation ergibt sich eine kombinierte Indikation zur Geburtsbeendigung. Andere Indikationen für eine vaginal-operative Entbindung, wie z. B. das Verbot des Mitpressens der Mutter beim Risiko einer Netzhautablösung o.ä., sind seltene Indikationen.

Der Geburtsstillstand bei vollständig geöffnetem Muttermund und fehlendem Tiefertreten des kindlichen Köpfchens tritt überproportional häufig bei einer fetalen Makrosomie auf. Es ist daher logisch, dass bei vaginal-operativen Geburten das Schulterdystokierisiko signifikant erhöht ist. Dabei ist ganz offenbar aber nicht nur die erhöhte Makrosomierate für die Entstehung einer Schulterdystokie verantwortlich, sondern in der vaginal-operativen Entbindung liegt ein eigenständiger Risikofaktor. Dies bestätigen auch multivariate Analysen (Belfort et al. 2007). Offensichtlich werden bei der vaginal-operativen Entbindung – insbesondere bei der Entbindung aus Beckenmitte – die Rotationsbewegung und das Tiefertreten des Köpfchens unphysiologisch schnell herbeigeführt, sodass dadurch eigenständig eine Einstellungsanomalie der Schulter mit Einklemmung der Schulter begünstigt wird. Das erhöhte Schulterdystokierisiko nach vaginal-operativer Entbindung besteht sowohl bei der Vakuumextraktion als auch bei der Zangenentbindung. Benedetti und Gabbe (1978) wiesen darauf hin, dass bei makrosomen Kindern eher eine Vakuumentbindung eingesetzt wird (◻ Tab. 1.23).

Eine erhöhte Inzidenz für eine vaginal-operative Entbindung wegen Geburtsstillstands ergibt sich auch bei einer maternalen Übergewichtigkeit (Fiala et al. 2006, Mehta et al. 2006, Mollberg et al. 2005). Die Vakuumextraktion ist häufiger mit einer Schulterdystokie assoziiert als eine Geburt mittels Forzeps. Caughey et al. (2005) fanden nach Vakuumextraktion in 3,5 % eine Schulterdystokie und nur in 1,5 % nach Forzepsentbindung. Auch Demissie et al. (2004) bestätigen die höhere Inzidenz der Schulterdystokie nach Vakuumextraktion gegenüber der Forzepsentbindung. Allerdings führt die vaginal-operative Entbindung mit Schulterdystokie offenbar nicht zu einer höheren Rate an Plexusparesen als eine Schulterdystokie ohne vorangegangene operative Maßnahmen (Poggi et al. 2003).

Bei Makrosomie führt eine vaginal-operative Entbindung zu einer erhöhten Rate von Schulterdystokien, und diese Inzidenz wird bei Vorliegen eines Diabetes mellitus nochmals erhöht (Nesbitt et al. 1998; ◻ Tab. 1.24).

Steht das kindliche Köpfchen in Beckenmitte und besteht die Indikation zur Geburtsbeendigung, ist in dieser Situation die Kaiserschnittentbindung eine ernst zu nehmende Alternative zur vaginal-operativen Entbindung. Der Bundesgerichtshof hat dies bereits 1993 in einer wegweisenden Entscheidung sachverständig beraten festgestellt (BGH VI ZR 300/91, NJW 1993, 2372). Besteht schon vor Beginn der

◻ Tab. 1.23 Schulterdystokiehäufigkeit nach vaginal-operativer Entbindung

Entbindungsmodus	Keine Schulterdystokie	Schulterdystokie	Relatives Risiko/Odds-Ratio und Konfidenzintervall
Vakuum u. Forzeps (Benedetti u. Gabbe 1978)	397/8857 (4,5 %)	19/33 (57,6 %)	RR 13 KI 9–18
Vakuum (El Madany et al. 1991)	1045/24.259 (4,3 %)	37/98 (37,8 %)	RR 8,8 KI 6,8–11,4
Vakuum u. Forzeps (Baskett u. Allen 1995)	9254/40.264 (23 %)	147/254 (58 %)	RR 2,5 KI 2,3–2,8
Vakuum u. Forzeps (Dildy u. Clark 2000)	15/100 (15 %)	39/100 (39 %)	OR 3,6 KI 1,8–7,6
Forzeps (Øverland et al. 2012)	44.618/1.901.435 (2,35 %)	446/13.109 (3,40 %)	OR 1,1 KI 0,99–1,21
Vakuum (Øverland et al. 2012)	85.994/1.901.435 (4,52 %)	2272/13.109 (17,33 %)	OR 2,73 KI 2,58–2,89

◻ Tab. 1.24 Schulterdystokieraten bei Spontangeburten und vaginal-operativen Geburten ohne und mit Diabetes mellitus sowie Makrosomie. (Adaptiert nach Nesbitt et al. 1998)

Geburtsgewicht [g]	Kein Diabetes mellitus [%]		Diabetes mellitus [%]	
	Spontan	Vaginal-operativ	Spontan	Vaginal-operativ
4000–4250	5,2	8,6	8,4	12,2
4251–4500	9,1	12,9	12,3	16,7
4501–4750	14,3	23,0	19,9	27,3
4751–5000	21,1	29,0	23,5	34,8

Wehen der Verdacht auf eine Makrosomie, kommt es dann zum Geburtsstillstand in Beckenmitte und ist eine Geburtsbeendigung erforderlich, so muss der Geburtshelfer zwingend mit der Schwangeren über die Alternative einer Kaiserschnittentbindung sprechen und sie über das Für und Wider der einzelnen Entbindungsalternativen aufklären. Entscheidet sich die Schwangere dann zur vaginal-operativen Geburtsbeendigung, ist dieses Vorgehen medizinisch nicht zu beanstanden. Fehlt eine entsprechende Alternativaufklärung, wird bei Eintritt eines Geburtsschadens mit Sicherheit die Aufklärungsrüge erhoben (▶ Kap. 4).

Besonders risikobehaftet ist die Durchführung einer Forzepsentbindung nach gescheitertem Versuch einer Vakuumextraktion: Gardella et al. (2001) fanden bei dieser Abfolge ein signifikant erhöhtes Risiko für intrakranielle Blutungen, Fazialisparesen, Krampfanfälle und auch Plexusparesen gegenüber Spontangeburten. In Gutachtenfällen bei Plexusparesen findet man immer wieder die Abfolge eines protrahierten Geburtsverlaufs bis hin zum Geburtsstillstand, gefolgt vom Versuch der Vakuumextraktion und schließlich der Entwicklung eines deprimierten Neugeborenen mit Parese mittels Forzepsextraktion. Diese Abfolge sollte in der modernen Geburtshilfe mit hoher primärer Kaiserschnittfrequenz und extrem niedrigem Kaiserschnittrisiko aufgegeben werden.

1

1.6.17 Vorangegangene Schulterdystokie

> Eine vorangegangene Schulterdystokie ist mit einem erhöhten Risiko des erneuten Auftretens verbunden. Bei Schulterdystokien ohne Makrosomie besteht ein Wiederholungsrisiko, das nicht gesenkt werden kann. Hier sollte die Indikation zur Sektio großzügig gestellt werden. Ein flaches (platypelloides) Becken sollte nachgewiesen oder ausgeschlossen werden, wenn eine vaginale Geburt geplant wird. Nach Schulterdystokien bei Makrosomie muss die Gewichtsentwicklung in der jetzigen Schwangerschaft besonders beachtet werden. Bei normaler Kindesentwicklung kann eine vaginale Entbindung nach entsprechender Aufklärung angestrebt werden. Der sorgfältigen Risikoaufklärung, Abwägung der Entbindungsalternativen und der Dokumentation kommt in diesen Fällen eine elementare Bedeutung zu.

Die vorangegangene Schulterdystokie stellt einen eigenständigen Risikofaktor für eine erneute Dystokie dar. Die Relationen zwischen dem Kind als Geburtsobjekt und den Geburtswegen ändern sich meistens nicht. Nach einer Schwangerschaft mit makrosomem Kind bei schlecht eingestelltem Diabetes mellitus kann in einer nachfolgenden Schwangerschaft mit optimaler Stoffwechseleinstellung der Fetus deutlich weniger wiegen. Hier muss man die Situation mit der Schwangeren besprechen, und unter erfahrener Geburtsleitung ist eine vaginale Geburt vertretbar. Auch bei dieser scheinbar günstigen Konstellation sollte man die Schwangere aber nicht zu einer vaginalen Geburt drängen, sondern dem Wunsch nach einer Sectio caesarea folgen.

Boghossian et al. (2014) konnten zeigen, dass eine Schwangerschaft nach einer vorangegangenen Schwangerschaft mit einem Diabetes mellitus (Gestationsdiabetes oder präexistenter Diabetes mellitus) unabhängig vom Wiederauftreten eines Diabetes mellitus das Risiko für eine Makrosomie signifikant erhöht (RR 1,2, KI 1,05–1,38). Besteht erneut ein Gestationsdiabetes, steigt das Risiko für eine Makrosomie nochmals an (RR 1,76, KI 1,56–1,98). Auch

das Risiko für eine Schulterdystokie war signifikant erhöht (RR 1,98, KI 1,46–2,70).

Ouzounian et al. (2012) analysierten das Wiederholungsrisiko für eine Schulterdystokie. In ihrem Kollektiv mit fast 270.000 vaginalen Geburten fanden sie 1904 Fälle einer Schulterdystokie. 270 Frauen wurden nach Schulterdystokie nochmals vaginal entbunden, und die Schulterdystokierate war in diesen Fällen deutlich höher als im Gesamtkollektiv. Die Autoren hatten in der Grundgesamtheit eine relativ niedrige Inzidenz für eine Dystokie von 0,7 % und im Kollektiv der nachfolgenden Geburten dann eine Rate von 3,7 %. Die Unterschiede waren statistisch hochsignifikant. Die Kinder aus diesen nachfolgenden Schwangerschaften waren diskret schwerer als im Gesamtkollektiv (4173 g ±544 g vs. 4017 g ±577 g), ohne dass die Unterschiede signifikant gewesen wären.

Bingham et al. (2010) führten eine Literaturrecherche über die Wiederholungsrate einer Schulterdystokie für die Jahre 1980 bis 2009 durch und erfassten 9 Arbeiten mit kompletten Daten. Die Schulterdystokierate in der ersten Schwangerschaft betrug 1,64 % und bei den Frauen, die in einer nachfolgenden Schwangerschaft nochmals vaginal entbunden wurden, 12 %. Auch die Rate an Plexusparesen war in der Wiederholungsschwangerschaft höher, nämlich 4 % versus 1 % (◨ Tab. 1.25).

Usta et al. (2008) fanden mit 25 % eine sehr hohe Rate an wiederholter Schulterdystokie in einem insgesamt nicht sehr großen Kollektiv (44 vaginale Wiederholungsentbindungen). Sie fanden bei diesen Geburten ein signifikant höheres Geburtsgewicht (4019 g ±430 g vs. 3599 g ±398 g, p=0,005) und eine signifikant höhere Rate makrosomer Kinder ≥4000 g Geburtsgewicht (63,6 vs. 15,2 %, p=0,004). Moore et al. (2008) analysierten sämtliche Geburten des Staates Washington zwischen 1987 und 2004 (1.390.560 Einlingsgeburten). Dabei kam es in 26.208 Fällen einer vaginalen Geburt zu einer Schulterdystokie (2,3 %), und 7819 Frauen wurden danach erneut vaginal entbunden. Dabei kam es in 1060 Fällen (11,8 %) zu einer erneuten Schulterdystokie.

Mehta et al. (2007) berichten aus einer einzelnen Klinik bei knapp 26.000 Geburten über einen 5-Jahres-Zeitraum von 205 Schulterdystokien (0,8 %). 36 Kinder hatten dadurch bedingte

◻ **Tab. 1.25** Häufigkeit einer erneuten Schulterdystokie

Autoren	Vaginale Geburten primär	Schulterdystokien	Vaginale Geburten nach vorangegangener Schulterdystokie	Wiederholte Schulterdystokie	Relatives Risiko
Literaturrecherche					
Bingham et al. 2010	1.911.014	31.311 (1,64 %)	10.591	1271 (12 %)	OR 8,25 KI 7,77–8,76
		Plexusparesen: 13/1000 Geburten (1 %)		Plexusparesen: 45/1000 Geburten (4 %)	OR 3,59 KI 2,44–5,29
Einzelarbeiten					
Ouzounian et al. 2012	267.228	1904 (0,7 %)	270	10 (3,7 %)	OR 7,36 KI 3,68–14,23
Usta et al. 2008	22.207	193 (0,9 %)	44	11 (25 %)	
Moore et al. 2008	1.126.593	26.208 (2,3 %)	7819	1060 (11,8 %)	
Mehta et al. 2007	25.995	205 (0,8 %)	42	4 (9,5 %)	
Ginsberg u. Moisidis 2001	39.681	602 (1,5 %)	66	11 (16,7 %)	
Baskett u. Allen 1995	40.518	254 (0,6 %)	93	1 (1,1 %)	
Lewis et al. 1995	37.465	747 (2 %)	123	17 (13,8 %)	OR 10,98

Geburtsverletzungen (17,5 %). 39 Patientinnen hatten insgesamt 48 weitere Schwangerschaften in der Klinik der Autoren. Die Rate nachfolgender Schwangerschaften in der gleichen Institution war mit 23 % damit signifikant niedriger als im Gesamtkollektiv (42 %). Die Schulterdystokie stellt offenbar auch eine psychische Belastung für die Mutter dar oder bewirkt zumindest auch eine Unzufriedenheit mit der Geburt, die häufig zu einem Klinikwechsel in einer Folgeschwangerschaft führt. Die Anamneseerhebung bei Frauen, die vorherige Geburten in einem anderen Krankenhaus hatten, muss deshalb besonders sorgfältig erfolgen. 42 Frauen der Untersuchung von Mehta et al. (2007) wurden nach vorangegangener Schulterdystokie erneut vaginal entbunden und hier kam es bei 4 Fällen (9,5 %) zu einer nochmaligen Schulterdystokie. In diesen Fällen bestand jeweils keine Makrosomie, kein mütterlicher Diabetes mellitus und keine verlängerte Austreibungsperiode.

Es erfolgte auch keine vaginal-operative Entbindung. In einem Fall kam es zur vorübergehenden Plexusparese.

Baskett und Allen (1995) berichten bei 93 vaginalen Wiederholungsgeburten nach vorangegangener Schulterdystokie lediglich über eine erneute Dystokie. Lewis et al. (1995) berichten über 123 vaginale Geburten nach vorangegangener Schulterdystokie bei 101 Frauen. Im Ausgangskollektiv mit 37.465 vaginalen Geburten betrug die Schulterdystokierate 2 % (747 Fälle). Bei den erneuten vaginalen Geburten kam es in 13,8 % (17 Fälle) zu einem erneuten Auftreten dieser Komplikation. Die Autoren geben entsprechend das Wiederholungsrisiko 7-mal höher an als das primäre Dystokierisiko.

Ginsberg und Moisidis (2001) fanden eine hohe Rate von 16,7 % Schulterdystokien (11 von 66 Geburten) nach bereits stattgehabter Schulterdystokie. Sie setzten sich mit der Frage auseinander, wie das Risiko für eine erneute Schulterdystokie abzuschätzen sei. Dazu verglichen sie die Entbindungen mit und ohne erneute Dystokie. In der Gruppe ohne Dystokie war das Geburtsgewicht signifikant niedriger, insbesondere war das Geburtsgewicht in der Wiederholungsschwangerschaft durchschnittlich 235 g niedriger als bei der ersten Entbindung. Bei den erneuten Schulterdystokien war das Geburtsgewicht zwischen erster und zweiter Entbindung um durchschnittlich 80 g angestiegen. Die Unterschiede waren der kleinen Fallzahl geschuldet mit p=0,05 eben nicht signifikant, in der Tendenz aber eindeutig. Die Rate vaginal-operativer Entbindungen war in der Gruppe ohne erneute Dystokie deutlich höher (27,2 vs. 18,2 %), ohne jedoch Signifikanzniveau zu erreichen.

Die Bewertung der Daten ist für die praktische Umsetzung nicht ganz einfach, weil so unterschiedliche Wiederholungsrisiken gefunden werden, ohne dass dies direkt aus den Daten erklärbar wäre. Frauen, deren Kinder nach einer Schulterdystokie einen Plexusschaden erlitten haben, entschließen sich unserer Erfahrung nach in einer weiteren Schwangerschaft fast immer zu einem Kaiserschnitt. Wenn wirklich einmal der Wunsch nach einer vaginalen Geburt besteht, ist eine Risikobewertung zwingend. Dies gilt auch für die Schwangeren, die eine Schulterdystokie durchgemacht haben, ohne dass daraus ein Schaden entstanden ist. Hier erlebt man durchaus häufiger den Wunsch nach einer erneuten vaginalen Geburt. Folgende Punkte sollten für die Beratung Berücksichtigung finden:

Trat die Schulterdystokie bei normalgewichtigem Fetus (<4000 g) und einer normal großen, nicht nennenswert übergewichtigen Schwangeren auf, ist häufig eine Beckenverengung für die Dystokie ursächlich. In diesen Fällen muss damit gerechnet werden, dass in der Wiederholungsgeburt eine schwierige Schulterdystokie, gehäuft auch mit Plexusschaden, eintritt. Hier ist eine Beckenvermessung notwendig. Zumindest muss festgestellt werden, ob ein flaches (platypelloides) Becken vorliegt. Die klinische Untersuchung mit der Frage, ob ein weiter Schambogen vorliegt, und die Austastung der Conjugata vera obstetrica sind der erste Schritt. Merz (2002) beschreibt die Möglichkeit der Vermessung der Conjugata vera mittels einer Ultraschalluntersuchung mit einer Vaginalsonde. Er hat dazu eine Sonde mit einem Messbereich von mehr als 180°

angegeben. Moderne Sonden haben oft einen deutlich kleineren Messwinkel unter 180°, dafür aber eine höhere Auflösung. Mit diesen Sonden kann man eine Messstrecke über mehr als 10 cm nicht abgreifen, sodass damit die Conjugata vera nicht gemessen werden kann. Will man also die Conjugata vera exakt messen, bleibt nur eine Kernspintomographie. Bestätigt sich die Diagnose einer Beckenverengung, sollte diesen Schwangeren eindringlich von einer vaginalen Geburt abgeraten werden. Bei normal konfiguriertem Becken muss nach entsprechender Aufklärung über das Wiederholungsrisiko die Schwangere selbst entscheiden.

Bei einer vorangegangenen Schulterdystokie bei fetaler Makrosomie muss möglichst exakt das voraussichtliche Gewicht des Kindes bestimmt werden. Ist mit einem noch schwereren Neugeborenen zu rechnen, wird man von einer vaginalen Geburt abraten. Bei einem jetzt gut eingestellten Diabetes mellitus und einem erkennbar leichteren Fetus als in der ersten Schwangerschaft kann man die vaginale Geburt gut verantworten. Hier wird man als weiteres Kriterium auch noch das aktuelle Körpergewicht der Schwangeren in Relation zum Gewicht in der vorhergehenden Schwangerschaft setzen. Wiegt die Schwangere deutlich mehr als in der ersten Schwangerschaft, spricht dies gegen eine vaginale Geburt. Bei konstantem Gewicht oder sogar einer Gewichtsreduktion kann die vaginale Geburt angestrebt werden.

In allen Fällen einer geplanten vaginalen Geburt nach vorausgegangener Schulterdystokie muss die Entbindung durch einen Geburtshelfer geleitet werden, der Erfahrung mit der Beherrschung von Schulterdystokien besitzt. Die Indikation zur sekundären Sectio caesarea bei protrahierter Austreibungsperiode oder Geburtsstillstand muss großzügig gestellt werden. Eine vaginal-operative Entbindung darf nicht erzwungen werden und bei einem Geburtsstillstand in Beckenmitte ist die Sektio unbedingt zu bevorzugen.

Es versteht sich von selbst, dass an die Dokumentation bezüglich der Abwägung zwischen vaginaler Geburt und Sectio caesarea bei Zustand nach Schulterdystokie besondere Anforderungen zu stellen sind. Der Abwägungsprozess muss auch nach der Geburt eindeutig nachvollziehbar sein. Dies gilt auch für das mit der Schwangeren geführte

Aufklärungsgespräch. Es stellt eine typische Aufklärungssituation mit verschiedenen Behandlungsalternativen und unterschiedlichen Risiken dar, und es muss deutlich werden, dass die Schwangere ihre Entscheidung frei auf der Grundlage einer umfassenden Beratung über die Situation hat treffen können.

1.6.18 Mütterliches Becken

> Ein flaches (platypelloides) Becken begünstigt die Entstehung einer Schulterdystokie. Bei vorausgegangener Schulterdystokie ist die Austastung des Beckens und ggf. eine Bildgebung mittels Kernspintomographie zwingend. Bei Verdacht auf Makrosomie sollte insbesondere die Conjugata vera obstetrica durch Austastung des Beckens abgeschätzt werden.

Die Beckendiagnostik hat früher zum festen Instrumentarium der präpartalen Untersuchung der Schwangeren gehört. Heute wird typischerweise die Disproportion zwischen mütterlichem Becken und Fetus erst intrapartal auffällig, wenn es trotz regelmäßiger Wehen zu einem Geburtsstillstand in der späten Eröffnungs- oder der Austreibungsperiode kommt. Unter dem Bild eines hohen Geradstands oder eines Geburtsstillstands in Beckenmitte wird dann die sekundäre Sektio indiziert. Der vorangehende Kopf ist in der Regel auch das limitierende Geburtsobjekt. Dies trifft jedoch nicht immer zu, sondern es kommt gelegentlich auch zu einer Spontangeburt des Köpfchens trotz flachem Becken, und die Beckendeformität wird erst bei der ausbleibenden Schultergeburt relevant.

Begünstigt wird hier die Entstehung der Schulterdystokie auch dadurch, dass in diesen Fällen überproportional häufig eine vaginal-operative Entbindung wegen Geburtsstillstands durchgeführt wird. Nach der erfolgreichen Entwicklung des Köpfchens kommt es dann zur Einklemmung der Schultern. Diese Form der Schulterdystokie bei Vorliegen einer Beckendeformität erklärt wahrscheinlich auch, warum zwar einerseits bei normalgewichtigen Kindern die Dystokie wesentlich seltener auftritt als bei makrosomen Kindern, warum man aber andererseits in der Literatur gerade auch bei Kindern unter

4000 g Geburtsgewicht schwere, mitunter letal verlaufende Fälle findet und in diesen Fällen manchmal das Zavanelli-Manöver oder die Symphysiotomie als Ultima ratio zur Kindsentwicklung bleiben (Hope et al. 1998, O'Leary u. Gunn 1985).

Bei der Beurteilung der Physiologie und Pathophysiologie der vaginalen Geburt erfolgte in den letzten 20 Jahren eine starke Fokussierung auf das ungeborene Kind als Geburtsobjekt weg vom mütterlichen Becken. Über Jahrzehnte stand aber das Becken der Mutter viel stärker im Fokus der Geburt als das Kind. Bei einem engen Becken war das Leben der Mutter hochgradig gefährdet, selbst wenn das Leben des Kindes unberücksichtigt blieb und zerstückelnde Operationen zum Routineinstrumentarium der Geburtshilfe gehörten. In der alten Geburtshilfe wurde häufig zwischen noch bedingt geburtsmöglichen Becken und völlig geburtsunmöglichen Becken unterschieden, für Letztere galt in der Regel eine Conjugata vera obstetrica von unter 6 cm!

Noch vor 30 Jahren wurde bei jeder Schwangeren in der Geburtsklinik eine Bestimmung der äußeren Beckenmaße mit dem geburtshilflichen Beckenzirkel vorgenommen, und die innere Austastung des Beckens mit Beurteilung des Schambogens und vor allem auch der Abschätzung der Conjugata vera obstetrica gehörte zum geburtshilflichen Pflichtprogramm. In der 2. Auflage des Lehrbuchs „Die Geburtshilfe" aus dem Jahr 2004 findet man noch eine Abbildung der Beckenaustastung und der Abschätzung der Conjugata vera obstetrica (Retzke 2004). In der aktuellen Ausgabe von 2011 findet sich diese Abbildung nicht mehr, sondern nur noch der Hinweis, dass die Wertigkeit der Pelvimetrie fraglich sei und man sich auf die Beurteilung der Conjugata vera und der Interspinallinie beschränken könne (Drack u. Schneider 2011).

Zunehmend ist im klinischen Alltag also die Beurteilung des Beckens in den Hintergrund gerückt, und an ihre Stelle ist die probatorische Beobachtung des Geburtsverlaufs getreten. Bei einer protrahierten Austreibungsperiode oder einem Geburtsstillstand wird der Entschluss zur Sectio caesarea gefasst, und das Kind kann risikoarm für Mutter und Kind geboren werden. Diese Einstellung zur Geburt ist heute in vielen Fällen adäquat. Sie berücksichtigt aber nicht, dass es eben Fälle gibt, in denen der Eintritt des kindlichen Köpfchens in das mütterliche

Becken problemlos oder mit entsprechender Konfiguration der Schädelknochen erfolgt, bei denen dann aber die nachfolgende Schulter stecken bleibt. Diese Fälle sind selten; wenn sie auftreten, sind sie jedoch überproportional häufig im Verlauf besonders schwer. Es handelt sich auch nicht immer um eine klassische Schulterdystokie mit Einklemmung der vorderen Schulter, sondern manchmal ist die Schulter physiologisch in das Becken eingetreten, es kommt aber dennoch nicht zur Geburt der Schultern. Daher ist es sinnvoll, sich etwas näher auch mit den knöchernen Geburtswegen zu befassen (◻ Abb. 1.14).

Geburtsmechanisch bedeutsam ist ausschließlich das kleine Becken, das an der Linea terminalis beginnt. Jeder Geburtshelfer weiß, dass die Strecke entlang des Kreuzbeins wesentlich länger ist als die Strecke vom Beckeneingang bis zum Ramus pubicus. Das kindliche Köpfchen rotiert quasi um einen Drehpunkt (Hypomochlion) herum. Das Becken ist nach ventral sowohl in der Eingangsebene als auch in der Ausgangsebene knöchern geschlossen, dorsal wird das knöcherne Becken durch Bandstrukturen quasi komplettiert. Von der Spina ischiadica zieht einmal das Ligamentum sacrospinale zum Os sacrum und verschließt das Foramen ischiadicum majus, als zweites wichtiges Band zieht das Ligamentum sacrotuberale vom Tuber ischiadicum ebenfalls zum Os sacrum. Der Beckeneingang ist bei der Frau typischerweise queroval, während man bei Männern eher einen runden Beckeneingang findet. Seit Caldwell und Moloy (1933) werden 4 typische Beckenformen unterschieden:

— das gynäkoide Becken
— das androide Becken
— das anthropoide Becken
— das platypelloide Becken

Alle 4 Beckenformen (◻ Abb. 1.15) sind als physiologische Beckentypen aufzufassen. Die Häufigkeit der einzelnen Beckenformen ist sehr variabel (Anthuber et al. 2003), sie hängt sicherlich auch von rassetypischen Einflüssen ab. Das gynäkoide Becken ist mit bis zu 57 % Häufigkeit wahrscheinlich in Mitteleuropa und Amerika heute der am weitesten verbreitete Beckentypus, gefolgt vom androiden Becken. Das längsovale oder anthropoide Becken ist definitiv seltener, und für das flache oder platypelloide Becken werden Häufigkeiten um 3 % angegeben.

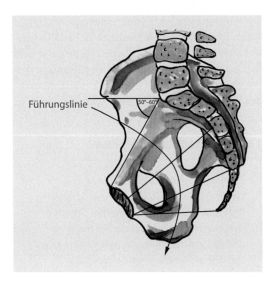

Führungslinie   50°–60°

◻ **Abb. 1.14**   Typische Beckenebenen in der Seitenansicht

Das platypelloide Becken ist gekennzeichnet durch eine deutlich verkürzte Conjugata vera verbunden mit einem breiten Schambogen. Dieses Becken ist überproportional häufig mit einer Schulterdystokie assoziiert. Die Angaben in der Literatur zeigen, dass bei diesem Beckentypus die Rate an Schulterdystokien bis zu 8-mal höher ist als bei den anderen Beckenformen (Kreitzer 2009). Beim androiden bzw. beim anthropoiden Becken kommt es offenbar bei einem Missverhältnis zwischen kindlichem Köpfchen und Becken der Mutter bereits zu einem Geburtsstillstand in der Beckeneingangsebene, sodass in diesen Fällen eine Schnittentbindung durchgeführt wird. Beim platypelloiden Becken tritt das Köpfchen in das Becken ein, weil wahrscheinlich die Konfiguration der Schädelknochen entlang der Pfeilnaht am leichtesten abläuft, und es kommt dann entweder zur klassischen Schulterdystokie oder die Schulter tritt quer in das Becken ein, wird dann aber nach der Geburt des kindlichen Köpfchens eingeklemmt.

Die Röntgendiagnostik ist heute für die Bildgebung des Beckens in der Geburtshilfe schon allein wegen der Strahlenbelastung verlassen. Die Magnetresonanztomographie kann keine Methode sein, die routinemäßig in der Geburtshilfe zur Anwendung kommt. Sie bleibt speziellen Fragestellungen, z. B. bei einer möglicherweise traumatisch bedingten

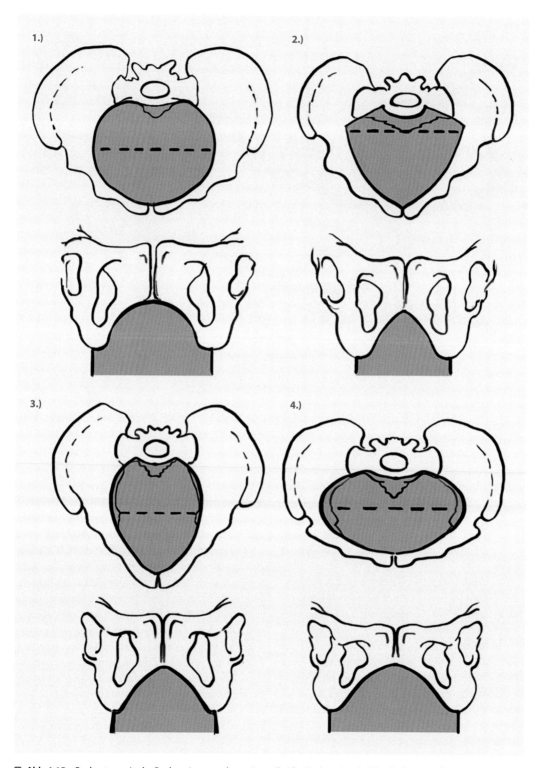

Abb. 1.15 Beckentypen in der Beckeneingangsebene. 1 gynäkoides Becken, 2 androides Becken, 3 anthropoides Becken, 4 platypelloides Becken

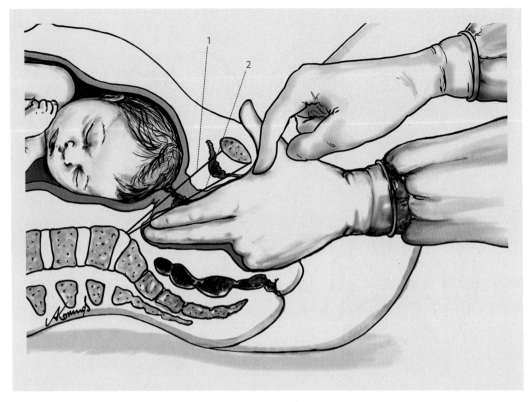

◘ Abb. 1.16   Abschätzung der Conjugata vera durch Austastung des Beckens. 1 Conjugata vera obstetrica, 2 Conjugata vera diagonalis

Beckendeformität, vorbehalten und kann natürlich auch bei der Entscheidungsfindung nach einer Schulterdystokie in einer vorangegangenen Schwangerschaft helfen. In der klinischen Routine müssen andere diagnostische Maßnahmen angewendet werden.

Die Conjugata vera obstetrica ist das Beckenmaß, das am leichtesten einer klinischen Untersuchung zugänglich ist. Bei einem normal konfigurierten gynäkoiden Becken, aber auch beim androiden oder anthropoiden Becken erreicht man bei der transvaginalen Palpation das Promontorium nicht (◘ Abb. 1.16). Man tastet dabei allerdings nicht direkt die Conjugata vera obstetrica, sondern die Conjugata vera diagonalis, die von der Unterkante der Symphyse bis zum Promontorium reicht und etwa 1,5 cm größer ist als die geburtsmechanisch wirksame Conjugata vera obstetrica. Auf dieses Beckenmaß wird bei der Untersuchung rückgeschlossen:

Wird das Promontorium bei der bewusst mit dieser Fragestellung durchgeführten vaginalen Tastuntersuchung erreicht, besteht der dringende Verdacht auf eine Verengung der Conjugata vera obstetrica.

Die gezielte Untersuchung des geburtshilflichen geraden Beckendurchmessers sollte, wenn nicht routinemäßig, dann doch in den Fällen erfolgen, in denen ein Kind im Grenzbereich zur Makrosomie erwartbar ist (◘ Abb. 1.16). Auch bei Diabetikerinnen sollte routinemäßig dieses Beckenmaß erfasst werden. Dadurch kann verhindert werden, dass sich 2 unabhängige Risikofaktoren gemeinsam verwirklichen. Bei vorausgegangener Schulterdystokie ist die exakte Beurteilung des Beckens zwingend. Neben der Bestimmung der Conjugata vera findet sich beim platypelloiden Becken immer auch ein sehr weiter Schambogen. Der Untersucher kann in der Regel seine ganze Faust zwischen die beiden Schambeinschenkel positionieren.

Die Austastung der Conjugata vera gelingt auch Untersuchern mit kürzeren Fingern, wenn der Daumen stark zum Zeigefinger abgespreizt und fest an die Symphyse gepresst wird, während mit Zeige- und Mittelfinger bei gebeugten Fingern IV und V palpiert wird. Nur die genaue Kenntnis der Beckenanatomie verhindert bei dem Befund eines weiten Schambogens den Trugschluss einer für die Geburt besonders günstigen Beckenkonfiguration. O'Leary (2009 f) schreibt, dass für viele Geburtshelfer die klinische Pelvimetrie eine verlorene Kunst und Fertigkeit darstellt, die man leicht wieder erlangen kann. In vielen Fällen wird sie nicht oder oberflächlich durchgeführt. Das Becken stellt das fehlende Verbindungsglied zur Vorbeugung der Schulterdystokie dar.

Normalerweise beträgt der Abstand zwischen Hinterkante der Symphyse und Promontorium 11,0–11,5 cm. Bei einer Reduzierung der Conjugata vera obstetrica auf unter 10,5 cm liegt sicher ein platypelloides Becken vor, und man wird diese Risikokonstellation mit der Schwangeren besprechen. Schulterdystokien treten bei platypelloidem Becken signifikant häufiger auf als bei anderen Beckenformen (Kreitzer 2009). Sie sind wahrscheinlich auch schwerer zu beherrschen als Schulterdystokien bei einem normal konfigurierten Becken, aber makrosomem Kind.

Wird man zu einer Schulterdystokie gerufen und die Untersuchung zeigt in den Beckeneingang eingetretene Schultern, die dennoch verkeilt sind, sind die einfachen Verfahren zur Überwindung der Schulterdystokie häufig nicht erfolgreich. Das McRoberts-Manöver hilft hier schon von seinem denktheoretischen Ansatz her nicht weiter, weil ein Kippen und Wiederaufrichten der Beckeneingangsebene nicht zielführend ist, wenn die Schultern bereits in das Becken eingetreten sind. Auch der Vierfüßlerstand nach Gaskin wird wahrscheinlich wenig erfolgreich sein. Die Rotationsmanöver nach Woods und Rubin sind schon deshalb kaum hilfreich, weil die Schulter in diesen Fällen schräg oder sogar quer in das Becken eingetreten ist.

Am ehesten hilft in diesen Fällen die Lösung des hinteren Arms. Bei entsprechend großer Episiotomie kann dann nach der Erfahrung des Autors häufig der Rumpf entwickelt werden. Die beiden Schulterdystokien, die nach der Erfahrung des Autors am schwersten beherrschbar waren, betrafen jeweils normalgewichtige Mütter und Kinder mit einem Geburtsgewicht unter 4000 g. In beiden Fällen kam die Komplikation im Kreißsaal überraschend, konnte aber letztlich durch den Einsatz der hinteren Armlösung überwunden werden. Das eine Kind hatte eine Oberarmfraktur ohne Plexusschaden, das andere Kind hatte eine vorübergehende obere Plexusparese, die nach 3 Wochen abgeklungen war. Beide Kinder waren deprimiert, hatten jedoch keinen hypoxischen Schaden erlitten.

Die Literatur zeigt, dass man in diesen Fällen auch damit rechnen muss, dass die klassischen Methoden zur Behandlung der Schulterdystokie nicht zielführend sind (Kreitzer 2009). Man wird sich in diesen Fällen zur Durchführung des Zavanelli-Manövers oder einer Symphysiotomie entschließen müssen, wenn die hintere Armlösung nicht erfolgreich ist. Letztlich bleibt zur Rettung des Kindes nur die Symphysiotomie, wenn das Zavanelli-Manöver nicht greift: Auch bei einem platypelloiden Becken erweitert sich der Durchtrittskanal für das Kind erheblich, wenn die Symphyse auseinandergespreizt werden kann. Über eigene Erfahrungen mit dem Zavanelli-Manöver oder mit der Symphysiotomie verfügt der Autor nicht. Er überblickt jedoch einen Fall, in dem es offenbar geburtstraumatisch zu einer Symphysensprengung gekommen ist und auch zu massiven Weichteilverletzungen. Die Patientin wurde postpartal in das Perinatalzentrum verlegt. Die mindestens 3 cm weit auseinandergewichenen Symphysenschenkel wurden unfallchirurgisch mit einer Drahtgurtung versorgt, die Weichteilverletzungen wurden genäht. Die Symphyse ist mit der unfallchirurgischen Versorgung problemlos abgeheilt. Dieser Fallbericht verdeutlicht, dass mit einer Symphysiotomie ein erheblicher Raumgewinn erreichbar ist.

1.6.19 Externe Rotation des kindlichen Kopfes

> Nach der Geburt des kindlichen Köpfchens sollte die spontane Rückdrehung ohne manuelle Handgriffe abgewartet werden. Ein frühzeitiger Versuch der Schulterentwicklung durch Zug am Köpfchen begünstigt möglicherweise die Entstehung einer Schulterdystokie.

Ohne äußere Einwirkungen wird nach der Geburt des Kopfes normalerweise der Rumpf entweder noch in der gleichen Wehe oder mit der nächsten Wehe geboren. Es gibt keinen Grund, schon vor der Rückdrehung des Kopfes Manipulationen vorzunehmen. Vielmehr ist Geduld angezeigt, bis diese Rückdrehung erfolgt. Es ist erwiesen, dass keine Gefahr für das Kind droht, wenn zwischen der Geburt des Köpfchens und der des Rumpfs 2 Wehen liegen, die Geburt also quasi in 2 Schritten erfolgt (Iffy 2009, Iffy et al. 2003). In manchen Lehrbüchern der Geburtshilfe findet man Abbildungen zur Entwicklung des kindlichen Köpfchens, die auch ohne Schulterdystokie eine starke Lateralflexion aus der Kopf-Rumpf-Achse heraus zeigen (Pschyrembel u. Dudenhausen 1986). Man kann sich leicht vorstellen, dass bei einer tatsächlich vorliegenden Schulterdystokie dann eine Traumatisierung des Plexus brachialis ausgelöst werden kann, bei kräftigem Zug sogar ohne dass eine Schulterdystokie vorliegt.

Bei jetzt mehr als 30-jähriger Erfahrung im Kreißsaal hat der Autor oft Hebammen erlebt, die sehr frühzeitig das kindliche Köpfchen biparietal fassen, um die Entwicklung der vorderen Schulter zu unterstützen und dann die hintere Schulter über den Damm zu heben. Gerade jüngere, noch unerfahrene Hebammen sind oft ungeduldig und glauben, in einer Situation helfend eingreifen zu müssen, in der Geduld und Abwarten der Schlüssel zum Erfolg sind. Es gibt in der Literatur wenige Hinweise darauf, dass diese Handlungsweise die Entstehung einer Schulterdystokie begünstigt. Der Autor ist sich aber aus der eigenen klinischen Erfahrung sicher, dass dieses Vorgehen die Entstehung einer Schulterdystokie fördern kann, weil versucht wird, die vordere Schulter unter dem Symphysenbogen hervorzuluxieren, und die Schulter tatsächlich dadurch erst oberhalb der Symphyse fixiert wird. Mehrmals hat der Autor Situationen erlebt, in denen dann festgestellt wurde, dass die Schulter fixiert ist, und das McRoberts-Manöver notwendig wurde. Die Annahme, dass die Schulterdystokieentstehung durch den Geburtshelfer erst nach der Geburt des kindlichen Köpfchens ausgelöst wird, wird von Iffy (2009) unterstützt. Viele geburtshilfliche Lehrbücher warnen gezielt vor der Entwicklung des Rumpfes durch Manipulationen am Kopf des Kindes und empfehlen ein abwartendes Vorgehen, bis der Rumpf mit der nächsten Wehe geboren

wird (Bryant u. Danforth 1971, Norwitz et al. 2002, Posner et al. 2013).

Der Autor hält die Hebamme immer dazu an, das kindliche Köpfchen ohne externe Manöver zu belassen, und zwar so lange, bis die Schultern spontan über den Beckenboden getreten sind. Wenn der Rumpf nicht mit der Wehe folgt, mit der der Kopf geboren wurde, kann die Zeit bis zur nächsten Wehe durchaus lang erscheinen. Erst wenn die Schultern mit der nächsten Wehe definitiv nicht folgen, ist das biparietale Fassen des Köpfchens sinnvoll, und durch *vorsichtigen* Zug in der Rumpf-Hals-Achse kann entweder der Rumpf jetzt entwickelt werden oder die Diagnose einer Schulterdystokie ist zu stellen.

Bei diesen quasi iatrogen induzierten Schulterdystokien ist der Pathomechanismus wahrscheinlich der gleiche wie bei Schulterdystokien nach Vakuum- oder Forzepsextraktion, bei denen ebenfalls nicht nur eine eventuelle Makrosomie verantwortlich ist, sondern dem Extraktionsmanöver eine eigenständige das Risiko erhöhende Komponente zukommt.

1.6.20 Erfahrung des Geburtshelfers

> Die Erfahrung des Geburtshelfers spielt für die Prävention der Plexusparese eine wichtige Rolle. Sie hilft zu entscheiden, mit welcher Wahrscheinlichkeit sich aus einer Schulterdystokie eine Plexusparese oder andere geburtshilfliche Komplikationen entwickeln.

Die Entstehung einer Schulterdystokie sub partu wird mittelbar durch geburtshilfliche Maßnahmen beeinflusst, die für sich genommen im Geburtsverlauf sinnvoll und notwendig sein können, das Risiko einer Schulterdystokie aber begünstigen. Dies gilt unter anderem für die Wehenstimulation bei protrahiertem Geburtsverlauf (► Abschn. 1.6.14), besonders aber auch für die Entscheidung zur vaginal-operativen Entbindung (► Abschn. 1.6.16). Insofern kommt der Erfahrung des Geburtshelfers besondere Bedeutung zu, wenn es gilt, diese Maßnahmen im Einzelfall abzuwägen gegen die Alternative einer Schnittentbindung.

Der Geburtshelfer hat aber auch Einfluss auf die Wahrscheinlichkeit, mit der eine eingetretene

Schulterdystokie folgenlos oder zumindest ohne bleibende Schäden überwunden werden kann. Dies belegen Untersuchungen von Acker et al. (1988). Die Autoren konnten zeigen, dass das Risiko einer Plexusparese mit der Erfahrung des Geburtshelfers korreliert: Junge, unerfahrene Ärzte, aber auch ältere Ärzte hatten ein höheres Risiko für die Entstehung einer Plexusparese als erfahrene Geburtshelfer. Nur wenige Geburtshelfer haben eigene umfassende Erfahrungen mit der Behandlung der Schulterdystokie: In Abteilungen mit niedriger Geburtenzahl ist die Wahrscheinlichkeit für das Auftreten primär gering. Selbst in Abteilungen mit 1000 Geburten pro Jahr findet man bei der heute durchschnittlichen Kaiserschnittfrequenz von 30 % nur 7–10 Dystokien, von denen die meisten durch Basismaßnahmen (McRoberts-Manöver, suprasymphysärer Druck) beherrschbar sind. Es bleiben nur Einzelfälle, die weiterer Maßnahmen bedürfen, und diese verteilen sich meist auf unterschiedliche Geburtshelfer. In besonders großen Geburtshilfeeinrichtungen verteilen sich die Schulterdystokien notwendigerweise auf entsprechend mehr Ärzte und Hebammen. Jede Schulterdystokie einer Abteilung sollte daher im Team nachbesprochen werden, damit für möglichst viele ein Informationsgewinn gegeben ist (▶ Abschn. 1.7).

1.6.21 Zusammenfassung

 Fetale Makrosomie, Diabetes mellitus und vaginal-operative Entbindung sind die 3 wichtigsten statistisch auch unabhängigen Risikofaktoren für die Entstehung einer Schulterdystokie.

Die Vielzahl der Risikofaktoren für das Auftreten einer Schulterdystokie muss konsequenterweise in einen klinischen Zusammenhang gebracht werden, damit sie praktisch nutzbar sind. Führend für das Schulterdystokierisiko ist die fetale Makrosomie ab 4000 g Geburtsgewicht und besonders ab 4500 g. Fast die Hälfte aller Schulterdystokien tritt aber bei normgewichtigen Feten auf. Die Abschätzung des tatsächlichen Geburtsgewichts ist auch heute noch mit einem Schätzfehler verbunden, der ganz sicher auch durch die Erfahrung des Untersuchers und die

Untersuchungsbedingungen beeinflusst wird. Dieser Schätzfehler erlaubt eine Risikostratifizierung nach dem erwarteten Geburtsgewicht nur sehr begrenzt. Gerade die besonders von der Schulterdystokie betroffene Gewichtsklasse ab 4500 g ist einer sinnvollen Risikoabschätzung mittels Ultraschalluntersuchung nur schwer zugänglich.

Der Diabetes mellitus sowohl in der Form des präexistenten Diabetes als auch des Gestationsdiabetes stellt definitiv einen Risikofaktor für eine Schulterdystokie dar, der unabhängig von der mit der Stoffwechselstörung gehäuft auftretenden Makrosomie relevant ist und in den klinischen Entscheidungen Berücksichtigung finden muss. Dies hat auch Eingang in die Leitlinien der wissenschaftlichen Fachgesellschaften sowohl in den USA als auch in Europa gefunden. Mit Verbesserung der Stoffwechseleinstellung diabetischer Schwangerer verliert dieser Faktor jedoch an Bedeutung, und die nicht diabetische, konstitutionsbedingte fetale Makrosomie dominiert die Schulterdystokien bei makrosomen Kindern.

Mit der Makrosomiehäufigkeit sind auch das Gewicht der Mutter, die mütterliche Gewichtszunahme während der Schwangerschaft, das Alter der Mutter und die Parität verbunden, ohne dass in multivariaten Analysen ein eigenständiges Risiko ermittelt werden konnte. Vom denktheoretischen Ansatz her stellt am ehesten noch das Gewicht der Mutter zum Zeitpunkt der Geburt ein selbstständiges Risiko dar, weil bei höhergradiger Adipositas auch die Geburtswege von der Vergrößerung der Fettdepots betroffen sind.

Die Parität stellt einen ebenfalls mit der Makrosomieinzidenz verbundenen Risikofaktor dar, weil mit zunehmendem Lebensalter der Schwangeren die Wahrscheinlichkeit für einen höheren BMI wächst. Das männliche Geschlecht besitzt wahrscheinlich nicht nur über das höhere Geburtsgewicht ein höheres Schulterdystokierisiko als das weibliche, sondern es gibt auch konstitutionstypische Eigenschaften, die unabhängig vom Geburtsgewicht zumindest in höheren Gewichtsklassen ab 4500 g das Risiko für eine Schulterdystokie begünstigen.

Die protrahierte Eröffnungs- und Austreibungsperiode findet sich gehäuft bei makrosomen Kindern, sodass hier nicht sicher ist, ob der protrahierte Verlauf ein eigenständiges Risiko für eine Schulterdystokie darstellt. Auch bei Schulterdystokien normalgewichtiger Kinder ist überproportional häufig eine protrahierte Austreibungsperiode erwartbar, weil in diesen Fällen oft ein relativ verengtes (platypelloides) Becken zunächst den protrahierten Verlauf und dann die Schulterdystokie triggert.

Die vaginal-operative Entbindung stellt zweifelsfrei ein unabhängiges Risiko für eine Schulterdystokie dar. Zwar bedingt auch hier der Geburtsstillstand in der Austreibungsperiode wegen des sog. relativen Missverhältnisses häufig die Indikationsstellung zur Forzeps- oder Vakuumentbindung, und diese Indikation beruht letztlich entweder auf einem für die konkrete Situation (zu) großen Kind oder einem für die Größe des Kindes relativ (zu) engen Becken. Durch den Einsatz der operativen Entbindung in dieser Situation verwirklicht sich aber ein zusätzliches eigenständiges Risiko für die Schulterdystokie. Ganz offenbar wird durch das forcierte Herunterholen des kindlichen Köpfchens der physiologische Eintritt der Schultern in den Beckeneingang und das Tiefertreten durch das Becken gehäuft blockiert. Wer bei protrahiertem Geburtsverlauf in der Austreibungsperiode eine vaginal-operative Geburt durchführt, muss sich besonders bei einem Höhenstand des kindlichen Köpfchens noch in Beckenmitte über dieses erhöhte Risiko für die Schulterdystokie im Klaren sein. Dies gilt ganz besonders bei erwartbar großem Kind.

Der Zustand nach Schulterdystokie ist differenziert zu betrachten: Häufig ist das Makrosomierisiko genauso hoch oder sogar noch höher als in der vorangegangenen Schwangerschaft mit Schulterdystokie. Hier wird man bei einer erneuten vaginalen Entbindung von einem relativ hohen Risiko ausgehen müssen, dass sich erneut eine Schulterdystokie einstellt. Wenn man sicher davon ausgehen kann, dass z. B. bei verbesserter Stoffwechseleinstellung jetzt mit einem normalgewichtigen Kind zu rechnen ist, dann ist auch das Wiederholungsrisiko für diese Komplikation geringer. Bei einer Schulterdystokie mit normalgewichtigem oder sogar eher leichtgewichtigem Kind liegt überproportional häufig ein verengtes (platypelloides) Becken vor. In dieser Situation ist das Risiko hoch, dass sich die gleiche Komplikation einstellt wie in der vorherigen Schwangerschaft.

1.7   Schulung und Training

 Regelmäßiges Training kombiniert mit theoretischen Unterweisungen reduziert das Risiko, dass bei Auftreten einer Schulterdystokie bleibende Schäden für Mutter und Kind entstehen. Das Risiko einer bleibenden Parese des Plexus brachialis kann signifikant gesenkt werden.

Die Geburtshilfe im 21. Jahrhundert hat auch in Bezug auf die Weiterbildung junger Ärzte einen erheblichen Wandel erfahren. Kaiserschnittentbindungen waren früher sehr selten und noch in den 1950er-Jahren in der Regel erfahrenen Fach- und Oberärzten vorbehalten. Demgegenüber waren manuelle Maßnahmen bei Beckenendlagengeburten, aber auch vaginal-operative Entbindungen häufig und gehörten zum selbstverständlichen Lehrstoff der Weiterbildung. Heute werden Beckenendlagen längst nicht mehr in allen Abteilungen vaginal entbunden und wenn doch, dann meist durch den erfahrenen Fach- oder Oberarzt. Dies gilt häufig auch für Entbindungen mittels Forzeps oder Vakuum. Das manuelle Training des ärztlichen Nachwuchses und in direkter Konsequenz auch der Hebammen ist nicht sehr stark entwickelt.

Auf diese Ausgangssituation trifft nun die unerwartet eintretende Schulterdystokie. In den meisten deutschen Kreißsälen ist ein Arzt primär im Kreißsaal anwesend, der sich noch in der Weiterbildung befindet. Der Facharzt ist oft nicht im Präsenzdienst anwesend, sondern muss im Notfall von zu Hause alarmiert werden, wenn das Ereignis nicht gerade während der üblichen Arbeitszeiten eintritt. Aber auch bei diesem Facharzt darf nicht immer erwartet werden, dass er alle notwendigen Maßnahmen sicher beherrscht. Zusätzlich sind die 10 min, die ihm die Vorgaben der Fachgesellschaft bis zum Erreichen des Kreißsaals zubilligen (DGGG 1995), im Fall einer Schulterdystokie eine sehr lange Zeit, und dass diese Zeit immer einzuhalten ist, darf bezweifelt werden. Der regelmäßigen Schulung aller Ärzte der Abteilung kommt somit eine tragende Bedeutung zu (Grobman 2014, Monod et al. 2014).

Die konsequente Befassung mit der Thematik Schulterdystokie führt zunächst auch dazu, dass die tatsächlich eingetretenen Schulterdystokien, gerade auch die leichten Dystokien, vollständiger erfasst werden (Grobman et al. 2010). Comeau und Craig (2014) konnten allerdings bei 17 Residents mit einem Schulungsprotokoll keine Verbesserung der Dokumentation erreichen. Die Qualität einer Schulung und die Regelmäßigkeit beeinflusst aber mit Sicherheit die Effektivität.

Besondere Bedeutung kommt der Frage zu, ob durch entsprechendes Training der Maßnahmen zur Überwindung der Schulterdystokie erreicht werden kann, dass die Anzahl der Plexusparesen als potenzielle Folge der Dystokie sinkt. Inglis et al. (2011) untersuchten alle Schulterdystokiefälle vor und nach der Einführung eines Trainings des Geburtshilfeteams. Vor dem Training betrug die Schulterdystokierate 1,32 % und nach dem Training 1,34 %. Das Training hatte also keinen Einfluss auf die Erfassungsqualität, die durch ein elektronisches Dokumentationssystem unterstützt wurde. Die Wahrscheinlichkeit einer geburtsassoziierten Plexusparese konnte allerdings durch das Training signifikant von zunächst 0,40 auf 0,14 % gesenkt werden (p<0,01). Allerdings war in der Gruppe nach Training das mittlere Geburtsgewicht signifikant niedriger (3643 vs. 3825 g im Mittel), und der Body-Mass-Index der Mütter war in der zweiten Gruppe ebenfalls signifikant niedriger (30,3 vs. 33,4). Vor dem Training kam es in 30 % der Schulterdystokiefälle zu einer Parese. Diese Zahl liegt deutlich höher als der Durchschnitt. Nach dem Training betrug die Raten an Paresen nach Schulterdystokie noch 10 %, was deutlich unter dem Durchschnitt liegt. Die Autoren nahmen keine Differenzierung vor, ob es sich bei den erfassten Plexusparesen um vorübergehende oder bleibende Schäden gehandelt hat.

Die Arbeit von Crofts et al. (2015) aus einem englischen Krankenhaus mit 6000 Geburten pro Jahr ist von besonderer Aussagekraft, weil hier die Schulungsmaßnahmen genau angegeben werden und auch zwischen vorübergehenden und bleibenden Paresen differenziert wird. Alle Ärzte und Hebammen wurden in einem eintägigen Notfalltraining geschult. Darin enthalten waren auch ein 30-minütiger praktischer Kurs am geburtshilflichen Phantom und Schulungsunterlagen zur Schulterdystokie. Die Arbeit unterteilt

3 Untersuchungszeiträume: Einmal vor Beginn der Schulungsmaßnahmen, eine Frühphase nach Implementierung des Trainings und eine Spätphase. Eingeschlossen in die Untersuchung waren alle vaginalen Lebendgeburten aus Schädellage ab 37 Schwangerschaftswochen. Ausgeschlossen waren Mehrlingsentbindungen.

In den 3 Untersuchungszeiträumen kam es zu einem signifikanten Anstieg des Risikofaktors mütterliche Übergewichtigkeit, sowohl mit einem BMI über 30 als auch einem BMI ab 40. Auch das mütterliche Alter war angestiegen, und ein Diabetes mellitus lag in der letzten Gruppe signifikant häufiger vor. Die Durchführung vaginal-operativer Entbindungen war ebenfalls angestiegen. Schließlich war auch das mittlere Geburtsgewicht leicht, aber signifikant in der letzten Gruppe höher. Es war also bezogen auf die etablierten Risikofaktoren zu einer Erhöhung des Risikoprofils gekommen. Entsprechend stieg auch die Rate der dokumentierten Schulterdystokien von der Vor-Trainingsperiode mit 2,53 auf 3,35 % in der letzten Gruppe an. Dafür kann auch die bessere Erfassung mit verantwortlich sein. Definitiv konnte aber das fetale Outcome dramatisch verbessert werden: Die Rate nach einem Jahr noch bestehender Plexusparesen konnte von 1,9 über 0,8 % auf 0 gesenkt werden (◘ Tab. 1.26). Auch Draycott et al. (2008) konnten durch konsequente Schulungsmaßnahmen das Risiko für Plexusparesen nach Schulterdystokie signifikant senken (7,4 % vor den Schulungen versus 2,3 % nach den Schulungen).

Im Gegensatz zu den berichteten Erfolgen regelmäßiger Schulungsmaßnahmen stehen die Daten von Walsh et al. (2011). Sie berichten über 2 Zeiträume, 1994 bis 1998 ohne regelmäßiges Training über Maßnahmen zur Behebung der Schulterdystokie und 2004 bis 2008 mit regelmäßig alle 6 Monate stattfindenden Schulungen von Ärzten und Hebammen. Im ersten Zeitraum fanden sie 54 Plexusparesen, von denen 47 (87 %) nach einer dokumentierten Schulterdystokie auftraten. Im zweiten Zeitraum konnten die 72 erfassten Plexusparesen nur in 40 Fällen (55 %) einer vorausgegangenen Schulterdystokie zugeordnet werden. Im zweiten Beobachtungszeitraum wurden 9 persistierende Paresen gefunden, von denen 3 nach

◻ Tab. 1.26 Senkung der neonatalen Morbidität und der Zahl persistierender Plexusparesen durch Schulungsmaßnahmen. (Adaptiert nach Crofts et al. 2015)

	Vor Trainingsbeginn 1996–1999	Frühe Trainingsphase 2001–2004	Späte Trainingsphase 2009–2012
Geburtenzahl	15.908	13.117	17.036
Schulterdystokien	402 (2,53 %)	318 (2,42 %)	570 (3,35 %)
Auswertbare Fälle	324	262	562
Neonatale Morbidität bezogen auf die Schulterdystokiefälle			
Plexusparesen bei Geburt	24 (7,4 %)	6 (2,3 %)	7 (1,3 %)
Persistierend nach 6 Monaten	9 (2,8 %)	2 (0,8 %)	1 (0,2 %)
Persistierend nach 12 Monaten	6 (1,9 %)	2 (0,8 %)	0
Klavikula- oder Humerusfrakturen	6 (1,9 %)	2 (0,8 %)	1 (0,2 %)
Apgar-Score <7 nach 5 min	12 (3,7 %)	6 (2,3 %)	8 (1,4 %)
Neonatale Morbidität bezogen auf 1000 vaginale Geburten			
Plexusparesen bei Geburt	1,51	0,46	0,41
Persistierend nach 6 Monaten	0,57	0,15	0,06
Persistierend nach 12 Monaten	0,38	0,15	0
Klavikula- oder Humerusfrakturen	0,38	0,15	0,06
Apgar-Score <7 nach 5 min	0,75	0,46	0,47

dokumentierter Schulterdystokie (7,5 %) auftraten und 6 (19 %) ohne dokumentierte Dystokie. Die Unterschiede waren bei kleiner Fallzahl statistisch nicht signifikant. Die Autoren geben an, dass sich die Rate vorübergehender und bleibender Paresen trotz Einführung von Schulungsmaßnahmen nicht verändert hat. In der zweiten Gruppe war die Rate an Makrosomien (>4000 g Geburtsgewicht) allerdings mit 57 % signifikant höher als in der Gesamtpopulation mit 19 %.

Insgesamt überwiegen positive Ergebnisse zum Nutzen regelmäßiger Schulungen zur adäquaten Behandlung der Schulterdystokie. Die Dokumentationsqualität wird wahrscheinlich verbessert, und die Rate schwerer Komplikationen mit bleibenden Paresen kann gesenkt werden. Deering, Tobler und Cypher (2010) empfehlen eine elektronische Checkliste zur Verbesserung der Dokumentationsqualität bei Schulterdystokie.

Die regelmäßige Schulung zur Therapie einer Schulterdystokie muss sich auf Ärzte und Hebammen erstrecken. Nur so kann vermieden werden,

dass bereits der erste Zug am kindlichen Köpfchen in die falsche Richtung erfolgt, mit zu starker Zugkraft gezogen und eine schnelle Beschleunigung mit Druckspitzen aufgebaut wird.

Es bietet sich an, die Übungen in gemischten Gruppen am Phantom durchzuführen. Der Schulungsleiter sollte besondere Kenntnisse der einzelnen Maßnahmen besitzen. Eine Unterstützung der Schulungsmaßnahmen durch einen Vortrag mit Hinweisen zu den wirksamen Kräften verdeutlicht die Risiken für die Entstehung einer Plexusparese. Lehrfilme und Videoanimationen lockern die Schulung auf und sind besonders einprägsam. Die Schulungen sollten halbjährlich wiederholt werden und müssen so organisiert sein, dass im Kreißsaal kein Arzt und keine Hebamme arbeiten, die nicht entsprechend teilgenommen haben. Die Schulterdystokie kommt überraschend und darf keinen treffen, der nicht zumindest theoretisch die Behebung der Einklemmung beherrscht. Die Teilnahme an den Schulungen sollte durch eine Namensliste dokumentiert werden.

1.8 Vorhersehbarkeit einer intrauterinen Makrosomie

❯❯ Die verschiedenen Messmethoden zur Abschätzung des Geburtsgewichts geben mit begrenzter Genauigkeit Auskunft über die Frage einer vorliegenden Makrosomie. Unter Hinzunahme des mütterlichen Gewichts zu den ermittelten Fetalmaßen nach Hart et al. (2010) lässt sich der Schätzfehler reduzieren. Im Einzelfall kommt es nicht so sehr auf die exakte Gewichtsschätzung an, sondern vielmehr auf eine Bewertung des Makrosomierisikos im klinischen Kontext. Für das Schulterdystokierisiko sind die Proportionen zwischen Kopfmaßen und Rumpfmaßen (Schultermaßen) besonders relevant.

Die Reduzierung des Risikos einer Schulterdystokie mittels möglichst präziser vorgeburtlicher Bestimmung des Geburtsgewichts ist seit der Entwicklung der Ultraschallvermessung des Fetus ein wichtiges Ziel der Geburtshelfer. Über viele Jahre wurde versucht, das Geburtsgewicht mittels Ultraschalluntersuchung zu ermitteln. Chauhan et al. (1992) führten Vergleichsuntersuchungen zur Gewichtsschätzung durch die Mutter selbst, durch die klinische Untersuchung (Fundusstand, Bauchumfang) und durch den Einsatz von Ultraschall durch. Bei der Ultraschalluntersuchung wurden der Abdomenumfang und die Femurlänge gemessen. Die Ultraschalluntersuchung schnitt signifikant schlechter ab als die Selbsteinschätzung der Schwangeren und die klinische Untersuchung. Die Mutter schätzte in 70 % der Fälle das tatsächliche Geburtsgewicht mit einer Fehlerbreite von 10 % richtig ein, die Klinik ergab eine korrekte Gewichtsschätzung in 66 % der Fälle und die Ultraschalluntersuchung nur in 42 %. O'Reilly-Green und Divon (2000) berichten über 4 zusammengeführte Studien, die für die klinische Untersuchung einen prozentualen Fehler von 10 % gefunden hatten und für die Ultraschalluntersuchung von 9,3 %.

Melamed et al. (2011) untersuchten vergleichend insgesamt 21 Modelle zur präpartalen ultraschallgestützten Gewichtsschätzung. Dazu untersuchten sie bis maximal 3 Tage vor der Geburt die lebenden Feten (Einlingsschwangerschaften) mit einem Geburtsgewicht über 500 g und einem Gestationsalter über 24 Wochen ohne Fehlbildung oder Hydrops. Einschränkend für die Aussagekraft dieser Arbeit wurden Schwangerschaften mit Gestationsdiabetes oder Prädiabetes und Frauen unter der Geburt ausgeschlossen. Für alle 21 Schätzalgorithmen wurden die Sensitivität, die Spezifität, der positive und der negative Vorhersagewert ermittelt. Bezogen auf ein fixiertes Schätzgewicht von 4000 g fand sich eine mittlere Sensitivität von 66 % mit einer Spannweite von 13,6–98,5 %, die Spezifität lag im Mittel bei 91 % und einer Spannweite zwischen 63,6 und 99,8 %. Das Schätzmodell nach Woo et al. (1985), bei dem Abdomenumfang, Femurlänge und biparietaler Durchmesser miteinander korreliert wurden, erbrachte mit einer Sensitivität von 98,5 % die beste Abschätzung bezüglich der Makrosomieschwelle 4000 g, allerdings war die Spezifität mit 63,6 % relativ niedrig.

Hart et al. (2010) führten ausschließlich für Gewichte jenseits von 4000 g Vergleichsuntersuchungen der verschiedenen Schätzalgorithmen durch. Mit der Formel nach Merz et al. (1988) ermittelten sie bei Schätzfehlern von ±10 % Abweichung vom tatsächlichen Geburtsgewicht in 71,4 % eine richtige Gewichtsschätzung, bei einer Fehlerbreite von ±15 % sogar in 91,4 % der Fälle. Bei einem tatsächlichen Geburtsgewicht von 4400 g bedeutet eine Spannweite von ±10 % allerdings eine Spanne zwischen 3960 und 4840 g, und mit dieser Spanne konnten nur gut 70 % aller Kinder zutreffend eingeschätzt werden. Hart und Mitarbeiter entwickelten eine eigene Formel, die zusätzlich zu den Kindsmaßen auch noch das mütterliche Gewicht berücksichtigt. Sie geben für den 10 %-Bereich eine Trefferwahrscheinlichkeit von 97,1 % und für den 15 %-Bereich sogar eine Genauigkeit von 100 % an (◻ Tab. 1.27). Hoopmann et al. (2010) untersuchten 36 verschiedene Formeln zur Gewichtsschätzung. Diese Formeln mit den präpartal ermittelten Messwerten wendeten sie auf Kinder mit einem tatsächlichen Geburtsgewicht ≥4000 g an.

Die Formeln nach Hart und Hadlock (Formel IV) zeigten sich dabei als die einzigen, die einen systematischen Fehler aufwiesen, der sich nicht signifikant von 0 unterschied. Mit der Formel nach Hart ließen sich alle Kinder mit einem Gewicht ≥4000 g richtig detektieren, jedoch kein Kind mit einem Gewicht ≥4500 g! Die Autoren führten den Formelvergleich

◘ **Tab. 1.27** Trefferwahrscheinlichkeiten verschiedener Algorithmen zur Abschätzung des voraussichtlichen Geburtsgewichts (Angaben in Prozent). (Adaptiert nach Hart et al. 2010)

Formel	±5 %	p	±10 %	p	±15 %	p	±20 %	p
Hadlock I[a]	28,6	<0,001	62,1	<0,001	82,9	<0,001	94,3	0,008
Hadlock II[a]	22,1	<0,001	57,9	<0,001	77,9	<0,001	87,9	<0,001
Hadlock III[a]	31,4	<0,001	63,6	<0,001	83,6	<0,001	93,6	0,004
Hadlock IV[a]	24,3	<0,001	54,3	<0,001	78,6	<0,001	93,6	0,004
Warsof[b]	30,0	<0,001	57,1	<0,001	74,3	<0,001	90,7	<0,001
Campbell[c]	10,0	<0,001	30,0	<0,001	64,3	<0,001	83,6	<0,001
Merz[d]	46,4	<0,001	71,4	<0,001	91,4	<0,001	100	1
Hart[e]	77,9	–	97,1	–	100	–	100	–

[a] Hadlock et al. 1985, [b] Warsof et al. 1986, [c] Campbell u. Wilkin 1975, [d] Merz et al. 1988, [e] Hart et al. 2010

lediglich an Kindern mit einem Gewicht ≥4000 g durch und nicht an Kindern mit einem niedrigeren Gewicht, sodass sich daraus auch keine Aussagen zu Falschpositivraten an einem nicht selektionierten Gesamtkollektiv machen lassen. Besonders Gewichtsschätzungen mit einer sicheren Abschätzung von Geburtsgewichten jenseits von 4500 g sind nicht möglich. Hoopmann et al. (2010) fassten die aktuelle Situation dahingehend zusammen, dass zwar einige Formeln Fortschritte im Hinblick auf den mittleren und absoluten Schätzfehler zeigen konnten, dass aber keine einzige Formel Detektionsraten und Falschpositivraten für Kinder ab einem Geburtsgewicht von 4500 g aufzeigen konnte, die eine Empfehlung zum Einsatz in der klinischen Praxis nach sich ziehen könnten.

Trotzdem liefert eine sorgfältig durchgeführte Fetometrie in Terminnähe in Verbindung mit dem klinischen Untersuchungsbefund oftmals eine gute Beurteilung im Hinblick auf das Makrosomierisiko. Für den individuellen Einzelfall kommt es nicht auf die exakte Abschätzung des tatsächlichen Geburtsgewichts an und auch nicht, ob das Gewicht unter oder über einem bestimmten Schwellenwert (4000 oder 4500 g) liegt (Iffy 2009). Wichtig ist vielmehr, eine konkrete Risikobewertung vorzunehmen. Es ist erwiesen, dass durch eine Kaiserschnittentbindung im Einzelfall Geburtsschäden verhindert werden können (Langer et al. 1991, McFarland et al. 1986).

Vor dem Hintergrund des heute sehr niedrigen Risikos einer Sectio caesarea wiegt ein Kaiserschnitt mit einem Kind, das tatsächlich unter dem Schätzgewicht liegt, leichter als eine nicht durchgeführte Schnittentbindung mit einem schweren Plexusschaden bei Makrosomie.

Neben dem absoluten Geburtsgewicht stellt gerade auch die Kopf-Schulter-Relation ein wichtiges Maß dar, um das Risiko für die Entstehung einer Schulterdystokie abschätzen zu können. Modanlou et al. (1982) zeigten auf, dass Werte von über 1,6 cm für die Differenz zwischen Brustumfang und Kopfumfang bzw. von mehr als 4,8 cm für den Schulterumfang minus Kopfumfang eine erhöhte Inzidenz für eine Schulterdystokie darstellen. Miller et al. (2007) identifizierten eine Differenz zwischen Abdomendurchmesser und biparietalem Durchmesser von 2,6 cm und mehr als Risikofaktor für eine Schulterdystokie.

1.9   Folgen für das Kind

1.9.1   Plexusparese

Die vorübergehende oder bleibende Plexusparese ist die häufigste Komplikation einer Schulterdystokie. Wegen der Bedeutung dieser Komplikation ist ihr ein eigener Abschnitt dieses Buchs gewidmet (▸ Kap. 2).

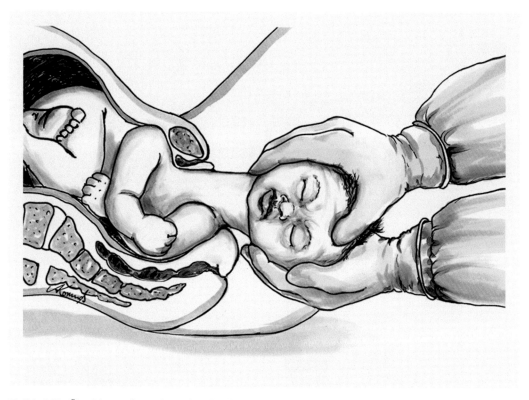

◨ Abb. 1.17   Überdehnung des vorderen Plexus brachialis bei übermäßigem Zug am kindlichen Köpfchen

Die Parese des Plexus brachialis entsteht durch Kompression, durch Überdehnung und im schwersten Fall durch Zerreißungen von Nerven. In vielen Fällen bleibender Plexusparesen findet der Chirurg Wurzelausrisse (Avulsionen) aus dem Rückenmark. Ein typisches Schädigungsmuster ergibt sich, wenn bei fixierter Schulter am kindlichen Köpfchen zu stark gezogen wird (◨ Abb. 1.17). Wenn dann noch aus der Körperachse heraus der Kopf seitlich abgewinkelt wird, erhöht sich das Schadensrisiko stark. Der Winkel zwischen kindlicher Schulter und kindlichem Hals wird größer, und der Plexus gerät unter Spannung (◨ Abb. 1.18). In dieser Situation genügt dann wahrscheinlich eine ruckartige zusätzliche Kraft, um ein bleibendes Trauma am Plexus brachialis zu setzen. Details zu den Schädigungsmustern und ihren Ursachen finden sich in ▶ Kap. 2. ◨ Abb. 1.19 verdeutlicht, dass bei einer Schulterdystokie nicht nur der vordere Plexus betroffen sein kann, der durch die Symphyse blockiert wird, sondern dass auch der hintere Plexus überdehnt werden kann, wenn das Köpfchen nach ventral zur Seite hin flektiert wird.

1.9.2   Skelettverletzungen

Die Klavikulafraktur ist die häufigste geburtsassoziierte Fraktur. Normalerweise tritt sie einseitig auf. Sie ist assoziiert mit dem Auftreten einer Schulterdystokie, mit einer Makrosomie des Fetus und wird gehäuft bei Beckenendlagengeburten beobachtet.

Ozdener et al. (2013) ermittelten die Häufigkeit von Klavikulafrakturen bei Geburt. Bei 9700 vaginalen Geburten nach 37 oder mehr abgeschlossenen Wochen fanden sie 73 Fälle mit einer Schlüsselbeinfraktur (0,75 %). Diese Geburten waren signifikant häufiger mit einer Schulterdystokie verbunden (6,8 vs. 0,6 % im Vergleichskollektiv). Hauptrisikofaktoren neben der Schulterdystokie waren das mütterliche Alter und das Geburtsgewicht. Bei makrosomen

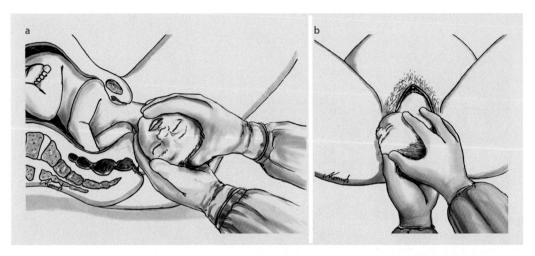

◘ Abb. 1.18a,b   Zusätzliche Belastung des vorderen Plexus brachialis bei Lateralflexion des kindlichen Köpfchens nach dorsal

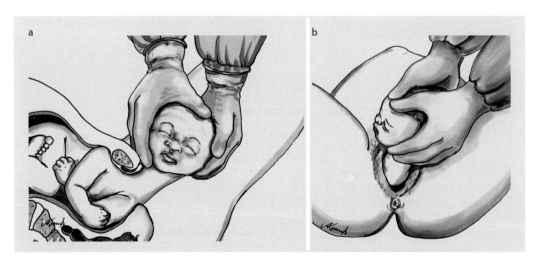

◘ Abb. 1.19a,b   Zusätzliche Belastung des hinteren Plexus brachialis bei Lateralflexion des kindlichen Köpfchens nach ventral

Feten kann die Schlüsselbeinfraktur selten auch beidseitig beobachtet werden (Kanik et al. 2011).

In der Arbeit von Leung et al. (2011) werden 205 Schulterdystokien beschrieben. Davon wurden 25 % erfolgreich mit dem McRoberts-Manöver behandelt. Hierbei kam es zu 7,8 % Plexusparesen und 3,9 % Klavikulafrakturen. Eine Humerusfraktur trat in diesem Kollektiv nicht auf. Nach Versagen des McRoberts-Manövers wurden als zweite Maßnahme in 72 % Rotationsmanöver (Woods und Rubin) erfolgreich eingesetzt. Hierbei kam es in 4,4 % zu einem Plexusschaden

und in 5,6 % zu einer Klavikulafraktur. Eine Humerusfraktur fand sich in 1,1 %. Eine hintere Armlösung als zweite Maßnahme führte in 63,6 % zur Lösung der Schulterdystokie. Sie war mit einer höheren Rate an Plexusparesen (21,4 %), Humerusfrakturen (7,1 %) und einer nicht signifikant unterschiedlichen Rate an Klavikulafrakturen verbunden (7,1 %). In den verbliebenen Fällen wurde das jeweils noch nicht angewandte Verfahren eingesetzt, sodass kumulativ 94,6 % der Fälle erfolgreich behoben werden konnten, jedoch mit Komplikationen für das Kind.

1.9.3 Weichteilschäden

Der Druck der Symphyse auf den seitlichen Winkel zwischen Schulter und Hals begünstigt die Entstehung von Einblutungen in die Muskulatur, besonders in den M. sternocleidomastoideus. Auch beim Erwachsenen ist dieser Mechanismus bei starker Abwinkelung des Halses bekannt (Bhardwaj u. Peng 1999). Bei vorübergehenden Plexusparesen ist sicher nicht nur die Dehnung der Nerven des Plexus brachialis relevant, auch Hämatome in diesem Bereich können eine Nervenkompression begünstigen. Bei alleiniger Kompression der Nerven ohne Ruptur ist die Prognose sehr gut. Mit Abklingen des Hämatoms kommt langsam, aber stetig die Funktion zurück. Dies sind – neben leichten Zerrungen der Nerven – die Fälle, bei denen relativ rasch eine Restitutio ad integrum eintritt. Bei einer erkennbaren Hautverfärbung oder sogar einem palpatorisch oder sonographisch erkennbaren Hämatom kann unter Beobachtung abgewartet werden. Größere Hämatome müssen ggf. chirurgisch entlastet werden, wobei ein Kinderchirurg die Indikation stellen sollte. Ob die Therapie mit einer heparinhaltigen Salbe die Abheilung des Hämatoms beschleunigt, ist wie auch beim Erwachsenen nicht evidenzbasiert.

1.9.4 Hypoxie und Tod

Die Schulterdystokie bedroht das Kind in der Phase des Steckenbleibens mit einer Kompression des Rumpfs und der Halsregion und daraus resultierend mit Sauerstoffmangelversorgung und mit Tod. Mit der Schulterdystokie kann gleichzeitig auch eine Nabelschnurumschlingung um den Hals des Kindes vorliegen, die bei straffer Umschlingung und persistierendem Steckenbleiben des Kindes zu einer raschen Hypoxie führen kann. Es sollte daher in diesen Fällen versucht werden, die Nabelschnurumschlingung bei noch festsitzendem Köpfchen zu lösen, indem man sie durch vorsichtigen Zug über den Kopf streift. Dies gelingt nicht immer, besonders nicht bei mehrfacher Nabelschnurumschlingung. Das Lösen der Nabelschnur sollte auch nicht erzwungen werden, damit es nicht zum Einreißen kommt. Im englischen Gesundheitssystem werden perinatale Todesfälle besonders sorgfältig analysiert:

Hope et al. (1998) ermittelten in den Jahren 1994 und 1995 insgesamt 56 Fälle, in denen es nach Schulterdystokie zum Tod des Neugeborenen gekommen war. Die Kinder waren gegenüber dem Vergleichskollektiv signifikant schwerer (4324 g vs. 3350 g). 75 % der Kinder wogen mehr als 4000 g, während in der Gesamtpopulation die Makrosomierate nur 11 % betrug. Bei gleicher Körpergröße (jeweils 162 cm) waren die Mütter signifikant häufiger übergewichtig. So betrug der mittlere BMI 29 versus 24, ein BMI >30 bestand bei 42 % versus 10 % der Frauen und ein BMI >35 in 34 % versus 3 %.

In 20 % der Fälle bestand eine verlängerte Eröffnungsperiode mit einer Muttermundseröffnung von weniger als 1 cm pro Stunde, und in 35 % der Fälle lagen zwischen einer Muttermundsweite von 7 cm und der Geburt mehr als 3 h. 14 der verstorbenen Kinder hatten in der unmittelbar vorgeburtlichen Phase einen „fetal distress", ausgewiesen durch Kardiotokographie-(CTG-)Veränderungen, mekoniumhaltiges Fruchtwasser oder eine Azidose bei der Mikroblutuntersuchung (MBU). In 14 % der Fälle erfolgte eine Vakuumextraktion, in 12 % eine Forzepsentwicklung und in 4 % wurden beide Verfahren angewendet. Mit zusammen 30 % war die Rate vaginal-operativer Entbindungen also ausgesprochen hoch.

Das Zeitintervall zwischen der Geburt des Kopfes und des Rumpfes betrug in 47 % weniger als 5 min, nur in 20 % betrug die Zeit des Steckenbleibens mehr als 10 min. Nach der Dokumentation wurde in 24 Fällen (43 %) ausschließlich am Kopf gezogen, in 18 Fällen (32 %) erfolgte die Geburt nach dem McRoberts-Manöver und in 20 Fällen (36%) erfolgte die Lösung des hinteren Arms. Die Autoren merken an, dass es sich wegen der Entwicklung des Kindes ausschließlich durch Zug am Kopf wahrscheinlich nicht in allen Fällen um eine echte Schulterdystokie gehandelt habe. In 65 % der Fälle war die Geburtshelferin primär eine Hebamme, die in 78 % durch eine weitere Hebamme oder einen Arzt unterstützt wurde. Nur in 54 % der Fälle war ein Arzt mit unterschiedlicher Ausbildungsqualifikation zur Geburt des Rumpfes anwesend. In 31 von 47 erfassten Fällen (66 %) war zur Geburt des Rumpfes ein Pädiater anwesend, in 38 Fällen (81 %) kam dieser innerhalb von 2 min hinzu. 38 Kinder (68 %) wurden ohne Lebenszeichen geboren, von denen 23 nicht wiederbelebt werden konnten. 21 Kinder wurden auf eine Neonatalstation verlegt, und dort zeigten sich typische Zeichen einer hypoxisch-ischämischen Enzephalopathie bzw. einer myokardialen oder renalen Insuffizienz. Ein Neugeborenes zeigte das Bild einer Mekoniumaspiration. Fehlbildungen hatte kein Kind. Nur 25 Kinder wurden obduziert, und dabei zeigten 96 % das Bild eines akuten hypoxisch-ischämischen Organversagens. Angaben über Geburts-pH-Werte finden sich in dieser Arbeit nicht.

Mercer et al. (2009) beschrieben 2 Fälle mit Schulterdystokie, bei denen bei völlig unauffälligem CTG 5–10 min vor Geburt und normaler Wehentätigkeit nach Überwindung der Dystokie eine Asystolie mit notwendiger aggressiver Reanimation bestand. Sie führen diese Situation auf eine massive Blutverschiebung vom Fetus zur Plazenta infolge der Kompression des Rumpfes und ggf. auch der Nabelschnur zurück, sodass eine Hypovolämie mit Schock und nachfolgendem Herzstillstand resultiert. Ein Kollabieren der Nabelschnur verhindert zusätzlich den Rückstrom des Blutes von der Plazenta zum Fetus. Der Blutverlust löst eine inflammatorische Reaktion mit hypoxisch-ischämischer Enzephalopathie und Tod aus. Die Autoren empfehlen in diesen Fällen nach der Geburt das Ausstreichen der Nabelschnur, die Rücktransfusion von Plazentablut und ggf. die Transfusion Null-negativen Fremdbluts.

In der eigenen Gutachtertätigkeit finden sich 3 Todesfälle nach Schulterdystokie. In einem Fall bestand eine Azidose mit einem pH-Wert von 6,8 und einem „base excess" von −19, nachdem bereits bei pathologischem CTG von Beckenmitte eine Forzepsentbindung durchgeführt wurde, es dann zur Schulterdystokie kam und das Kind mittels hinterer Armlösung erst nach ca. 20 min entwickelt werden konnte. Die beiden anderen Fälle wiesen pH-Werte über 7,0 auf, und die Kopf- und Rumpf-Entwicklungszeiten lagen jeweils bei ca. 5 min. Diese Fälle bestätigen, dass nicht allein eine Hypoxämie für subpartale Todesfälle bei Schulterdystokie verantwortlich ist, sondern dass wahrscheinlich sogar ein Schockgeschehen häufiger ist, jedenfalls in den Fällen, in denen die Zeiten bis zur Geburt des Rumpfes nicht extrem lang sind.

Sheiner et al. (2006) konnten feststellen, dass eine Schulterdystokie zu signifikant niedrigeren Apgar-Werten führt (29,7 vs. 3,0 % nach 1 min und 2,1 vs. 0,3 % nach 5 min). Leung et al. (2011) ermittelten die Zusammenhänge zwischen der Zeit zwischen der Geburt des Kopfes und der Rumpfentwicklung bei Schulterdystokien und dem pH-Wert und „base excess". Bei 200 Schulterdystokiefällen fanden sie eine mittlere Zeit zwischen Kopf- und Rumpfgeburt von 2,5 min mit einer Standardabweichung von 1,5 min. Der pH-Wert fiel mit einer Rate von 0,011 pro Minute mit einem Konfidenzintervall von 0,017–0,004. Das Risiko für eine Azidose mit einem pH-Wert unter 7,0 betrug 0,5 % und das Risiko für eine hypoxisch-ischämische Enzephalopathie ebenfalls 0,5 %, wenn das Entwicklungsintervall unter 5 min lag. Bei einem Intervall ≥5 min lag das Risiko für eine schwere Azidämie dann bei 5,9 % und für eine hypoxisch-ischämische Enzephalopathie bei 23,5 %.

Diese Daten zeigen, dass die Überwindung einer Schulterdystokie zeitkritisch ist und längere Intervalle zwischen der Geburt des Kopfes und des Rumpfes über 5 min mit einem starken Risikoanstieg für einen Zerebralschaden und Tod verbunden sind. Auch bei kürzeren Intervallen kann es zum Schock des Kindes mit Reanimationspflichtigkeit kommen. Der Erstversorgung eines Kindes nach Schulterdystokie kommt somit eine ähnlich große Bedeutung zu wie der Therapie der Schulterdystokie selbst. Die Erstversorgung des Neugeborenen gehört zur Weiterbildung des Frauenarztes, und gerade in Krankenhäusern ohne Kinderabteilung ist es erforderlich, die entsprechende Expertise durch Training aufrechtzuerhalten. Es ist auch notwendig, den Erstversorgungs- und Abholdienst für Neugeborene so früh wie möglich zu alarmieren. Dies ist bei der Schulterdystokie spätestens dann notwendig, wenn die Erstmaßnahmen (McRoberts-Manöver, Vierfüßlerstand) nicht erfolgreich sind.

1.10   Folgen für die Mutter

Die Risiken für die Mutter treten gegenüber den fetalen Risiken weit in den Hintergrund. Die Episiotomie kann im Rahmen der Manipulationen bis zum Dammriss vierten Grades weiterreißen, und es kann verstärkt bluten. Eine adäquate Versorgung auch höhergradiger Verletzungen ist wichtig, damit Folgeschäden möglichst vermieden werden. Stuhlinkontinenz nach Entbindung tritt gehäuft nach Episiotomie und Schulterdystokie auf (DiPiazza 2006). Verstärkte Blutungen bei Atonie müssen durch die Verabreichung von Oxytocin oder Prostaglandinen frühzeitig behandelt werden. Sie finden sich bei der Schulterdystokie ebenfalls gehäuft. Uterusrupturen stehen nicht direkt im Zusammenhang mit der Schulterdystokie, sondern mit dem davor erfolgten geburtshilflichen Management. Sie treten bei der falschen Anwendung des Kristeller-Handgriffs auf und werden auch in Zusammenhang mit vaginal-operativen Geburten gefunden (Fahmy 1976, Wei u. Chen 2006).

Auch das psychische Trauma der Mutter nach einer schweren Schulterdystokie darf nicht außer Acht gelassen werden (Dajani u. Magann 2014). Der Geburtshelfer muss nach erfolgreicher Beendigung der Geburt mit der Wöchnerin und ihrem Partner, der heute fast immer das belastende Ereignis direkt miterlebt, den Geschehensablauf detailliert durchsprechen. Es ist hilfreich, auch in den Tagen nach der Geburt für weitere klärende Gespräche zur Verfügung zu stehen, auch wenn das Kind möglicherweise das Ereignis unversehrt überstanden hat. Die Fragen der Eltern richten sich dann oft schon in die Zukunft, und sie interessiert, wie eine zukünftige Geburt ablaufen könnte. Der Geburtshelfer sollte daher im Team die Geburt mit Schulterdystokie immer nachbesprechen und Kenntnis darüber erlangt haben, ob es sich um ein völlig unvorhersehbares Ereignis gehandelt hat oder ob zumindest aus der Sicht ex post Risikofaktoren bestanden und wie weit diese Faktoren in die Geburtsplanung Eingang gefunden haben. Zumindest für sich selbst muss der Geburtshelfer auch beurteilen, ob vielleicht sogar Risikofaktoren übersehen wurden. Mit seiner persönlichen Bewertung des Geschehensablaufs kann dann im Wochenbett ein abschließendes Gespräch geführt werden. Wird deutlich, dass die Mutter oder sogar beide Eltern noch traumatisiert sind, sollte professionelle psychologische Hilfe eingeschaltet werden.

1.11 Management der Schulterdystokie

Bei Auftreten einer Schulterdystokie kommt es darauf an, dass auch die Ärzte und Hebammen, die bisher nie mit einer solchen Komplikation befasst waren, trotz aller Aufregung und Anspannung durch diese überraschend eingetretene Komplikation konzentriert und besonnen handeln. Wahrscheinlich werden die meisten Schäden, insbesondere natürlich die Plexusparesen, in den ersten Minuten nach dem Eintritt der Dystokie durch falsche Maßnahmen ausgelöst. O'Leary (2009i) schreibt: „Das sogenannte „turtle sign" ist wohlbekannt und kann sehr rasch zu einem „furor operativum" oder einem operativen Wahnsinn führen, die Arzt oder Hebamme zu Schritten verleiten, die sie normalerweise nicht tun würden."

Diese frühen, häufig unnötigen Folgen der Schulterdystokie zu vermeiden ist ein Hauptanliegen dieses Kapitels, in dem alle richtigen, aber auch die falschen Schritte systematisch dargestellt werden. Neben Gruppenschulungen am geburtshilflichen Phantom sollten Ärzte und Hebammen regelmäßig die nachfolgenden Ausführungen durcharbeiten. Sie müssen zum präsenten Wissen jedes aktiven Geburtshelfers gehören. Wenn es zur Schulterdystokie kommt, resultiert ein optimales maternales und fetales Outcome nur, wenn der Geburtshelfer die Ursachen und Mechanismen der Dystokie kennt, wenn er einen gut strukturierten Maßnahmenplan besitzt und schließlich in der Lage ist, nach diesem Maßnahmenplan die einzelnen Schritte ohne unnötige Hast und ohne excessiven Kraftaufwand umzusetzen. Viele Autoren sind der Auffassung, dass die meisten Schulterdystokien folgenlos beseitigt werden können, wenn diese Voraussetzungen gegeben sind (O'Leary 2009i).

1.11.1 Diagnosestellung

Nach der Geburt des kindlichen Köpfchens entwickelt die Hebamme normalerweise auch den Rumpf. Wenn sie nicht wartet, bis der Rumpf in der gleichen oder der nächsten Wehe spontan geboren wird, fasst sie den geborenen Kopf mit beiden Händen biparietal und lenkt durch Absenken des Köpfchens zunächst die vordere Schulter über den Beckenboden bis unter die Symphyse, dann hebt sie vorsichtig den Kopf an, sodass die hintere Schulter über den Beckenboden gleitet (◻ Abb. 1.20). Daher ist die Hebamme normalerweise die erste, die feststellt, dass der Rumpf nicht folgt, und die damit dann auch die Diagnose einer Schulterdystokie stellt.

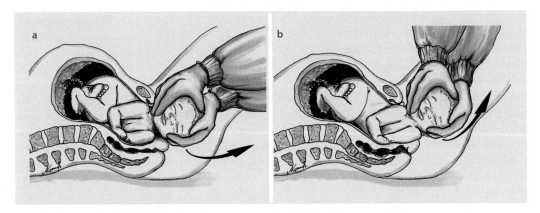

■ **Abb. 1.20a,b**   Entwicklung des Rumpfs nach Geburt des kindlichen Köpfchens

Bei einer komplikationslosen Spontangeburt ist das Gesicht des geborenen Köpfchens nach dorsal oder schräg nach hinten gerichtet; nur in den etwa 2–3 % einer Vorderhauptseinstellung oder einer hinteren Hinterhauptseinstellung blickt das Kind nach ventral (Sternengucker). Wenn die Geburt des Rumpfs ohne äußere Hilfe stattfindet, tritt zwischen der Geburt des Köpfchens und der Geburt des Rumpfs zunächst typischerweise eine Wehenpause ein und der Rumpf wird mit der nächsten Wehe geboren. Bei dieser nächsten Wehe tritt dann der Schultergürtel quer oder schräg in das Becken ein und vollführt die Drehbewegung des Köpfchens zurück, sodass bei einer ersten Lage dann mit der Geburt des Rumpfs das Neugeborene nach rechts schaut, bei einer zweiten Lage nach links. Der Schultergürtel gleitet dann typischerweise schräg oder fast senkrecht gestellt über den Beckenboden. Es ist wichtig, dass die Hebamme nicht zu früh am kindlichen Köpfchen zieht, weil dadurch eine Schulterdystokie erst begünstigt werden kann, wenn durch Zug am kindlichen Kopf die quere Einstellung des Schultergürtels in den Beckeneingang verhindert wird. Die Hebamme sollte – wenn überhaupt – erst spät an das kindliche Köpfchen fassen und nur den letzten Schritt des Schultergürtels über den Beckenboden aktiv begleiten.

Kommt es nicht zum queren oder schrägen Eintritt des Schultergürtels in den Beckeneingang und zur nachfolgenden Rotation der Schultern, dann zieht sich in der Wehenpause das Köpfchen typischerweise wieder zurück auf den Beckenboden.

Dieses **Turtle-Phänomen** (■ Abb. 1.21) ist für sich allein genommen ein guter Indikator für eine Schulterdystokie. Wenn dann mit Einsetzen der nächsten Wehe ein Tiefertreten des Köpfchens fehlt und auch durch vorsichtigen Zug am Kopf kein Tiefertreten des Rumpfs erreicht werden kann, ist die Diagnose einer Schulterdystokie zu stellen. Meistens handelt es sich um einen typischen hohen Schultergeradstand. Beim Turtle-Phänomen schaut das kindliche Köpfchen immer zur Seite! Nicht immer exakt nach links oder rechts, sondern öfters auch schräg nach dorsal, niemals aber direkt nach dorsal. Die Drehbewegung in der Halsachse ist bei der Schulterdystokie nicht blockiert, sodass bei einem senkrecht gestellten Schultergürtel mit Fixation der vorderen Schulter sich das Köpfchen in der Rotation indifferent einstellt und sich nicht extrem zu einer Seite dreht. In manchen Büchern ist die Darstellung des Turtle-Phänomens falsch, weil hier der Kopf mit dem Blick nach dorsal gerichtet ist.

Die Schulterdystokie trifft auch den erfahrenen Geburtshelfer überraschend, und nur selten steht bei dieser Risikokonstellation ein besonders erfahrenes Geburtshelferteam quasi in Erwartung einer Schulterdystokie bereit. Diese Situation gibt es allenfalls dann, wenn die Schwangere bei einem Zustand nach einer vorangegangen Schulterdystokie in einer früheren Schwangerschaft oder bei einem erwartbar großen Kind, eventuell sogar mit weiteren Risikofaktoren, bewusst eine Entscheidung für eine vaginale Geburt getroffen hat. In der reellen Versorgungssituation in Deutschland

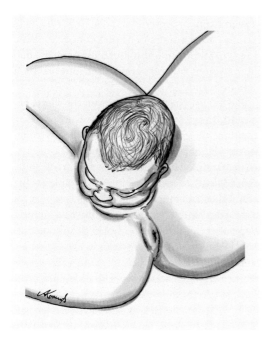

□ **Abb. 1.21**　Turtle-Phänomen

ergibt sich oft, dass ein Arzt in Weiterbildung überraschend von dieser schweren geburtshilflichen Komplikation betroffen ist und ein Facharzt im günstigsten Fall in 10 oder 15 min im Kreißsaal sein kann, wenn dieser Notfall außerhalb der Regelarbeitszeit eintritt. Geburtshilfe entzieht sich auch heute noch Steuerungsmechanismen in Bezug auf den Entbindungszeitpunkt, und die meisten vaginalen Geburten finden außerhalb der normalen Arbeitszeit statt. Es kommt darauf an, dass auch der Arzt ohne praktische Erfahrung mit Schulterdystokien die Ablaufmechanismen zumindest theoretisch beherrscht.

Die nachfolgenden Behandlungskonzepte basieren auf diesen Überlegungen und stellen Manöver an den Anfang, die auch der wenig Geübte risikoarm, aber dennoch mit hoher Erfolgswahrscheinlichkeit einsetzen kann. Die Schulterdystokie ist auch deswegen so kritisch im Handling, weil einerseits hektische Maßnahmen mit forciertem Zug am Kopf oder nutzlosem Druck auf den Fundus uteri vermieden werden müssen, weil sie das Risiko einer zunehmenden Fixierung erhöhen und einen Plexusschaden begünstigen (Gross et al. 1987), andererseits aber die Beendigung der Geburt zeitkritisch ist: Bei 56

kindlichen Todesfällen nach Schulterdystokie lag in 47 % der Fälle nur ein Zeitintervall zwischen Geburt des Kopfes und Geburt des Rumpfs von unter 5 min und nur in 20 % ein Zeitintervall über 10 min (Hope et al. 1998)!

1.11.2 Basismaßnahmen

> **Basismaßnahmen nach Feststellung einer Schulterdystokie**
> - Sofortige Beendigung einer evtl. medikamentösen Wehenunterstützung (Oxytocin)
> - McRoberts-Manöver 3-mal einsetzen. Wenn nicht erfolgreich: Hilfe alarmieren
> - Hilfe alarmieren:
>   - wenn möglich, durch dritte Person, nicht durch anwesenden Arzt oder Hebamme
>   - alternativ: Arzt bleibt, Hebamme alarmiert und kehrt sofort zurück
>   - Alarmierung des Facharztes/ Oberarztes
>   - Alarmierung der Anästhesie
> - Bolustokolyse:
>   - 1 Ampulle Partusisten intrapartal® (25 µg Fenoterol) auf 4 ml Trägerlösung aufziehen und über 2–3 min intravenös spritzen.
>   - Bei persistierender Schulterdystokie anschließend Dauerinfusion mit 2–4 µg Fenoterol pro Minute, z. B. 2 Ampullen Partusisten® (2-mal 0,5 mg Fenoterol) auf 250 ml Trägerlösung mit 30–60 ml/h infundieren.
> - Anlage einer mediolateralen Episiotomie, falls bisher nicht erfolgt

Bei Eintritt einer Schulterdystokie sind die notwendig werdenden Maßnahmen nicht abzuschätzen, und erst nach erfolgreichem Abschluss der Geburt kann im Nachgang der tatsächliche Schweregrad einer Schulterdystokie eingruppiert werden. Daher ist es entscheidend, dass die erstbehandelnden Ärzte und

Hebammen sich sofort qualifizierter Hilfe bedienen. Die **Alarmierung des erfahrenden Arztes im Hintergrund** frühzeitig nach Diagnosestellung ist immer dann elementar, wenn das Ereignis im Bereitschaftsdienst stattfindet und kein weiterer Arzt und kein Hintergrunddienst anwesend sind. Auch die **Information der Anästhesie** muss je nach individueller Situation frühzeitig erfolgen, da hier erfahrungsgemäß auch eine gewisse Zeit bis zur Einsatzfähigkeit verstreicht, weil ein Narkosegerät bereitgestellt werden muss, ggf. Zugänge zu legen sind und weil nicht in jeder Versorgungsstruktur ein Anästhesist immer präsent ist.

Es ist ideal, wenn die Alarmierung durch eine dritte Person erfolgen kann oder wenn zumindest aus dem Kreißsaal heraus die Alarmierung durchführbar ist, sodass Arzt und Hebamme gemeinsam bei der Schwangeren bleiben können. Wo dies nicht umsetzbar ist, sollte der Arzt bei der Schwangeren bleiben und die Hebamme sollte so schnell wie möglich die Alarmierungsprozeduren durchführen und dann in den Kreißsaal zurückkehren.

Noch vor jeder Alarmierung ist eine eventuell laufende **Wehenunterstützung** mit β-Mimetika zwingend zu *beenden*! Durch die weitere Stimulation der Wehentätigkeit wird die vordere Schulter zusätzlich an die Symphyse gepresst, die Einkeilung fixiert sich. Bei persistierend heftiger Wehentätigkeit kann schon in dieser Phase eine Plexusparese ausgelöst werden. Wenn rasch verfügbar, kann die Wehentätigkeit auch durch eine **intravenöse Tokolyse** sicher blockiert werden. Eine Bolustokolyse hemmt wegen der kurzen Halbwertzeit die Wehentätigkeit nur für wenige Minuten, sodass eine kontinuierliche intravenöse Tokolyse zu bevorzugen ist oder zumindest eine zunächst verabreichte Bolustokolyse ergänzen sollte.

Wenn noch keine Episiotomie angelegt wurde, ist es jetzt an der Zeit, einen **Dammschnitt** durchzuführen. Ohne Dammschnitt sind innere Manöver nicht durchführbar. Unter vorsichtigem Abdrängen des kindlichen Köpfchens mit einer Hand kann mit der anderen Hand eine ausreichend große mediolaterale Episiotomie geschnitten werden. Eine möglicherweise bestehende kleine Episiotomie kann entsprechend so erweitert werden, dass am kindlichen Köpfchen vorbei mit der Hand in die Kreuzbeinhöhle eingegangen

werden kann. In dieser Phase der Geburt ist eine extreme Ausdehnung der Episiotomie im Sinne einer zusätzlichen Sphinkterotomie oder auch einer zweiten kontralateralen Episiotomie noch nicht notwendig.

Bei forensischen Aufarbeitungen von Plexusparesen wird immer wieder in der Nicht-Durchführung einer Episiotomie durch die Anwälte der Betroffenen ein Haftungstatbestand gesehen. Das Unterlassen der Episiotomie löst für sich genommen definitiv keinen Plexusschaden aus. Eine Episiotomie ist aber erforderlich, um innere Rotationsmanöver oder die Lösung des hinteren Arms durchführen zu können. Wenn also ein bestehender hoher Schultergeradstand nicht durch die Anfangsmanöver gelöst werden kann, ist die Episiotomie zwingend, um weitere Maßnahmen ergreifen zu können. Die Bedeutung einer Episiotomie für die Behebung der Schulterdystokie ist wissenschaftlich aber schwer zu erfassen, wie auch eine Literaturrecherche ergeben hat (Sagi-Dain u. Sagi 2015). Eine isolierte forensische Bedeutung kommt der Durchführung oder Unterlassung einer Episiotomie nicht zu. Diese Maßnahme muss immer im Kontext der anderen Schritte gesehen werden, die zur Überwindung der Schulterdystokie erforderlich werden können.

McRoberts-Manöver

Das McRoberts-Manöver stellt eine Schlüsselmaßnahme zur Überwindung einer Schulterdystokie dar. Dieses Manöver kann von Arzt und Hebamme gemeinsam durchgeführt werden, und auch unerfahrene Geburtshelfer können mit dem McRoberts-Manöver keinen Schaden anrichten, sondern im Gegenteil in vielen Fällen allein dadurch die Schulterdystokie beseitigen und eine Geburt des Rumpfs ermöglichen.

Die Schwangere muss zur Durchführung des Manövers an den Bettrand positioniert werden, um gerade bei den heute üblichen breiten Entbindungsbetten auch ein ausreichendes Absenken der Beine erzielen zu können. Arzt und Hebamme nehmen jeweils ein Bein und führen eine synchrone Hyperflexion der Beine im Hüftgelenk durch (◧ Abb. 1.22a). Gegebenenfalls kann die Schwangere mit beiden Armen in die Kniekehlen greifen. Die Beine können in der Hyperflexion für 10 oder 15 s belassen werden,

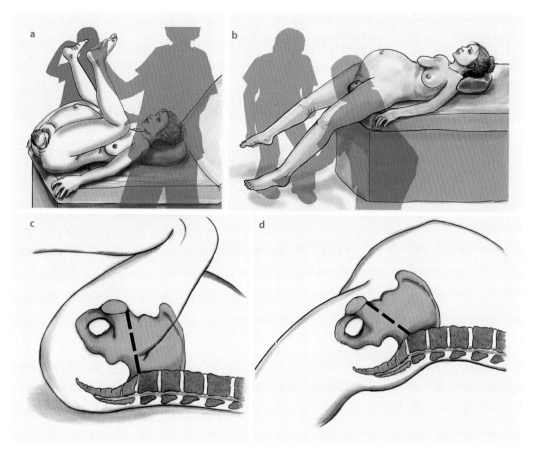

dann müssen sie überstreckt werden, was nur gelingt, wenn die Schwangere mit dem Gesäß an der Bettkannte liegt (◘ Abb. 1.22b). Das McRoberts-Manöver sollte 2- bis 3-mal hintereinander angewendet werden. Es kommt dabei nicht auf die Geschwindigkeit des Manövers an, sondern darauf, dass die Beine im Becken wirklich maximal gebeugt und dann wieder überstreckt werden.

Durch das McRoberts-Manöver wird in der Hyperflexion eine Steilstellung des Beckeneingangs erreicht und in der Streckung der Beine eine Abflachung der Beckeneingangsebene. Die Beckenebene wird etwa um 30° verlagert (◘ Abb. 1.22c u. d). Durch die Flexion der Beine wird die vordere, fixierte Schulter nach kranial angehoben, gleichzeitig wird die möglicherweise ebenfalls fixierte hintere Schulter über das Promontorium in die Kreuzbeinhöhle bewegt und tritt ggf. entsprechend tiefer. Die fetale Wirbelsäule wird nach ventral gebeugt, und diese Beugung begünstigt eine Rotation des Schultergürtels. In der Flexion kann das McRoberts-Manöver zusätzlich durch suprasymphysären seitlichen Druck (s. unten) ergänzt werden.

O'Leary (2009 j) gibt insgesamt 8 Effekte für das McRoberts-Manöver an:

- Die vordere Schulter wird angehoben.
- Die fetale Wirbelsäule wird gebeugt.
- Die hintere Schulter wird über das Os sacrum geschoben.
- Die Lordose bei der Mutter wird verstärkt.
- Das Promontorium schiebt sich weg und kann die hintere Schulter nicht mehr behindern.
- Das Os sacrum wird gewichtsentlastet.
- Der Beckeneingang wird maximal weitgestellt.
- Der Beckeneingang wird senkrecht zur maximalen Kraftachse ausgerichtet.

Während des gesamten Manövers wird der Kopf nicht angefasst! Wenn das Manöver erfolgreich ist, erkennt man sofort, dass sich der Kopf löst und weniger fest in die Vulva eingezogen ist. Ein Austasten der Sakralhöhle kann eine Bestätigung dafür liefern, dass der Schultergürtel jetzt in das Becken eingetreten ist und die vordere Schulter nicht mehr hinter der Symphyse hängt. In dieser Situation kann die Wehentätigkeit wieder unterstützt werden, damit mit den nächsten 1–2 Wehen die Rumpfgeburt erfolgen kann. Dann – aber frühestens in dieser Situation – ist es auch erlaubt, durch fundalen Druck (Handgriff nach Kristeller) die Expulsionskräfte zu unterstützen.

Das Manöver nach McRoberts ist ein Verfahren, das in etwa 30–50 % der Schulterdystokiefälle für sich allein erfolgreich ist (Gherman et al. 1997; Hoffman et al. 2011) und das letztlich ohne bekannte eigene Komplikationen eingesetzt werden kann. Begrenzt sind die Erfolge des McRoberts-Manövers bei adipösen Schwangeren, weil hier häufig die notwenige Hyperflexion der Beine nicht durchgeführt werden kann (Poggi et al. 2003).

Bei erhöhtem Risiko für eine Schulterdystokie wird von manchen Autoren empfohlen, dass die Geburt schon prophylaktisch in der McRoberts-Position mit angezogenen Beinen erfolgt, um der Dystokie vorzubeugen (O'Leary 2009c). Eine Cochrane-Analyse (▶ Abschn. 1.15.4) konnte keinen Vorteil für die prophylaktische Entbindung mit stark angewinkelten Beinen ermitteln (Athukorala et al. 2006).

Suprasymphysärer Druck

Der suprasymphysäre Druck kann frühzeitig nach der Diagnose eines hohen Schultergeradstands eingesetzt werden. Mit dem Handballen – nicht mit der geschlossenen Faust (!) – wird seitlich hinter der Symphyse von der Rückenseite des Kindes Druck auf die vordere Schulter so ausgeübt, dass der Eintritt der Schulter in das Becken begünstigt wird (◘ Abb. 1.23). Es muss das Ziel sein, den Schultergürtel aus der Senkrechten in eine schräge Position zu bringen. Der suprasymphysäre Druck kann mit dem McRoberts-Manöver kombiniert werden, indem von der Seite in Hyperflexion der Beine im Hüftgelenk gedrückt wird. Solange nicht klar ist, dass die Schulter nicht befreit ist, darf die

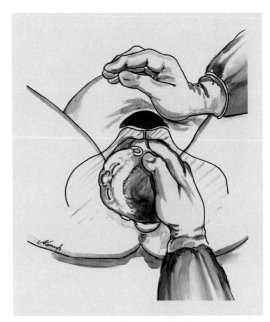

◘ **Abb. 1.23**   Suprasymphysärer Druck

Schwangere nicht mitpressen. Wehen müssen vermieden werden, und in jedem Fall ist der Zug am kindlichen Köpfchen zu unterlassen.

Vierfüßlerstand (Gaskin-Manöver)

Der Vierfüßlerstand oder das Gaskin-Manöver geht auf einen Vorschlag der Hebamme Ina May Gaskin zurück (Drummond et al. 2000; Gaskin 1998, 1999; Habek 2002; Meenan et al. 1991). Dieses Verfahren ist in der amerikanischen Hebammengeburtshilfe weit verbreitet. Bei dieser Technik begibt sich die Schwangere in den Vierfüßlerstand mit möglichst weit gespreizten Beinen, um dem Kind Raum zu verschaffen (◘ Abb. 1.24). Auch hier kann durch eine Vorwärts- und Rückwärtsbewegung des Oberkörpers die Beckeneingangsebene ähnlich wie beim McRoberts-Manöver verschoben werden. Der genaue Mechanismus, der beim Vierfüßlerstand zur Lösung des hohen Schultergeradstands führt, ist nicht bekannt. In manchen Fällen mag allein der Lagewechsel der Mutter zu einer Lösung der vorderen Schulter führen. In anderen Fällen ist möglicherweise hierfür auch der nachlassende Druck auf die vordere Schulter durch den abgesenkten Oberkörper der Frau verantwortlich.

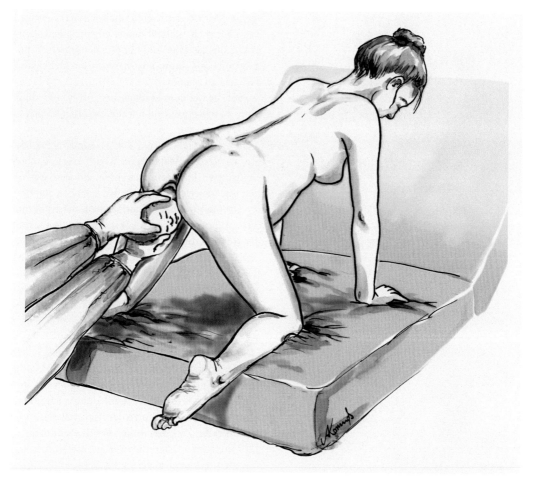

Abb. 1.24 Vierfüßlerstand (Gaskin-Manöver)

Bruner et al. (1998) berichteten über 82 Schulterdystokiefälle, die alle primär mit dem Gaskin-Manöver behandelt wurden. In 83 % der Fälle konnte der Fet mit der nächsten Wehe geboren werden, ohne dass weitere Manöver erforderlich waren. In 12 Fällen wurde die Schulter in einen schrägen Durchmesser rotiert und konnte dann geboren werden, nur in 2 Fällen war eine hintere Armlösung im persistierenden Vierfüßlerstand notwendig. Die Zeit zwischen der Diagnosestellung einer Schulterdystokie und der Geburt des Kindes betrug zwischen 1 und 6 min. 50 % der Kinder wogen mehr als 4000 g und 21 % mehr 4500 g. Trotz dieser hohen Inzidenz makrosomer Kinder kam es in keinem Fall zu einem Plexusschaden, weder vorübergehend noch dauerhaft.

Auch andere schwerere Neugeborenenkomplikationen wie Krämpfe, Blutungen, Hypoxämien oder Klavikulafrakturen wurden nicht beobachtet. Lediglich bei 4 Geburten mit einem Geburtsgewicht über 4500 g kam es zu Komplikationen. In einem Fall kam es zu einer postpartalen Blutung, ein Kind hatte sowohl einen Apgar-Score unter 3 nach einer Minute als auch eine Humerusfraktur, ein weiteres Kind einen Ein-Minuten-Apgar unter 3 und das vierte Kind einen Fünf-Minuten-Apgar unter 6. Vor dem Hintergrund dieser günstigen Daten kann der Vierfüßlerstand nach Gaskin als Behandlungsoption der ersten Wahl bei Schulterdystokie uneingeschränkt empfohlen werden. Insbesondere solange keine weitere fachärztliche Hilfe im Kreißsaal zur Verfügung steht, stellt der Vierfüßlerstand nach Versagen des McRoberts-Manövers eine Option dar, um die Schulterdystokie auch ohne weitere invasive Maßnahmen zu beherrschen.

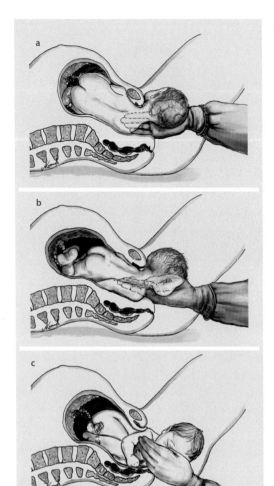

◨ Abb. 1.25a–c Manöver nach Woods

Innere Handgriffe zur Lösung der Schulterdystokie

Alle Handgriffe, die ein Eingehen mit der Hand in das kleine Becken erfordern, sind dem Arzt in der modernen mitteleuropäischen Geburtshilfesituation wenig oder gar nicht vertraut. Bei der Beckenendlage haben wir inzwischen eine Kaiserschnittrate von annähernd 90 %, und die Expertise der vaginalen Beckenendlagengeburt verteilt sich auf wenige Geburtshelfer. Auch bei der Geburt des zweiten Zwillings sind Erfahrungen mit inneren Handgriffen selten. Dies macht die Beherrschung der Schulterdystokie in der modernen Geburtshilfe umso schwieriger, weil die Schulterdystokie nicht immer

vermeidbar ist, den Geburtshelfer in der heutigen Zeit überraschend trifft und er entsprechend wenig Erfahrung hat. Hier hilft nur die theoretische Schulung und das Training am Phantom, um im Ernstfall bestehen zu können.

Für die weiteren Maßnahmen gilt es, unbedingt Ruhe zu bewahren, auch wenn die nicht invasiven Maßnahmen zur Behebung der Schulterdystokie nicht erfolgreich waren. Von essenzieller Bedeutung ist, dass alle Manöver nicht ruckartig mit hohen Kraftspitzen durchgeführt werden, sondern langsam und mit dosierter Kraft (Schifrin u. Cohen 2009).

Das **Manöver nach Woods** sollte als nächstes zum Einsatz kommen (Woods 1943). Dazu muss man mit der Hand in die Sakralhöhle eingehen, die mit der Brustseite des Kindes korrespondiert (◨ Abb. 1.25a). Bei einer **ersten Lage (Rücken links)** steht die linke Schulter des noch ungeborenen Kindes in der Kreuzbeinhöhle. Man muss daher **mit der linken Hand eingehen**, um die flache Hand oder mindestens 2 Finger auf das Schlüsselbein des Kindes auflegen zu können (◨ Abb. 1.25a u. b). Ziel ist es, die hintere Schulter von der Vorderseite kommend so zu drehen, dass die vordere Schulter sich von der Symphyse lösen kann. Ganz ähnlich wie bei der Armlösung nach Lövset (Martius 1978) im Rahmen der Beckenendlagengeburt ist es das Ziel, den Rumpf des Kindes um bis zu 180° so zu drehen, dass die zunächst hinten stehende Schulter nach ventral gelangt, dabei aber tiefer tritt und sich nicht mehr hinter der Symphyse verhaken kann (Korkenziehermanöver).

Mit der Hand, die mit dem Manöver beginnt, kann man das Kind etwa 90° bis in den queren Durchmesser drehen. Kann bei einem sehr großen Kind der Rumpf dann noch nicht entwickelt werden, muss die Hand gewechselt und mit der anderen Hand wieder von der Brustseite des Kindes kommend weiterdreht werden.

> Bei erster Lage Rücken links → Beginn mit der linken Hand → Wechsel auf die rechte Hand, Drehung gegen den Uhrzeigersinn.

Das Manöver nach Woods kann kombiniert werden mit dem suprasymphysären Druck auf die ventral stehende Schulter vom Rücken des Kindes her. Dies kann entweder der Operateur selbst übernehmen oder er kann diesen Druck durch eine zweite Person ausüben lassen. Die Drehung soll kombiniert

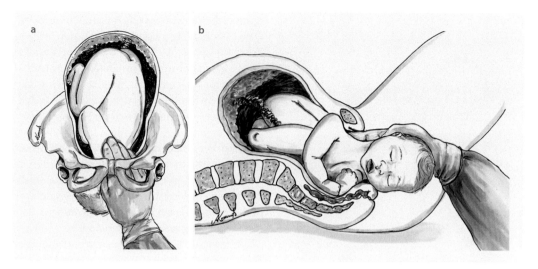

■ **Abb. 1.26a,b** Manöver nach Rubin

von ventral innen an der hinteren Schulter und von dorsal außen an der vorderen Schulter erfolgen. Wenn das Drehmanöver erfolgreich gewesen ist, steht die hintere Schulter typischerweise nicht mehr oberhalb der Symphyse, sondern tiefer, sodass dann die Geburt des Rumpfs durch Wehentätigkeit und ggf. durch fundalen Druck mittels des Kristeller-Handgriffs unterstützt werden kann. Hier muss dann sichergestellt sein, dass die Schulter gelöst ist. Zug am Kopf ist während des gesamten Rotationsmanövers unbedingt zu vermeiden. Die Halsregion bleibt völlig frei von irgendwelchen Manipulationen.

Befindet sich das **Kind in zweiter Lage (Rücken rechts)** muss entsprechend **mit der rechten Hand** eingegangen werden, um die Schulterdrehung bewerkstelligen zu können, und es kann ggf. auf die linke Hand gewechselt werden (■ Abb. 1.25).

Das Manöver nach Woods soll mit flektierten Beinen durchgeführt werden, die entsprechend weit gespreizt werden, um möglichst viel Platz für das Rotationsmanöver zu schaffen.

Beim **Manöver nach Rubin** wird versucht, primär die vordere Schulter zu rotieren (Rubin 1964). Dazu geht der Geburtshelfer mit der Hand am Kopf vorbei unter die Symphyse (■ Abb. 1.26). Die Wahl der Hand ist bei diesem Manöver untergeordnet, sodass der Rechtshänder seine rechte Hand und der Linkshänder seine linke Hand gebrauchen kann. Man muss den Rücken des Kindes im Bereich der vorderen Schulter erreichen, dann die Schulter aus der

Fixierung lösen und in den schrägen bzw. queren Beckendurchmesser drehen. Der Erfolg dieses Manövers kann unmittelbar ertastet werden, wenn es gelingt, die Schulter in den schrägen Durchmesser zu bringen. Letztlich kann das Rubin-Manöver auch wie beim Manöver nach Woods in eine 180°-Drehung des kindlichen Rumpfs münden. Nach eigener Erfahrung ist es besonders bei makrosomen Kindern mit einem ausgeprägten Turtle-Phänomen gelegentlich unmöglich, mit der Hand am Kopf vorbei an die vordere Schulter zu gelangen. Die Kreuzbeinhöhle bietet in der Regel genug Raum, um auch bei ausgeprägt makrosomen Kindern mit der Hand an die hintere Schulter zu gelangen. Daher ist das Manöver nach Woods in der Regel erfolgreicher als das Rubin-Manöver. Zusätzlich ist das Manöver nach Rubin mit einer höheren Verletzungsrate behaftet als das Woods-Manöver (► Abschn. 1.11.3). Eine Erklärung dafür kann sein, dass beim Rubin-Manöver das kindliche Köpfchen nach dorsal flektiert werden muss, um überhaupt hinter die Symphyse gelangen zu können. Dieser Zug kann gelegentlich zu stark sein und eine Parese auslösen.

Mit den Manövern nach Woods oder Rubin gelingt es in einem weiteren Teil der Fälle, die Schulterdystokie zu lösen und eine Geburt des Rumpfs zu ermöglichen. Verharrt jedoch die Schulter unbeweglich hinter der Symphyse, und eine Rotation des Schultergürtels ist nicht möglich, so müssen umgehend die nächsten Schritte eingeleitet werden.

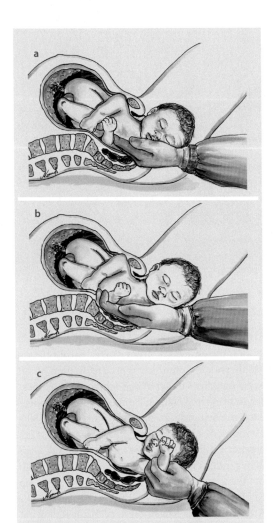

■ Abb. 1.27a–c   Lösung des hinteren Arms

Lösung des hinteren Arms

Die Lösung des hinteren Arms, die auch als Manöver nach Barnum (1945) bezeichnet wird, stellt den nächsten Schritt in der Behandlungskette dar. Steht die Armlösung an, so hat der Geburtshelfer durch die vorherigen Lösungsversuche bereits einen guten Überblick über die innere Anatomie gewinnen können. Es gilt nun, von der Kreuzbeinhöhle aus den hinteren Arm zu lösen. Dabei wird vom Rücken kommend hinter den Arm gegriffen und der Arm vorsichtig über die Brust des Fetus nach unten geholt (■ Abb. 1.27). Dies gelingt häufig relativ problemlos. Bei einer extremen Disproportion zwischen Fetus und mütterlichem Becken ist das Herunterholen des

Arms nicht immer ohne Oberarmfraktur machbar. Dem Geburtshelfer muss bewusst sein, dass in dieser Eskalationsphase der Geburt bei Schulterdystokie diese Maßnahme unter Umständen unvermeidbar ist, um einen hypoxisch-ischämischen Hirnschaden von dem Kind abzuwenden. Wenn der Arm heruntergeholt ist, vermindert sich der Schulterumfang erheblich, und auch bei Kindern über 5000 g lässt sich nach der Erfahrung des Autors dann die Geburt des Rumpfs durch fundalen Druck und Aktivierung der Wehentätigkeit erreichen. Auch bei diesen Maßnahmen gilt uneingeschränkt: Hände weg vom Kopf und Vermeiden jeden Zuges am Kopf, insbesondere mit Abknickung aus der Rumpfachse!

In mehr als 30 Jahren eigener geburtshilflicher Erfahrung und mehr als 30.000 Geburten im Klinikum Dortmund konnten alle Schulterdystokien mit dieser geschilderten Kaskade an Maßnahmen gelöst werden.

Ultima-ratio-Maßnahmen

Für den Fall, dass trotz dieser Maßnahmenkette die Schulterdystokie nicht überwunden werden kann, bleiben weitere Maßnahmen, die der Geburtshelfer zumindest theoretisch durchgespielt haben sollte, um sie als Ultima ratio zum Einsatz bringen zu können.

Manöver nach Gunn und Zavanelli

Dieses Manöver mit Hochschieben des kindlichen Köpfchens und Rückdrehung sowie unmittelbar anschließender Sectio caesarea wurde unabhängig voneinander durch zwei Ärzte beschrieben: Zuerst wurde es 1976 durch Gunn durchgeführt und nachfolgend von O'Leary und Gunn (1985) publiziert. Die Autoren empfahlen den Einsatz eines wehenhemmenden Medikaments und einer Kopfschwartenelektrode (O'Leary 2009b). Unabhängig davon berichtete Sandberg (1985) über einen Fall und schrieb die Erstbeschreibung Zavanelli zu. Sandberg gab später (1999) eine Literaturübersicht über 12 Jahre Erfahrung mit insgesamt 103 Fällen, dabei handelte es sich um 92 Schädellagen und 11 Beckenendlagen. Von den 92 Schädellagen konnten 78 mit dem ersten Versuch hochgeschoben und durch Sectio caesarea entwickelt werden. In 6 weiteren Fällen waren eine Anästhesie und eine Relaxation des Uterus erforderlich.

In den verbliebenen Fällen wurde 6-mal eine Symphysiotomie zur Entwicklung der Kinder

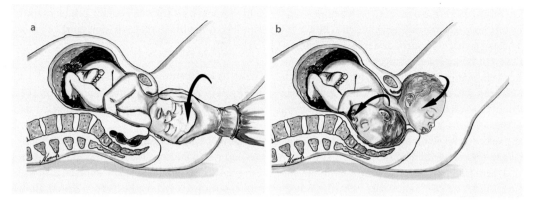

Abb. 1.28a,b Manöver nach Gunn und Zavanelli

angelegt, die dann die Geburt ermöglichte. In einem Fall wurde das Kind mittels Hysterotomie so gedreht, dass dann eine vaginale Geburt erfolgen konnte. Im letzten Fall fand sich bei der Laparotomie eine Uterusruptur, und der fetale Rumpf war mit allen 4 Extremitäten in die Bauchhöhle geboren. Durch Drehen des Rumpfes konnte dann eine vaginale Geburt des Kindes erreicht werden. Die Verletzungsrate dieser Kinder war sehr hoch, 15 Kinder wiesen eine Plexusparese auf, 10 litten an Krampfanfällen, teilweise mit Tetraplegie, Zerstörung von Hirnarealen, mentaler Retardierung, verzögerter motorischer Entwicklung und schweren hirnorganischen Störungen. Es kam zu 6 intrauterinen und 8 neonatalen Todesfällen. Bei den Müttern stellte die Sepsis die häufigste Komplikation dar, keine Mutter ist verstorben. Eine direkte Verletzung durch das Gunn-Zavanelli-Manöver wird nicht beschrieben, alle Verletzungen sind ganz offenbar vorher bei den vergeblichen Versuchen zur Überwindung der Schulterdystokie entstanden.

Die vorliegenden Berichte zum Manöver nach Gunn-Zavanelli zeigen, dass das kindliche Köpfchen in den meisten Fällen auch ohne Narkose zurückgeschoben werden kann. Für die nachfolgende Sektio wird jedoch eine Narkose benötigt. Dem Algorithmus zur Beherrschung der Schulterdystokie folgend ist in den meisten Fällen bereits Narkosebereitschaft hergestellt, wenn der Entschluss zur Durchführung dieses Manövers gefasst wird. Daher sollte die Narkoseeinleitung vor Beginn des Manövers erfolgen. Die Daten zeigen, dass dann auch Fälle beherrschbar sind, die ohne Narkose erfolglos bleiben.

Die Relaxation der Schwangeren ist hilfreich, wenn das Köpfchen durch das Becken hochgeschoben wird. Der Kopf muss in Flexion gebracht werden und die physiologische 90°-Rotation, die das kindliche Köpfchen beim Tiefertreten durch das Becken vollführt, muss rückgedreht werden (■ Abb. 1.28). Das Zurückdrängen des kindlichen Köpfchens gelingt meistens mit nur geringer, aber konstanter Kraftaufwendung mit der flachen Hand. Dabei können mit der anderen Hand die hintere Kommissur und der Damm nach dorsal gedrückt werden. Nach Hochschieben des Köpfchens mindestens bis in die Beckenmittenebene ist dann die abdominale Schnittentbindung unverzüglich durchzuführen. Meistens verbleibt dann das Köpfchen ohne Notwendigkeit des weiteren Haltens in der Beckenmittenposition (O'Leary 2009b).

Es ergibt in dieser Situation keinen Sinn, die Schwangere noch in einen speziellen Kaiserschnitt-OP zu verbringen, die abdominale Schnittentbindung sollte sich stattdessen unverzüglich im Kreißbett anschließen, um das Kind so rasch wie möglich einer kinderärztlichen Versorgung zuführen zu können. Wenn man sich zu diesem Manöver entschließen muss, sind in der Phase der bestehenden Schulterdystokie mit Sicherheit 8–10 min vergangen, zur Oxygenierung des Kindes können nur begrenzte Aussagen gemacht werden und es droht immer auch die vorzeitige Plazentalösung. Die Entwicklung des Kindes hat in dieser Situation absoluten Vorrang. Die Versorgung der Episiotomie, die regelhaft beim Zavanelli-Manöver bereits angelegt wurde, muss bis zur Beendigung der Sektio zurückgestellt werden.

Der Blutverlust ist durch die Sektio in Kombination mit der Episiotomie höher. Eine Atonieprophylaxe ist sinnvoll, um einen noch stärkeren

Blutverlust zu vermeiden. Eine rechtzeitige Transfusion muss vom tatsächlichen klinischen Blutverlust abhängig gemacht werden, da der Hämoglobinwert nicht repräsentativ ist, solange noch keine vollständige Volumensubstitution erfolgt ist. Heute wird die Sectio caesarea üblicherweise mit einer Antibiotikaprophylaxe verbunden. Beim Zavanelli-Manöver ist im Einzelfall zu entscheiden, ob eine Prophylaxe ausreichend ist oder ob für einige Tage die Antibiotikagabe fortgesetzt werden muss.

Über erfolgreich durchgeführte Zavanelli-Manöver findet sich bei Sandberg (1999) die Angabe über eine Sectio caesarea bei einem Kind mit 12 lb 2 oz (5500 g), das 67 min nach dem Hochschieben mittels Sectio caesarea mit Apgar-Werten von 7 und 10 geboren werden konnte. O'Leary und Gunn (1985) berichten über 4 Fälle, die mit dem Zavanelli-Manöver behoben werden konnten. Diese Fälle sind auch in der Übersichtsarbeit von Sandberg (1999) enthalten. Bemerkenswert ist, dass 2 dieser Kinder unter 4000 g wogen und die beiden übrigen Kinder mit 4260 g und 4500 g keineswegs so groß waren, wie man bei der Anwendung dieses Manövers als Ultima ratio erwarten würde.

Die wenigsten Geburtshelfer haben eigene Erfahrungen mit dieser Methode. Die Datenlage zeigt jedoch, dass in der verzweifelten Situation einer anders nicht beherrschbaren Schulterdystokie dieses Verfahren auch ohne bleibende Schäden für das Kind oft erfolgreich eingesetzt werden kann. Plexusparesen und andere Verletzungen sind in den berichteten Fällen wahrscheinlich überwiegend schon bei den frustranen vorausgehenden Lösungsversuchen entstanden. Ross und Beall (2006) haben allerdings über einen Fall einer tödlichen Dislokation der Halswirbelsäule in Zusammenhang mit dem Zavanelli-Manöver berichtet, wobei der Kommentar von Sandberg (2007) darauf hinweist, dass die Dislokation in diesem Fall möglicherweise nicht durch das Manöver selbst ausgelöst wurde.

Zweifelsfrei stellt das Manöver nach Gunn und Zavanelli eine Methode dar, die im Maßnahmenkatalog zur Überwindung einer Schulterdystokie nicht an erster Stelle stehen darf, sondern erst dann indiziert ist, wenn andere, weniger risikobehaftete Methoden versagen. Das Manöver ist aber andererseits hilfreich, um in sonst aussichtslosen Fällen das Kind noch lebend entwickeln zu können, und in einem beachtlichen Umfang gelingt es sogar, Kindern ohne bleibende Schäden zum Leben zu verhelfen.

Symphysiotomie

Die Symphysiotomie (Durchtrennung des Knorpels zwischen den beiden Symphysenschenkeln) und die Hebosteotomie (Durchsägen der knöchernen Symphysenschenkel einseitig neben dem Symphysenknorpel) gehörten als beckenerweiternde Operationen schon seit dem 18. Jahrhundert zum Instrumentarium des Geburtshelfers. Zu Zeiten, als der Kaiserschnitt nahezu unvermeidlich zum Tod der Mutter führte, dienten beckenerweiternde Operationen zur Herbeiführung einer geburtsmöglichen Situation bei stark verengten Becken, die sonst ohne Chance auf eine vaginale Geburt gewesen wären. Sie waren wegen der fehlenden Asepsis und den beschränkten Möglichkeiten der Blutstillung jedoch auch mit hohen Risiken für die Mutter verbunden (Döderlein u. Krönig 1912). Um die Jahrhundertwende zwischen dem 19. und 20. Jahrhundert mit den verbesserten Möglichkeiten der Asepsis und der operativen Medizin wurden diese Operationen zunehmend bei engem Becken eingesetzt. Durch die verbesserten Rahmenbedingungen des Kaiserschnitts und die Abnahme der Mortalität und Morbidität verloren beckenerweiternde Operationen ihre Bedeutung.

Von Hartfield (1986) wurde die Symphysiotomie zur Therapie der sonst nicht beherrschbaren Schulterdystokie wiederentdeckt. Eine Cochrane-Analyse (Hofmeyr u. Shweni 2010) erbrachte keine randomisierten Studien zu dieser operativ-geburtshilflichen Maßnahme. Gerade in Entwicklungsländern stellt diese Methode aber bei engem Becken eine ernst zu nehmende Alternative zur Sectio caesarea dar (Ersdal et al. 2008, Monjok et al. 2012). Goodwin et al. (1997) weisen darauf hin, dass diese Methode in entwickelten Ländern auch deswegen umstritten ist, weil damit keine praktische Erfahrung besteht. Chalidis et al. (2007) beschreiben einen Fall einer Symphysiotomie bei sonst nicht beherrschbarer Schulterdystokie und geben auch Hinweise zur operativen Korrektur. Sie haben allerdings erst zweizeitig mit Knocheninterponat behandelt, weil die Patientin mit der auseinandergewichenen Symphyse nicht laufen konnte. Eindrucksvoll zeigen die Röntgenbilder in dieser Arbeit, wie weit die Symphysenschenkel nach der Symphysiotomie auseinanderklaffen, und es lässt sich daran ermessen, welch deutliche Erweiterung des Geburtskanals durch diese Maßnahme erreicht werden kann.

In der Notfallsituation in Kreißsälen Europas und der USA wird heutzutage keine Knochensäge vorrätig gehalten. Dadurch scheidet die Durchtrennung der knöchernen Symphyse in der Notfallsituation aus. Als Ultima ratio bei einer sonst nicht beherrschbaren Schulterdystokie muss man auf ein Instrumentarium zurückgreifen können, das in jedem Kreißsaal verfügbar ist. Darauf basiert die Anleitung zur notfallmäßigen Symphysiotomie bei der Extremform der Schulterdystokie.

Wenn die Indikation zur Symphysiotomie gestellt wird, sind alle anderen Maßnahmen erfolglos geblieben, und gemäß dem Maßnahmenkatalog zur Therapie der Schulterdystokie sollte spätestens jetzt ein Anästhesist anwesend sein, der unverzüglich notfallmäßig eine Narkose einleitet. Dies muss in jedem Kreißsaal möglich sein, und es sollte vermieden werden, dass in dieser Situation die Schwangere mit geborenem Kopf noch in einen Operationssaal verbracht werden muss. Sollte kein Anästhesist bereitstehen, erfolgt der Eingriff in Lokalanästhesie. Zuwarten erhöht das Risiko für das Kind in Bezug auf Hypoxie und Tod erheblich.

Nach Schnelldesinfektion und so weit wie möglich steriler Abdeckung wird ein transurethraler Dauerkatheter gelegt. Bei fehlender Narkose werden die Haut und das Unterhautgewebe ausreichend mit einem Lokalanästhetikum infiltriert. Auch das Periost wird mit infiltriert, da es besonders schmerzempfindlich ist.

Sodann wird ein Längsschnitt exakt in der Mittellinie angelegt, der über den Mons pubis reicht. (■ Abb. 1.29). Durch die fixierte vordere Schulter ist in dieser Situation die Blase stark nach ventral gedrückt und kann nur mühsam mit der Hand von der Symphyse weggehalten werden. Eine Hand palpiert von der Scheide aus und drängt die durch den Katheter geschiente Harnröhre nach lateral ab. Mit der anderen Hand wird der Symphysenknorpel mit einem kräftigen Skalpell durchtrennt (Cave: Finger der zweiten Hand, Kopf des Kindes!). Wenn man genau in der Fuge zwischen den beiden Schambeinknochen bleibt, gelingt es relativ leicht, die Symphyse

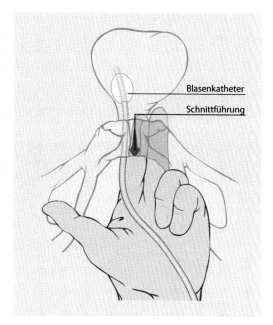

■ **Abb. 1.29** Technik der Symphysiotomie (Aus Gnirs u. Schneider 2011)

zu spalten, und die Symphysenschenkel können auseinandergezogen werden. Dann kann eine vaginale Geburt des Rumpfs erfolgen.

Auch wenn diese Maßnahme für denjenigen, der sie vorher nie zur Anwendung bringen musste, martialisch erscheint, ist sie doch in dieser Ausnahmesituation möglicherweise letzte Rettung für ein Kind, das sonst in der Hypoxämie verstirbt oder schwerstgeschädigt wird. Verletzungen der Blase und der Harnröhre wird man ggf. in Kauf nehmen müssen, sie heilen unter entsprechender Harnableitung in der Regel rasch ab. Wenn das Kind entwickelt und versorgt ist, kann die Behandlung der Mutter in Ruhe zu Ende gebracht werden. Es kann sinnvoll sein, die Harnblase zum Ausschluss einer Verletzung aufzufüllen. Stärkere Blutungen sind nicht zu befürchten. Gegebenenfalls kann der Schnitt nach der Entwicklung des Kindes in Narkose erweitert werden, und nach Auffüllen der Harnblase kann mit Sicht in das Cavum Retzii eine Inspektion vorgenommen werden. Die Harnröhre wird von vaginal eingestellt und kann bedarfsweise durch Naht versorgt werden. Kleinere Gefäße können koaguliert oder ligiert werden.

Der breite Symphysenspalt kann durch einen Unfallchirurgen oder Orthopäden versorgt werden. Wenn es möglich ist, sollte die bestehende Narkose zur Primärversorgung der Symphysiotomie genutzt werden. Wo eine solche Kompetenz nicht zur Verfügung steht, muss nach Abschluss der Blutstillung die Naht der Weichteile erfolgen. Die Einlage einer Drainage kann sinnvoll sein. Die Symphysiotomie wird sinnvollerweise unter antibiotischer Abdeckung vorgenommen. Die Antibiotikagabe sollte für einige Tage fortgesetzt werden, da der Eingriff in der Notfallsituation wahrscheinlich nicht sicher unter völlig aseptischen Bedingungen durchführbar ist.

Wenn die Stabilisierung der Symphyse nicht primär erfolgen kann, soll bis zur endgültigen operativen Versorgung die Symphyse durch eine äußere Zuggurtung stabilisiert werden. Zur Beschleunigung des Heilungsprozesses sollte sie aber sekundär operativ versorgt werden, weil der Symphysenspalt sehr breit ist und der Beckenring sonst instabil bleibt und erhebliche Beschwerden für die Patientin verursacht (Chalidis et al. 2007). In Entwicklungsländern werden Symphysiotomien meist nur durch Naht der Weichteile versorgt; die knöchernen Strukturen werden der Selbstheilung überlassen. Daher findet sich auch in der deutschen Literatur keine eindeutige Empfehlung zur Osteosynthese (Gnirs u. Schneider 2011). Die konkrete Vorgehensweise sollte aber in jedem Fall mit einem Orthopäden oder Unfallchirurgen abgestimmt werden.

Abdominaler Rettungsversuch

Der abdominale Rettungsversuch besteht in der Eröffnung der Abdominalhöhle und des Uterus wie bei der Sectio caesarea (O'Leary u. Cuva 1992). Er kann über Pfannenstiel-Schnitt vorgenommen werden, setzt aber natürlich eine adäquate Analgesie voraus, was nur bei einer bereits ausreichend aufgespritzten Periduralanästhesie gegeben ist. Ansonsten muss zügig eine Vollnarkose eingeleitet werden, die zusätzlich wahrscheinlich noch Vorteile durch die Relaxation bietet. Man geht dann mit der flachen Hand ein und rotiert die eingeklemmte Schulter von der Rückenseite her kommend in den schrägen bis queren Durchmesser wie beim Manöver nach Rubin. Das Kind kann dann durch vorsichtiges Schieben von oben vaginal entwickelt werden (◘ Abb. 1.30).

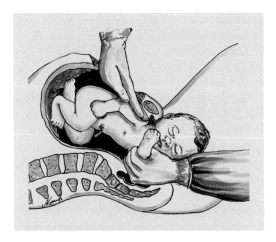

◘ **Abb. 1.30** Abdominaler Rettungsversuch

Ein Rückschieben des Köpfchens nach abdominal mit anschließender abdominaler Entwicklung des Kindes (Manöver nach Gunn-Zavanelli bei bereits eröffnetem Bauch) ist wahrscheinlich gefährlicher für das Kind und wird nicht empfohlen. Enekwe, Rothmund und Uhl (2012) berichten über einen Fall mit schwerer Schulterdystokie, bei dem die konventionellen Manöver erfolglos waren. Es wurde dann laparotomiert und direkt auf die anteriore Schulter gedrückt bei gleichzeitigem Manöver nach Woods. Dadurch konnte das Kind dann vaginal entwickelt werden. Das Kind musste zunächst reanimiert und beatmet werden, hat sich aber gut erholt. Post partum bestand eine Erb-Lähmung des hinteren Arms. Die Autoren machen keine Angabe, ob die Parese vorübergehend oder persistierend war.

Wertigkeit der einzelnen Ultima-ratio-Maßnahmen

Der Autor hat in jetzt 35 Berufsjahren viele Schulterdystokien in den verschiedenen Phasen der Weiterbildung als Assistent, Oberarzt und seit mehr als 20 Jahren als Direktor einer großen Frauenklinik selbst erlebt. In allen Fällen konnte die Schulterdystokie spätestens in Narkose mit der Lösung des hinteren Arms behoben werden. Ultima-ratio-Maßnahmen waren in keinem Fall erforderlich. Auch in den zahlreichen bearbeiteten Gutachtenfällen war nie ein weiterführendes Verfahren in Erwägung gezogen worden, sondern die Kinder wurden immer in irgendeiner Weise vaginal entwickelt. Vielleicht hätte in dem einen oder anderen Fall durch den Einsatz eines Ultima-ratio-Verfahrens der schwere Schaden abgewendet oder gemildert werden können.

Man muss sich nach Überzeugung des Autors für den „worst case" eine Vorgehensweise zurechtlegen, die man dann konsequent umsetzt. Das Zurückschieben des bereits geborenen Köpfchens nach Gunn-Zavanelli mag bei Schulterdystokien normalgewichtiger oder mäßig übergewichtiger Kinder gut durchführbar sein. Bei einer atypischen Schulterdystokie mit platypelloidem Becken (▶ Abschn. 1.6.18) ist es möglicherweise das Verfahren, das zu bevorzugen ist. Bei Riesenkindern mit Geburtsgewichten um 5000 g oder noch deutlich darüber ist es wahrscheinlich sehr schwer durchführbar und mit erheblichen zusätzlichen Risiken für das Kind verbunden. In diesen Fällen darf man sich nicht scheuen, die Symphysiotomie durchzuführen! Sie ist meist schneller umsetzbar als der abdominale Rettungsversuch, da sie in Lokalanästhesie durchführbar ist, und die abdominale Rotation einer fixierten vorderen Schulter eines Riesenkindes ist ohne zusätzliche Belastung des Plexus kaum möglich. Die Symphysiotomie schafft definitiv ausreichend Raum, um auch extrem übergewichtige Kinder im Anschluss an die Durchtrennung der Symphyse mit den üblichen Techniken zur Behebung der Schulterdystokie entwickeln zu können. Im ungünstigsten Fall muss sich als Maßnahme noch die Lösung des hinteren Arms anschließen. Die Symphysiotomie hat nur eine Voraussetzung: Der Geburtshelfer muss den Mut haben, ein Verfahren anzuwenden, das er wahrscheinlich vorher noch nie in seinem Berufsleben angewandt hat!

Nicht empfehlenswerte Maßnahmen

Martius (1978) propagierte in mehreren Publikationen die äußere Überdrehung des kindlichen Köpfchens zur Überwindung der Schulterdystokie (◘ Abb. 1.31). Diese Überdrehung hat über den deutschen Sprachraum hinaus keine Verbreitung gefunden. Sie ist in Fällen einer leichten Einklemmung wahrscheinlich geeignet, die vordere Schulter zu lösen, wenn vorsichtig am Kopf gedreht wird. Bei einer fixierten Schulterdystokie kann man nicht erwarten die kindliche Schulter quasi wie einen Schlüssel im Schloss zur Drehung zu bringen, indem

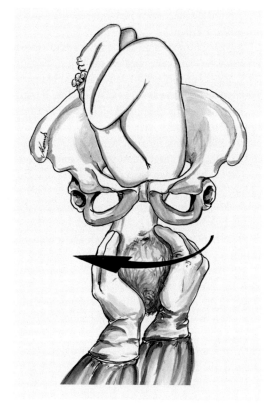

◘ **Abb. 1.31**   Äußere Überdrehung nach Martius

das kindliche Köpfchen als Drehmoment benutzt wird. Hier ist das Risiko viel zu hoch, dass durch dieses Manöver ein Plexusschaden ausgelöst wird. Die Arbeitsgemeinschaft für Medizinrecht der Deutschen Gesellschaft für Gynäkologie und Geburtshilfe (2010) hat in ihrer aktuellen Empfehlung zur Behebung der Schulterdystokie ausdrücklich darauf hingewiesen, dass die äußere Überdrehung nicht empfohlen werden kann. Diesen Ausführungen ist nichts hinzuzufügen. Es stehen bessere und weniger gefährliche Maßnahmen zur Überwindung der Schulterdystokie zu Verfügung, sodass die äußere Überdrehung keinen Raum im geburtshilflichen Handeln mehr haben sollte.

Martius (1978) gibt in seinem Lehrbuch auch noch die Drehung der senkrecht stehenden Schultern mit der Parallelzange nach Shute an. Die Anwendung der Zange nach geborenem Kopf hat keine Verbreitung zur Überwindung der Schulterdystokie gefunden und kann wegen der etablierten und in ihrem

1

Risikoprofil abschätzbaren Verfahren ebenfalls nicht empfohlen werden.

Die Kleidotomie, also das gezielte Frakturieren der vorderen Klavikula, wird ebenfalls von Martius (1978, 1985) empfohlen, um den Schulterumfang zu reduzieren. Hiersche (1991) weist zu Recht darauf hin, dass schon die alten, mit operativen Entbindungsverfahren sehr vertrauten Geburtshelfer die gezielte Kleidotomie für zu schwierig durchführbar und risikobehaftet ansahen. Auch Gnirs und Schneider (2011) halten den Nutzen dieser Maßnahme schon deshalb für gering, weil es eher zu einer Grünholzfraktur kommt, die ein stärkeres Einsinken der Schulter verhindert. Die gezielte Kleidotomie kann vor dem Hintergrund der erprobten Techniken bei Schulterdystokie sicher nicht empfohlen werden.

Als Alternative zur Lösung des hinteren Arms wird von einigen Autoren ein Einhaken mit dem Finger in die Achselhöhle mit nachfolgender Traktion und teilweise auch das Anlegen einer Schlinge mit Extraktion beschrieben (Cluver u. Hofmeyr 2009, Hofmeyr u. Cluver 2009, Menticoglou 2006). Diese Methoden berücksichtigen nicht den Mechanismus der hinteren Armlösung, durch die ja gerade der Schulterumfang reduziert werden soll, damit es zu einer Befreiung der vorderen Schulter hinter der Symphyse kommt. Bei der Traktion an der hinteren Schulter – sei es mit dem Finger oder mit einer Schlinge – bei noch anliegendem Arm ist der Schulterumfang nicht vermindert, sondern die Fixierung hält an. Der Zug nach kaudal verstärkt in dieser Situation möglicherweise die Belastung des Plexus brachialis. Größere Fallserien sind bisher nicht publiziert, sodass aus den dargestellten Überlegungen diese Verfahren nicht empfohlen werden können.

Der Kristeller-Handgriff hat in geburtshilflichen Schadensfällen mit Plexusparese eine erhebliche Bedeutung, weil er ganz offenbar in deutschen Kreißsälen immer noch weit verbreitet ist (◨ Abb. 1.32). Bei dem Handgriff nach Kristeller handelt es sich um einen Druck auf den Fundus uteri, der nach der typischen Beschreibung nur in der Austreibungsperiode zur Überwindung des Beckenbodens vor der Geburt des kindlichen Köpfchens eingesetzt werden kann (Strauss 2006). Allenfalls ist seine Anwendung bei vaginal-operativen Entbindungen zur Unterstützung der mütterlichen Wehentätigkeit erlaubt. In der Situation einer Schulterdystokie wird er offenbar immer wieder von verzweifelten Geburtshelfern

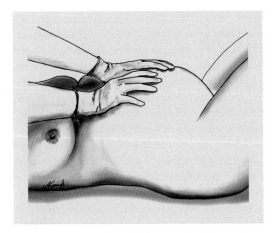

◨ **Abb. 1.32**   Fundusdruck (Handgriff nach Kristeller)

ohne vorherige Alternativen zur Überwindung der Schulterdystokie eingesetzt. In dieser Situation ist die Anwendung des Kristeller-Handgriffs streng kontraindiziert und vermag für sich genommen einen Plexusschaden zu begünstigen: Solange die Schulter klemmt, ist jede zusätzliche Kraft, die Druck auf die kindliche Schulter erzeugt, kontraproduktiv. Dies gilt für die körpereigene mütterliche Wehentätigkeit genauso wie für den Kristeller-Handgriff.

Bei bestehender Schulterdystokie muss die körpereigene Wehentätigkeit notwendigerweise gehemmt werden, solange die Schulter eingekeilt ist, um in dieser Phase eine Lösung der vorderen Schulter so gut wie möglich herbeiführen zu können. Ist dann die Schulter gelöst, fehlt es oft an körpereigener Wehentätigkeit, um den Rumpf vor allem bei makrosomen Kindern zeitnah entwickeln zu können. In dieser Situation ist dann ein fundaler Druck mittels Kristeller-Handgriff erlaubt und auch sinnvoll. Er darf allerdings erst eingesetzt werden, wenn definitiv klar ist, dass die vordere Schulter gelöst ist. Verantwortlich dafür ist der Geburtshelfer, der ggf. an die Hebamme ein entsprechendes Kommando geben muss, dass die Anwendung des Kristeller-Handgriffs freigegeben ist. Es ist in jedem Fall besser, die Geburt des Rumpfs bei gelöster Schulter durch den Kristeller-Handgriff zu beschleunigen, als in dieser Situation dann doch noch an das kindliche Köpfchen zu greifen und den Rumpf mittels Zug am Kopf zu extrahieren. Die Gefahr ist groß, dass dabei das Köpfchen zur Seite geneigt wird und Zug auf den Plexus gelangt.

Martius (1985, 1978) nimmt in seinen Büchern auch dazu Stellung, wie zu verfahren ist, wenn es bei totem Kind zu einer Schulterdystokie kommt oder wenn das Kind bei noch nicht gelöster Dystokie abstirbt. Er schreibt, dass diese Situation kein ernsthaftes therapeutisches Problem darstelle. Er empfiehlt für diesen Fall die Dekapitation, weil dann die Arme leicht heruntergeholt werden könnten und so das Kind dann entwickelt werden könne. Heute wird man in den industrialisierten Ländern dieses Vorgehen kaum noch vertreten können. Wenn es denn tatsächlich zu einem Tod sub partu kommt oder ein Kind bereits wissentlich tot geboren wird, wollen die Eltern das Kind in der Regel sehen, und ein dekapitiertes Kind ist dann undenkbar. Daher wird man in dieser besonderen Situation eines bereits sicher toten Kindes vorgehen wie beim lebenden Kind. Die Entwicklung wird auch deswegen relativ einfach gelingen, weil der Tonus fehlt und man auf Traumen des Plexus und des Skeletts keine Rücksicht mehr nehmen muss.

Begleitmaßnahmen

Neben der Episiotomie und einer Tokolyse ist der **Einsatz einer Narkose** zielführend. Daher wird die frühzeitige Information an die Anästhesie bei Feststellung einer Schulterdystokie unbedingt propagiert, damit dann bei Notwendigkeit einer Narkose diese unverzüglich eingeleitet werden kann. Mittels Narkose gelingt die Relaxation des Beckenbodens, und an der narkotisierten Patientin sind die inneren Manöver wesentlich leichter durchzuführen. Eine Narkose ist insbesondere dann dringend geboten, wenn die Schwangere sich gegen die ärztlichen Maßnahmen wehrt, keine adäquate Kommunikation möglich ist oder die Frau trotz Wehenhemmung unter starken Schmerzen leidet.

1.11.3 Vergleich der verschiedenen Maßnahmen bei Schulterdystokie

Gherman et al. (1998) analysierten bei 236 Schulterdystokiefällen die einzelnen Manöver im Hinblick auf ihre Wirksamkeit und die Komplikationsraten. Das McRoberts-Manöver in Kombination mit suprasymphysärem Druck war in 128 Fällen allein

zielführend (54 %). Hierbei traten 11 % Schlüsselbeinfrakturen und 10 % Plexuslähmungen auf. Von den verbliebenen 108 Fällen wurden 38 (35 %) mittels Lösung der hinteren Schulter behoben, in 68 Fällen (63 %) wurde das Manöver nach Woods eingesetzt, das dann in 30 Fällen zum Ziel führte und in den verbliebenen 38 Fällen zusätzlich die hintere Armlösung erforderlich machte. In 2 der ursprünglich 236 Fälle war ein Zavanelli-Manöver bzw. die Symphysiotomie erforderlich, um schließlich das Kind entwickeln zu können. Die Gruppe, bei der innere Handgriffe zur Überwindung der Schulterdystokie erforderlich wurden, war mit einer signifikant höheren Rate an kindlichen Verletzungen verbunden, nämlich jeweils 20 % Klavikulafrakturen und Plexuslähmungen (◘ Abb. 1.33).

Hoffman et al. (2011) nahmen ebenfalls einen Vergleich der verschiedenen Manöver zur Behebung der Schulterdystokie im Hinblick auf ihre Wirksamkeit und ihre möglichen Komplikationen vor (◘ Tab. 1.28). Sie konnten bei 132.098 vaginalen Geburten mit mindestens 34 abgeschlossenen Schwangerschaftswochen insgesamt 2018 Schulterdystokien analysieren (1,5 %). Von diesen Kindern erlitten 101 (5,2 %) einen Schaden. Insgesamt kamen bei diesen 2018 Kindern 3751 Manöver zum Einsatz. Das Gaskin-Manöver wurde 22-mal eingesetzt, und es gab dabei einen kindlichen Schaden, das Zavanelli-Manöver kam einmal zum Einsatz und der fundale Druck wurde 3-mal eingesetzt. In 84,4 % aller Geburten konnte die Schulterdystokie durch die Lösung des hinteren Arms behoben werden. Diese Rate lag höher als die der anderen Manöver, deren Erfolgsraten zwischen 24,3 % für das McRoberts-Manöver und 72,0 % für das Manöver nach Woods lagen.

Die Autoren untersuchten in ihrem Kollektiv dann, wie der weitere Verlauf nach der primären Anwendung des McRoberts-Manövers und des suprasymphysären Drucks war, da diese beiden Manöver auch durch das American College of Obstetricians and Gynecologists (ACOG) (Sokol u. Blackwell 2003) als erste Maßnahme empfohlen werden. Das Rubin-Manöver war signifikant seltener wirksam als das Manöver nach Woods. In der Gruppe, die zunächst das McRoberts-Manöver kombiniert mit suprasymphysärem Druck angewendet hatten, war das Verletzungsrisiko beim Kind signifikant niedriger als in der Gruppe, die diese Maßnahmen nicht als erste durchgeführt hatten. Sowohl

Maßnahmen zur Überwindung der Schulterdystokie

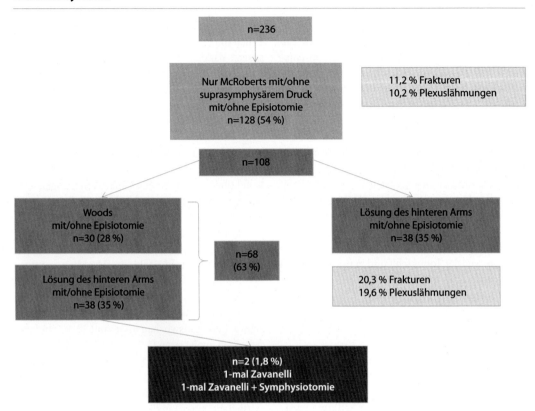

❑ **Abb. 1.33**   Erfolgsraten und Komplikationen der einzelnen Methoden zur Überwindung der Schulterdystokie. (Adaptiert nach Gherman et al. 1997)

das Manöver nach Woods als auch das Herunterholen des hinteren Arms waren mit signifikant höheren Komplikationsraten verbunden. Die Autoren empfehlen deswegen, nach der erfolglosen Anwendung des McRoberts-Manövers kombiniert mit suprasymphysärem Druck zeitnah auf das Lösen des hinteren Arms umzusteigen, weil dieses Verfahren die höchste Aussicht auf Erfolg bietet. Auch Poggi et al. (2003) favorisieren wegen der relativ hohen Erfolgsaussichten das Lösen des hinteren Arms als dritte Maßnahme nach dem Manöver nach McRoberts und dem suprasymphysären Druck, die entsprechend kombiniert werden können.

Die Daten von Hoffman et al. (2011) weisen für die inneren Rotationsmanöver nach Woods und Rubin signifikant unterschiedliche Verletzungsraten auf. Dies erscheint zunächst erstaunlich, weil bei beiden Manövern keine Manipulationen am kindlichen Kopf erfolgen. Beim Rotationsmanöver nach Woods ist in der Sakralhöhle besonders nach Anlage einer adäquaten Episiotomie viel Platz, und die Rotationskräfte greifen an der der Einklemmung abgewandten Seite an. Hinter der Symphyse ist bei persistierender Dystokie nur wenig Raum. Möglicherweise besteht ein Risiko darin, dass man zur Anwendung des Rubin-Manövers den Kopf nach dorsal drückt, um mit der Hand hinter die Symphyse zu gelangen. So kann es unbemerkt zum Zug auf den Plexus kommen, und dies ist evtl. eine Erklärung für die höhere Rate an Verletzungen beim Rubin-Manöver. Nach Überzeugung des Autors bietet das Rubin-Manöver keine Vorteile gegenüber dem

◻ Tab. 1.28 Erfolgsraten und Komplikationen der einzelnen Methoden zur Überwindung der Schulterdystokie. (Nach Hoffman et al. 2011)

Manöver	N	Erfolgsrate [%]	Verletzungsrate [%]
McRoberts-Manöver	1679	24,3	6,1
Suprasymphysärer Druck	1386	62,2	6,4
Lösung der hinteren Schulter	262	84,4	8,4
Rubin-Manöver	86	66,0	14,0
Woods-Manöver	316	72,0	9,5

Woods-Manöver mit der Rotation aus der Sakralhöhle heraus. Dieses Manöver ist erfolgreicher und mit geringerem Verletzungspotenzial behaftet.

Unter den tatsächlichen Versorgungsbedingungen in Deutschland mit einem Facharzt/Oberarzt, der in den meisten Kliniken außerhalb der normalen Dienstzeiten nur in Rufbereitschaft erreichbar ist, ist dem weniger Erfahrenen zu raten, nach dem McRoberts-Manöver auch noch den Vierfüßlerstand nach Gaskin anzuwenden und so die Zeit bis zum Eintreffen des Oberarztes sinnvoll zu überbrücken. Eine Handlungsempfehlung unter Berücksichtigung der Versorgungssituation in Deutschland ist in ◻ Abb. 1.34 dargestellt.

Zielführende korrekte Maßnahmen sind in jedem Fall sinnvoller als Zuwarten. Wenn allerdings der erstversorgende Arzt nach Einsatz der Basismaßnahmen McRoberts-Manöver und Gaskin-Manöver immer noch eine persistierende Schulterdystokie vorfindet, muss er innere Maßnahmen ergreifen, auch wenn noch keine weitere Hilfe eingetroffen ist. „Time safes brain." Der Arzt handelt sicher auch dann korrekt, wenn er zunächst versucht, durch Rotation des Rumpfes bei gleichzeitigem suprasymphysärem Druck (Manöver nach Woods) die eingekeilte Schulter zu lösen, und nicht unmittelbar zur hinteren Armlösung übergeht. Andererseits ist auch die unmittelbare Anwendung der hinteren Armlösung erlaubt, und bei einer Fraktur des Oberarms

– die besonders bei Kindern über 4500 g nicht immer vermeidbar ist – kann daraus nicht auf einen Behandlungsfehler geschlossen werden (▶ Kap. 3 und 4).

1.12 Schweregradeinteilung

Eine Beurteilung des Schweregrads der Schulterdystokie kann immer erst nach der Überwindung der Dystokie erfolgen. Daher ist es sinnvoll, der Einteilung nach O'Leary (2009c) zu folgen, die die jeweils notwendigen Maßnahmen berücksichtigt (◻ Tab. 1.29).

Eine milde Schulterdystokie (Grad I) liegt dann vor, wenn mittels suprasymphysärem Druck oder nach einem McRoberts-Manöver die Schulter in das Becken eintritt und der Rumpf entwickelt werden kann. Einer milden Form Grad I der Dystokie sind auch die Fälle zuzuordnen, bei denen der Vierfüßlerstand nach Gaskin zur Behebung ausreichend war.

Eine moderate Form der Schulterdystokie (Grad II) ist dann gegeben, wenn innere Manöver nach Woods oder Rubin erforderlich werden. Diese Form liegt auch dann noch vor, wenn eine Lösung des hinteren Arms erforderlich wird. In den Empfehlungen zur Behandlung der Schulterdystokie werden häufig die Rotationsversuche vor der Lösung des hinteren Arms empfohlen. Dies gilt besonders auch vor dem Hintergrund, dass der weniger Erfahrene ohne fachärztliche Unterstützung eher bereit ist, einen Rotationsversuch des Rumpfs nach Rubin oder Woods durchzuführen als ein Herunterholen des hinteren Arms in der Kreuzbeinhöhle. Folgt man dieser schrittweisen strukturierten Therapie einer Schulterdystokie, kann man die Schulterdystokie Grad II noch unterteilen in einen Grad IIa, bei dem Rotationsmanöver zur Behebung der Einklemmung ausreichend waren, und einen Grad IIb, bei dem der hintere Arm gelöst werden musste, um die Dystokie zu überwinden.

Eine schwere Dystokie Grad III liegt nach O'Leary dann vor, wenn die Klavikula aktiv frakturiert wurde oder bei der Lösung gebrochen ist. Auch eine Humerusfraktur als Folge der Behebung einer Schulterdystokie führt zu einer Einteilung als Grad III. Ein Schweregrad III liegt auch dann vor,

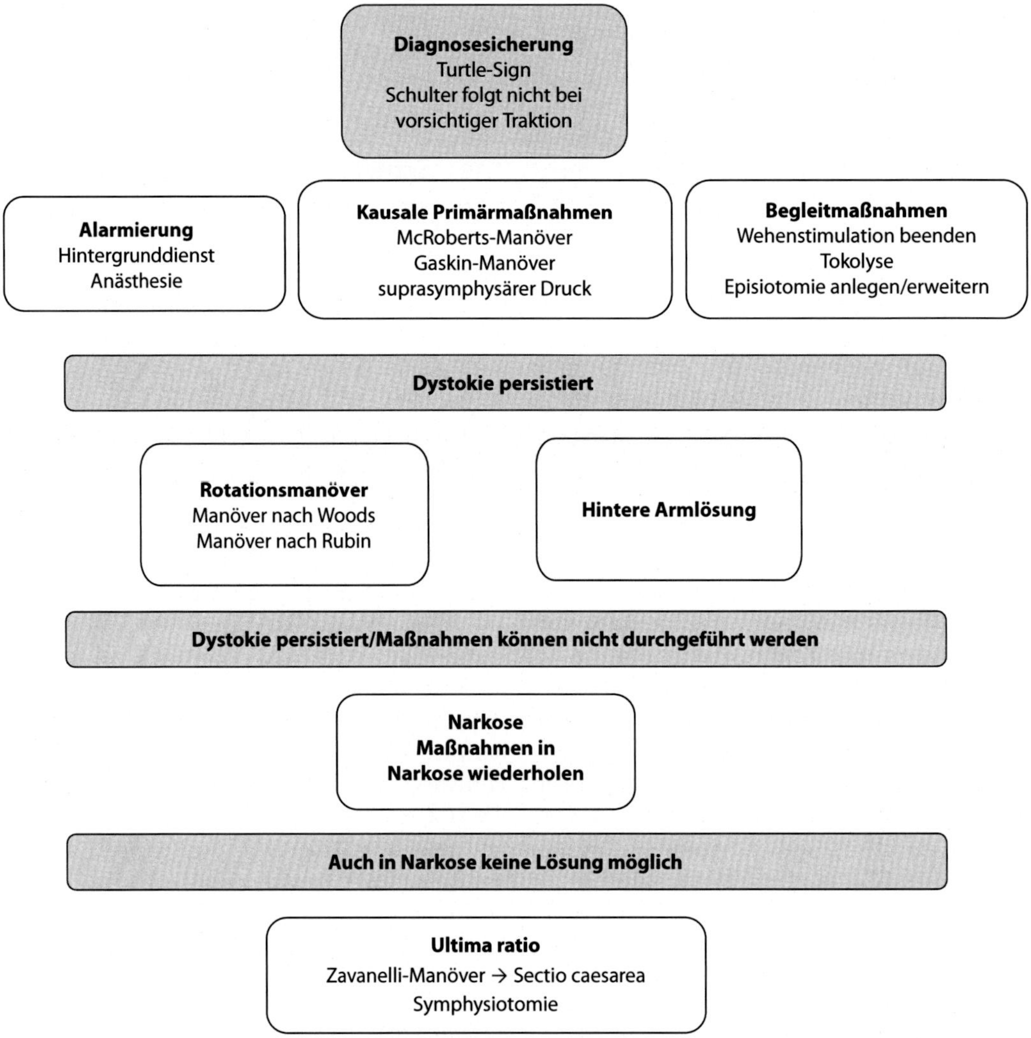

1

```
┌─────────────────────────────┐
│      Diagnosesicherung      │
│         Turtle-Sign         │
│     Schulter folgt nicht bei│
│      vorsichtiger Traktion  │
└─────────────────────────────┘
```

```
┌──────────────────┐  ┌──────────────────────────┐  ┌──────────────────────────────┐
│   Alarmierung    │  │ Kausale Primärmaßnahmen  │  │      Begleitmaßnahmen        │
│ Hintergrunddienst│  │    McRoberts-Manöver     │  │  Wehenstimulation beenden    │
│    Anästhesie    │  │     Gaskin-Manöver       │  │          Tokolyse            │
│                  │  │  suprasymphysärer Druck  │  │ Episiotomie anlegen/erweitern│
└──────────────────┘  └──────────────────────────┘  └──────────────────────────────┘
```

```
┌─────────────────────────────────────────────────────────────────────────────────┐
│                              Dystokie persistiert                                 │
└─────────────────────────────────────────────────────────────────────────────────┘
```

```
┌──────────────────────────┐        ┌──────────────────────────┐
│     Rotationsmanöver     │        │                          │
│    Manöver nach Woods    │        │     Hintere Armlösung    │
│    Manöver nach Rubin    │        │                          │
└──────────────────────────┘        └──────────────────────────┘
```

```
┌─────────────────────────────────────────────────────────────────────────────────┐
│          Dystokie persistiert/Maßnahmen können nicht durchgeführt werden          │
└─────────────────────────────────────────────────────────────────────────────────┘
```

```
┌──────────────────────────┐
│         Narkose          │
│      Maßnahmen in        │
│   Narkose wiederholen    │
└──────────────────────────┘
```

```
┌─────────────────────────────────────────────────────────────────────────────────┐
│                     Auch in Narkose keine Lösung möglich                          │
└─────────────────────────────────────────────────────────────────────────────────┘
```

```
┌──────────────────────────────────┐
│            Ultima ratio          │
│  Zavanelli-Manöver → Sectio caesarea │
│         Symphysiotomie           │
└──────────────────────────────────┘
```

■ **Abb. 1.34**   Handlungsempfehlung zum strukturierten Vorgehen bei Schulterdystokie

wenn eine Allgemeinanästhesie erforderlich wird, um dann mittels der beschriebenen Methoden die Schulterdystokie zu beheben.

Als unüberwindliche Schulterdystokie (Grad IV) wird eine Dystokie eingeteilt, bei der mit den Standardtechniken bis hin zur Lösung des hinteren Arms keine Beseitigung der Einklemmung erreicht werden kann. In diesen Fällen kommt das Hochschieben des Kopfes mit nachfolgender Sectio caesarea (Gunn-Zavanelli-Manöver), die Symphysiotomie oder der abdominale Rettungsversuch als Ultima ratio zum Einsatz.

Wenn in der Dokumentation nicht direkt eine Gradeinteilung der Schulterdystokie vorgenommen wird, muss die Dokumentation aber so umfassend und präzise sein, dass später aus dieser Beschreibung eine Gradeinteilung jederzeit nachgeholt werden kann.

Hiersche (1991) unterscheidet eine kurable nicht fixierte, eine kurable fixierte und schließlich eine inkurable hohe Schulterdystokie. Eine derartige Einteilung hat sich nicht durchgesetzt und spiegelt sich auch in anderen Literaturstellen nicht wieder. Nur bei kurabler nicht fixierter Schulterdystokie sei die äußere Überdrehung nach Martius (1978)

Schweregrad	Bezeichnung	Beherrschung durch
I	Leichte Schulterdystokie „mild shoulder dystocia"	McRoberts-Manöver suprasymphysärer Druck Gaskin-Manöver
II	Moderate Schulterdystokie Moderate shoulder dystocia	Grad IIa: – Woods-Manöver – Rubin-Manöver Grad IIb: Lösung des hinteren Arms
III	Schwere Schulterdystokie „severe shoulder dystocia"	Allgemeinanästhesie erforderlich aktive oder passive Fraktur der Klavikula Humerusfraktur
IV	Unüberwindliche Schulterdystokie „undeliverable shoulder dystocia"	Gunn-Zavanelli-Manöver Symphysiotomie abdominaler Rettungsversuch

◘ **Tab. 1.29** Schweregradeinteilung der Schulterdystokie nach O'Leary (2009c)

zulässig, keinesfalls bei den anderen Konstellationen. Eine Unterscheidung der von Hiersche benannten Formen der Dystokie ist aber ohne zumindest potenziell gefährliche Handgriffe gar nicht möglich. Daher kann diese Einteilung nicht zielführend sein, und vor der Anwendung der äußeren Überdrehung muss wegen der Gefahren für den Plexus gewarnt werden.

1.13 Geburtsplanung

Die Geburtsplanung stellt heute an den Geburtshelfer hohe Anforderungen. Noch bis in die 1970er-Jahre war die vaginale Entbindung aus der Ex-ante-Sicht der Schwangerschaft praktisch alternativlos. Indikationen zur Sektio wurden nahezu immer als sekundäre Kaiserschnitte aus dem Geburtsverlauf heraus gestellt. Unter dem Eindruck einer deutlich erhöhten Mortalität bei Sektio war es ein wichtiges Ziel einer erfolgreichen Geburtshilfe, die

Kaiserschnittfrequenz niedrig zu halten. Die Sterblichkeit im Zusammenhang mit einem Kaiserschnitt wurde mit einem Faktor 7–8 gegenüber der vaginalen Entbindung angegeben; allerdings ohne dass eine wirkliche Differenzierung zwischen Mortalität (Sterblichkeit beim Kaiserschnitt ohne notwendigen Kausalzusammenhang) und Letalität (Sterblichkeit in Folge eines Kaiserschnitts) erfolgte. Das Verständnis der Geburtshelfer war überwiegend von einer paternalistischen Grundhaltung geprägt: Im wohlverstandenen Interesse für die Mutter wurden die Belange des noch ungeborenen Kindes eher zurückgestellt und eine freie Willensentscheidung der Schwangeren und Gebärenden fand kaum statt.

Zunehmend ist dann zunächst die persistierende Beckenendlage bei Erstgebärenden als Indikation zur primären Sektio hinzugetreten. Besonders die Ergebnisse von Kubli et al. (1975, 1977) zur erhöhten Morbidität und Mortalität der vaginalen Beckenendlagengeburt haben zu dieser Entwicklung beigetragen, auch wenn die Daten bis heute nicht unumstritten sind. Inzwischen werden mehr als 90 % der Kinder in Beckenendlage durch Kaiserschnitt geboren. An die Stelle einer paternalistischen Geburtshilfe ist zunehmend eine selbstbestimmte Entscheidungsfreiheit der Schwangeren getreten. Diese Entwicklung wurde sicher auch durch die Rechtsprechung beeinflusst: Der Bundesgerichtshof sieht in der Einwilligung zu einer Behandlung weniger das den Eingriff per se infrage stellende Rechtswidrigkeitskonzept, sondern dass die ärztliche Behandlung über das medizinische Anliegen hinaus dem personalen Anspruch des Patienten gerecht werden muss, nicht Objekt, sondern Subjekt der Behandlung zu sein. Einwilligung ist Gegengewicht zur medizinischen Autorität; medizinische Indikation und Patienteneinwilligung bilden ein Junktim der ärztlichen Behandlung (Steffen u. Pauge 2013). Geänderte medizinische Grundlagen, Anerkennung der Selbstbestimmung des Patienten und die rechtlichen Rahmenbedingungen haben wesentlich zum Anstieg der Kaiserschnittrate beigetragen (◘ Abb. 1.35).

Heute dürfen wir davon ausgehen, dass sich die durch einen Kaiserschnitt bedingte Letalität praktisch nicht mehr von der Letalität nach vaginaler Geburt unterscheidet (Welsch et al. 2011). Der Sterblichkeitsüberhang nach Kaiserschnitt ergibt sich im Wesentlichen aus Notfallsituationen, in denen

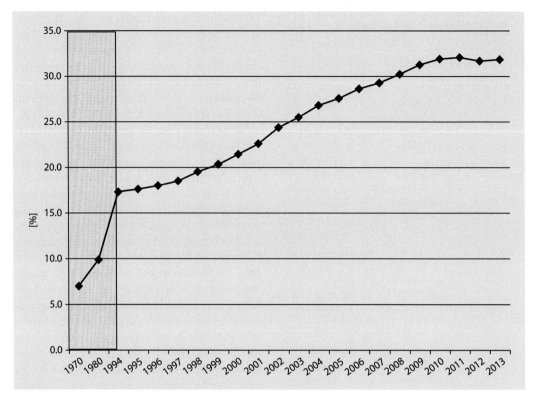

● **Abb. 1.35**   Kaiserschnittrate in Deutschland 1970, 1980 und 1994 bis 2013 (nach Daten des Statistischen Bundesamts)

der Kaiserschnitt oft als Ultima ratio eingesetzt wird. Im Hinblick auf die Morbidität unterscheiden sich vaginale Geburt und Kaiserschnitt, weil die Risiken zumindest teilweise nicht vergleichbar sind. Das höchste Risiko einer Kaiserschnittentbindung bezieht sich heute nicht mehr auf die aktuell zu beurteilende Schwangerschaft, sondern auf weitere Schwangerschaften mit erhöhten Komplikationen der Nidation bis hin zur Placenta percreta.

Bei der Abwägung zwischen vaginaler Geburt und Kaiserschnitt müssen die Risiken der vaginalen Geburt für das Kind besondere Berücksichtigung finden. Es ist anerkannt, dass Kaiserschnitte vor 38+0 Schwangerschaftswochen mit einer erhöhten Morbidität des Neugeborenen wegen Anpassungsstörungen verbunden sind. Bis zu diesem Gestationsalter muss die Indikation zur Geburtsbeendigung besonders sorgfältig gestellt werden.

Hankins et al. (2006) haben ermittelt, welche kindlichen Schäden verhindert werden könnten, wenn ohne Risikoselektion jede Schwangerschaft ab der 39. Woche durch Kaiserschnitt beendet werden würde. In den USA werden ca. 70 % der Schwangeren jenseits von 39 SSW entbunden, dies entspricht ca. 3 Millionen Frauen. Für die geburtsassoziierte Plexusparese gehen die Autoren von einer Rate von 0,047–0,6 % nach vaginaler Geburt und 0,0042–0,095 % nach Sektio aus. Wenn nur 15 % dieser Paresen dauerhaft sind, entspricht dies 675 Fällen. Auf einen Fall pro 5000 bis einen Fall pro 10.000 vaginale Geburten kalkulierten die Autoren das Risiko einer durch elektiven Kaiserschnitt vermeidbaren dauerhaften Plexusparese.

Die Autoren ermittelten weiter, dass das Risiko anderer signifikanter Geburtsverletzungen nach vaginaler Geburt zwischen 0,2 und 2 pro 1000 Geburten liegt. Insbesondere in der konsekutiven Anwendung von Vakuum und Forzeps bzw. umgekehrt sehen sie ein nicht akzeptables Risiko für das Kind. Die Prävalenz einer moderaten oder schweren Enzephalopathie geben sie mit 3,8 pro 1000 Termingeburten an. In 4–10 % der Fälle war der Schaden auf eine unmittelbar intrapartale Hypoxie zurückzuführen. Durch die elektive Sektio ab 39 Schwangerschaftswochen könnten nach den Ausführungen von Hankins et al. (2006) über 9400 Enzephalopathien jährlich verhindert werden, bezogen auf die Grundgesamtheit von 3 Millionen. Weiter bewerteten die Autoren die Rate intrauteriner Fruchttode. Zwischen 23 und 40 Schwangerschaftswochen treten demnach jede Woche 5 % der Fruchttode auf. Für den Zeitraum zwischen 37 und 41 Wochen berichten sie anhand der Daten von Fretts et al. (2004) über eine ansteigende Rate von 1,3 auf 4,6 pro 1000 Geburten. Vor diesem Hintergrund kalkulieren sie 2 vermeidbare intrauterine Fruchttode pro 1000 Lebendgeburten. Mit ihrer Analyse wollen die Autoren nicht einer prophylaktischen Sectio caesarea ab 39 Schwangerschaftswochen das Wort reden. Sie weisen aber darauf hin, dass eine selbstbestimmte Entscheidung der Schwangeren nach umfassender Aufklärung wichtig ist.

Für eine wertfreie und umfassende Geburtsplanung ist auch die Kenntnis der unterschiedlichen Risikobewertung Schwangerer notwendig: Thornton und Lilford (1989) ermittelten in einer Studie, dass Schwangere eher die Risiken eines Kaiserschnitts für sich selbst in Kauf nehmen und weniger bereit sind, Risiken für das Kind zu tragen. Mit abnehmenden Kaiserschnittrisiken für die Mutter rücken zwangsläufig die kindlichen Risiken noch mehr in den Fokus. Schon vor langer Zeit stellte der Bundesgerichtshof fest, dass der Arzt dann über Alternativen aufklären muss, wenn bei einer Behandlung eine echte Alternative mit gleichwertigen Chancen, aber unterschiedlichen Risiken besteht (konservativ statt operativ, Intubationsnarkose statt Periduralanästhesie; Steffen u. Dressler 1999). Diese Ausführungen bezogen sich zwar auf Heilbehandlungen, gewinnen aber naturgemäß durch die stark gestiegene Kaiserschnittfrequenz und das inzwischen evident niedrige Risiko eines Kaiserschnitts an Bedeutung und müssen auch für die Geburtsplanung Berücksichtigung finden.

Bestehen erkennbar keine erhöhten Risiken für eine vaginale Geburt, muss der Geburtshelfer die Schwangere auch heute nicht proaktiv über unterschiedliche Risiken einer vaginalen Geburt versus Kaiserschnittentbindung aufklären. Die vaginale Geburt ist der natürliche Geburtsvorgang, der keiner eigenständigen Aufklärung bedarf. Dies gilt so lange, wie die Schwangere nicht gezielt nach den unterschiedlichen Risikoprofilen fragt. Tritt diese Situation ein, schuldet der Arzt der Schwangeren eine umfassende Aufklärung (Geiß u. Greiner 2009).

Zur Beurteilung des Schulterdystokierisikos und damit des zwar viel selteneren, aber damit korrelierten Risikos einer Plexusparese muss der Arzt bei der Geburtsplanung folgende Faktoren berücksichtigen:

- **Diabetes mellitus**
Bei Vorliegen eines Diabetes mellitus:
  - Wie ist der Blutzucker eingestellt (aktueller HbA1 c-Wert)?
  - Ist der Diabetes insulinpflichtig?
  - Gestationsdiabetes oder präexistenter Diabetes mellitus?

Bei Diabetikerinnen sollte der Geburtshelfer einen aktuellen HbA1 c-Wert kennen und am besten den Verlauf dieses Parameters über die Schwangerschaft zur Verfügung haben. Ein Diabetes mellitus, insbesondere ein schlecht eingestellter Diabetes, soll leitliniengerecht zu einer Entbindung bis zum Geburtstermin führen. Besteht zusätzlich der Verdacht auf eine Makrosomie, müssen weitere Faktoren wie mütterlicher BMI und Körpergröße der Schwangeren bewertet werden.

- **Körpergröße und Körpergewicht**
Bei einer Kleinwüchsigkeit unter 160 cm ist besonders sorgfältig das Schätzgewicht des Fetus zu ermitteln, da schon Geburtsgewichte unter 4000 g mit einem erhöhten Risiko verbunden sind.

- **Body-Mass-Index vor der Schwangerschaft**
Liegt eine Adipositas Grad I (BMI >30), ein Grad II (BMI >35) oder sogar ein Grad III mit einem BMI über 40 vor (◘ Abb. 1.11)? Bei einer Adipositas muss besonders sorgfältig hinterfragt werden, ob eine diabetische Stoffwechsellage besteht, und die sonographische Gewichtsschätzung ist zwingend.

- **Vorangegangene Schwangerschaften**
  - Kaiserschnittgeburten?
  - Wenn ja, warum (v. a. Geburtsstillstand, Makrosomie)?
  - Vaginale Geburten mit Schulterdystokie?
  - Geburtsgewichte der Kinder

■ **Klinischer Untersuchungsbefund und Ultraschalluntersuchung**

— Beckenaustastung:
  — Erreicht man mit fest eingeführtem Finger das Promontorium? Wenn ja: kurze Conjugata vera obstetrica und dringender Verdacht auf platypelloides Becken mit deutlich erhöhtem Risiko einer Schulterdystokie
  — Ist der Schambogen sehr weit?

— Ultraschalluntersuchung:
  — Schätzgewicht >4000 g, >4500 g?
  — Abdomenumfang minus Kopfumfang → Differenz >1,6 cm?
  — Schulterumfang minus Kopfumfang → Differenz >4,8 cm?
  — Abdomendurchmesser minus biparietaler Durchmesser > 2,6 cm?

Aus allen Faktoren muss der Geburtshelfer eine zusammenfassende Risikoabschätzung durchführen. Dies ist deshalb nicht leicht, weil jeder Faktor für sich keine ausreichende Aussagekraft für die Vorhersagbarkeit einer Schulterdystokie bietet und auch multivariate Analysen keine wirkliche Grundlage für die Risikoabschätzung liefern. Jeder Einzelfall bewegt sich aber auf einer Achse zwischen fehlendem und hohem Risiko für eine Schulterdystokie. Entsprechend muss sich die Aufklärungsmaxime ausrichten. Bei der Aufarbeitung von Schadensfällen nach Schulterdystokie entsteht oft der Eindruck, dass vorhandene Risikofaktoren nicht oder nicht ausreichend berücksichtigt wurden.

Der nicht optimal eingestellte Diabetes mellitus stellt definitiv ein Warnsignal dar. Bei hohem mütterlichem Ausgangsgewicht und/oder starker Gewichtszunahme während der Schwangerschaft ist das Risiko einer Makrosomie in Kombination mit einer diabetischen Körperkonstitution sehr hoch. Eine sorgfältige Vermessung des Ungeborenen durch einen erfahrenen Untersucher ist in dieser Situation von großer Bedeutung. Die Daten zu den derzeitigen Möglichkeiten der fetalen Gewichtsschätzung zeigen, dass die Ergebnisse besser sind als der Ruf, zumindest in der Hand eines erfahrenen Untersuchers. Häufig liegt eine Vermessung des Fetus aus der 36. oder 37. Schwangerschaftswoche vor, die jeweils Messwerte oberhalb der 90. oder sogar der 95. Perzentile aufweist. Man darf nicht erwarten, dass in den folgenden 4 Wochen der Schwangerschaft der Fet nicht mehr wächst. Ein derartiger Befund ist vielmehr ein starkes Indiz für ein makrosomes Neugeborenes. Durch eine gezielte Einleitung kann in ausgewählten Fällen eine schwerere Makrosomie verhindert werden.

Die Beckenbeurteilung muss wieder mehr in den Fokus der Geburtsplanung rücken, zumindest bei einem erwartbar großen Kind. Die Conjugata vera sollte in diesen Fällen abgeschätzt und ggf. exakt vermessen werden, ganz besonders, wenn ein breiter Schambogen besteht.

Eine Abschätzung im Hinblick auf das Risiko für eine Schulterdystokie kann auch unter Zuhilfenahme des einfach anzuwendenden Risikoscores nach O'Leary (2009e) erfolgen (◘ Tab. 1.30). Wenn antepartal ein niedriger oder mittlerer Risikoscore ermittelt wurde, kann intrapartal ein weiterer Score zum Einsatz kommen (◘ Tab. 1.31), der die antepartal erhobene Befundkonstellation berücksichtigt und gerade auch bei protrahiertem Geburtsverlauf eine Hilfestellung zur weiteren Geburtsleitung sein kann. Beide Scores umfassen Parameter, die erwiesenermaßen Einfluss auf die Wahrscheinlichkeit einer Schulterdystokie haben, auch wenn sie bisher nicht prospektiv randomisiert angewandt wurden.

Nur ganz selten liegt eine Risikosituation vor, in der der Geburtshelfer der Schwangeren definitiv von einer vaginalen Entbindung abraten muss. Die Schwangere muss aber die Möglichkeit haben, für sich selbst eine Risikobewertung vorzunehmen und eine eigene Entscheidung zu treffen, welchen Entbindungsweg sie wählen möchte. Dies kann sie nur, wenn der Geburtshelfer ihr alle notwendigen Informationen für die Entscheidung liefert.

Schwierig sind die Schwangerschaften, bei denen die Schwangere nicht präpartal in der Geburtsklinik gesehen wurde, sondern direkt mit Wehen zur Aufnahme kommt. Hier muss oft ein unerfahrener Arzt in Weiterbildung die klinische Untersuchung und die Ultraschalluntersuchung vornehmen und eine Risikoabschätzung treffen. Die Erfahrung des Arztes ist aber von großer Bedeutung. Gynäkologen sind aufgefordert, ihre Schwangeren großzügig zur Vorstellung in die Entbindungsklinik zu schicken, zumindest bei erkennbaren Risiken.

□ Tab. 1.30 Antepartaler Risikoscore für eine Schulterdystokie. (Adaptiert nach O'Leary 2009e)

Faktor	Punkte		
	0	1	2
Schätzgewicht	>9½ lb >4,31 kg	8½–9½ lb 3,86–4,31 kg	<8½ lb <3,86 kg
Mütterliche Gewichtszunahme	>35 lb >15,9 kg	25–35 lb 11,3–15,9 kg	<25 lb <11,3 kg
Mütterliches Ausgangsgewicht	>180 lb >81,6 kg	150–180 lb 68,0–81,6 kg	<150 lb <68,0 kg
Zuckerstoffwechselstörung	Ja	Verdächtig	Nein
Gestationsalter	>42 Wochen	41–42 Wochen	<41 Wochen

Auswertung:
0–3 Punkte: hohes Schulterdystokierisiko
4–7 Punkte: intermediäres Schulterdystokierisiko
8–10 Punkte: vernachlässigbares Schulterdystokierisiko

□ Tab. 1.31 Intrapartaler Risikoscore für eine Schulterdystokie. (Adaptiert nach O'Leary 2009e)

Faktor	Punkte		
	0	1	2
Austreibungsperiode	Prolongiert	Borderline	Normal
Schätzgewicht	>9½ lb >4,31 kg	8½–9½ lb 3,86–4,31 kg	<8½ lb <3,86 kg
Forzeps	Mid knöcherne Leitstelle oberhalb +2	Low-mid knöcherne Leitstelle +2, Kopf noch nicht ausrotiert	Low knöcherne Leitstelle +2 und tiefer, Kopf ausrotiert
Eröffnungsperiode	Geburtsstillstand	Verzögert	Normal
Antepartaler Score	1–4	5–7	8–10

Auswertung:
0–3 Punkte: hohes Schulterdystokierisiko
4–7 Punkte: intermediäres Schulterdystokierisiko
8–10 Punkte: vernachlässigbares Schulterdystokierisiko

Die Geburtsplanung zwischen Geburtshelfer und Schwangeren muss neben den individuellen Risikofaktoren auch die Infrastruktur berücksichtigen, unter der die Geburtshilfe praktisch umgesetzt wird. Bei einem erhöhten Risiko für eine Schulterdystokie muss die Geburtsleitung durch einen erfahrenen Arzt erfolgen, der die Beseitigung der Dystokie möglichst ohne bleibenden Schaden beherrscht. Die Frage, ob eine Schulterdystokie folgenlos überwunden werden kann oder ob es zu Schäden für Mutter und Kind kommt, wird stark von der Erfahrung des Geburtshelfers beeinflusst. Eine Abteilung, die für Risikofälle keinen erfahrenen Arzt vorhalten kann oder will, sollte ggf. eine Übernahme einer vaginalen Geburtsleitung ablehnen und die Schwangere an ein Zentrum mit Facharztpräsenz rund um die Uhr weiterleiten oder auch die primäre Sektio besprechen.

1.14   Dokumentation

Bei Eintritt einer Schulterdystokie hat naturgemäß die Beseitigung dieser schweren Komplikation das Primat. Nach Abschluss der Geburt und der Versorgung von Mutter und Kind ist eine sorgfältige Dokumentation zwingend erforderlich. Der Bundesgerichtshof hat in seiner ständigen Rechtsprechung zur Dokumentation immer wieder darauf abgestellt, dass nur das dokumentationspflichtig ist, was für eine spätere Nachbehandlung, z. B. auch durch einen anderen Arzt, erforderlich ist (BGH 1989). Die Dokumentation muss so beschaffen sein, dass ein sachverständiger Dritter den gegebenen Sachverhalt nachvollziehen kann. Für die Schulterdystokie hat die Rechtsprechung entschieden, dass allein die Dokumentation „schwierige Schulterentwicklung" diesen Normen nicht genügt (OLG München 2012, OLG Saarbrücken 1988). Folgt man der BGH-Rechtsprechung mit ihrem Hinweis auf mögliche Nachbehandler, dann dient die Dokumentation bei einer Schulterdystokie letztlich dazu, den möglichen Pathomechanismus eines eingetretenen Schadens zu beschreiben und so eine frühzeitige adäquate Nachbehandlung des Neugeborenen sicherzustellen. Sie dient aber auch dazu, für weitere Schwangerschaften eine Entscheidungsgrundlage für eine spätere Geburtsplanung zu legen. Die Dokumentation des Geburtsgewichts und der Länge sowie der Vitalparameter nach Apgar und des pH-Werts mit Angabe des Basenüberschusses sind selbstverständlich.

Der exakte Geburtsablauf muss möglichst präzise in seiner zeitlichen Abfolge dokumentiert werden. Dazu gehört die Angabe der Kindslage vor Eintritt der Schulterdystokie mit Beschreibung der Pfeilnaht, einer eventuellen Geburtsgeschwulst und der Austreibungs- und Pressperiode. Weiterhin müssen die sequenziell ergriffenen Maßnahmen in ihrer zeitlichen Abfolge chronologisch richtig dokumentiert werden. Besondere Bedeutung kommt dabei der eventuellen Anwendung des Kristeller-Handgriffs zu. So exakt wie möglich müssen Uhrzeiten zu den einzelnen Maßnahmen dokumentiert werden. In jedem Fall ist das Intervall zwischen der Geburt des Kopfes und der vollständigen Geburt des Kindes (Rumpfgeburt) zu dokumentieren. Als Geburtszeit im standesamtlichen Sinn gilt die Uhrzeit, zu der

das Kind vollständig entwickelt worden ist. Auch die nach der Geburt des Kindes getroffenen Erstversorgungsmaßnahmen müssen sorgfältig dokumentiert werden, z. B. Absaugen, Maskenbeatmung etc. Die Maßnahmen bei der Mutter einschließlich der Versorgung eventueller Geburtsverletzungen sind ebenfalls zu dokumentieren.

Eine personale Zuordnung der getroffenen Maßnahmen muss auch nach Jahren aus der Dokumentation noch rekonstruierbar sein. Dazu gehört, dass eventuelle Namenskürzel anhand einer Kürzelliste jederzeit identifizierbar sind oder dass Namen im Klartext dokumentiert werden. Die Zuordnung einzelner Maßnahmen zu den handelnden Personen (Hebamme, Assistenzarzt, Oberarzt) ist zwingend erforderlich. Daneben sollten alle weiteren im Kreißsaal anwesenden Personen namentlich und mit ihrer Funktion erfasst werden. Dies gilt z. B. für weitere anwesende Hebammen und Ärzte, aber auch für Hebammenschülerinnen und schließlich auch für die Begleitpersonen der Schwangeren bzw. Wöchnerin. Besondere Bedeutung hat auch, wann der Neonatologe informiert wurde und wann er im Kreißsaal anwesend war.

Bei einer ausreichenden Personalreserve kann die Dokumentation bei Schulterdystokie dadurch erleichtert werden, dass z. B. eine Hebammenschülerin stichpunktartig die einzelnen Maßnahmen mit Uhrzeit mitschreibt und diese Aufzeichnungen dann zur Grundlage für das eigentliche Geburtsprotokoll gemacht werden. In der Guideline des Royal College of Obstetricians and Gynaecologists befindet sich ein Musterbogen zur Dokumentation, der modifiziert im Anhang dargestellt ist und eine gute Grundlage für eine adäquate Dokumentation bei Schulterdystokie bildet.

1.15   Bestehende Leitlinien und Cochrane-Analysen

Die Empfehlungsgrade und Evidenzlevel (◘ Tab. 1.32) in den bestehenden Leitlinien sind durchgängig niedrig, da prospektiv randomisierte Studien fehlen. Die niedrigen Evidenzlevel dürfen aber nicht darüber hinwegtäuschen, dass es zur Schulterdystokie und ihren Komplikationsmöglichkeiten eine große

◻ **Tab. 1.32** · Empfehlungsgrade und Evidenzlevel

Empfehlungsgrad	Evidenzgrad	
A	1a	Evidenz durch systematisches Review randomisierter kontrollierter Studien (RTC) oder Metaanalyse
	1b	Evidenz durch eine randomisierte kontrollierte Studie (RTC)
	1 c	Alle-oder-Keiner-Prinzip
B	2a	Evidenz durch systematisches Review gut geplanter Kohortenstudien
	2b	Evidenz durch *eine* gut geplante Kohortenstudie oder ein RCT mit mäßigem Follow-up
	2 c	Evidenz durch Outcome-Research-Studien
	3a	Evidenz durch systematisches Review von Fallkontrollstudien
	3b	Evidenz durch eine Fallkontrollstudie
C	4	Evidenz durch Fallserien, einschließlich schlechter Kohorten- bzw. Fallkontrollstudien
D	5	Evidenz durch Meinungen ohne explizite kritische Bewertung, physiologische Modelle, Vergleiche oder Grundsätze

Anzahl gut dokumentierter retrospektiv erhobener Daten gibt, die für viele Fragestellungen konsistente Antworten liefern. Chauhan et al. (2010) verglichen das Bulletin des American College mit anderen Leitlinien. Sie kommen zu der Schlussfolgerung, dass die Leitlinie des American College mit der Leitlinie des Royal College bezüglich der Definition der Schulterdystokie übereinstimmt, dass es aber Unterschiede im Management bei Makrosomieverdacht und bei den Maßnahmen zur Beseitigung einer Schulterdystokie gibt. Nur 20 von insgesamt 58 Literaturstellen (53 %) finden sich in beiden Leitlinien.

1.15.1 Practice Bulletin des American College of Obstetricians and Gynecologists

Das aktuelle Practice Bulletin des American College of Obstetricians and Gynecologists (Sokol u. Blackwell 2003) datiert von November 2002 und ersetzt eine ältere Version aus dem Jahr 1997. Es beschreibt zunächst die möglichen mütterlichen und kindlichen Komplikationen nach einer eingetretenen Schulterdystokie. Dann liefert das Bulletin klinische

Schlussfolgerungen und Empfehlungen zu einzelnen Fragen der Schulterdystokie:

- Kann eine Schulterdystokie akkurat vorhergesehen werden?

Die Schlussfolgerung auf diese Frage lautet, dass in jedem Fall einer Schulterdystokie Risikofaktoren identifiziert werden können, dass aber ihr Vorhersagewert nicht hoch genug ist, um daraus sinnvolle Schlussfolgerungen für die klinische Praxis ziehen zu können.

- Erhöhen abnorme Wehen das Risiko für eine Schulterdystokie?

Die Antwort zu dieser Frage lautet, dass die Datenlage zu unsicher ist, um daraus die Schlussfolgerung zu ziehen, dass die Art der Wehentätigkeit einen sinnvollen Prädiktor für eine Schulterdystokie darstellt.

- Reduziert die Geburtseinleitung bei Verdacht auf Makrosomie das Risiko einer Schulterdystokie bzw. einer Plexusparese?

Es wird auf eine Arbeit Bezug genommen, bei der bei einem Schätzgewicht über 4000 g die Geburtseinleitung versus abwartendes Vorgehen untersucht wurde und bei der die Rate an Schulterdystokien wie auch die Rate an Plexusparesen bei Geburtseinleitung niedriger war. Eine weitere zitierte Arbeit führte lediglich zu einem deutlichen Anstieg der Kaiserschnittrate. Als Schlussfolgerung wird angegeben, dass bei Frauen ohne Diabetes mellitus eine Geburtseinleitung bei erwarteter Makrosomie nicht zu einer Reduktion der Schulterdystokierate führt.

■ **Besteht ein Vorteil durch einen geplanten Kaiserschnitt zur Prävention einer Schulterdystokie bei vermuteter Makrosomie?**

Ein geplanter Kaiserschnitt bei einer vermuteten Makrosomie über 4000 g Schätzgewicht wird für Frauen ohne Diabetes mellitus nicht empfohlen. Die Ultraschalluntersuchung ist ein schlechter Prädiktor für eine Makrosomie. Daneben wird ausgeführt, dass die meisten makrosomen Kinder auch keine Schulterdystokie erleiden. Eine prophylaktische Sectio caesarea bei vermuteter Makrosomie würde zu einem deutlichen Anstieg der Kaiserschnittrate führen. Trotz der unsicheren Diagnose einer fetalen Makrosomie wird empfohlen, eine Sectio caesarea in die Überlegungen mit einzubeziehen bei vermuteten Schätzgewichten über 5000 g bei Frauen ohne Diabetes mellitus und bei mehr als 4500 g bei Frauen mit Diabetes mellitus.

■ **Welche Maßnahmen sollten bei einer Schulterdystokie ergriffen werden?**

Das Bulletin des American College empfiehlt das McRoberts-Manöver als erste Maßnahme. Der suprasymphysäre Druck kann gleichzeitig zur Anwendung kommen. Fundaler Druck kann die Schulterdystokie verstärken und sogar zur Uterusruptur führen. Die Episiotomie selbst ist nicht in der Lage, eine Schulterdystokie zu beseitigen, sie kann aber erforderlich sein, um innere Rotationen überhaupt durchführen zu können. In diesen Fällen muss ggf. auch eine Proktoepisiotomie zur Anwendung kommen. Als Ultima ratio wird auch in diesem Bulletin das Zavanelli-Manöver bzw. auch die gezielte Fraktur des Schlüsselbeins zur Verringerung des Schulterdurchmessers angegeben. Ausdrücklich wird darauf hingewiesen, dass trotz aller Maßnahmen auch bei korrekter Anwendung ein Plexusschaden resultieren kann.

■ **Welche Geburtsleitung ist empfehlenswert bei Zustand nach Schulterdystokie?**

Das Bulletin führt Wiederholungsraten von 1–16,7 % auf. Auch wenn die wirkliche Inzidenz einer erneuten Schulterdystokie unbekannt ist, besteht Einigkeit darin, dass Ärzte und Patientinnen häufig in dieser Situation eine primäre Kaiserschnittentbindung wählen.

■ **Empfehlungen des ACOG**

Das ACOG-Bulletin formuliert dann Empfehlungen mit der Angabe von Empfehlungsgraden:

— Eine Schulterdystokie kann nicht vorhergesagt oder vermieden werden, weil exakte Methoden zur Identifizierung von Feten fehlen, die diese Komplikation erleiden (Grad B).

— Die elektive Geburtseinleitung oder ein elektiver Kaiserschnitt für alle Frauen mit einer Makrosomie ist keine adäquate Vorgehensweise (Grad B).

— Bei Patientinnen mit einer vorausgegangenen Schulterdystokie sollte mit der Schwangeren die Alternative einer Sectio caesarea besprochen werden (Grad C).

— Eine Sectio caesarea zur Prävention einer Schulterdystokie kann in die geburtshilflichen Überlegungen einbezogen werden, wenn die vermutete Makrosomie bei Schwangeren ohne erkennbaren Diabetes mellitus über 5000 g geht oder bei einem bestehenden Diabetes mellitus über 4500 g reicht (Grad C).

— Es gibt keine Hinweise darauf, dass irgendein Manöver zur Überwindung der Schulterdystokie in Relation zu anderen Manövern besser geeignet ist, um die Schulter zu lösen oder das Risiko einer Komplikation zu reduzieren. Trotzdem wird empfohlen, das Manöver nach McRoberts als erstes Manöver durchzuführen (Grad C).

1.15.2 Guideline des Royal College of Obstetricians and Gynaecologists

Die Guideline des Royal College of Obstetricians and Gynaecologists stammt in der 2. Auflage aus dem Jahr 2012 (Royal College of Obestricians and

Gynaecologists 2012). Auch in dieser Guideline werden Fragen gestellt, die mit einem entsprechenden Empfehlungsgrad beantwortet werden:

— Ärzte und Hebammen sollten sich der Risikofaktoren bei Frauen unter der Geburt bewusst sein und müssen stets mit der Möglichkeit einer Schulterdystokie rechnen (Grad D).

— Ein Risikomanagement zur Vorhersage einer Schulterdystokie ist unwirksam, um die große Mehrheit der Schulterdystokiefälle zu vermeiden (Grad C).

— Die Geburtseinleitung ist nicht in der Lage, eine Schulterdystokie bei Schwangeren ohne Diabetes mellitus mit einer vermutlichen Makrosomie des Fetus zu vermeiden (Grad D).

— Eine Geburtseinleitung am Termin kann die Häufigkeit einer Schulterdystokie bei Frauen mit einem Gestationsdiabetes reduzieren (Grad B).

— Eine elektive Sectio caesarea sollte in die Überlegungen einbezogen werden, um die potenzielle Morbidität für die Schwangerschaft zu reduzieren, falls ein präexistenter oder ein Gestationsdiabetes besteht, und zwar unabhängig davon, ob der Blutzucker gut oder schlecht eingestellt ist. Dies gilt immer dann, wenn das Schätzgewicht über 4500 g liegt (Grad D).

— Eine Kaiserschnittentbindung kann ebenso wie eine vaginale Geburt adäquat für eine weitere Entbindung bei Zustand nach Schulterdystokie sein. Die Entscheidung sollte im „informed consent" zwischen der Schwangeren und den Geburtshelfern getroffen werden (Grad D).

— Alle Geburtshelfer (Ärzte und Hebammen) sollten die Methoden zur Diagnose einer Schulterdystokie und die notwendigen Techniken zu ihrer Überwindung kennen.

— Geburtshelfer sollten routinemäßig auf Hinweiszeichen einer Schulterdystokie achten.

— Eine routinemäßige Traktion am kindlichen Kopf in axialer Richtung kann benutzt werden, um die Diagnose einer Schulterdystokie zu sichern. Jede andere Traktion muss vermieden werden (Grad D).

— Die Schulterdystokie muss systematisch gemanagt werden.

— Unmittelbar nach Erkennung einer Schulterdystokie muss zusätzliche Hilfe angefordert werden.

— Das Problem muss eindeutig und klar benannt werden („Es handelt sich um eine Schulterdystokie"), insbesondere gegenüber zusätzlich eintreffenden Helfern.

— Fundaler Druck darf nicht ausgeübt werden (Grad D).

— Das McRoberts-Manöver ist einfach, schnell und effektiv und sollte als erste Maßnahme durchgeführt werden (Grad D).

— Suprasymphysärer Druck sollte eingesetzt werden, um die Effektivität des McRoberts-Manövers zu verbessern (Grad D).

— Eine Episiotomie ist nicht immer notwendig (Grad D).

— Interne Rotationsmanöver oder der Vierfüßlerstand nach Gaskin sollte zur Anwendung kommen, falls das McRoberts-Manöver in Verbindung mit suprasymphysärem Druck nicht erfolgreich ist.

— Rotationsmanöver sollten sehr sorgfältig eingesetzt werden, um eine unnötige mütterliche Morbidität und Mortalität zu vermeiden. Diese Manöver gehören in die Hand erfahrener Geburtshelfer.

— Geburtshelfer sollten auf die Möglichkeit einer postpartal verstärkten Blutung und schwerer Geburtsverletzungen bei der Mutter eingestellt sein.

— Das Neugeborene nach Schulterdystokie sollte im Hinblick auf mögliche Verletzungen durch einen Neonatologen untersucht werden.

— Gegenüber den Eltern sollte eine umfassende Erläuterung des Geburtsverlaufs gegeben werden.

— Jährlich sollte die gesamte geburtshilfliche Mannschaft an einem Training zur Behandlung der Schulterdystokie teilnehmen (Grad D).

— Im Rahmen der Schulung sollten die einzelnen Manöver direkt am Phantom demonstriert werden, da sie teilweise komplex und schwierig zu verstehen sind, wenn sie nur beschrieben werden.

— Eine entsprechende Trainingsausrüstung sollte benutzt werden.

— Die Dokumentation sollte sachlich richtig und umfassend sein.

1.15.3 Empfehlung der Arbeitsgemeinschaft Medizinrecht der Deutschen Gesellschaft für Gynäkologie und Geburtshilfe

Diese Empfehlung (Arbeitsgemeinschaft Medizinrecht der Deutschen Gesellschaft für Gynäkologie und Geburtshilfe 2010) ist zuletzt 2008 überarbeitet worden. Es wird eine Inzidenz der Schulterdystokie von 0,5 % (0,1–0,6 %) angenommen. Damit kann es sich nur um eine Angabe bezogen auf die Gesamtgeburtenzahl handeln. Bezogen auf vaginale Entbindungen liegt die Inzidenz nach der Literatur sicher höher. Es werden etwa 13 % Schädigungen des Plexus brachialis und 5–7 % Klavikulafrakturen geschätzt.

Es wird in der Deutschen Empfehlung zwischen hohem Schultergeradstand und tiefem Schulterquerstand unterschieden, wobei unter forensischen Gesichtspunkten nur der hohe Schultergeradstand bedeutsam ist. Der Alarmierungsalgorithmus entspricht anderen Empfehlungen mit Verständigung eines Facharztes, des Anästhesisten und einer erfahrenen Hebamme.

Als allgemeine Maßnahmen werden das McRoberts-Manöver mit mehrmaligem Überstrecken und Beugen der maternalen Beine in Kombination mit suprasymphysärem Druck, das Abstellen eines evtl. laufenden Oxytocin-Tropfes, die Wehenhemmung mittels Tokolyse zur Vermeidung einer fortschreitenden Schulterverkeilung durch übermäßige Wehen sowie ggf. eine großzügige Erweiterung der Episiotomie genannt. Als spezielle Maßnahmen werden suprasymphysärer Druck mit der Faust bei gebeugten maternalen Beinen, das Woods-Manöver mit Eingehen der Hand zur Rotation der hinteren Schulter von der Brust her kommend und schließlich die Lösung des in der Sakralhöhle stehenden hinteren Arms aufgeführt.

Bei den Ergebnissen der einzelnen Verfahren wird das McRoberts-Manöver als besonders geeignet für den Primäreinsatz genannt, weil dieses Manöver eine günstige Relation zwischen Erfolgsaussichten und Komplikationsmöglichkeiten bietet. Es wird ausdrücklich darauf hingewiesen, dass die äußere Überdrehung des Köpfchens nicht empfohlen werden kann. Zum Kristeller-Handgriff wird ausgeführt, dass sein Einsatz differenziert betrachtet werden

muss: Bei noch fixierter Schulter ist er streng kontraindiziert, weil er die Fixierung nur verstärkt und eine Parese begünstigt, bei befreiter Schulter kann seine Anwendung sinnvoll sein, um die Rumpfentwicklung zu unterstützen.

Bei den präpartalen Risikofaktoren für eine Schulterdystokie wird auf den Zustand nach Schulterdystokie in einer vorhergehenden Schwangerschaft, auf die Makrosomie bei Diabetes mellitus, Übertragung, Adipositas der Mutter, exzessive Gewichtszunahme während der Schwangerschaft sowie auf Multiparität abgestellt. Subpartal werden eine verlängerte Austreibungsphase sowie ein vaginal-operativer Entbindungsmodus von Beckenmitte mit einer erhöhten Inzidenz für eine Schulterdystokie aufgeführt. Die meisten mit der Schulterdystokie assoziierten Risikofaktoren stünden jedoch in Beziehung zum fetalen Geburtsgewicht. Die Inzidenz der Schulterdystokie wird bei einem Geburtsgewicht von 4000 g mit ca. 2 % angegeben. Es wird aufgeführt, dass sie bei 4500 g auf 10 % ansteigen und bei einem Gewicht von 5000 g ca. 40 % betragen würde. Es wird weiter aufgeführt, dass ca. 50 % aller Schulterdystokien bei einem Gewicht unter 4000 g auftreten. Zur Prävention von 5 Schulterdystokiefällen bei einem Geburtsgewicht von 4500 g seien wegen der ultrasonographischen Fehlschätzung des Gewichts 132 zusätzliche Sektiones erforderlich.

Bei Verdacht auf Makrosomie solle eine Geburtseinleitung ab 37 abgeschlossenen Schwangerschaftswochen erwogen werden. Wegen des Wiederholungsrisikos von 13,8 % sollte nach vorangegangener Schulterdystokie eine Kaiserschnittindikation großzügig gestellt werden. Eine Entscheidung der Schwangeren gegen eine primäre Sektio in dieser Situation sei sorgfältig zu dokumentieren. Auch bei Vorliegen sonstiger Risikokonstellationen sei aus klinischer und forensischer Sicht eine Aufklärung der Patientin hinsichtlich ihres spezifischen Risikos für eine Schulterdystokie und deren Folgen, über alternative Geburtsmodi und deren Komplikationen sowie über die erhöhte neonatale Morbidität bei vaginaler Entbindung notwendig. Es sei dabei aber weniger auf die Schulterdystokie selbst als auf deren Folgen, insbesondere die kindliche Plexusparese, abzustellen. Dabei würden nur 10 % der konnatalen Plexusparesen zu bleibenden Funktionseinschränkungen führen, die Zahl der zusätzlich erforderlichen

Kaiserschnitte, um eine bleibende Parese zu verhindern, wird auf 1800–5400 geschätzt. Im Allgemeinen sei eine Aufklärung zum Kaiserschnitt dann angemessen, wenn das erwartete Geburtsgewicht ≥4500 g betrage. Die Einwilligung der Patientin in die gewählte Entbindungsmethode sei einzuholen, wenn eine Sektio wegen ernstzunehmender Gefahren für das Kind bei vaginaler Entwicklung zur echten Alternative geworden sei.

Die juristischen Anforderungen an das klinische Vorgehen sowie an die Dokumentation bei eingetretener Schulterdystokie sollten Beachtung finden. Ein generelles Risikomanagement solle vorliegen, Diagnosestellung und Zeitpunkt seien exakt zu dokumentieren, die umgehende Alarmierung von Facharzt, Anästhesist und erfahrener Hebamme sei durchzuführen, eine exakte zeitliche und inhaltliche Dokumentation, z. B. OP-Bericht über Kindslage, Geburtsablauf, sequenziell ergriffene Maßnahmen, sei notwendig.

Jede geburtshilfliche Klinik soll über einen Managementplan (schriftliche Dienstanweisung) verfügen, und die Maßnahmen sollen regelmäßig am Phantom trainiert werden.

Insgesamt erscheint die Empfehlung nicht mehr in allen Aspekten aktuell, besonders was die Bewertung der einzelnen Risikofaktoren auch in der Zusammenführung betrifft. Auf die Risikokaskade Diabetes mellitus → Makrosomie → protrahierter Geburtsverlauf → vaginal-operative Entbindung → Schulterdystokie wird nicht abgestellt. Auch die Zahlenangaben zur Häufigkeit einer Schulterdystokie sind eher zu niedrig angegeben.

1.15.4 Cochrane-Analysen

Es existiert eine Cochrane-Analyse aus dem Jahr 2006 mit dem Titel „Intrapartum interventions for preventing shoulder dystocia" (Athukorala et al. 2006), die 2009 bestätigt wurde. In dieser Analyse wurden 2 Arbeiten berücksichtigt, die das McRoberts-Manöver als routinemäßige prophylaktische Maßnahme mit Maßnahmen nach Auftreten einer Schulterdystokie verglichen (Beall et al. 2003, Poggi et al. 2004). Es ergaben sich keine signifikanten Vorteile für das McRoberts-Manöver als prophylaktisches Manöver noch vor Auftreten einer Schulterdystokie.

Die Cochrane-Analyse „Elective delivery in diabetic pregnant women" aus dem Jahr 2001 (Boulvain et al. 2001) analysiert, ob eine elektive Geburtsbeendigung bei Schwangeren mit Diabetes mellitus zu einem günstigeren fetalen Outcome führt als ein abwartendes Verhalten. Die Makrosomieinzidenz konnte durch die vorzeitige Entbindung gesenkt werden, die maternale und neonatale Morbidität war in beiden Gruppen nicht unterschiedlich. Diese Cochrane-Analyse konnte nur eine geeignete Arbeit auswerten (Kjos et al. 1993).

In der Cochrane-Analyse „Induction of labour for suspected fetal macrosomia" wurde analysiert, ob sich bei Verdacht auf eine fetale Makrosomie durch eine vorzeitige Geburtseinleitung das fetale und maternale Risiko senken ließ (Irion u. Boulvain 2000). In diese Analyse sind 3 Studien eingegangen. Als Resultat ergab sich, dass eine vorzeitige Beendigung der Schwangerschaft bei nicht diabetischen Schwangeren keinen Einfluss auf das Risiko für das Neugeborene oder die Mutter hat.

Literatur

Acker DB, Gregory KD, Sachs BP, Friedman EA (1988) Risk factors for Erb-Duchenne palsy. Obstetrics and Gynecology 71 (3 Pt 1): 389–92

Acker DB, Sachs BP, Friedman EA (1985) Risk factors for shoulder dystocia. Obstetrics and Gynecology 66 (6): 762–8

American College of Obstetricians and Gynecologists (1992) Fetal macrosomia. ACOG Technical Bulletin Number 159– September 1991. International Journal of Gynaecology and Obstetrics: The Official Organ of the International Federation of Gynaecology and Obstetrics 39 (4): 341–5

American College of Obstetricians and Gynecologists (1998) ACOG practice patterns. Shoulder dystocia. Number 7, October 1997. Int J Gynaecol Obstet 60 (3): 306–13

American College of Obstetricians and Gynecologists' Task Force on Neonatal Brachial Plexus Palsy (2014) Executive summary: Neonatal brachial plexus palsy. Obstetrics and Gynecology 123 (4): 902–4

Anoon SS, Rizk DEE, Ezimokhai M (2003) Obstetric outcome of excessively overgrown fetuses (> or = 5000 g): a case-control study. Journal of Perinatal Medicine 31 (4): 295–301

Anthuber C, Stosius P, Dannecker C, Künzel W (2003) Anatomische Grundlagen der Geburt. In: Künzel W (Hrsg) Klinik der Frauenheilkunde und Geburtshilfe, Band 6: Geburt I, 4. Aufl. München: Urban & Fischer, S 23–42

Arbeitsgemeinschaft Medizinrecht der Deutschen Gesellschaft für Gynäkologie und Geburtshilfe (2010) Empfehlungen zur Schulterdystokie Erkennung, Prävention und

Management. www.dggg.de/fileadmin/public_docs/Dokumente/Leitlinien/015-024-S1-Schulterdystokie-2010.pdf

Athukorala C, Middleton P, Crowther CA (2006) Intrapartum interventions for preventing shoulder dystocia. Cochrane Database of Systematic Reviews (Online): 4: CD005543

Bahar AM (1996) Risk factors and fetal outcome in cases of shoulder dystocia compared with normal deliveries of a similar birthweight. British Journal of Obstetrics and Gynaecology 103 (9): 868–72

Barnum CG (1945) Dystocia due to the shoulders. Am J Obstet Gynecol 50: 439–442

Baskett TF, Allen AC (1995) Perinatal implications of shoulder dystocia. Obstetrics and Gynecology 86 (1): 14–7

Baxley EG, Gobbo RW (2004) Shoulder dystocia. American Family Physician 69 (7): 1707–14

Beall MH, Spong CY, Ross MG (2003) A randomized controlled trial of prophylactic maneuvers to reduce head-to-body delivery time in patients at risk for shoulder dystocia. Obstetrics and Gynecology 102 (1): 31–5

Belfort MA, Dildy GA, Saade GR, Suarez V, Clark SL (2007) Prediction of shoulder dystocia using multivariate analysis. American Journal of Perinatology 24 (1): 5–10

Benedetti TJ, Gabbe SG (1978) Shoulder dystocia. A complication of fetal macrosomia and prolonged second stage of labor with midpelvic delivery. Obstetrics and Gynecology 52 (5): 526–9

Benson CB, Doubilet PM, Saltzman DH (1987) Sonographic determination of fetal weights in diabetic pregnancies. American Journal of Obstetrics and Gynecology 156 (2): 441–4

Berle P (1997) The macrosomic neonate: incidence, early morbidity and legal aspects. An analysis of the Hessia perinatal study. Zeitschrift für Geburtshilfe und Neonatologie 201 (2): 55–61

BGH (1989) BGH VI ZR 170/88 Urteil vom 24.1.1989. NJW, 2330. https://www.jurion.de/Urteile/BGH/1989-01-24/VI-ZR-170_88

BGH (1993) BGH VI ZR 300/91 Urteil vom 16.2.1993. NJW, 2372

Bhardwaj D, Peng P (1999) An uncommon mechanism of brachial plexus injury. A case report. Canadian Journal of Anaesthesia 46 (2): 173–5

Bingham J, Chauhan SP, Hayes E, Gherman R, Lewis D (2010) Recurrent shoulder dystocia: a review. Obstetrical, Gynecological Survey 65 (3): 183–8

Blickstein I, Ben-Arie A, Hagay ZJ (1998) Antepartum risks of shoulder dystocia and brachial plexus injury for infants weighing 4,200 g or more. Gynecologic and Obstetric Investigation 45 (2): 77–80

Boghossian NS, Yeung E, Albert PS, Mendola P, Laughon SK, Hinkle SN, Zhang C (2014) Changes in diabetes status between pregnancies and impact on subsequent newborn outcomes. American Journal of Obstetrics and Gynecology 210 (5): 431.e1–14

Boulet SL, Alexander GR, Salihu HM, Pass M (2003) Macrosomic births in the United States: determinants, outcomes, and proposed grades of risk. American Journal of Obstetrics and Gynecology 188 (5): 1372–8

Boulvain M, Stan C, Irion O (2001) Elective delivery in diabetic pregnant women. The Cochrane Database of Systematic Reviews (2): CD001997

Boyd ME, Usher RH, McLean FH (1983) Fetal macrosomia: prediction, risks, proposed management. Obstetrics and Gynecology 61 (6): 715–22

Bruner, J. P, Drummond, S. B, Meenan, A. L, Gaskin, I. M. (1998) All-fours maneuver for reducing shoulder dystocia during labor. The Journal of Reproductive Medicine 43 (5): 439–43

Bryant R, Danforth D (1971) Conduct of normal labor. In: Danforth D (ed) Textbook of obstetrics and gynecology, 2nd ed. New York: Harper, Row, pp 561–584

Caldwell W, Moloy H (1933) Anatomical variations in the female pelvis and their effect in labor with the suggested classification. Am J Obstet Gynecol 26: 439

Campbell MK, Ostbye T, Irgens LM (1997) Post-term birth: risk factors and outcomes in a 10-year cohort of Norwegian births. Obstetrics and Gynecology 89 (4): 543–8

Carpenter MW (1991) Rationale and performance of tests for gestational diabetes. Clinical Obstetrics and Gynecology 34 (3): 544–57

Caughey AB, Sandberg PL, Zlatnik MG, Thiet M-P, Parer JT, Laros RK (2005) Forceps compared with vacuum: rates of neonatal and maternal morbidity. Obstetrics and Gynecology 106 (5 Pt 1): 908–12

Chalidis B, Fahel LA, Glanville T, Kanakaris N, Giannoudis PV (2007) Management and reconstruction of pelvic instability after emergency symphysiotomy. International Journal of Gynaecology and Obstetrics 98 (3): 264–6

Chang X, Chedraui P, Ross MG, Hidalgo L, Peñafiel J (2007) Vacuum assisted delivery in Ecuador for prolonged second stage of labor: maternal-neonatal outcome. The Journal of Maternal-Fetal, Neonatal Medicine 20 (5): 381–4

Chatfield J (2001) ACOG issues guidelines on fetal macrosomia. American College of Obstetricians and Gynecologists. American Family Physician 64(1): 169–70

Chauhan SP, Cole J, Laye MR, Choi K, Sanderson M, Moore RC, Morrison JC (2007) Shoulder dystocia with and without brachial plexus injury: experience from three centers. American Journal of Perinatology 24 (6): 365–71

Chauhan SP, Gherman R, Hendrix NW, Bingham JM, Hayes E (2010) Shoulder dystocia: comparison of the ACOG practice bulletin with another national guideline. American Journal of Perinatology 27 (2): 129–36

Chauhan SP, Lutton PM, Bailey KJ, Guerrieri JP, Morrison JC (1992) Intrapartum clinical, sonographic, and parous patients' estimates of newborn birth weight. Obstetrics and Gynecology 79 (6): 956–8

Cluver CA, Hofmeyr GJ (2009) Posterior axilla sling traction: a technique for intractable shoulder dystocia. Obstetrics and Gynecology 113 (2 Pt 2): 486–8

Comeau R, Craig C (2014) Does teaching of documentation of shoulder dystocia delivery through simulation result in improved documentation in real life? Journal of Obstetrics and Gynaecology Canada 36 (3): 258–65

Crane JMG, Murphy P, Burrage L, Hutchens D (2013) Maternal and perinatal outcomes of extreme obesity in pregnancy. Journal of Obstetrics and Gynaecology Canada 35 (7): 606–11

Creasy R, Resnick R (2004) Maternal-Fetal Medicine, 5th ed. Philadelphia: Saunders

Crofts J, Lenguerrand E, Bentham G, Tawfik S, Claireaux H, Odd D, Draycott T (2015) Prevention of brachial plexus injury-12 years of shoulder dystocia training: an interrupted time-series study. BJOG doi:10.1111/1471-0528.13302 [Epub ahead of print]

Dajani NK, Magann EF (2014) Complications of shoulder dystocia. Seminars in Perinatology 38 (4): 201–4

Dandolu V, Lawrence L, Gaughan JP, Grotegut C, Harmanli OH, Jaspan D, Hernandez E (2005) Trends in the rate of shoulder dystocia over two decades. Journal of Maternal-Fetal, Neonatal Medicine 18 (5): 305–10

Deering SH, Tobler K, Cypher R (2010) Improvement in documentation using an electronic checklist for shoulder dystocia deliveries. Obstetrics and Gynecology 116 (1): 63–6

Demissie K, Rhoads GG, Smulian JC, Balasubramanian BA, Gandhi K, Joseph KS, Kramer M (2004) Operative vaginal delivery and neonatal and infant adverse outcomes: population based retrospective analysis. BMJ (Clinical Research Ed) 329 (7456): 24–9

Deutsche Diabetes Gesellschaft (2011) Diabetes und Schwangerschaft. Evidenzbasierte Leitlinie der Deutschen Diabetes-Gesellschaft. www.deutsche-diabetes-gesellschaft.de/fileadmin/Redakteur/Leitlinien/ Evidenzbasierte_Leitlinien/Eb_Leitlinie_DS_16-12-14_ UEberarbeitung_Endfassung.pdf

Deutschen Gesellschaft für Gynäkologie und Geburtshilfe. (2010) Vorgehen bei Terminüberschreitung und Übertragung – S1-Leitlinie. www.awmf.org/uploads/ tx_szleitlinien/015-065l_S1_Terminüberschreitung_ Übertragung_02-2014.pdf

DGGG (1995) Mindestanforderungen an prozessuale, strukturelle und organisatorische Voraussetzungen für geburtshilfliche Abteilungen der Grund- und Regelversorgung. Frauenarzt 36: 27ff

Dildy GA, Clark SL (2000) Shoulder dystocia: risk identification. Clinical Obstetrics and Gynecology 43 (2): 265–82

DiPiazza, D, Richter HE, Chapman V, Cliver SP, Neely C, Chen CC, Burgio KL (2006) Risk factors for anal sphincter tear in multiparas. Obstetrics and Gynecology 107 (6): 1233–7

Dodd JM, Catcheside B, Scheil W (2012) Can shoulder dystocia be reliably predicted? The Australian, New Zealand Journal of Obstetrics, Gynaecology 52 (3): 248–52

Döderlein A (1941) Leitfaden für den geburtshilflichen Operationskurs, 17. Aufl. Leipzig: Thieme

Döderlein A, Krönig B (1912) Operative Gynäkologie, 3. Aufl. Leipzig: Thieme

Drack G, Schneider H (2011) Pathologische Geburt. In: Schneider H, Husslein P, Schneider KTM (Hrsg) Die Geburtshilfe, 4. Aufl. Heidelberg: Springer, pp 819–866

Draycott TJ, Crofts JF, Ash JP, Wilson LV, Yard E, Sibanda T, Whitelaw A (2008) Improving neonatal outcome through practical shoulder dystocia training. Obstetrics and Gynecology 112 (1): 14–20

Drummond SB, Bruner JP, Reed GW (2000) Management of shoulder dystocia. Tennessee Medicine 93 (9): 331–3

Dyachenko A, Ciampi A, Fahey J, Mighty H, Oppenheimer L, Hamilton EF (2006) Prediction of risk for shoulder dystocia with neonatal injury. American Journal of Obstetrics and Gynecology 195 (6): 1544–9

Eden RD, Seifert LS, Winegar A, Spellacy WN (1987) Perinatal characteristics of uncomplicated postdate pregnancies. Obstetrics and Gynecology 69 (3 Pt 1): 296–9

El Madany AA, Jallad KB, Radi FA, el Hamdan H, O'deh HM (1991) Shoulder dystocia: anticipation and outcome. International Journal of Gynaecology and Obstetrics 34 (1): 7–12

Enekwe A, Rothmund R, Uhl B (2012) Abdominal Access for Shoulder Dystocia as a Last Resort – a Case Report. Geburtshilfe und Frauenheilkunde 72 (7): 634–638

Ersdal HL, Verkuyl DAA, Björklund K, Bergström S (2008) Symphysiotomy in Zimbabwe; postoperative outcome, width of the symphysis joint, and knowledge, attitudes and practice among doctors and midwives. PloS One 3 (10): e3317

Fahmy K (1976) Uterine rupture and vacuum extraction. International Journal of Gynaecology and Obstetrics 14 (6): 509–12

Fiala JE, Egan JFX, Lashgari M (2006) The influence of body mass index on pregnancy outcomes. Connecticut Medicine 70 (1): 21–3

Fretts RC, Elkin EB, Myers ER, Heffner LJ (2004) Should older women have antepartum testing to prevent unexplained stillbirth? Obstetrics and Gynecology 104 (1): 56–64

Gardella C, Taylor M, Benedetti T, Hitti J, Critchlow C (2001) The effect of sequential use of vacuum and forceps for assisted vaginal delivery on neonatal and maternal outcomes. Am J Obstet Gynecol 185 (4): 896–902

Gaskin IM (1998) For the first time in history an obstetrical maneuver in named after a midwife. Birth Gazette 14 (3): 50

Gaskin IM (1999) The Gaskin maneuver article. Birth Gazette 15 (3): 3

Geary M, McParland P, Johnson H, Stronge J (1995) Shoulder dystocia – is it predictable? European Journal of Obstetrics, Gynecology, and Reproductive Biology 62 (1): 15–8

Geiß K, Greiner H-P (2009) Arzthaftpflichtrecht, 6. Aufl. München: CH Beck

Gemeinsamer Bundesausschuss (2012) Bekanntmachung eines Beschlusses des Gemeinsamen Bundesausschusses über eine Änderung der Richtlinien über die ärztliche Betreuung während der Schwangerschaft und nach der Entbindung (Mutterschafts-Richtlinien): Einführung eines Screenings auf Gestationsdiabetes. BAnz Nr. 36 (S. 914) vom 2.3.2012

Gesundheitsberichterstattung des Bundes (2015) Verteilung der Bevölkerung auf Body-Mass-Index-Gruppen in Prozent. http://www.gbe-bund.de/stichworte/BMI.html

Gherman RB, Chauhan S, Ouzounian JG, Lerner H, Gonik B, Goodwin TM (2006) Shoulder dystocia: the unpreventable obstetric emergency with empiric management guidelines. American Journal of Obstetrics and Gynecology 195 (3): 657–72

Gherman RB, Goodwin TM, Souter I, Neumann K, Ouzounian JG, Paul RH (1997) The McRoberts' maneuver for the alleviation of shoulder dystocia: how successful is it? American Journal of Obstetrics and Gynecology 176 (3): 656–61

Gherman RB, Ouzounian JG, Goodwin TM (1998) Obstetric maneuvers for shoulder dystocia and associated fetal morbidity. American Journal of Obstetrics and Gynecology 178 (6): 1126–30

Gherman RB, Ouzounian JG, Goodwin TM (1999) Brachial plexus palsy: an in utero injury? American Journal of Obstetrics and Gynecology 180 (5): 1303–7

Gherman RB, Ouzounian JG, Miller DA, Kwok L, Goodwin TM (1998) Spontaneous vaginal delivery: a risk factor for Erb's palsy? American Journal of Obstetrics and Gynecology 178 (3): 423–7

Ginsberg NA, Moisidis C (2001) How to predict recurrent shoulder dystocia. American Journal of Obstetrics and Gynecology 184 (7): 1427–9; discussion 1429–30

Gnirs J, Schneider K (2011) Schulterdystokie. In: Schneider H, Husslein P, Schneider K (Hrsg) Die Geburtshilfe, 4. Aufl. Heidelberg: Springer, pp 966–985

Gonik B, Hollyer VL, Allen R (1991) Shoulder dystocia recognition: differences in neonatal risks for injury. American Journal of Perinatology 8 (1): 31–4

Goodwin TM, Banks E, Millar LK, Phelan JP (1997) Catastrophic shoulder dystocia and emergency symphysiotomy. American Journal of Obstetrics and Gynecology 177 (2): 463–4

Gottlieb AG, Galan HL (2007) Shoulder dystocia: an update. Obstetrics and Gynecology Clinics of North America 34 (3): 501–31, xii

Grobman W (2013) Shoulder dystocia. Obstetrics and Gynecology Clinics of North America 40 (1): 59–67

Grobman WA (2014) Shoulder dystocia: simulation and a team-centered protocol. Seminars in Perinatology 38 (4): 205–9

Grobman WA, Hornbogen A, Burke C, Costello R (2010) Development and implementation of a team-centered shoulder dystocia protocol. Simulation in Healthcare 5 (4): 199–203

Gross TL, Sokol RJ, Williams T, Thompson K (1987) Shoulder dystocia: a fetal-physician risk. American Journal of Obstetrics and Gynecology 156 (6): 1408–18

Gudmundsson S, Henningsson A-C, Lindqvist P (2005) Correlation of birth injury with maternal height and birthweight. BJOG 112 (6): 764–7

Gupta M, Hockley C, Quigley MA, Yeh P, Impey L (2010) Antenatal and intrapartum prediction of shoulder dystocia. European Journal of Obstetrics, Gynecology, and Reproductive Biology 151 (2): 134–9

Gurewitsch ED, Johnson E, Hamzehzadeh S, Allen RH (2006) Risk factors for brachial plexus injury with and without shoulder dystocia. American Journal of Obstetrics and Gynecology 194 (2): 486–92

Habek D (2002) Fetal shoulder dystocia. Acta Medica Croatica 56 (2): 57–63

Hamilton E, Ciampi A, Dyachenko A, Lerner H, Minor L, Sandmire H (2008) Is shoulder dystocia with brachial plexus injury breventable? Fetal Matern Med Rev 19: 293–310

Hankins GDV, Clark SM, Munn MB (2006) Cesarean section on request at 39 weeks: impact on shoulder dystocia, fetal trauma, neonatal encephalopathy, and intrauterine fetal demise. Seminars in Perinatology 30 (5): 276–87

Harper LM, Caughey AB, Roehl KA, Odibo AO, Cahill AG (2014) Defining an abnormal first stage of labor based on maternal and neonatal outcomes. American Journal of Obstetrics and Gynecology 210 (6): 536.e1–7

Hart NC, Hilbert A, Meurer B, Schrauder M, Schmid M, Siemer J, Schild RL (2010) Macrosomia: a new formula for optimized fetal weight estimation. Ultrasound in Obstetrics, Gynecology 35 (1): 42–7

Hartfield VJ (1986) Symphysiotomy for shoulder dystocia. American Journal of Obstetrics and Gynecology 155 (1): 228

Hassan AA (1988) Shoulder dystocia: risk factors and prevention. The Australian, New Zealand Journal of Obstetrics, Gynaecology 28 (2): 107–9

Hedegaard M, Lidegaard Ø, Skovlund C, Mørch L (2015) Perinatal outcomes following an earlier post-term labour induction policy: a historical cohort study. BJOG doi:10.1111/1471-0528.13299 [E-pub ahead of print]

Hiersche H-D (1991) Die hohe Schulterdystokie. Frauenarzt 32 (2): 189–191

Hillis D (1938) Diagnosis of contracted pelvis. Ill Med J 74, 131–134

Hoffman MK, Bailit JL, Branch DW, Burkman RT, Van Veldhusien P, Lu L, Zhang J (2011) A comparison of obstetric maneuvers for the acute management of shoulder dystocia. Obstetrics and Gynecology 117 (6): 1272–8

Hofmeyr GJ, Cluver CA (2009) Posterior axilla sling traction for intractable shoulder dystocia. BJOG 116 (13): 1818–20

Hofmeyr G, Shweni P (2010) Symphysiotomy for feto-pelvic disproportion. The Cochrane Database of Systematic Reviews (10): CD005299

Hoopmann M, Abele H, Wagner N, Wallwiener D, Kagan KO (2010) Performance of 36 different weight estimation formulae in fetuses with macrosomia. Fetal Diagnosis and Therapy 27 (4): 204–13

Hope P, Breslin S, Lamont L, Lucas A, Martin D, Moore I, Settatree R (1998) Fatal shoulder dystocia: a review of 56 cases reported to the Confidential Enquiry into Stillbirths and Deaths in Infancy. BJOG 105 (12): 1256–1261

Iannelli V (2011) Baby Birth Weight Statistics. http://pediatrics.about.com/od/growthanddevelopment/a/baby-birth-weight.htm

Iffy L (2009) Minimizing the Riks of Shoulder Dystocia-Related Fetal Injuries. In: O'Leary J (ed) Shoulder dystocia and birth injury, 3rd ed. Totowa, USA: Humana Press, pp 209–225

Iffy L, Apuzzio J, Ganesh V (2003) A randomized controlled trial of prophylactic maneuvers to reduce head-to-body delivery time in patients at risk for shoulder dystocia.

Obstetrics and Gynecology 102 (5 Pt 1): 1089–90; author reply 1090

Inglis SR, Feier N, Chetiyaar JB, Naylor MH, Sumersille M, Cervellione KL, Predanic M (2011) Effects of shoulder dystocia training on the incidence of brachial plexus injury. American Journal of Obstetrics and Gynecology 204 (4): 322.e1–6

Irion O, Boulvain M (2000) Induction of labour for suspected fetal macrosomia. The Cochrane Database of Systematic Reviews (2): CD000938

Jaschke RT von (1938) Pathologie des Neugeborenen. In: Stoeckel W (Hrsg) Lehrbuch der Geburtshilfe, 5. Aufl. Jena: Gustav Fischer, pp 833–878

Jastrow N, Demers S, Gauthier RJ, Chaillet N, Brassard N, Bujold E (2013) Adverse obstetric outcomes in women with previous cesarean for dystocia in second stage of labor. American Journal of Perinatology 30 (3): 173–8

Johnstone NR (1979) Shoulder dystocia: a study of 47 cases. The Australian, New Zealand Journal of Obstetrics, Gynaecology 19 (1): 28–31

Kanik A, Sutcuoglu S, Aydinlioglu H, Erdemir A, Arun Ozer E (2011) Bilateral clavicle fracture in two newborn infants. Iranian Journal of Pediatrics 21 (4): 553–5

Kehrer E (1934) Die Armlähmungen bei Neugeborenen. Stuttgart: Enke

Kjos SL, Henry OA, Montoro M, Buchanan TA, Mestman JH (1993) Insulin-requiring diabetes in pregnancy: a randomized trial of active induction of labor and expectant management. American Journal of Obstetrics and Gynecology 169 (3): 611–5

Klebanoff MA, Mills JL, Berendes HW (1985) Mother's birth weight as a predictor of macrosomia. American Journal of Obstetrics and Gynecology 153 (3): 253–7

Kreitzer MS (2009) Recognition, classification, and management of shoulder dystocia: The relationship to causation of brachial plexus injury. In: O'Leary J (ed) Shoulder dystocia and birth injury, 3rd ed. Humana Press, pp 179–208

Kubli F (1977) Risk of vaginal breech delivery. Contributions to Gynecology and Obstetrics 3, 80–5

Kubli F, Rüttgers H, Meyer-Menk M (1975) Danger of fetal acidosis in vaginal delivery from breech presentation (author's transl). Zeitschrift Für Geburtshilfe und Perinatologie 179 (1): 1–16

Langer O, Berkus MD, Huff RW, Samueloff A (1991) Shoulder dystocia: should the fetus weighing greater than or equal to 4000 grams be delivered by cesarean section? American Journal of Obstetrics and Gynecology 165 (4 Pt 1): 831–7

Leikin EL, Jenkins JH, Pomerantz GA, Klein L (1987) Abnormal glucose screening tests in pregnancy: a risk factor for fetal macrosomia. Obstetrics and Gynecology 69 (4): 570–3

Leung TY, Stuart O, Sahota DS, Suen SSH, Lau TK, Lao TT (2011) Head-to-body delivery interval and risk of fetal acidosis and hypoxic ischaemic encephalopathy in shoulder dystocia: a retrospective review. BJOG 118 (4): 474–9

Leung TY, Stuart O, Suen SSH, Sahota DS, Lau TK, Lao TT (2011) Comparison of perinatal outcomes of shoulder dystocia alleviated by different type and sequence of manoeuvres: a retrospective review. BJOG 118 (8): 985–90

Lewis DF, Raymond RC, Perkins MB, Brooks GG, Heymann AR (1995) Recurrence rate of shoulder dystocia. American Journal of Obstetrics and Gynecology 172 (5): 1369–71

Lin CC, River J, River P, Blix PM, Moawad AH (1986) Good diabetic control early in pregnancy and favorable fetal outcome. Obstetrics and Gynecology 67 (1): 51–6

Lurie S, Levy R, Ben-Arie A, Hagay Z (1995) Shoulder dystocia: could it be deduced from the labor partogram? American Journal of Perinatology 12 (1): 61–2

Mansor A, Arumugam K, Omar SZ (2010) Macrosomia is the only reliable predictor of shoulder dystocia in babies weighing 3.5 kg or more. European Journal of Obstetrics, Gynecology, and Reproductive Biology 149 (1): 44–6

Martius G (1978) Geburtshilfliche Operationen, 12. Aufl. Stuttgart: Thieme

Martius G (1985) Lehrbuch der Geburtshilfe, 11. Aufl. Stuttgart: Thieme

Mazouni C, Porcu G, Cohen-Solal E, Heckenroth H, Guidicelli B, Bonnier P, Gamerre M (2006) Maternal and anthropomorphic risk factors for shoulder dystocia. Acta Obstetricia et Gynecologica Scandinavica 85 (5): 567–70

McFarland LV, Raskin M, Daling JR, Benedetti TJ (1986) Erb/Duchenne's palsy: a consequence of fetal macrosomia and method of delivery. Obstetrics and Gynecology 68 (6): 784–8

Meenan AL, Gaskin IM, Hunt P, Ball CA (1991) A new (old) maneuver for the management of shoulder dystocia. Journal of Family Practice 32 (6): 625–9

Mehta SH, Blackwell SC, Bujold E, Sokol RJ (2006) What factors are associated with neonatal injury following shoulder dystocia? Journal of Perinatology 26 (2): 85–8

Mehta SH, Blackwell SC, Chadha R, Sokol RJ (2007) Shoulder dystocia and the next delivery: outcomes and management. Journal of Maternal-Fetal, Neonatal Medicine 20 (10): 729–33

Melamed N, Yogev Y, Meizner I, Mashiach R, Pardo J, Ben-Haroush A (2011) Prediction of fetal macrosomia: effect of sonographic fetal weight-estimation model and threshold used. Ultrasound in Obstetrics, Gynecology 38 (1): 74–81

Menticoglou SM (2006) A modified technique to deliver the posterior arm in severe shoulder dystocia. Obstetrics and Gynecology 108 (3 Pt 2): 755–7

Mercer J, Erickson-Owens D, Skovgaard R (2009) Cardiac asystole at birth: Is hypovolemic shock the cause? Medical Hypotheses 72 (4): 458–63

Merz E (2002) Transvaginalsonographische Beckenmessung. In: Sonographische Diagnostik in Gynäkologie und Geburtshilfe, Band 2: Geburtshilfe. Stuttgart: Thieme, pp 55–58

Merz E, Lieser H, Schicketanz KH, Härle J (1988) Intrauterine fetal weight assessment using ultrasound. A comparison of several weight assessment methods and development of a new formula for the determination of fetal weight. Ultraschall in der Medizin 9 (1): 15–24

Miller RS, Devine PC, Johnson EB (2007) Sonographic fetal asymmetry predicts shoulder dystocia. Journal of Ultrasound in Medicine 26 (11): 1523–8

Modanlou HD, Komatsu G, Dorchester W, Freeman RK, Bosu SK (1982) Large-for-gestational-age neonates: anthropometric reasons for shoulder dystocia. Obstetrics and Gynecology 60 (4): 417–23

Mollberg M, Hagberg H, Bager B, Lilja H, Ladfors L (2005) Risk factors for obstetric brachial plexus palsy among neonates delivered by vacuum extraction. Obstetrics and Gynecology 106 (5 Pt 1): 913–8

Monjok E, Okokon IB, Opiah MM, Ingwu JA, Ekabua JE, Essien EJ (2012) Obstructed labour in resource-poor settings: the need for revival of symphysiotomy in Nigeria. African Journal of Reproductive Health 16 (3): 94–101

Monod C, Voekt CA, Gisin M, Gisin S, Hoesli IM (2014) Optimization of competency in obstetrical emergencies: a role for simulation training. Archives of Gynecology and Obstetrics 289 (4): 733–8

Moore HM, Reed SD, Batra M, Schiff MA (2008) Risk factors for recurrent shoulder dystocia, Washington state, 1987-2004. American Journal of Obstetrics and Gynecology 198 (5): e16–24

Nesbitt T, Gilbert W, Herrchen B (1998) Shoulder dystocia and associated risk factors with macrosomic infants born in California. Am. J. Obstet. Gynecol 179: 476–480

Nocon JJ, McKenzie DK, Thomas LJ, Hansell RS (1993) Shoulder dystocia: an analysis of risks and obstetric maneuvers. American Journal of Obstetrics and Gynecology 168 (6 Pt 1): 1732–7; discussion 1737–9

Norwitz E, Robinson J, Repke J (2002) Labor and delivery. In: Gabbe S, Niebyl J, Simpson J (eds) Obstetrics, 4th ed. New York: Churchill Livingstone, pp 353–394

O'Leary J (2009a) Antepartum risk factors. In: O'Leary J (ed) Shoulder dystocia and birth injury, 3rd ed. Totowa, USA: Humana Press, pp. 15–31

O'Leary J (2009b) Cephalic replacement: The Gunn-Zavanelli-O'Leary Maneuver. In: O'Leary J (ed) Shoulder dystocia and Birth Injury, 3rd ed. Totowa, USA: Humana Press, pp 119–127

O'Leary J (2009c) Delivery techniques. In: O'Leary J (ed) Shoulder dystocia and Birth Injury, 3rd ed. Totowa, USA: Humana Press, pp 89–105

O'Leary J (2009d) In utero causation of brachial plexus injury: myth or mystery? In: O'Leary J (ed) Shoulder dystocia and Birth Injury, 3rd ed. Totowa, USA: Humana Press, pp 147–162

O'Leary J (2009e) Intrapartum risk factors. In: O'Leary J (ed) Shoulder dystocia and Birth Injury, 3rd ed. Totowa, USA: Humana Press, pp 49–58

O'Leary J (2009 f) Pelvimetry. In: O'Leary J (ed) Shoulder dystocia and Birth Injury, 3rd ed. Totowa, USA: Humana Press, pp 59–68

O'Leary J (2009 g) Preconceptual risk factors. In: O'Leary J (ed) Shoulder dystocia and Birth Injury, 3rd ed. Totowa, USA: Humana Press, pp 3–13

O'Leary J (2009 h) Recognition of disproportion. In: O'Leary J (ed) Shoulder dystocia and Birth Injury, 3rd ed. Totowa, USA: Humana Press, pp 71–88

O'Leary J (2009i) Shoulder dystocia and Birth Injury, 3rd ed. Totowa, USA: Humana Press

O'Leary J (2009 j) The McRoberts maneuver. Shoulder dystocia and Birth Injury, 3rd ed. Totowa, USA: Humana Press, pp 107–117

O'Leary J, Cuva A (1992) Abdominal rescue after failed cephalic replacement. Obstet Gynecol 80: 514–516

O'Leary J, Gunn D (1985) Cephalic replacement for shoulder dystocia. Am J Obstet. Gynecol 153: 592–595

O'Reilly-Green C, Divon M (2000) Sonographic and clinical methods in the diagnosis of macrosomia. Clinical Obstetrics and Gynecology 43 (2): 309–20

Ogden CL, Carroll MD, Kit BK, Flegal KM (2012) Prevalence of obesity in the United States, 2009-2010. NCHS Data Brief (82): 1–8

Okby R, Sheiner E (2012) Risk factors for neonatal brachial plexus paralysis. Archives of Gynecology and Obstetrics 286 (2): 333–6

OLG München 1 U 4550/08 Urteil vom 8.7.2010. (2012) VersR, 111

OLG Saarbrücken 1 U 103/85 Urteil vom 10.6.1987. (1988) VersR, 916

Ouzounian JG, Gherman RB, Chauhan S, Battista LR, Lee RH (2012) Recurrent shoulder dystocia: analysis of incidence and risk factors. American Journal of Perinatology 29 (7): 515–8

Ouzounian JG, Korst LM, Miller DA, Lee RH (2013) Brachial plexus palsy and shoulder dystocia: obstetric risk factors remain elusive. American Journal of Perinatology 30 (4): 303–7

Øverland EA, Vatten LJ, Eskild A (2014) Pregnancy week at delivery and the risk of shoulder dystocia: a population study of 2,014,956 deliveries. BJOG 121 (1): 34–41; discussion 42

Øverland EA, Vatten LJ, Eskild A (2012) Risk of shoulder dystocia: associations with parity and offspring birthweight. A population study of 1 914 544 deliveries. Acta Obstetricia et Gynecologica Scandinavica 91 (4): 483–8

Ozdener T, Engin-Ustun Y, Aktulay A, Turkcapar F, Oguz S, Yapar Eyi EG, Mollamahmutoglu L (2013) Clavicular fracture: its incidence and predisposing factors in term uncomplicated pregnancy. European Review for Medical and Pharmacological Sciences 17 (9): 1269–72

Parantainen J, Palomäki O, Talola N, Uotila J (2014) Clinical and sonographic risk factors and complications of shoulder dystocia - a case-control study with parity and gestational age matched controls. European Journal of Obstetrics, Gynecology, and Reproductive Biology 177: 110–4

Parks DG, Ziel HK (1978) Macrosomia. A proposed indication for primary cesarean section. Obstetrics and Gynecology 52 (4): 407–9

Patumanond J, Tawichasri C, Khunpradit S (2010) Infant male sex as a risk factor for shoulder dystocia but not for cephalopelvic disproportion: an independent or confounded effect? Gender Medicine 7 (1): 55–63

Poggi SH, Allen RH, Patel CR, Ghidini A, Pezzullo JC, Spong CY (2004) Randomized trial of McRoberts versus lithotomy positioning to decrease the force that is applied to the fetus during delivery. American Journal of Obstetrics and Gynecology 191 (3): 874–8

Poggi SH, Ghidini A, Allen RH, Pezzullo JC, Rosenbaum TC, Spong CY (2003) Effect of operative vaginal delivery on the outcome of permanent brachial plexus injury. Journal of Reproductive Medicine 48 (9): 692–6

Poggi SH, Spong CY, Allen RH (2003) Prioritizing posterior arm delivery during severe shoulder dystocia. Obstetrics and Gynecology 101 (5 Pt 2): 1068–72

Posner G, Dy J, Black A, Jones G (2013) Human labor, birth, 6th ed. New York: Mc-Graw-Hill

Pritchard J, MacDonald P, Gant N (1985) Williams Obstetrics, 17th ed. Norwalk: Appleton-Century-Crofts

Pschyrembel W (1973) Praktische Geburtshilfe, 14. Aufl. Berlin: Walter de Gruyter

Pschyrembel W, Dudenhausen J (1986) Praktische Geburtshilfe, 15. Aufl. Berlin: de Gruyter

Rand L, Robinson JN, Economy KE, Norwitz ER (2000) Post-term induction of labor revisited. Obstetrics and Gynecology 96 (5 Pt 1): 779–83

Rasmussen KM, Yaktine AL (2009) Weight gain during pregnancy – reexamining the guidelines. Washington D.C.: The National Academies Press

Retzke U (2004) Regelwidrigkeiten des Geburtsmechanismus: Poleinstellungsanomalien. In: Schneider H, Husslein P, Schneider K (Hrsg) Die Geburtshilfe, 2. Aufl. Berlin: Springer, pp 803–834

Revicky V, Mukhopadhyay S, Morris EP, Nieto JJ (2012) Can we predict shoulder dystocia? Archives of Gynecology and Obstetrics 285 (2): 291–5

Robinson H, Tkatch S, Mayes DC, Bott N, Okun N (2003) Is maternal obesity a predictor of shoulder dystocia? Obstetrics and Gynecology 101 (1): 24–7

Romoff A (2000) Shoulder dystocia: lessons from the past and emerging concepts. Clinical Obstetrics and Gynecology 43 (2): 226–35

Ross MG, Beall MH (2006) Cervical neck dislocation associated with the Zavanelli maneuver. Obstetrics and Gynecology 108 (3 Pt 2): 737–8

Rouse DJ, Owen J, Goldenberg RL, Cliver SP (1996) The effectiveness and costs of elective cesarean delivery for fetal macrosomia diagnosed by ultrasound. JAMA 276 (18): 1480–6

Royal College of Obstetricians and Gynaecologists (2012) Shoulder Dystocia Green-top Guideline No. 42. Retrieved from www.rcog.org.uk

Rubin A (1964) Management of shoulder dystocia. JAMA 189, 835–844

Ruis KA, Allen RH, Gurewitsch ED (2011) Severe shoulder dystocia with a small-for-gestational-age infant: a case report. Journal of Reproductive Medicine 56 (3-4): 178–80

Sack RA (1969) The large infant. A study of maternal, obstetric, fetal, and newborn characteristics; including a long-term pediatric follow-up. American Journal of Obstetrics and Gynecology 104 (2): 195–204

Sagi-Dain L, Sagi S (2015) The role of episiotomy in prevention and management of shoulder dystocia: a systematic review. Obstetrical, Gynecological Survey 70 (5): 354–62

Sandberg EC (1985) The Zavanelli maneuver: a potentially revolutionary method for the resolution of shoulder dystocia. American Journal of Obstetrics and Gynecology 152 (4): 479–84

Sandberg EC (1999) The Zavanelli maneuver: 12 years of recorded experience. Obstetrics and Gynecology 93 (2): 312–7

Sandberg EC (2007) Cervical neck dislocation associated with the Zavanelli maneuver. Obstetrics and Gynecology 109 (2 Pt 1): 453–4; author reply 454

Schifrin B, Cohen W (2009) The maternal fetal medicine viewpoint: causation and litigation. In: O'Leary J (ed) Shoulder dystocia and birth injury, 3rd ed. Totowa, USA: Humana Press, pp 227–247

Schwartz R, Teramo KA (1999) What is the significance of macrosomia? Diabetes Care 22 (7): 1201–5

Seidman DS, Ever-Hadani P, Gale R (1989) The effect of maternal weight gain in pregnancy on birth weight. Obstetrics and Gynecology 74 (2): 240–6

Sheiner E, Levy A, Hershkovitz R, Hallak M, Hammel RD, Katz M, Mazor M (2006) Determining factors associated with shoulder dystocia: a population-based study. European Journal of Obstetrics, Gynecology, and Reproductive Biology 126 (1): 11–5

Smeltzer JS (1986) Prevention and management of shoulder dystocia. Clinical Obstetrics and Gynecology 29 (2): 299–308

Sokol RJ, Blackwell SC (2003) ACOG practice bulletin: Shoulder dystocia. Number 40, November 2002. (Replaces practice pattern number 7, October 1997) International Journal of Gynaecology and Obstetrics 80 (1): 87–92

Spellacy WN, Miller SJ, Winegar A (1986) Pregnancy after 40 years of age. Obstetrics and Gynecology 68 (4): 452–4

Spellacy WN, Miller S, Winegar A, Peterson PQ (1985) Macrosomia – maternal characteristics and infant complications. Obstetrics and Gynecology 66 (2): 158–61

Spong CY, Beall M, Rodrigues D, Ross MG (1995) An objective definition of shoulder dystocia: prolonged head-to-body delivery intervals and/or the use of ancillary obstetric maneuvers. Obstetrics and Gynecology 86 (3): 433–6

Steffen E, Dressler W-D (1999) Arzthaftungsrecht, 8. Aufl. Köln: RWS Verlag Kommunikationsforum

Steffen E, Pauge B (2013) Arzthaftungsrecht. Neue Entwicklungslinien der BGH-Rechtsprechung, 12. Aufl. Köln: RWS Verlag Kommunikationsforum

Stotland NE, Caughey AB, Breed EM, Escobar GJ (2004) Risk factors and obstetric complications associated with macrosomia. International Journal of Gynaecology and Obstetrics 87 (3): 220–6

Strauss A (2006) Geburtshilfe Basics. Heidelberg: Springer

Tallarigo L, Giampietro O, Penno G, Miccoli R, Gregori G, Navalesi R (1986) Relation of glucose tolerance to complications of pregnancy in nondiabetic women. The New England Journal of Medicine 315 (16): 989–92

Thangaratinam S, Rogozińska E, Jolly K, Glinkowski S, Duda W, Borowiack E, Khan KS (2012) Interventions to reduce or prevent obesity in pregnant women: a systematic review. Health Technology Assessment (Winchester, England): 16 (31): iii–iv, 1–191

Thornton JG, Lilford RJ (1989) The caesarean section decision: patients' choices are not determined by immediate emotional reactions. J Obstet Gynaecol 9: 283–288

Usta IM, Hayek S, Yahya F, Abu-Musa A, Nassar AH (2008) Shoulder dystocia: what is the risk of recurrence? Acta Obstetricia et Gynecologica Scandinavica 87 (10): 992–7

Viswanathan M, Siega-Riz AM, Moos MK, Deierlein A, Mumford S, Knaack J, Lohr KN (2008) Outcomes of maternal weight gain. Evidence Report/technology Assessment (168): 1–223

Walsh CA, Mahony RT, Foley ME, Daly L, O'Herlihy C (2007) Recurrence of fetal macrosomia in non-diabetic pregnancies. Journal of Obstetrics and Gynaecology 27 (4): 374–8

Walsh JM, Kandamany N, Ni Shuibhne N, Power H, Murphy JF, O'Herlihy C (2011) Neonatal brachial plexus injury: comparison of incidence and antecedents between 2 decades. American Journal of Obstetrics and Gynecology 204 (4): 324.e1–6

Wei S-C, Chen C-P (2006) Uterine rupture due to traumatic assisted fundal pressure. Taiwanese Journal of Obstetrics, Gynecology 45 (2): 170–2

Weiss JL, Malone FD, Emig D, Ball RH, Nyberg DA, Comstock CH, D'Alton ME (2004) Obesity, obstetric complications and cesarean delivery rate – a population-based screening study. American Journal of Obstetrics and Gynecology 190 (4): 1091–7

Weissmann-Brenner A, Simchen MJ, Zilberberg E, Kalter A, Weisz B, Achiron R, Dulitzky M (2012) Maternal and neonatal outcomes of large for gestational age pregnancies. Acta Obstetricia et Gynecologica Scandinavica 91 (7): 844–9

Welsch H, Wischnik A, Lehner R (2011) Müttersterblichkeit. In: Schneider H, Husslein P, Schneider KTM (Hrsg) Die Geburtshilfe, 4. Aufl. Heidelberg: Springer, pp 1208–1224

Woo JS, Wan CW, Cho KM (1985) Computer-assisted evaluation of ultrasonic fetal weight prediction using multiple regression equations with and without the fetal femur length. Journal of Ultrasound in Medicine 4 (2): 65–7

Woods CE (1943) A principle of physics as applicable to shoulder delivery. Am J Obstet Gynecol 45: 796–812

Geburtsassoziierte Plexusparese

Thomas Schwenzer, Jörg Bahm

© Springer-Verlag Berlin Heidelberg 2016
T. Schwenzer, J. Bahm (Hrsg.), *Schulterdystokie und Plexusparese*,
DOI 10.1007/978-3-662-48787-7_2

Die geburtsassoziierte Plexusparese stellt eine seltene, bei Persistenz aber das Leben langfristig erheblich belastende Komplikation dar, die sowohl bei vaginalen Entbindungen als auch bei Kaiserschnitten auftreten kann. Die meisten dieser Paresen sind dem Geburtsvorgang unmittelbar zuzuordnen; dabei sind Paresen nach Schulterdystokie dominierend. Geburtsassoziierte Paresen treten in etwa 1,5 ‰ aller Geburten auf (◻ Tab. 2.1).

In diesem Kapitel sollen schwerpunktmäßig die Pathophysiologie, Diagnostik und Therapie von geburtstraumatischen Plexusparesen behandelt werden. Eine rechtzeitige adäquate Behandlung dieses Krankheitsbilds ist entscheidend für das Wachstum und die Funktionalität der betroffenen oberen Extremität im weiteren Leben des Kindes.

Ganz wichtig ist auch die Bewertung dieser Plexusparesen im Kontext der Schulterdystokie, weil bis heute eine lebhafte wissenschaftliche Diskussion darüber geführt wird, in welchem Umfang eine geburtsassoziierte Parese auch ohne Schulterdystokie auftreten kann. Zur Abgrenzung der echten geburtsbedingten Parese von Ursachen ohne Kausalzusammenhang mit dem Geburtsvorgang sind gute Kenntnisse der anderen Pathologien erforderlich.

2.1 Definitionen und Häufigkeit geburtsassoziierter Plexusparesen

Unter einer geburtsassoziierten Plexusparese versteht man jede Parese des Plexus brachialis, die beim Neugeborenen unmittelbar nach der Geburt festgestellt wird, und zwar unabhängig von ihrer Ätiologie. Darunter fallen also alle während des Geburtsvorgangs erworbenen Paresen, jedoch auch alle angeborenen Lähmungen von Schulter und Arm. Die nicht bereits angeborenen, sondern während des Geburtsvorgangs erworbenen Paresen kann man – unabhängig von einer spezifischeren Ätiologie, insbesondere unabhängig davon, ob nach Schulterdystokie oder nicht – unter dem Begriff der geburtstraumatischen Plexusparese zusammenfassen. Mit dem Begriff der geburtstraumatischen Parese ist nicht impliziert, dass sie vermeidbar gewesen wäre oder schuldhaft entstanden ist. Der Begriff bringt lediglich zum Ausdruck, dass die Parese während des Geburtsvorgangs

entstanden ist, ohne zunächst einen Ursachenzusammenhang herzustellen. Die geburtstraumatische Parese grenzt sich so von den präpartal bereits existenten und den erst postpartal sich entwickelnden Paresen ab.

In der Literatur schwanken die Häufigkeitsangaben zwischen 0,1 und 3,0 ‰. Im Mittel beträgt die Häufigkeit 1,5 ‰ (◻ Tab. 2.1). Diese Angaben beziehen sich auf alle Geburten. In vielen Arbeiten wird zusätzlich die Häufigkeit von Plexusparesen bei vaginalen Entbindungen angegeben. Bei insgesamt 15 auswertbaren Arbeiten betrug hier die Inzidenz 1,7 ‰ (Gherman 2014). Die sehr starken Schwankungen ergeben sich wahrscheinlich durch die unterschiedlichen geburtshilflichen Rahmenbedingungen, aber auch durch verschiedene Erfassungsschwellen. Wenn man die nach Publikationsdatum sortierte Tabelle analysiert, zeigt sich keine erkennbare Veränderung der Inzidenz über den gesamten Zeitraum zwischen 1964 und 2011. Die Häufigkeit nimmt weder zu noch ab, obwohl sich die Rahmenbedingungen für die Geburtshilfe in diesen 50 Jahren erheblich verbessert und mit den hohen Kaiserschnittraten in den Industrienationen grundlegend verändert haben.

Die meisten dieser Plexusparesen sind vorübergehend, und die Prognose ist gut (Chater et al. 2004), wobei die Prognose logischerweise durch die Ausdehnung und den Schweregrad der Schädigung beeinflusst wird. Etwa ein Jahr nach der Geburt kann abschließend beurteilt werden, ob es zu einer Ausheilung ohne sichtbaren Funktionsverlust gekommen ist oder ob ein Residualschaden verbleibt. In der Literatur wird daher normalerweise angegeben, wie viele Schäden nach einem Jahr noch persistieren. Die Schwankungsbreite ist mit Angaben zwischen 3 und 33 % sehr hoch, im Mittel persistieren 15 % der ursprünglich postpartal bestehenden Paresen (◻ Tab. 2.2).

Viele Faktoren beeinflussen die Häufigkeit, mit der die Parese persistiert: Zunächst ist sicher die primäre Erfassung nicht immer vollständig. Schwere Paresen werden definitiv nicht übersehen, leichte Paresen bleiben möglicherweise vorerst unberücksichtigt. Der Zeitpunkt der Primärerfassung spielt zweifelsfrei eine weitere Rolle. Wird die Parese in den ersten 24 h post partum erfasst, gehen auch leichte, nach wenigen Tagen nicht mehr nachweisbare

□ Tab. 2.1 Häufigkeit einer geburtsassoziierten Plexusparese

Autoren	Beobachtungszeitraum	Land	Anzahl Geburten	Plexusparesen absolut	Plexusparesen pro 1000 Geburten
Rubin 1964	1954–1959	USA	15.435	18	1,2
Tan 1973	1969–1971	Singapur	90.436	57	0,6
Levine et al. 1984	1974–1977, 1979–1981	USA	13.870	36	2,6
Soni et al. 1985	1983	Libyen	13.756	28	3,6
Sjöberg et al. 1988	1973–1982	Schweden	25.736	48	1,9
Salonen u. Uusitalo 1990	1981–1987	Finnland	14.265	16	1,1
Jennett et al. 1992	1977–1990	USA	57.597	39	0,7
Nocon et al. 1993	1986–1990	USA	14.297	33	2,3
Perlow et al. 1996	1985–1990	USA	19.370	17	1,1
Bahar 1996	1989	Kuwait	13.756	30	2,2
Gonen et al. 1996	1994–1995	Israel	4480	11	2,8
Graham et al. 1997	1987–1991	USA	14.358	15	1,3
Ecker et al. 1997	1985–1993	USA	77.616	89	1,1
Dawodu et al. 1997	1993–1995	Vereinigte Arabische Emirate	9231	27	2,9
Gherman et al. 1998	1991–1995	USA	58.565	48	1,0
Bryant et al. 1998	1984–1995	USA	63.761	80	1,3
Turrentine u. Ramirez 1999	1996–1998	USA	3008	6	2,0
Gilbert et al. 1999	1994–1995	USA	1.094.298	1611	1,8
Olugbile u. Mascarenhas 2000	1991–1995	Großbritannien	28.932	2	0,1
Gonen et al. 2000	1995–1999	Israel	16.416	17	1,0
Kees et al. 2001	1996–1999	Israel	24.000	13	2,2
Donnelly et al. 2002	1994–1998	Irland	35.796	54	1,5

◘ Tab. 2.1   Fortsetzung

Autoren	Beobachtungszeitraum	Land	Anzahl Geburten	Plexusparesen absolut	Plexusparesen pro 1000 Geburten
Evans-Jones et al. 2003	1998–1999	Großbritannien u. Irland	776.618	323	0,4
Chauhan et al. 2005	1980–2002	USA	89.978	89	1,0
Gudmundsson, Henningsson, u. Lindqvist 2005	1990–1996	Schweden	16.743	51	3,3
Tandon u. Tandon 2005	1989–1995	Großbritannien	25.855	27	1,0
Mollberg et al. 2005	1987–1997	Schweden	1.213.987	2399	2,0
Gurewitsch et al. 2006	1993–2004	USA	20.478	128	8,1
Weizsaecker et al. 2007	2000–2004	USA	11.001	45	4,1
MacKenzie et al. 2007	1991–2005	Großbritannien	95.321	44	0,6
Chauhan et al. 2007	2000–2004	USA	41.200	38	0,9
Ford et al. 2007	1998–2002	USA	299.130	608	2,0
Foad et al. 2008	1997, 2000, 2003	USA	11.555.823	17.334	1,5
Backe et al. 2008	1991–2000	Norwegen	30.574	91	3,0
Draycott et al. 2008	1996–1999, 2001–2004	Großbritannien	39.220	30	1,0
Melendez et al. 2009	2000–2006	Großbritannien	21.376	13	0,6
Grobman et al. 2011	2005–2006	USA	14.812	12	0,8
Inglis et al. 2011	2003–2009	USA	18.677	33	2,8
Walsh et al. 2011	1994–1998, 2004–2008	Irland	77.624	121	1,6
Paris et al. 2011	1998–2009	USA	94.842	102	1,5
Lindqvist et al. 2012	1990–2005	Schweden	51.841	168	3,2

◻ **Tab. 2.2** Häufigkeit, mit der eine geburtsassoziierte Plexusparese länger als ein Jahr persistiert

Autoren	Beobachtungszeitraum	Land	Anzahl Geburten	Plexusparesen/ Follow up >12 Monate	Plexusparesen pro 1000 Geburten	Plexusparesen nach 1 Jahr persistierend	Rate persistierender Paresen
Soni et al. 1985	1983	Libyen	13.756	28	3,6	6	33 %
Sjöberg et al. 1988	1973–1982	Schweden	25.736	48	1,9	12	25 %
Nocon et al. 1993	1986–1990	USA	14.297	33/29	2,3	1	3 %
Gherman et al. 1998	1991–1995	USA	58.565	48/45	1,0	4	9 %
Turrentine u. Ramirez 1999	1996–1998	USA	3008	6	2,0	2	33 %
Gonen et al. 2000	1995–1999	Israel	16.416	17/11	1,0	1	9 %
Donnelly et al. 2002	1994–1998	Irland	35.796	54	1,5	10	19 %
Chauhan et al. 2005	1980–2002	USA	89.978	89/85	1,0	10	12 %
Tandon u. Tandon 2005	1989–1995	Großbritannien	25.855	27	1,0	3	11 %
Gurewitsch et al. 2006	1993–2004	USA	20.478	128	8,1	11	9 %
Backe et al. 2008	1991–2000	Norwegen	30.574	91/86	3,0	15	17 %
Draycott et al. 2008	1996–1999, 2001–2004	Großbritannien	39.220	30	1,0	8	27 %
Rahman et al. 2009	1990–2005, 2001–2004	Saudi Arabien		21		3	14 %
Walsh et al. 2011	1994–1998, 2004–2008	Irland	77.624	121	1,6	19	15 %

Paresen mit in die Statistik ein. Schließlich spielen neben der biologischen Nervenregeneration wohl auch Art und Umfang der Therapie in den ersten Lebensmonaten eine wichtige Rolle, wie wahrscheinlich eine Ausheilung im ersten Lebensjahr ist. Diese Faktoren beeinflussen die Daten in den einzelnen Publikationen und limitieren eine Vergleichbarkeit.

Die Daten zur Ausheilung der Paresen im ersten Lebensjahr dürfen nicht dahingehend interpretiert werden, dass im ersten Lebensjahr keine Behandlung notwendig wäre. Vielmehr muss jede Parese, die nach den ersten Lebenstagen noch fortbesteht, adäquat diagnostiziert, klassifiziert und zunächst konservativ behandelt werden. Bei Persistenz der Parese muss unbedingt frühzeitig eine qualifizierte Entscheidung herbeigeführt werden, ob eine operative Intervention mit mikrochirurgischer Nervenrekonstruktion erforderlich ist. Eine frühzeitige Weichenstellung ist für die weitere Entwicklung des Kindes sehr wichtig.

2.2 Risikofaktoren für eine Plexusparese

Es besteht ein Zusammenhang zwischen dem kindlichen Geburtsgewicht und der Wahrscheinlichkeit einer Plexusparese (Gherman et al. 2006, Hammad et al. 2013). Dies gilt für die Gewichtsschwelle ab 4000 g. Entsprechend ergibt sich auch ein Zusammenhang mit einem Diabetes mellitus, weil hier häufiger makrosome Neugeborene gesehen werden. Die meisten Plexusparesen sieht man allerdings bei normalgewichtigen Kindern und Müttern ohne Diabetes. McFarland und Mitarbeiter (1986) fanden ein 2,5-fach erhöhtes Risiko für eine Plexusparese bei Kindern zwischen 4001 und 4500 g gegenüber Kindern mit 2500–4000 g. Bei Kindern über 4500 g war das Risiko sogar 10-fach erhöht. Die Autoren fanden weiter ein signifikant erhöhtes Risiko nach Forzepsentbindung aus Beckenmitte (OR 18,3), nach Vakuumextraktion (OR 17,2) und auch nach Forzepsentbindung von Beckenboden war das Risiko einer Parese gegenüber einer Spontangeburt noch signifikant erhöht (OR 3,7).

Nach einer Plexusparese ist das Wiederholungsrisiko einer erneuten Plexusparese in einer nachfolgenden Schwangerschaft bei vaginaler Geburt hoch (Al-Qattan u. Al-Kharfy 1996). Diese Daten dürften für Europa und Nordamerika wahrscheinlich aber nur noch historische Bedeutung haben, da Frauen, die ein Kind mit Plexusparese geboren haben, sich in einer nachfolgenden Schwangerschaft primär für eine Sectio caesarea entscheiden dürften. Dazu sollte ihnen der Geburtshelfer aufgrund dieser Daten auch raten.

Als Begleiterkrankung einer Plexusparese findet sich häufiger eine Klavikulafraktur, wobei allerdings Klavikulafrakturen in geburtshilflichen Kollektiven häufiger gefunden werden als Plexusparesen. Wall et al. (2014) fanden bei einer retrospektiven Analyse über 24 Jahre 3739 Klavikulafrakturen und 1291 Plexusparesen. Bei den Kindern mit Plexusparese kam es in 320 Fällen (25 %) zu ipsilateralen Klavikulafrakturen. Von den 3739 Kindern mit Klavikulafrakturen hatten 3419 (91 %) keine Plexusparese. Von den 320 Kindern mit Klavikulafraktur und Plexusparese wurden 21 Kinder (7 %) in der neurologischen Klinik vorgestellt, von den 970 Plexuskindern ohne Klavikulafraktur waren es 214 (22 %). Die Kinder, die nicht in der neurologischen Klinik vorstellig wurden, wurden so eingestuft, als seien sie geheilt. Dies begrenzt die Aussagekraft dieser Arbeit. Beim Vergleich der beiden Gruppen mit und ohne Klavikulafraktur fand sich eine Spontanheilungsrate von 98,1 % in der Gruppe mit Fraktur und von 94,4 % bei fehlender Fraktur. Eine Begleitfraktur der Klavikula ist also mit einer tendenziell besseren Prognose vergesellschaftet als eine isolierte Plexusparese.

Gleiche Ergebnisse wurden bereits von Backe und Mitarbeitern (2008) publiziert. Al-Qattan, Clarke und Curtis (1994) fanden bei allerdings sehr kleiner Fallzahl keine Korrelation bezüglich der Prognose. Über die Ursache einer möglichen Protektion kann man nur spekulieren. Möglicherweise nimmt die Klavikula Kräfte auf, die sonst unmittelbar am Plexus angreifen würden, was zu einer Reduktion der tatsächlich am Plexus wirkenden Kräfte führen könnte. Weitere Arbeiten müssen zeigen, ob dieser Effekt tatsächlich gegeben ist. Definitiv zeigen die Daten aber, dass Plexusparese und Klavikulafraktur völlig getrennt voneinander auftreten können. McBride, Hennrikus und Mologne (1998) fanden bei 9106 Neugeborenen 43 Kinder mit Klavikulafrakturen (0,5 %). Alle Frakturen traten nach vaginaler Geburt aus Schädellage auf. Die Verteilung auf die beiden Seiten war gleichmäßig, und es gab auch

◨ Tab. 2.3 Risikofaktoren für eine Plexusparese

Autoren	Plexusparesen			Nach Schulterdystokie	Mit Diabetes mellitus	Geburtsgewicht	
	Absolut	Vorüber-gehend	Persistierend			>4000 g	>4500 g
Nocon et al. 1993	33	32 (97,0 %)	1 (3,0 %)	28 (84,8 %)	11 (33,3 %)	Keine Angaben	
Graham et al. 1997	14	Keine Angaben		8 (57,1 %)	Keine Angaben	6 (42,8 %)	2 (14,3 %)
Ouzounian u. Gherman 2005	63	0	63	59 (93,6 %)	7 (11,7 %)	51 (80,9 %)	26 (41,0 %)
Gherman et al. 1998	40	33 (82,5 %)	7 (17,5 %)	23 (57,5 %)	9 (22,5 %)	21 (52,5 %)	9 (22,5 %)
Gherman et al. 2003	119	66 (55,5 %)	53 (44,5 %)	98 (82,3 %)	22 (18,5 %)	44 (36,9 %)	27 (22,7 %)
Poggi et al. 2003c	133	0	133	127 (95,5 %)	11 (8,3%)	49 (36,8 %)	17 (12,8 %)
Chauhan et al. 2005	85	75 (88,2 %)	10 (11,8 %)	46 (54,1 %)	10 (11,7 %)	31 (36,4 %)	Keine Angaben
Ouzounian et al. 2013	42	Keine Angaben		42 (100 %)	10 (23,8 %)	22 (52,4 %)	8 (19,0 %)

kein bevorzugtes Geschlecht des Kindes. In dieser Arbeit kam auf 11 Klavikulafrakturen eine Plexusparese, während bei Wall et al. (2014) die Relation 1 zu 3 betrug. Eine Klavikulafraktur, die definitiv häufiger auftritt als eine Plexusparese, kann zu einer Pseudoparalyse führen und so eine Plexusparese vortäuschen (Chater et al. 2004). Dies muss bei der Untersuchung des Neugeborenen mit Verdacht auf Plexusparese differenzialdiagnostisch bedacht werden.

◨ Tab. 2.3 zeigt, dass in den meisten Publikationen der Plexusparese sehr häufig eine Schulterdystokie vorausgegangen ist. In Publikationen mit niedrigerer Frequenz einer Schulterdystokie spielt sicher eine Unterdokumentation eine wesentliche Rolle. In Verbindung mit einer vorangegangenen Schulterdystokie findet man eine über dem Bevölkerungsdurchschnitt liegende Inzidenz an Diabetes mellitus bei den Müttern und auch eine hohe Inzidenz makrosomer Feten. Lipscomb, Gregory und Shaw (1995) fanden bei 157 Feten mit einem Geburtsgewicht von mindestens 4500 g 7 Plexusparesen (4,5 %), von denen aber keine persistierte.

Die Verdachtsdiagnose einer Makrosomie mit der Konsequenz einer Sectio caesarea hat allerdings nur einen sehr limitierten Effekt auf die Risikoreduzierung für die Entstehung einer Plexusparese, insbesondere im Hinblick auf eine persistierende Parese: Bei diabetischen Schwangeren mit einem Schätzgewicht des Neugeborenen ≥4500 g betrug der positive Vorhersagewert für eine Plexusparese nur 5 % und ohne Diabetes sogar nur 2 % (Ecker et al. 1997). Pondaag, Allen und Malessy (2011) fanden eine Korrelation zwischen Geburtsgewicht und der Wahrscheinlichkeit des Auftretens einer Parese des Plexus brachialis einerseits und dem Geburtsgewicht und der Wahrscheinlichkeit der Persistenz der Parese andererseits. Auch diese Autoren konnten daraus keinen Algorithmus zur Prävention durch eine prophylaktische Sektio ableiten. Im Statement des American College zur Plexusparese (Gherman 2014) wird postuliert, dass Schulterdystokie und Plexusparese gemeinsame Risikofaktoren hätten und deswegen häufig miteinander vergesellschaftet seien, gleichwohl sei die Plexusparese deswegen nicht zwingend als kausale Folge der Schulterdystokie bzw. der Maßnahmen zu ihrer Überwindung anzusehen. Die operativen Befunde nach persistierender Plexusparese stellen nach unserer Auffassung zwingend einen Kausalzusammenhang her (▶ Abschn. 2.7.3).

Im Hinblick auf die Reduktion des Risikos einer Plexusparese formulieren die Autoren im Statement des American College 3 Aspekte, bei deren Vorliegen eine Sectio caesarea durchgeführt werden sollte:

- Schätzgewicht des Neugeborenen >5000 g bei Frauen ohne Diabetes mellitus und >4500 g bei Frauen mit Diabetes mellitus
- vorangegangene Schulterdystokie, insbesondere bei einer Schulterdystokie mit schwerer Verletzung
- Vermeidung einer vaginal-operativen Entbindung aus Beckenmitte bei einem Schätzgewicht >4000 g

2.3 Topographische und funktionelle Anatomie des Plexus brachialis und seiner peripheren Nerven

Zum Verständnis der verschiedenen möglichen Formen eines Schadens im Armplexusgeflecht ist eine genaue Kenntnis der Anatomie und der Funktion peripherer Nerven und deren Verschaltungen im Plexus brachialis erforderlich.

2.3.1 Mikroanatomie peripherer Nerven

Die Nervenzelle (= Neuron, Ganglienzelle) ist zentral im Bereich des Rückenmarks bzw. der Spinalganglien lokalisiert. Der Zellkörper (Perikaryon) bildet dabei typische Fortsätze, die als Axon bzw. Dendrit bezeichnet werden. Das Axon übermittelt Signale vom Zellkörper weg (Sender), während die Dendriten dem Signalempfang dienen. Je nach Bautyp eines Neurons kann man multipolare Zellen mit zahlreichen Dendriten, bipolare Zellen mit nur einem Dendriten und sehr seltene unipolare Zellen ohne Dendriten unterscheiden. Jede Nervenzelle besitzt nur ein Axon, d. h. die einzelne Zelle kann viele Informationen über ihre Dendriten sammeln, aber nur ein Signal über ihr Axon senden. Axone motorischer Nervenzellen, die die Muskulatur steuern, enden in der motorischen Endplatte. Hier wird das Signal zwischen der präsynaptischen Membran der Nervenzelle auf die postsynaptische Membran der Muskelzelle mittels Neurotransmittern übertragen.

Das Axon bildet die periphere Ausstülpung der Nervenzelle und kann bei den großen Extremitätennerven bis über 1 m lang werden. Bei motorischen Leitungsbahnen ist die eigentliche erste Nervenzelle in der grauen Substanz des Neokortex (motorische Rinde) lokalisiert. Von dort erfolgt die Steuerung des zweiten Motoneurons, das in den Vorderhörnern des Rückenmarks liegt. Bei sensiblen Fasern zieht der Dendrit bis zum Spinalganglion. Dort wird er auf das zweite Neuron umgeschaltet. Der axonale bzw. dendritische Anteil der Nervenzelle ist umhüllt von Zellen, die die zelluläre Ausstülpung der Nervenzelle schützen und die Signalleitung verbessern. Diese umgebenden Zellen werden als Schwann-Zellen bezeichnet. Besonders die Axone motorischer Nervenzellen werden dabei abschnittsweise von vielen Schwann-Zellen begleitet. Die Kombination aus Axon/Dendrit und den das Axon bzw. den Dendriten auf fast der gesamten Länge umgebenden Schwann-Zellen wird als Nervenfaser bezeichnet. Die Schwann-Zellen grenzen sich zum umgebenden Bindegewebe durch eine Basalmembran ab. In der äußeren Schicht der das Axon bzw. den Dendriten umgebenden Hülle findet sich auch der Zellkern der Schwann-Zelle. Diese äußere Schicht wird zusammen mit der Basalmembran auch als Schwann-Scheide oder Neurolemma bezeichnet. Sie grenzt die Nervenfaser zum umgebenden Bindegewebe, dem Endoneurium ab. Neben den Schwann-Zellen findet man um die Axone herum ein extrazelluläres Netzwerk aus Kollagen Typ IV, Laminin, Fibronektin und Agrin (◘ Abb. 2.1, Kretschmer et al. 2014).

Lagert sich die Schwann-Zelle nur longitudinal an mehrere Axone/Dendriten an, besteht eine sog. marklose Nervenfaser. In diesen marklosen Nervenfasern erfolgt die Nervenleitung kontinuierlich und relativ langsam (0,5–2,5 m/s). Bei markhaltigen Nervenfasern umwickelt die Schwann-Zelle mehrfach jeweils ein einzelnes Axon bzw. einen Dendriten und bildet so die Myelinscheide. Am Wechsel von einer Schwann-Zelle zur nächsten sieht man mikroskopisch eine Unterbrechung der Myelinscheide.

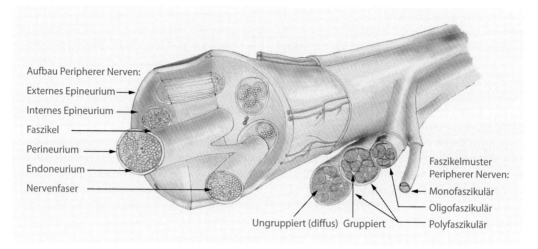

Abb. 2.1   Aufbau eines Nervs. (Aus Kretschmer et al. 2014)

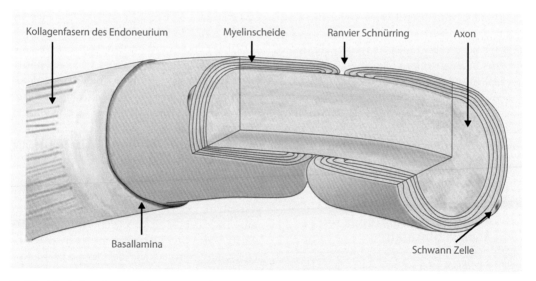

Abb. 2.2   Aufbau einer myelinisierten Nervenfaser. (Aus Kretschmer et al. 2014)

Diese Schnürfurchen werden als Ranvier-Schnür-ringe bezeichnet (▪ Abb. 2.2). Der Abstand zwischen 2 Einschnürungen beträgt zwischen 0,25 und 1,5 mm. Die Signalleitung erfolgt bei diesen markhaltigen Nerven von Schnürring zu Schnürring (sprunghaft – saltatorisch) und ermöglicht so eine schnelle Signalübertragung.

Jedes Axon mit seinen Schwann-Zellen ist in das bindegewebige Endoneurium eingelagert. Die Nervenfasern liegen gebündelt zusammen. Diese

Faszikel sind ebenfalls in spezialisiertes Bindegewebe eingebettet, das Perineurium. In einem peripheren Nerv sind dann wiederum zahlreiche Faszikel zusammengefasst. Im N. suralis sind ca. 9–16 Faszikel identifizierbar, im N. ischiadicus als dem größten peripheren Nerv sogar bis zu 80. Im Verlauf eines peripheren Nervs wechseln die Nervenfasern typischerweise die Faszikel. Dadurch entsteht auch im peripheren Nerv ein plexusartiger Aufbau. Der Faszikelverlauf ist zusätzlich nicht vollständig gestreckt, sondern eher spiralförmig angeordnet, sodass eine gewisse Dehnungsfähigkeit des Nervs besteht. Die äußere Hülle des Nervs besteht ebenfalls aus Bindegewebe, dem Epineurium. Hier finden sich elastische und kollagenreiche Fasern. Dadurch wird quasi eine Nervenhülle gebildet.

Der Raum innerhalb des Perineuriums und zwischen den Faszikeln wird als Endoneurium bezeichnet (◘ Abb. 2.1). Hier finden sich pro Faszikel mehrere Kapillaren, die parallel zu den Faszikeln verlaufen und die nervale Blutversorgung sicherstellen. Die arterielle Versorgung erfolgt durch Aa. nutriciae, die normalerweise direkt aus größeren Arterien stammen. Seltener zweigen sie aus muskulären oder subkutanen Gefäßen ab. Abschnittsweise treten diese größeren Versorgungsgefäße an den Nerv heran, verlaufen mit den Faszikeln und verzweigen sich plexusartig, sodass eine intensive Gefäßversorgung gebildet wird (Trepel 2015). Durch diese segmentale und miteinander vernetzte Gefäßversorgung können periphere Nerven relativ langstreckig aus ihrer bindegewebigen Einbettung herausgelöst werden, ohne dass es zu einer Ernährungsstörung kommt. Andererseits kann eine Nervenkompression nicht nur durch Druck auf die Nervenfasern zu Schäden führen, sondern auch über eine kapilläre Minderdurchblutung komprimierter Nervenabschnitte (► Abschn. 2.4.3).

2.3.2 Topographische und funktionelle Anatomie des Plexus brachialis

Die Spinalnerven treten segmental aus den Foramina intervertebralia aus. Dabei tritt der erste Halsnerv (C1) oberhalb des ersten Wirbelkörpers aus und der achte Halsnerv (C8) zwischen dem siebten Halswirbelkörper und dem ersten Brustwirbelkörper. Bei 7 Halswirbeln und 12 Brustwirbeln existieren also paarig 8 Nervenwurzeln im Halsbereich (C1–C8) und 12 Nervenwurzeln im Thoraxbereich (Th1–Th12). Weiter kaudal schließen sich 5 lumbale (L1–L5) und 5 sakrale Wurzeln (S1–S5) an. Im thorakalen Abschnitt besteht eine direkte Zuordnung eines Spinalnervs zu einem sensiblen und motorischen Versorgungssegment (segmentale Innervation). Im Hals- und Beckenbereich werden die Spinalnerven in den Nervenplexus komplex verschaltet, sodass obere und untere Extremität in den einzelnen Abschnitten jeweils aus mehreren Spinalnerven innerviert werden (periphere, multisegmentale Innervation).

Jeder einzelne Spinalnerv wird aus Bündeln der motorischen Vorderwurzeln und der sensiblen Hinterwurzeln des Rückenmarks gebildet. Noch vor der Vereinigung zum Spinalnerv sitzt am Hinterhorn das Spinalganglion, in dem das aus der Peripherie Signale leitende afferente Neuron auf das zentrale Neuron umgeschaltet wird. Die Vereinigungsstelle von Hinterhorn und Vorderhorn findet sich im Bereich der inneren Öffnung des Foramen intervertebrale. Der so gebildete Spinalnerv zieht nun nur etwa 1 cm lang durch das Foramen intervertebrale. Nach dem Durchtritt durch das Foramen gibt der Spinalnerv einen Ramus meningeus ab, der zurück durch das Foramen intervertebrale zieht und die Dura mater, das Periost des Wirbelkanals und die Disci intervertebrales innerviert. Unmittelbar danach teilt sich der Spinalnerv in einen dorsalen (posterioren) und einen ventralen (anterioren) Ast. Die Rami posteriores ziehen nach dorsal und innervieren motorisch die autochthone Rückenmuskulatur und sensibel die Haut des Hinterkopfs, des Nackens und des Rückens. Die Rami posteriores beteiligen sich nicht an der Bildung der Plexus. Sie sind wesentlich dünner als die anterioren Äste (◘ Abb. 2.3).

Der Plexus cervicalis wird aus den 4 Nervenwurzeln C1 bis C4 gebildet. Der Plexus liegt relativ geschützt in der Tiefe des Halses nah zur Wirbelsäule unter dem M. sternocleidomastoideus. Dies erklärt, warum der Plexus cervicalis bei der Schulterdystokie normalerweise nicht tangiert wird. Nur der N. phrenicus, der aus den Wurzeln C3 und C4 gebildet wird, zieht nach kaudal und liegt dem Plexus brachialis an, sodass Lähmungen dieses Nervs bei Schäden des Plexus brachialis kombiniert möglich sind: In seinem Verlauf nach kaudal zieht der N. phrenicus um den M. scalenus anterior herum und liegt diesem direkt auf. Er zieht weiter durch die Skalenuslücke (s. unten) und tritt dann in die Brusthöhle ein.

Der Plexus brachialis wird im Wesentlichen aus den 5 Nervenwurzeln C5 bis Th1 gebildet. Gelegentlich ziehen von kranial noch Fasern aus C4 (Präfixation, präfixierter Plexus) und von kaudal Fasern aus Th2 (Postfixation) in den Plexus. Die Plexusbildung

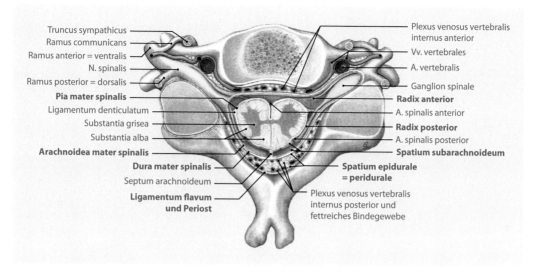

Truncus sympathicus
Ramus communicans
Ramus anterior = ventralis
N. spinalis
Ramus posterior = dorsalis
Pia mater spinalis
Ligamentum denticulatum
Substantia grisea
Substantia alba
Arachnoidea mater spinalis
Dura mater spinalis
Septum arachnoideum
**Ligamentum flavum
und Periost**

Plexus venosus vertebralis
internus anterior
Vv. vertebrales
A. vertebralis
Ganglion spinale
Radix anterior
A. spinalis anterior
Radix posterior
A. spinalis posterior
Spatium subarachnoideum
Spatium epidurale
= peridurale
Plexus venosus vertebralis
internus posterior und
fettreiches Bindegewebe

Abb. 2.3 Rückenmarksitus im Halsbereich, Ansicht von oben. (Aus Tillmann 2005)

aus den 5 Nerven erfolgt innerhalb der Lücke zwischen M. scalenus anterior und M. scalenus medius. In Projektion auf den M. scalenus anterior ziehen die Spinalnerven meist noch isoliert. Die Nervenbündel ziehen gemeinsam mit der A. subclavia durch die Lücke zwischen den beiden Mm. scaleni (Skalenuslücke; ▫ Abb. 2.4 u. ▫ Abb. 2.5).

Der M. scalenus medius hat seinen Ursprung an den Processus transversi der Halswirbelkörper 2–7 und seinen Ansatz an der lateralen Kurve der ersten Rippe. Bei gerade gestelltem Kopf zieht er leicht von mediokranial nach laterokaudal. Der M. scalenus anterior hat seinen Ursprung an den Processus transversi 3–6 und inseriert ebenfalls an der ersten Rippe, aber weiter medial zum Brustbein hin. Dadurch ist er etwas steiler gestellt als der M. scalenus medius. Die V. subclavia zieht nicht mit durch die Skalenuslücke, sondern läuft ventral des M. scalenus anterior und dorsal des M. sternocleidomastoideus. Sie tritt erst weiter lateral in der Axilla an die A. subclavia und den Nervenplexus heran (▫ Abb. 2.6).

Der Plexus brachialis zieht von mediokranial nach laterokaudal und unterkreuzt dabei das fast horizontal verlaufende Schlüsselbein, sodass er topographisch in eine Pars supraclavicularis und eine Pars retro- bzw. infraclavicularis unterteilt werden kann. Im supraklavikularen Teil des Plexus vereinigen sich die Spinalnerven zunächst zu 3 Primärsträngen

(Trunci oder Stämme). Diese Vereinigung erfolgt knapp lateral des M. scalenus anterior.

Der Truncus superior wird aus den Spinalnerven C5 und C6 gebildet. Gelegentlich ziehen einige Fasern aus C4 in diesen Truncus. Der Truncus medius ist die Fortsetzung des Spinalnervs C7, und der Truncus inferior entsteht aus der Vereinigung der Spinalnerven C8 und Th1; hier können auch Fasern aus dem Spinalnerv Th2 einstrahlen. Topographisch liegen alle 3 Trunci in der Pars supraclavicularis des Plexus. Aus der Pars supraclavicularis, also im Bereich der (proximalen) Trunci, spalten sich 4 Nerven ab, die die Muskulatur des Schultergürtels innervieren (▫ Abb. 2.4, ▫ Tab. 2.4).

Die primären Trunci ordnen sich im retro- und infraklavikulären (bis hin zum axillären) Teil des Plexus erneut um und bilden 3 Sekundärstränge (Faszikel), die sich um die A. axillaris herum gruppieren. Entsprechend dieser Gruppierung werden diese Faszikel als Fasciculus lateralis, Fasciculus medialis und Fasciculus posterior bezeichnet. Diese Neugruppierung erfolgt dorsal des M. pectoralis minor, in direkter Nachbarschaft zum kranial gelegenen Processus coracoideus der Skapula, an dem der M. pectoralis minor inseriert. Aus diesen Faszikeln (und teilweise auch aus den distalen Trunci) spalten sich weitere 4 Nerven zur Innervation des Schultergürtels ab (▫ Abb. 2.4, ▫ Tab. 2.5).

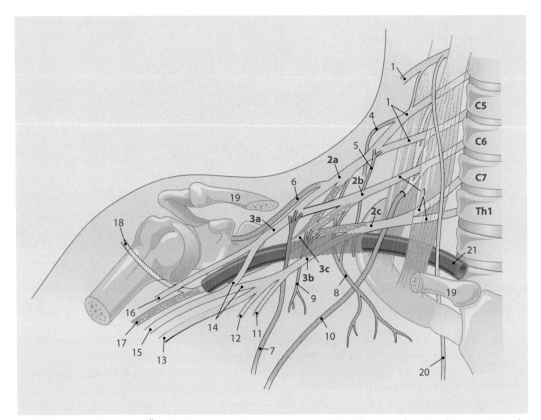

☐ **Abb. 2.4**   Lage, Struktur und Äste des Plexus brachialis. Beachte den Austritt des Plexus zwischen M. scalenus anterior und medius (gemeinsam mit A. subclavia). Danach supraklavikulär die Bildung der 3 Trunci und infraklavikulär die Umlagerung der Fasern zu den 3 Faszikeln um die A. axillaris. 1 Spinalnerven C4–Th1, 2 Trunci (2a T. superior, 2b T. medius, c T. inferior), 3 Faszikel (3a F. lateralis, 3b F. medialis, 3c F. posterior). Aus den Trunci (oft auch teilweise aus den Faszikeln) gehen die 7 Nerven zur Schultergürtelmuskulatur hervor: 4 N. dorsalis scapulae, 5. N. subclavius, 6 N. suprascapularis, 7 N. thoracodorsalis, 8 Nn. pectorales, 9 N. subscapularis, 10 N. thoracicus longus, 11 N. cutaneus brachii medialis, 12 N. cutaneus antebrachii medialis, 13 N. ulnaris, 14 Medianusschlinge, 15 N. medianus, 16 N. musculocutaneus, 17 N. radialis, 18 N. axillaris, 19 Klavikula (mittleres Drittel entfernt), 20 N. phrenicus (aus Plexus cervicalis), 21 A. subclavia (mittleres Drittel entfernt). (Aus Trepel 2015, mit freundlicher Genehmigung des Elsevier Verlags)

Die Nerven, die zur Versorgung der Schultergürtelmuskulatur aus dem Plexus entstehen, sind vorrangig motorisch, mit Ausnahme des N. axillaris, der auch die sensible Versorgung über der Schulterkappe übernimmt. Der N. axillaris spaltet sich von allen Nerven, die den Schultergürtel versorgen, am weitesten kaudal ab: Der Fasciculus posterior teilt sich in den zum Schultergürtel ziehenden N. axillaris mit Fasern aus den oberen Nervenwurzeln C5 und C6 und den zum Arm ziehenden N. radialis mit Anteilen aus den Wurzeln C6 bis Th1 (☐ Abb. 2.4). Unter Einbeziehung des N. axillaris (Schultermuskulatur) teilen sich die 3 Faszikel in 7 Nerven

auf, die überwiegend die Versorgung des Arms und der Hand übernehmen (☐ Tab. 2.6, ☐ Tab. 2.7 u. ☐ Tab. 2.8).

Weit lateral, kurz vor dem Verlassen der Achselhöhle, wird aus dem Fasciculus lateralis und dem Fasciculus medialis der N. medianus gebildet (Medianusschlinge). Von den 7 den Arm und die Hand versorgenden Nerven wird somit nur der N. medianus aus 2 Fasciculi gebildet. Die anderen 6 Nerven entstehen jeweils nur aus einem Fasciculus.

Von den 7 Nerven, die zum Arm ziehen (einschließlich N. axillaris), sind 2 ausschließlich sensibel (N. cutaneus brachii medialis und N. cutaneus

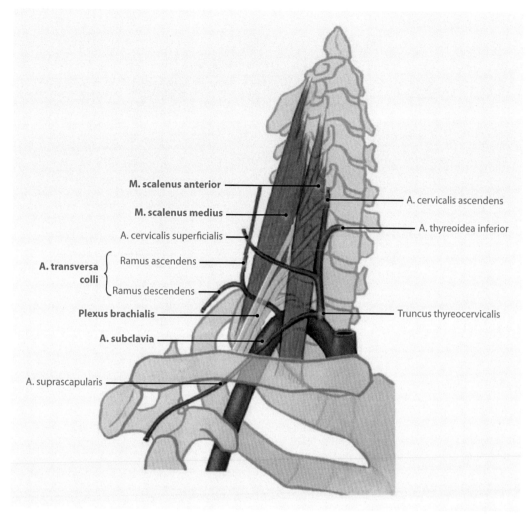

Abb. 2.5   Skalenuslücke der rechten Körperhälfte, Ansicht von oben. (Aus Tillmann 2005)

antebrachii medialis). Die übrigen Nerven enthalten sowohl motorische als auch sensible Fasern. Entsprechend der Verschaltung im Plexus brachialis findet man eine segmentale sensible Innervation, wobei die Überlappungsgebiete jeweils groß sind. Die Hautareale, die autonom aus einer Wurzel innerviert werden, sind relativ klein. Einen Überblick liefert ◘ Abb. 2.7. In ◘ Abb. 2.8 ist die radikuläre und periphere Innervation der einzelnen Muskeln von Schulter und Arm tabellarisch zusammengefasst, sodass für die einzelnen Nervenwurzeln unmittelbar ersichtlich ist, welche Muskeln innerviert werden und bei einem Ausfall betroffen sind.

Dem Plexus brachialis mit seinen motorischen und sensiblen Nervenstrukturen eng benachbart finden sich auch wichtige Strukturen des vegetativen Nervensystems. Parallel zur Wirbelsäule verläuft der sympathische Grenzstrang (Truncus sympathicus). Im Halsmark befinden sich keine vegetativen Nervenzellen, trotzdem liegen im Halsbereich 3 sympathische Ganglien (Ganglion cervicale superius, medium und inferius). Das Ganglion cervicale inferius ist sehr häufig mit dem daran nach kaudal anschließenden thorakalen Ganglion zu einem gemeinsamen großen Ganglion verbunden. Dieses Ganglion wird als Ganglion cervicothoracicum oder Ganglion stellatum

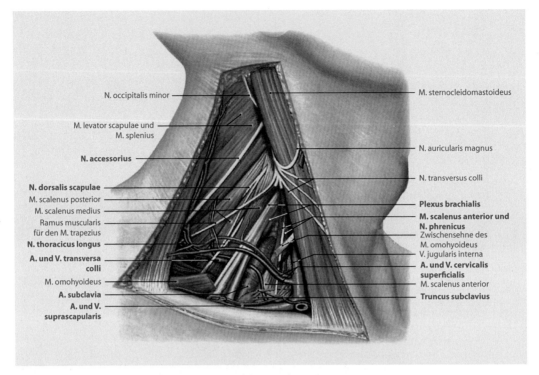

◘ **Abb. 2.6**   Leitungsbahnen im seitlichen Halsdreieck der rechten Körperhälfte, Ansicht von rechts. (Aus Tillmann 2005)

◘ **Tab. 2.4** Nerven und zugehörige Muskeln der Pars supraclavicularis des Plexus brachialis (abgehend aus den Trunci des Plexus)

N. dorsalis scapulae aus C4 und C5	
M. levator scapulae	Heben des Schulterblatts bei gleichzeitiger Drehung des Angulus inferior scapulae, Neigen des Halses
Mm. rhomboidei major et minor	Fixieren der Skapula am Brustkorb und Heranziehen zur Wirbelsäule
N. subclavius aus C5 und C6	
M. subclavius	Fixieren des Schlüsselbeins am Sternum und Sicherung der Articulatio sternoclavicularis
N. thoracicus longus aus C5–C7	
M. serratus anterior	Zug der Scapula nach ventral zur Anteversion des Arms, Fixieren der Scapula am Brustkorb, Zug des Angulus inferior der Scapula nach lateral und ventral
N. suprascapularis aus C4–C6	
M. supraspinatus	Hält den Humerus in der Gelenkpfanne, spannt die Gelenkkapsel, Abduktion des Arms bis 70°

Tab. 2.5 Nerven und zugehörige Muskeln aus den Faszikeln des Plexus brachialis (Pars infraclavicularis)

N. thoracodorsalis aus C6–C8

M. latissimus dorsi	Zurückziehen und Senken des erhobenen Arms, Adduktion und Innenrotation
M. teres major	Innenrotation, Retroversion und Adduktion des Arms

N. subscapularis aus C5 und C8

M. subscapularis	Adduktion und Innenrotation des Arms
M. teres major	Innenrotation, Retroversion und Adduktion des Arms

Nn. pectorales aus C5–Th1

M. pectoralis major	Adduktion, Innenrotation und Anteversion des Arms
M. pectoralis minor	Zug auf die Scapula nach schräg kaudal und ventral

N. axillaris aus C4–C6

M. deltoideus	Abduktion des Oberarms, Außen- und Innenrotation
M. teres minor	Adduktion, Außenrotation und Retroversion des Oberarms

Tab. 2.6 Nerven aus dem Fasciculus lateralis des Plexus brachialis

N. musculocutaneus aus C5–C6

M. brachialis	Beugung im Ellenbogen
M. biceps brachii	Ellenbogen: Beugung Hand: Supination Schultergelenk: Anteversion, Fixierung des Humeruskopfes (mit M. coracoideus), Abduktion und Innenrotation des Oberarms
M. coracobrachialis	Adduktion, Anteversion und Innenrotation des Oberarms, Fixierung des Humeruskopfs im Gelenk

N. medianus, Radix lateralis aus C6 und C7

M. pronator teres	Pronation und Beugung des Unterarms
M. pronator quadratus	Pronation des Unterarms
M. flexor carpi radialis	Beugung des Handgelenks, Radialabduktion, schwacher Beuger im Ellenbogengelenk

bezeichnet. Die in dieses Ganglion mündenden Axone kommen aus dem Thorakalmark und werden im Ganglion auf das zweite Neuron umgeschaltet. Diese Fasern steigen dann entlang des Grenzstrangs auf, erreichen das Ganglion cervicale superius und ziehen von dort teilweise ohne Umschaltung mit den Spinalnerven in die Peripherie. Ein anderer Teil dieser sympathischen Fasern zieht als Plexus caroticus mit der A. carotis. Diese Innervation ist im Kopfbereich verantwortlich für die Schweißdrüsen, Speicheldrüsen, Blutgefäße und zudem für das Auge. Wird bei einer Läsion des Plexus brachialis im Bereich des Halses auch der sympathische Grenzstrang verletzt, resultiert zusätzlich zu den motorischen und sensiblen Ausfällen auch ein Horner-Syndrom mit einer Pupillenverengung des Auges (Miosis), einer Lidspaltenverengung (Ptosis) und einem Zurücksinken des Augapfels in die Orbita (Enophthalmus).

◻ Tab. 2.7 Nerven aus dem Fasciculus medialis des Plexus brachialis

N. cutaneus brachii medialis aus Th1–Th2	
Rein sensibel	
N. cutaneus antebrachii medialis aus C8 und Th1	
Rein sensibel	
N. ulnaris aus C8 und Th1	
M. flexor carpi ulnaris	Beugung des Handgelenks, ulnare Abduktion im Handgelenk
M. flexor digitorum profundus (Caput ulnare)	Beugung des Handgelenks, Beugung der Endglieder der Finger II–V
M. flexor brevis digiti minimi	Beugung des V. Fingers im Grundglied
M. abductor digiti minimi	Abspreizen des V. Fingers
M. opponens digiti minimi	Feststellen des V. Fingers
Mm. lumbricales III und IV	Flexion der Fingergrundgelenke, Extension der Fingermittel- und Endgelenke
Mm. interossei	Flexion der Fingergrundgelenke, Extension in den Interphalangealgelenken, Abduktion der Finger
M. adductor pollicis	Einwärtszieher des Daumens
M. flexor pollicis brevis (Caput profundum)	Beugung des Daumens
N. medianus, Ramus medialis aus C8 und Th1	
M. palmaris longus	Beugung im Handgelenk
M. flexor digitorum superficialis	Beugung des Handgelenks, Beugung der ersten beiden Gelenke der Finger II–V
M. flexor digitorum profundus (außer Caput ulnare)	Beugung des Handgelenks, Beugung der Endglieder der Finger II–V
M. flexor pollicis longus	Beugung des Daumens und des Handgelenks
M. abductor pollicis brevis	Abspreizen des Daumens
M. flexor pollicis brevis (nur Caput superficiale)	Beugung des Daumens
M. opponens pollicis	Drehung des Daumens zur Handinnenfläche
Mm. lumbricales I und II	Flexion der Fingergrundgelenke, Extension der Fingermittel- und Endgelenke

2.3.3 Physiologische Engstellen des Plexus brachialis

Auf dem Weg der Spinalnerven und des Plexus brachialis vom Hals zur Achselhöhle müssen 3 typische Engstellen überwunden werden. Zunächst tritt der Armplexus supraklavikulär gemeinsam mit der A. subclavia durch die Lücke zwischen den Mm. scalenus medius und anterior hindurch (Skalenuslücke). Nach dorsal wird diese Lücke im Bereich des Halsdreiecks durch die erste Rippe begrenzt, an der beide Mm.

scaleni inserieren. An dieser ersten Engstelle kann es durch eine Halsrippe, eine Steilstellung der ersten Rippe, Exostosen oder eine Hypertrophie bzw. durch Ansatzvarianten der Muskulatur zu einer Einengung des Plexus brachialis kommen (◻ Abb. 2.5).

Die zweite Engstelle ergibt sich, wenn der Plexus in der Lücke zwischen Klavikula und erster Rippe weiter nach kaudal zieht. Kompressionen in diesem Raum, z. B. bei überschießender Kallusbildung nach Klavikulafraktur, werden als Kostoklavikularsyndrom bezeichnet.

◨ **Tab. 2.8** Aus dem Fasciculus posterior des Plexus brachialis gebildete periphere Nerven des Arms und der Hand

N. axillaris aus C5 und C6

M. deltoideus	Abduktion des Oberarms
M. teres minor	Adduktion, Außenrotation und Retroversion des Oberarms

N. radialis aus C6 bis Th1

M. triceps brachii	Streckung im Ellenbogen, Adduktion im Schultergelenk
M. anconeus	Streckung des Ellenbogengelenks
M. extensor carpi radialis longus und brevis	Streckung des Handgelenks
M. extensor digitorum	Streckung der Finger und der Hand
M. extensor digiti minimi	Streckung des V. Fingers
M. extensor carpi ulnaris	Streckung und Abduktion des Handgelenks
M. extensor indicis	Streckung des Zeigefingers
M. abductor pollicis longus	Abspreizung des Daumens
M. extensor pollicis longus und brevis	Streckung des Daumens
M. brachioradialis	Supination und Flexion des Unterarms
M. supinator	Supination des Unterarms
Kurze Fingerstrecker	

Die dritte Engstelle besteht, wenn der Plexus brachialis kaudal des Processus coracoideus und dorsal des M. pectoralis minor zur Achselhöhle zieht. Kompressionen in diesem Bereich werden als Hyperabduktionssyndrom bezeichnet. Sie treten hauptsächlich bei einer Hypertrophie des M. pectoralis minor auf. Bei hoch erhobenem Arm (z. B. auch bei hochgeschlagenen Armen bei Beckenendlagengeburten) wirkt der Processus coracoideus als Hypomochlion, um den sich der Plexus anspannt.

2.4 Schädigungsformen peripherer Nerven

Der komplexe Aufbau peripherer Nerven mit der intensiven Einbettung der eigentlichen Nervenfasern in Bindegewebe macht den Nerven relativ widerstandsfähig gegenüber äußeren Einflüssen. Dies ist besonders bei den langen, die Extremitäten versorgenden Nerven notwendig, die über die Gelenke laufen und sehr beweglich sein müssen.

2.4.1 Kontinuitätsunterbrechung des gesamten Nervs (Neurotmesis)

Die schwerste Form der Schädigung eines peripheren Nervs stellt die vollständige Kontinuitätsunterbrechung dar. Diese wird als Neurotmesis bezeichnet. Durch scharfe Gewalt kann der Nerv glatt durchtrennt werden (Schnitt, Schuss) oder mehr oder minder stark ausfransen (Zerreißung). Im ersten Fall ist der proximale Anteil des Nervs bis dicht an die Kontinuitätsunterbrechung intakt, im zweiten Fall laufen die Zerstörungen teils sichtbar, teils unsichtbar zum Teil mehrere Zentimeter nach proximal und distal. Insgesamt bleibt die Funktion des proximalen Nervenabschnitts intakt, da die Axone/Dendriten weiter mit ihrer jeweiligen Nervenzelle (Perikaryon) verbunden sind. Nach 1–4 Tagen nach dem Trauma setzt die Waller-Degeneration des distal der Läsion gelegenen Nervenabschnitts ein, die proximal (traumanah) beginnt und 10–21 Tage nach dem Trauma das Endorgan erreicht. Entsprechend kommt es bei allen Muskelfaserdenervationen zu einer Denervierungsatrophie. Solange die Waller-Degeneration noch nicht eingesetzt hat, ist die Leitfähigkeit auch

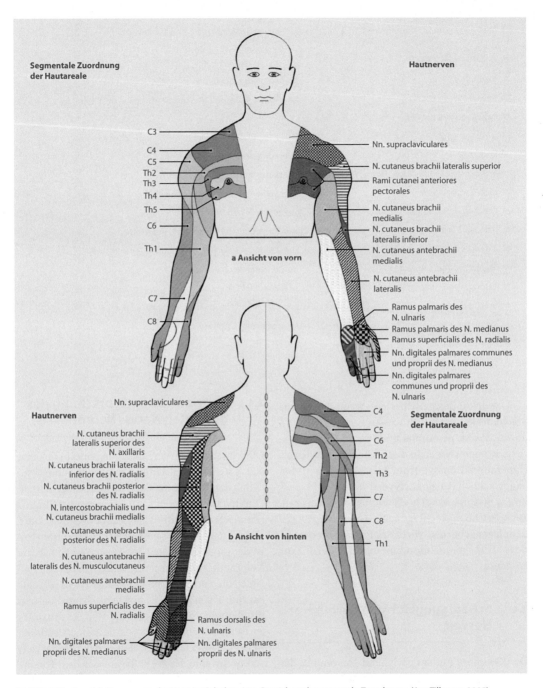

Segmentale Zuordnung der Hautareale

Hautnerven

C3
C4
C5
Th2
Th3
Th4
Th5
C6
Th1

a Ansicht von vorn

Nn. supraclaviculares
N. cutaneus brachii lateralis superior
Rami cutanei anteriores pectorales
N. cutaneus brachii medialis
N. cutaneus brachii lateralis inferior
N. cutaneus antebrachii medialis
N. cutaneus antebrachii lateralis
Ramus palmaris des N. ulnaris
Ramus palmaris des N. medianus
Ramus superficialis des N. radialis
Nn. digitales palmares communes und proprii des N. medianus
Nn. digitales palmares communes und proprii des N. ulnaris

C7
C8

Hautnerven

Nn. supraclaviculares

N. cutaneus brachii lateralis superior des N. axillaris
N. cutaneus brachii lateralis inferior des N. radialis
N. cutaneus brachii posterior des N. radialis
N. intercostobrachialis und N. cutaneus brachii medialis
N. cutaneus antebrachii posterior des N. radialis
N. cutaneus antebrachii lateralis des N. musculocutaneus
N. cutaneus antebrachii medialis
Ramus superficialis des N. radialis
Nn. digitales palmares proprii des N. medianus

b Ansicht von hinten

Ramus dorsalis des N. ulnaris
Nn. digitales palmares proprii des N. ulnaris

C4
C5
C6
Th2
Th3
C7
C8
Th1

Segmentale Zuordnung der Hautareale

Abb. 2.7   Sensible Versorgung der Haut im Schulter-Arm-Bereich und segmentale Zuordnung. (Aus Tillmann 2005)

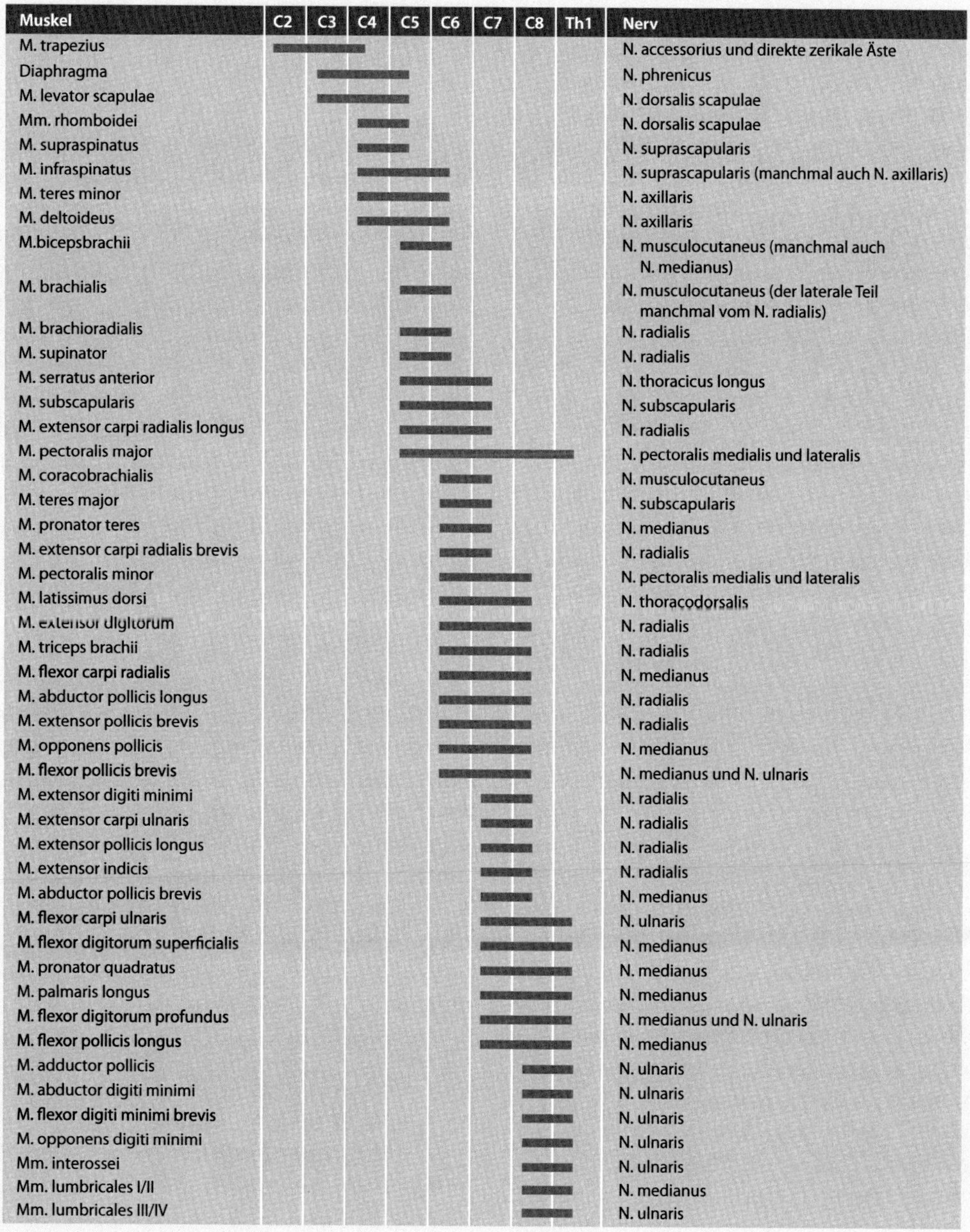

Muskel	C2	C3	C4	C5	C6	C7	C8	Th1	Nerv
M. trapezius	X	X	X						N. accessorius und direkte zerikale Äste
Diaphragma		X	X	X					N. phrenicus
M. levator scapulae		X	X	X					N. dorsalis scapulae
Mm. rhomboidei			X	X					N. dorsalis scapulae
M. supraspinatus			X	X	X				N. suprascapularis
M. infraspinatus			X	X	X				N. suprascapularis (manchmal auch N. axillaris)
M. teres minor			X	X	X				N. axillaris
M. deltoideus				X	X				N. axillaris
M.bicepsbrachii				X	X				N. musculocutaneus (manchmal auch N. medianus)
M. brachialis				X	X				N. musculocutaneus (der laterale Teil manchmal vom N. radialis)
M. brachioradialis				X	X				N. radialis
M. supinator				X	X	X			N. radialis
M. serratus anterior				X	X	X			N. thoracicus longus
M. subscapularis				X	X	X			N. subscapularis
M. extensor carpi radialis longus				X	X	X			N. radialis
M. pectoralis major				X	X	X	X	X	N. pectoralis medialis und lateralis
M. coracobrachialis					X	X			N. musculocutaneus
M. teres major					X	X			N. subscapularis
M. pronator teres					X	X			N. medianus
M. extensor carpi radialis brevis					X	X			N. radialis
M. pectoralis minor					X	X			N. pectoralis medialis und lateralis
M. latissimus dorsi					X	X	X		N. thoracodorsalis
M. extensor digitorum					X	X	X		N. radialis
M. triceps brachii					X	X	X		N. radialis
M. flexor carpi radialis					X	X	X		N. medianus
M. abductor pollicis longus					X	X	X		N. radialis
M. extensor pollicis brevis					X	X	X		N. radialis
M. opponens pollicis					X	X	X		N. medianus
M. flexor pollicis brevis					X	X	X	X	N. medianus und N. ulnaris
M. extensor digiti minimi						X	X		N. radialis
M. extensor carpi ulnaris						X	X		N. radialis
M. extensor pollicis longus						X	X		N. radialis
M. extensor indicis						X	X		N. radialis
M. abductor pollicis brevis						X	X		N. medianus
M. flexor carpi ulnaris						X	X	X	N. ulnaris
M. flexor digitorum superficialis						X	X	X	N. medianus
M. pronator quadratus						X	X	X	N. medianus
M. palmaris longus						X	X	X	N. medianus
M. flexor digitorum profundus						X	X	X	N. medianus und N. ulnaris
M. flexor pollicis longus						X	X	X	N. medianus
M. adductor pollicis							X	X	N. ulnaris
M. abductor digiti minimi							X	X	N. ulnaris
M. flexor digiti minimi brevis							X	X	N. ulnaris
M. opponens digiti minimi							X	X	N. ulnaris
Mm. interossei							X	X	N. ulnaris
Mm. lumbricales I/II							X	X	N. medianus
Mm. lumbricales III/IV							X	X	N. ulnaris

■ **Abb. 2.8** Radikuläre und periphere Innervation der Muskeln von Schulter und Arm. (Aus Kretschmer et al. 2014) des distalen, von der Anbindung an die zentralen Nervenabschnitte abgelösten Nervensegments noch erhalten. Wird hier ein elektrischer Impuls distal der Kontinuitätsunterbrechung gesetzt, kann das Signal im noch weiter distalen Nervenabschnitt gemessen werden. Dieses Untersuchungsergebnis kann für die Interpretation entscheidend sein, zu welchem Zeitpunkt eine Kontinuitätsunterbrechung des Nervs erfolgt ist. Bei der Frage einer möglicherweise intrapartal erworbenen Plexusparese wird dieser Themenkomplex bedeutsam (▶ Abschn. 2.7.5).

Innerhalb weniger Tage nach dem Trauma kommt es, ausgehend von den intakt gebliebenen Axonen/Dendriten, zum Aussprossen am proximalen Stumpf. Es zeigt sich eine Verdickung, die als Wachstumskonus bezeichnet wird. Parallel zur Aussprossung der Axone/Dendriten proliferieren die Schwann-Zellen. Auch vom distalen Stumpf wachsen Schwann-Zellen pilzförmig aus. Stehen proximaler und distaler Stumpf dicht beieinander, gewinnen die aussprossenden Axone Anschluss an den distalen Stumpf. Der distale Nervenabschnitt dient dabei als Leitschiene für das Auswachsen der Axone bis in die Peripherie. Die Geschwindigkeit, mit der die Axone in die Peripherie vorwachsen, schwankt je nach Nerv und insbesondere dem Alter des Patienten zwischen 1 und 2 mm pro Tag.

Bei der Reinnervation kommt es typischerweise auch zu Fehlsteuerungen: Die aussprossenden Axone erreichen nicht immer ihre ursprünglichen Nervenbahnen, sondern es kann zu Masseninnervationen kommen. Trotz klinisch guter Reinnervation kann so das funktionale Ergebnis schlecht bleiben.

Erreichen die aussprossenden Axone nach einer Kontinuitätsunterbrechung nicht den distalen Nervenabschnitt, bildet sich am proximalen Stumpf ein Neurom. Dabei handelt es sich um einen knotenförmigen Tumor, der histologisch aus Nervenfaszikeln besteht, die in verschiedene Richtungen wachsen und oft nur kleine Nervenfasern, sogenannte Minifaszikel, enthalten. Neurome können Schmerzen bereiten, und die Therapie ist schwierig, weil die einfache Resektion häufig nur zu einer neuen Neurombildung führt (Kretschmer et al. 2014). Auch am distalen Stumpf entstehen häufig knotenförmige Strukturen, die aber nicht die Größe proximaler Neurome erreichen und keine Beschwerden verursachen.

2.4.2 Kontinuitätsunterbrechung des Axons mit Erhalt der Nervenhüllenkontinuität (Axonotmesis)

Bei dieser Form der Nervenläsion resultiert distal der Schädigungsstelle ebenfalls eine Degeneration des Nervs (Waller-Degeneration). Diese Degeneration beginnt je nach Dicke der Nervenfaser zwischen 25 und 45 h nach dem Trauma. Sie schreitet mit einer Geschwindigkeit von ca. 50–250 mm pro Tag nach distal fort. Bei dünnen Nervenfasern setzt die Waller-Degeneration früh ein und schreitet mit hoher Geschwindigkeit fort, bei dicken Nervenfasern ist es umgekehrt, d. h. sie beginnt spät und verläuft langsam. Die Degeneration umfasst sowohl die nicht mehr mit dem Perikaryon in Verbindung stehenden Axone/Dendriten als auch die umgebenden Schwann-Zellen. Makrophagen bauen die zugrunde gegangenen Strukturen ab. Noch während der Zelldetritus abgeräumt wird, bilden sich jedoch neue Schwann-Zellen. Diese Neubildung erreicht zwischen dem 20. und 30. Tag nach dem Trauma ihren Höhepunkt. Die Degeneration der zerstörten Nervenfasern schreitet nicht nur distal fort, sondern findet sich auch in gleicher Weise in den Nervenstrukturen proximal der Läsion. Hier schreitet die Degeneration jedoch nur über relativ wenige Segmente fort. Mit der Neubildung der Schwann-Zellen wachsen diese bevorzugt nach distal aus und nehmen zu den Schwann-Zellen Kontakt auf, die sich aus dem peripheren Nervenabschnitt nach kranial fortentwickeln.

2.4.3 Nervenschäden mit Erhalt der axonalen Kontinuität (Neurapraxie)

Bei dieser Form des Schadens kommt es durch Druck oder Zug zu segmentalem oder paranodalem Markscheidenzerfall. Die eigentliche Nervenfaser ist in ihrer Kontinuität nicht unterbrochen. Es kommt in diesen Fällen auch nicht zu einer Waller-Degeneration. Segmental ist aber die nervale Leitfähigkeit unterbrochen. Die Neurapraxie wird besonders durch eine Minderdurchblutung im

Bindegewebe des Nervs ausgelöst (Sunderland 1990). Der venöse Rückstrom ist durch äußeren Druck auf den Nerv oder durch chronische Streckung vermindert. Eine Nervendehnung um weniger als 12 % seiner ursprünglichen Länge kann kompensiert werden, ohne dass ein funktioneller Schaden entsteht, allerdings wird bereits bei einer Dehnung um 8 % der ursprünglichen Länge der venöse Blutfluss im Nerv blockiert. Eine Dehnung von 16 % kann eine Ischämie des Nervs auslösen (Kretschmer et al. 2014).

Ein lokaler Druckanstieg auf 20–30 mmHg (Torr) führt zu einem verzögerten venösen Fluss im Epineurium, und es kommt zur Ischämie. Bei 60–80 mmHg tritt eine komplette Unterbrechung des Blutflusses im Nerv ein. Entsprechend ist die Nervenleitung gestört. Während ein Druck von 20 mmHg über 2 h ohne messbaren klinischen Effekt bleibt, kommt es bei einer längeren Druckbelastung mit 20 mmHg über 8 h zu einer Transportblockade an der Kompressionsstelle. Gut untersucht sind diese Druckbelastungen beim Karpaltunnelsyndrom, bei dem in Ruhe 32 mmHg gemessen wurden und bei dem es bei der Beugung im Handgelenk zu Druckanstiegen auf 90–110 mmHg kommt. Eine Anhebung des interstitiellen Drucks im Nerv auf 45 mmHg unterhalb des arteriellen Mitteldrucks führt innerhalb von 30 min zur Blockade der sensiblen und motorischen Nervenleitung. Bei sehr hohen Drücken um 200 mmHg bildet sich ein endoneurales Ödem, und bei noch höheren Drücken um 1000 mmHg kommt es zu strukturellen Veränderungen des Nervs mit Invagination der Ranvier-Knoten, Demyelinisierung und Schäden am Axon (Assmus u. Antoniadis 2008).

Ein typisches Beispiel für derartige Nervenlähmungen ohne Kontinuitätsunterbrechung stellt die Lagerungskompression des N. peroneus am Fibulaköpfchen bei einem Patienten in Vollnarkose und Rückenlage dar, wenn die Knie an der Außenseite nicht adäquat gepolstert werden. Eine akute Neurapraxie entsteht z. B. auch bei einem Schlag auf den N. ulnaris am Sulcus ulnaris mit einer schmerzhaften akuten Lähmung. Bei Wegfall der schädigenden Noxe kommt es kurzfristig oder zumindest innerhalb weniger Stunden bis Tage zu einer völligen Restitution.

2.4.4 Nervenausriss aus dem Rückenmark (Avulsion)

Eine letztlich eigenständige Form des Plexusschadens bildet der Ausriss der Nervenwurzel aus dem Rückenmark, der als Avulsion bezeichnet wird. Bei dieser Form des Schadens findet man häufig bereits bei der Bildgebung mittels Kernspintomographie oder Myelographie ein oder mehrere leere Neuroforamina. Diese schwerste Form des Plexusschadens lässt sich nicht durch Reparaturoperationen mittels Nerveninterponaten operieren. Hier helfen nur Operationsverfahren, bei denen andere, funktionstüchtige und redundante, d. h. entbehrliche Nervenstränge auf die wichtigsten Muskelfunktionen umgeleitet werden (► Abschn. 2.14.1). Die Avulsion kann teilweise oder komplett erfolgen und mit Zerreißungen anderer Nervenfasern kombiniert sein. Häufig findet man eine Koexistenz von Wurzelrupturen und -ausrissen bei (sub-)totalen, schweren Schäden.

2.4.5 Klinische Einteilung der Läsionen peripherer Nerven

Für die praktische Einteilung der verschiedenen Typen peripherer Nervenläsionen werden heute die Einteilungen nach Seddon und Sunderland (Sunderland 1990) verwendet, die durch Millesi (1992) erweitert wurde. Einen Überblick liefert ◘ Tab. 2.9.

2.5 Neonatale Plexusparesen

Alfonso (2011) publizierte aus neurologisch pädiatrischer Sicht eine Zusammenstellung von Ursachen neonataler Plexusparesen. Er unterscheidet kongenitale Paresen, die unmittelbar nach der Geburt symptomatisch werden, und postnatale Paresen, die erst in der frühen Neugeborenenperiode auftreten. Diese Auflistung ist gerade auch zur Eingruppierung der Fälle notwendig, bei denen kein Zusammenhang mit einem Geburtstrauma hergestellt werden kann. Bei einer postpartalen Lähmung im Schultergürtel sollten diese Differenzialdiagnosen abgeprüft und ausgeschlossen oder verifiziert werden. Im Einzelnen unterscheidet der Autor neben der

☐ Tab. 2.9 Klinische Schweregradeinteilung peripherer Nervenläsionen. (Adaptiert nach Mumenthaler et al. 2007)

Autor			Definition	Spontan-heilung	Operation
Seddon	Sunderland	Millesi			
Neurapraxie			Blockierung der Nervenleitung, keine Waller-Degeneration	Ja	Keine
	Grad I	IA	Fibrose des epifaszikulären Epineuriums	Nein	Epineurotomie
		IB	Fibrose des interfaszikulären Epineuriums	Nein	Epifaszikuläre Epineurotomie
Axonotmesis	Grad II		Unterbrechung der Axone, Waller-Degeneration	Ja	Keine
		IIA	Fibrose des epifaszikulären Epineuriums	Nein	Epifaszikuläre Epineurotomie
		IIB	Fibrose des interfaszikulären Epineuriums	Nein	Epifaszikuläre Epineurotomie
Neurotmesis	Grad III		Läsion des Endoneuriums, Perineurium und Faszikelstruktur intakt	Teilweise	
		IIIA	Fibrose des epifaszikulären Epineuriums	Teilweise	Epifaszikuläre Epineuriotomie
		IIIB	Fibrose des interfaszikulären Epineuriums	Teilweise	Epifaszikuläre Epineuriotomie
		IIIC	Fibrose des Endoneuriums	Nein	Resektion und Nerventransplantation
	Grad IV		Perineurium durchtrennt, Faszikelstruktur verloren, Kontinuität nur durch epineurales Bindegewebe		
		IVN	Bindegewebe mit Neurom	Minimal	Resektion und Nerventransplantation
		IVS	Nur Bindegewebe	Nein	Resektion und Nerventransplantation
	Grad V		Vollständiger Verlust der Kontinuität	Nein	Anfrischen der Stümpfe und Wiederherstellung der Kontinuität

geburtstraumatischen Parese angeborene Fehlbildungen des muskuloskelettalen Systems mit Einbeziehung des Plexus brachialis (s. Übersicht). Diese Fehlbildungen können selten schon intrauterin erkannt werden, lassen sich sonst aber auch postpartal durch die bestehenden Begleitfehlbildungen bei einer sorgfältigen Untersuchung von einer geburtsassoziierten Verletzung des Plexus abgrenzen.

Geburtsassoziierte Lähmungen des Plexus brachialis

A. Intrauterin erworbene Plexusparesen
— Malformationen des Uterus (Myome, Fehlbildungen)
— intrauterine Varizelleninfektion

B. Angeborene Fehlbildungen
- Familiäre Kongenitale Plexusparesen

**C. Intrapartal erworbene Plexusparesen –
geburtshilfliche Plexusparesen**
- Geburtstraumatische Paresen
  - nach Therapie einer Schulterdystokie
  - nach anderen geburtshilflichen
    Manövern (z. B. bei Beckenendlagen)
  - nach Sectio caesarea
- Kaiser-Wilhelm-Syndrom?
- Exostosen der ersten Rippe
- Halsrippensyndrom?
- Paresen ohne erfassbare Ursache (z. B.
  Maladaptation)

**D. Plexusparesen in der frühen
Neonatalperiode**
- Osteomyelitis des Humerus oder der
  Wirbelsäule
- Tumore
- Hämangiome

**E. Zentrale Lähmungen (unechte
Plexusparesen)**

2.5.1 Geburtstraumatische Plexusparese

Die geburtstraumatische Plexusparese stellt auch nach Überzeugung des Kinderneurologen die häufigste Form der unmittelbar post partum apparenten Lähmungen im Schultergürtel dar. Sie wird im Folgenden detailliert besprochen und steht im Mittelpunkt dieses Kapitels.

2.5.2 Kaiser-Wilhelm-Syndrom

Das Kaiser-Wilhelm-Syndrom stellt ein sehr kontrovers diskutiertes Krankheitsbild dar. Jain, Sebire und Talbert (2005) postulieren, dass die Armlähmung des letzten deutschen Kaisers nicht auf ein Geburtstrauma, sondern auf eine Sauerstoffunterversorgung im linken Armplexus zurückzuführen

sei. Bei seiner Mutter habe diesbezüglich eine partielle Plazentainsuffizienz bestanden. Auf der Basis eines Computermodells der fetoplazentaren Einheit ermittelten die Autoren, dass es bei einer Verminderung der Austauschfläche um 50 % zu einer signifikanten Hypoxie im linken Plexus brachialis, jedoch nicht im rechten Plexus kommen würde.

Das Konzept, dass eine Plazentainsuffizienz zu einer Sauerstoffminderversorgung des Plexus brachialis führen könne, ist nicht allgemein akzeptiert (Alfonso 2011). Vom Geburtshelfer des Kaisers selbst – Prof. Dr. Eduard Arnold Martin, Direktor der Entbindungsanstalt der Berliner Charité – liegt ein Geburtsprotokoll vor (Jacoby 2008). Danach handelte es sich um eine Beckenendlagengeburt (reine Steißlage) mit protrahiertem Verlauf. Zur Unterstützung der Wehentätigkeit wurde der Kreißenden im Geburtsverlauf Ipecac (Ipecacuanha – Brechwurzel) verabreicht, was durch das provozierte Erbrechen zu einer Stimulation des Uterus durch die Kontraktion des Abdomens führen sollte. Später wurde ihr 3-mal Ergotamin zur Wehenstimulierung gegeben. Der Kreißenden wurde mit Chloroform eine Schmerzerleichterung verschafft. In der Austreibungsperiode fühlte der Geburtshelfer die Nabelschnur mit unregelmäßigem Puls. Er entschloss sich zur Extraktion des Feten in Chloroformnarkose und berichtete später über die Entwicklung der hochgeschlagenen Arme. Der linke Arm lag neben dem Köpfchen. Der Thronfolger wurde klinisch tot geboren und musste mit den Möglichkeiten der damaligen Zeit erstversorgt werden.

Es muss bei der lebenslang sichtbaren Lähmung und starken Verkürzung des linken Arms am ehesten von einer echten geburtstraumatischen Schädigung ausgegangen werden (David 2009). Über die Geburt des Kaisers wurde in späteren Jahren viel diskutiert, und noch der Sohn des Geburtshelfers, Prof. Dr. August Martin, schrieb an Wilhelm II. im Exil mit der Bitte, dass der Geburtsbericht seines Vaters mit dem Zweck der Rehabilitation veröffentlicht werden dürfe (Jacoby 2008). Aus heutiger Sicht gab es zur Extraktion bei der Geburt aus Beckenendlage keine Alternative, weil sonst das Kind die Geburt nicht überlebt hätte. Der Plexusschaden des linken Arms war der Preis für ein sonst gesundes Überleben.

2.5.3 Familiäre kongenitale Plexusparese

Die familiäre kongenitale Plexusparese ist durch eine Deformität des Arms zum Zeitpunkt der Geburt mit Lähmungen des Plexus gekennzeichnet. Gleichzeitig besteht eine positive Familienanamnese. Mollica et al. (1991) berichteten über eine sizilianische Familie mit 8 betroffenen Familienmitgliedern. In 6 Fällen war der rechte und in 2 Fällen der linke Arm betroffen. Neben der Lähmung war bereits bei Geburt der betroffene Arm kürzer und dünner. Sie vermuten eine autosomal dominante genetische Störung mit inkompletter Penetranz. Eine X-chromosomale Störung mit Expression bei den weiblichen Familienmitgliedern kann nach ihrer Auffassung nicht ausgeschlossen werden. Zaki et al. (2004) publizierten Informationen über 2 Familien mit Betroffenen, die nicht miteinander verwandt sind. Sie halten es bei diesen Familien für ein autosomal rezessiv vererbbares Krankheitsbild. Es handelt sich bei der familiären kongenitalen Plexusparese um ein sehr seltenes Krankheitsbild, das durch die Begleitfehlbildungen wie die unterentwickelte Extremität primär von der geburtstraumatischen Läsion abgegrenzt werden kann.

2.5.4 Maternale Malformationen

Maternale Malformationen, die bei uterinen Fehlbildungen, Myomen etc. durch Druck oder Zug auf den Plexus brachialis zu einer Plexusparese führen, hält Alfonso (2011) für sehr selten. Nach seiner Auffassung dürfen diese Ursachen für eine Parese nur postuliert werden, wenn eine überprüfbare signifikante Uterusfehlbildung vorliegt. Gelenkkontrakturen, eine Atrophie des Unterarms, eine verkleinerte Hand sowie eine verminderte ossäre Kalzifizierung sind für sich genommen keine Indikatoren für eine präpartale Schädigung. Die Möglichkeit, dass diese Erscheinungsbilder Hinweise auf prädisponierende Faktoren einer intrapartalen Zugbelastung des Plexus darstellen, sollte mit in die Überlegungen zur Ätiologie einbezogen werden. Kongenitale Abschnürungen durch Amnionbänder mit unmittelbarer Einbeziehung des Plexus brachialis sind bisher nicht beschrieben, diese Krankheitsbilder des Unterarms liegen aber im Innervationsgebiet des Plexus brachialis (Weinzweig u. Barr 1994).

Dunn und Engle (1985) berichteten über einen Fall einer Plexusparese, der mit multiplen weiteren, deutlich sichtbaren Fehlbildungen kombiniert war. Sie brachten diese Fehlbildungen in einen Zusammenhang mit einem Uterus bicornis. Der Fallbericht von Alfonso et al. (2004) beschreibt ein Neugeborenes mit einer linksseitigen Plexuslähmung, bei dem auch eine gleichseitige kongenitale Armatrophie bestand. Bei diesem Kind konnte schon intrauterin eine verminderte Beweglichkeit dieses Arms festgestellt werden.

Jennett und Tarby (2001) beschrieben eine Plexusparese bei einem männlichen Neugeborenen mit 4556 g Geburtsgewicht. Die Parese fand sich an der hinteren, der Symphyse abgewandten Schulter. Am 9. Tag post partum zeigte sich auf der betroffenen Seite röntgenologisch auch eine Osteoporose. Aus dem Vorliegen dieser Osteoporose schlossen die Autoren, dass eine intrauterine Entstehung vorliegen müsse. Allen und Adler (2002) widersprachen dieser Auffassung, da sie glauben, die Osteoporose könne zwar intrauterin entstanden sein, zur Plexusparese könnte es dennoch durch übermäßigen Zug gekommen sein. Die Geburtshelfer hatten sich nämlich nur darauf berufen, nicht übermäßig nach dorsal gezogen zu haben. Eine Parese der hinteren Schulter werde aber z. B. auch durch einen übermäßig starken Zug des Kopfes nach ventral ausgelöst und dies könne hier der Fall gewesen sein.

Direkte Fehlbildungen des Plexus brachialis sind extrem selten und werden nur bei Fällen der Arthrogrypose an der oberen Extremität diskutiert. Bei der Arthrogrypose gibt es Manifestationen, die nur die obere Extremität betreffen, dann allerdings typischerweise symmetrisch (Parsch u. Pietrzak 2007). Einseitige Befunde sind besonders selten (◘ Abb. 2.9). Die Extremitäten sind meist primär in den Gelenken fixiert (Ankylose) und gelähmt, weil bestimmte Muskelgruppen gar nicht zur Entwicklung kommen.

Die extrem seltenen angeborenen Fehlbildungen lassen sich gut von der geburtstraumatischen Plexusparese abgrenzen: Bei der Geburtsverletzung fehlen die knöchernen Fehlbildungen und auch die in diesen Fällen erst später einsetzende Muskelatrophie. Die Muskulatur ist zwar je nach Ausprägung des Schadens gelähmt, aber anfangs so gut ausgebildet wie auf der kontralateralen gesunden Seite, und der Arm ist in allen Gelenken passiv frei beweglich (Alfonso et al. 2004, 2008).

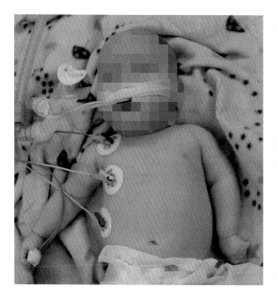

☐ **Abb. 2.9**   Neugeborenes mit Arthrogrypose der oberen Extremität links. Intraoperativ zeigten sich gering elektrisch stimulierbare hypoplastische Nervenwurzeln. Mit zunehmendem Alter als Schulkind entwickelte sich das typische Bild einer auf nur eine Extremität beschränkten Arthrogrypose

2.5.5   Kongenitale Varizelleninfektion

Kongenitale Varizelleninfektionen können zu einer vollständigen Lähmung des Plexus brachialis führen. Besonders häufig sind hier die motorischen Vorderhornneurone und die dorsalen Ganglien betroffen (Alfonso et al. 1984; Volpe 1995). Eine Zerstörung dieser Neurone führt zu einer Malformation des Plexus. Es kann nicht ausgeschlossen werden, dass im Einzelfall ein bereits durch eine intrauterine Infektion geschwächter Plexus brachialis zusätzlich durch ein prä- oder intrapartales Ereignis geschädigt wird (Alfonso 2011). Als Konsequenz aus diesen Daten sollte beim Neugeborenen mit Plexusparese immer auch eine Virusserologie bestimmt werden.

2.5.6   Osteomyelitis des Humerus oder der Wirbelsäule

Eine Lähmung des Plexus brachialis kann Folge einer Osteomyelitis des Humerus oder der Wirbelsäule mit B-Streptokokken sein. Wahrscheinlich kommt es dabei zu Durchblutungsstörungen des Plexus. Klinisch macht sich dieses Krankheitsbild durch eine

plötzlich einsetzende Armschwäche mehrere Tage nach der Geburt bemerkbar. Die Kinder können afebril sein. Die Bewegung des Arms oder die Palpation sind sehr schmerzhaft. Die Diagnose wird radiologisch gestellt (Clay 1982, Gabriel Thometz u. Jaradeh 1996, Sadleir u. Connolly 1998, Sharma et al. 2000). Dieses seltene Krankheitsbild muss in die differenzialdiagnostischen Überlegungen mit einbezogen werden, falls eine Plexusparese postpartal besteht und ein Zusammenhang zur Geburt unmittelbar nicht herzustellen ist.

2.5.7   Exostosen der ersten Rippe

Alfonso (2011) beschreibt Exostosen der ersten Rippe, die radiologisch gesehen werden, aber auch als knöcherne Resistenz unter der Klavikula palpabel sein können. Es kann nach seinen Ausführungen nicht differenziert werden, ob die Lähmung des Plexus durch Druck oder Zug vor oder während der Wehentätigkeit eingetreten ist. Die Beschreibung einer solchen Exostose ist bisher singulär (de Turckheim et al. 1991). Eventuell besteht hier aber auch eine Überschneidung mit dem Vorhandensein einer Halsrippe als einer anderen möglichen Umlenkrolle für die Nervenstränge. Auf Halsrippen geht Alfonso nicht ein. Falls einer postpartalen Parese kein Geburtstrauma vorangegangen ist, kann versucht werden, mittels Kernspintomographie eine knöcherne Ursache der Plexusläsion auszuschließen. Diese umfasst mögliche Veränderungen an der ersten Rippe, aber auch das Vorhandensein einer Halsrippe, die beide eine geburtstraumatische Läsion des Plexus brachialis verstärken können (▸ Abschn. 2.7.4).

2.5.8   Tumore

Tumore mit Bezug zum Plexus brachialis sind beim Neugeborenen extrem selten. Alfonso et al. (2000) berichteten über 2 Fälle, bei denen zunächst der Verdacht auf eine geburtstraumatische Läsion bestand. Im ersten Fall wurde die Lähmung am 2. Lebenstag entdeckt. Die Ursache war ein maligner rhabdoider Tumor. Beim zweiten Kind fiel die Lähmung in der 3. Lebenswoche auf. Es handelte sich um ein plexiformes Neurofibrom. Die Autoren weisen bewusst auf die Abgrenzung zur geburtstraumatischen Läsion hin, bei der die Lähmung unmittelbar bei Geburt deutlich ist, während hier die Diagnose einer Plexuslähmung erst nach einigen Lebenstagen gestellt wurde. Diese Fälle unterstreichen die Bedeutung einer exakten Untersuchung unmittelbar post partum. Wenn Lähmungen erst an späteren Lebenstagen auffallen, müssen die Alternativen zu einer geburtstraumatischen Läsion besonders sorgfältig abgeprüft werden. Tierney et al. (2008) berichteten über ein männliches Neugeborenes, das nach 37 Wochen Tragzeit mit einer Lähmung des linken Arms, einer Muskelatrophie und einem Horner-Syndrom geboren wurde. Hier zeigte sich eine Kompression des Plexus brachialis durch ein zervikales Myofibrom.

Insgesamt sind Neurofibrome, rhabdoide Tumoren und Myofibrome beschrieben, die eine langsam oder schnell progrediente einseitige Parese des Arms auslösen können. Dabei kommt es auch zu Schmerzen in diesem Bereich, und man tastet einen supraklavikulären Tumor. Die Läsion des Plexus resultiert in diesen Fällen aus einer Kompression oder Infiltration (Alfonso et al. 2000, Tierney et al. 2008).

2.5.9 Hämangiome

Hämangiome im Bereich des Plexus brachialis können ebenfalls zu Lähmungserscheinungen infolge Kompression führen. Naqvi et al. (2008) berichteten über ein Mädchen mit einem einseitigen Hämangiom der Nackenhaut, das am 5. Lebenstag eine Lähmung des Plexus brachialis auf der gleichen Seite entwickelte. Unter Therapie mit Kortikoiden kam es zur Ausheilung der Lähmung. Durch den hohen Blutfluss in diesen Hämangiomen kommt es offenbar zu einer Minderperfusion im Plexus. Diese sehr seltenen Hämangiome können isoliert oder als Systemerkrankung angetroffen werden (Lucas et al. 1995, Naqvi et al. 2008). Auch bei dieser Ätiologie der Plexusparese ist die Abgrenzung zur geburtstraumatischen Läsion unproblematisch.

2.5.10 Intrauterine Maladaptation

In dieser Kategorie fasst Alfonso (2011) die Fälle zusammen, die als Verletzung des Plexus brachialis imponieren und die nicht einer Schulterdystokie

oder einem anderen Trauma direkt zugeordnet werden können. Es handelt sich um die Gruppe von Fällen, die auch heute Gegenstand intensiver Diskussionen ist (► Abschn. 2.6).

2.5.11 Zentrale Paresen

Differenzialdiagnostisch abzugrenzen sind auch zentrale Paresen, die z. B. auf dem Boden einer Hirnblutung oder einer peripartalen Hypoxie auftreten können. Diese Krankheitsbilder finden sich in der Aufzählung von Alfonso (2011) nicht, weil hier keine echte Plexuslähmung vorliegt. Sie müssen aber mit in die Überlegungen einbezogen werden, wenn postpartal eine Parese diagnostiziert wird. Schon Kehrer (1934) grenzt die peripheren Lähmungen des Plexus brachialis sehr exakt von den zentralen Lähmungen ab. Bei diesen zentralen Lähmungen findet man immer auch eine Spastik, während die periphere Lähmung ausschließlich schlaff ist. Mit den modernen bildgebenden Verfahren der Ultraschalldiagnostik und ggf. der Kernspintomographie lassen sich zentrale Lähmungsformen sehr schnell verifizieren.

2.6 Grundlegende Überlegungen zur Ätiologie der geburtsassoziierten Plexusparese

Die Ätiologie der geburtsassoziierten Parese des Armplexus ist bis heute Gegenstand intensiver Diskussionen. Dabei können denktheoretisch verschiedene Ursachen abgegrenzt werden:

- Angeborene Paresen des Plexus brachialis bei Fehlbildungen oder infolge einer bereits vorgeburtlich gegebenen Noxe des Plexus (Druck oder Zug in utero, Varizelleninfektion etc.). Diese Paresen sind postpartal apparent unabhängig vom Geburtsmodus.
- Während des Geburtsvorgangs entstandene Schäden am Plexus brachialis, die nicht in Form einer klinisch erkennbaren Schulterdystokie imponieren.
- Plexusparesen, die in einem Kausalzusammenhang mit einer Schulterdystokie bei vaginaler Geburt stehen.

◻ Tab. 2.10 Häufigkeit von Plexusparesen ohne vorausgegangene dokumentierte Schulterdystokie

Autoren	Beobach-tungszeitraum	Land	Anzahl Geburten	Plexus-paresen	Plexusparesen ohne erfasste Schulterdystokie	
					N	Rate
Salonen u. Uusitalo (1990)	1981–1987	Finnland	14.265	16	8	50 %
Jennett et al. (1992)	1977–1990	USA	57.597	39	22	56 %
Nocon et al. (1993)	1986–1990	USA	14.297	33	5	15 %
Ouzounian et al. (1998)		USA		63	4	6 %
Donnelly et al. (2002)	1994–1998	Irland	35.796	54	7	13 %
Gudmundsson et al. (2005)	1990–1996	Schweden	16.743	51	32	63 %
Tandon u. Tandon (2005)	1989–1995	Großbritannien	25.855	27	4	15 %
Mollberg et al. (2005)	1987–1997	Schweden	1.213.987	2399	1166	49 %
Chauhan et al. (2005)	1980–2002	USA	89.978	89	39	44 %
Gurewitsch et al. (2006)	1993–2004	USA	20.478	128	45	35 %
Backe et al. (2008)	1991–2000	Norwegen	30.574	91	74	81 %
Walsh et al. (2011)	1994–1998, 2004–2008	Irland	77.624	121	39	32 %

— Plexusparesen, die in einen Kausalzusammenhang mit einer Sectio caesarea zu bringen sind.

Besonders die Abgrenzung der Plexusparese ohne dokumentierte Schulterdystokie ist bedeutsam, da sie bei der forensischen Aufarbeitung eines persistierenden Plexusschadens als Argument für die Schicksalhaftigkeit der Entstehung herangezogen wird. In der Literatur findet man sehr unterschiedliche Häufigkeiten zur Plexusparese ohne dokumentierte Schulterdystokie; die Zahlen bewegen sich zwischen 6 und 81 %! Einen Überblick über die Daten liefert ◻ Tab. 2.10.

Bei der Kaiserschnittentbindung findet man ebenfalls Plexusparesen. In der Zusammenfassung der wenigen dazu publizierten Daten liegt die Häufigkeit bei 0,3 ‰ und damit um 80 % niedriger als bei vaginalen Geburten (◻ Tab. 2.15). Hier gibt es letztlich 3 unterschiedliche Entstehungsmöglichkeiten:

— Die Plexusparese ist bereits präpartal vorhanden, und es besteht kein Kausalzusammenhang mit dem Geburtsmodus.

— Die Plexusparese ist während eines vaginalen Entbindungsversuchs entstanden und wird nach dem Kaiserschnitt festgestellt, ohne dass ein Zusammenhang mit der Entwicklung des Kindes über die mütterlichen Bauchdecken herzustellen ist.

— Bei der Entwicklung des Kindes durch die mütterlichen Bauchdecken kommt es zum Zug auf den Plexus brachialis, besonders dann, wenn zur Entwicklung des Rumpfs die Zugrichtung des kindlichen Köpfchens aus der Körperachse abgewinkelt wird. Die Schulterentwicklung kann erschwert sein, und der Pathomechanismus ist vergleichbar mit der Überdehnung des Plexus brachialis bei der Überwindung einer Schulterdystokie bei vaginaler Geburt (► Abschn. 2.7.5).

Eine differenzierte Bewertung der einzelnen Schädigungsmöglichkeiten des Plexus brachialis setzt gute Kenntnisse der topographischen und funktionellen Anatomie sowie der Pathomechanismen von Nervenschädigungen voraus, um daraus dann ableiten zu können, mit welcher Wahrscheinlichkeit in einer konkreten Situation welches Schädigungsmuster mit welchem Mechanismus zugrunde gelegt werden kann. Erst dann können auch Rückschlüsse gezogen werden, ob im Einzelfall ein schicksalhafter Verlauf gegeben ist oder ob der Plexusschaden durch ein fehlerhaftes Vorgehen begünstigt, ausgelöst oder verschlimmert wurde.

2.7 Pathophysiologie der geburtstraumatischen Plexusparese

2.7.1 Plexusläsionen bei Geburt aus Schädellage

> ❯ Die Läsion des Plexus brachialis entsteht ganz überwiegend infolge einer Überdehnung des Plexus bei einer zu starken Abwinkelung des Halses bei fixierter Schulter.

Dieser Mechanismus liegt den allermeisten Plexusparesen zugrunde; dies konzedieren auch alle die Autoren, die andere Ursachen einer – ggf. auch persistierenden – Parese für gegeben ansehen (Gherman u. Goodwin 1998, Gherman et al. 1999, Gherman 2014).

Schon 1916 beschrieb Sever, dass beim Versuch an Leichen stärkere Kräfte erforderlich seien, um die Spinalnerven C5 und C6 zu zerreißen, ohne quantitative Angaben zur absolut notwendigen Kraft zu machen. Er beschrieb das Schädigungsbild so, dass es zuerst zum Schaden an der Neuralscheide kommt und dann die Nervenfasern selbst zerreißen. Nach seinen Ausführungen war es unmöglich, die Spinalnerven C8 und Th1 zu verletzen, auch wenn der Arm abduziert worden war. Adson (1922) beschrieb, dass der Plexus brachialis elastisch sei. Kräfte mit langsamem Kraftaufbau führten zu einer relativ hohen Widerstandsfähigkeit, während rasch einwirkende Kräfte den Nerv schnell verletzen konnten. Die Kräfte, die zu einer Funktionseinschränkung erforderlich waren, waren wesentlich niedriger als diejenigen, die zu einer sichtbaren Zerstörung von Plexusstrukturen führten. Exemplarisch beschrieb Morris (1955) die Mechanismen, die zu einem Plexusschaden führen können:

- Solange sich die Halswirbelsäule in der Körperachse befindet, sind Zugkräfte weniger geeignet, einen Plexusschaden zu bewirken, als bei abgewinkeltem Hals.
- Eine Lateralflexion des Halses führt zu einer Vorspannung des Plexus brachialis, die ihn für Verletzungen anfälliger macht.
- Kommt es zusätzlich zur Lateralflexion auch noch zu einer Rotation des Halses, wächst die Spannung auf den Plexus brachialis, und das Risiko einer Verletzung steigt weiter an.
- Ruckartiger Zug ist gefährlicher als eine langsame und gleichmäßige Traktion.

Bei der Schulterdystokie liegt der Arm am Rumpf an, sodass entsprechend der kraniale Anteil des Plexus beansprucht wird. Aus neueren Leichenversuchen weiß man, dass zunächst der aus den Wurzeln C5 und C6 gebildete Truncus superior belastet wird (Metaizeau et al. 1979). Es kommt zu Druck auf die Fasern des Plexus brachialis und zu Dehnungen der Nervenfasern, zunächst im Sinne einer Neurapraxie. Die Nervenfasern sind bei dieser Ausprägung des Schadens noch intakt, sodass es zu einer Restitutio ad integrum kommen kann. Bei stärkerer Belastung reißen die Nervenfasern, und es besteht eine Axonotmesis. Die Bindegewebestrukturen sind hier noch erhalten. Es kommt aber zu einer Waller-Degeneration, und erst durch das Auswachsen der Axone kommt es über Monate zu einer Beschwerdebesserung und mitunter auch noch zu einer weitgehenden Restitution.

Welche Bedeutung Ödeme und Hämatome in der Umgebung des Plexus haben, ist letztlich bisher unklar. Diese Kinder werden nicht operiert, sodass es keine intraoperativen Befunde gibt. Auch eine Bildgebung in der postpartalen Phase ist ohne Aussagekraft (Kretschmer et al. 2014), sodass für diese leichteren Formen der Plexusparese detaillierte Beschreibungen des Schädigungsmusters und seiner morphologischen Auswirkungen fehlen.

Bei einer noch stärkeren Beanspruchung des Plexus durch Zugkräfte kann es dann zu Zerreißungen des Truncus superior bzw. der oberen beiden Spinalnerven kommen. Häufig ist bei zunehmend schweren Traumen auch ein Wurzelausriss. Die schweren Traumen des Plexus treten bei Zugkräften von 35–40 kg auf (Mumenthaler et al. 2007).

□ Tab. 2.11 Verteilung der Lähmungstypen einer Plexusparese und anderer Parameter bei Geburten aus Schädellage und Beckenendlage. (Adaptiert nach Al-Qattan et al. 2010)

Lähmungstyp	Beckenendlage (n = 35)	Schädellage (n = 663)	P-Wert
Obere Lähmung (C5, C6)	29 (64 %)	279 (42 %)	0,0056 [a]
Erweiterte obere Lähmung (C5, C6, C7)	13 (29 %)	180 (27 %)	0,936
Totale Lähmung (C5–Th1)	3 (6,7 %)	204 (31 %)	0,001[a]
Parameter			
Mittleres Geburtsgewicht	2,83 ± 0,58 kg	4,07 ± 0,62 kg	<0,001[b]
Bilaterale Lähmungen	10 (29 %)	0	<0,0001[c]
Begleitende Lähmung des N. phrenicus	5/45 Extremitäten (11 %)	5/663 Extremitäten (0,8 %)	<0,0001[c]

[a] Chi-Quadrat-Test, [b] Mann-Whitney-Test, [c] Fisher-Test

Für Art und Umfang des Schadens ist nicht nur die absolute Kraft entscheidend, sondern auch, ob der Zug langsam ansteigend oder eher ruckartig erfolgt. Dafür sprechen die oben beschriebenen historischen Untersuchungen, aber besonders auch modernere Untersuchungen mit Druckmessungen an Handschuhen mit Drucksensoren (Allen et al. 1991, 1994).

Typischerweise entsteht der Schaden zunächst an den kranialen Nervenwurzeln C5 und C6. Mit größerem Kraftaufwand erfolgt dann eine Mitbeteiligung der Wurzel C7 und schließlich als schwerste Verletzungsform eine totale Lähmung der Wurzeln C5 bis Th1. Aus dem Ausmaß des Plexusschadens kann begrenzt auch auf die Stärke der Krafteinwirkung in dem Sinn geschlossen werden, dass eine vollständige Plexuslähmung nicht nur den schwereren Schaden darstellt, sondern dass auch hier stärkere Kräfte wirksam gewesen sein müssen als bei einer isolierten oberen Lähmung auf Höhe C5/C6, die zusätzlich dann auch das weniger belastende Krankheitsbild darstellt.

2.7.2 Plexusläsion bei Geburten aus Beckenendlage

Al-Qattan et al. (2010) verglichen Plexuskinder nach vaginaler Geburt aus Schädellage mit Beckenendlagengeburten und fanden dabei signifikante Unterschiede (□ Tab. 2.11). Die Kinder mit Geburt aus Beckenendlage waren signifikant leichter, weil eine vorgeburtliche Stratifizierung anhand des Schätzgewichts erfolgte und als Obergrenze 3,5 kg für die vaginale Beckenendlagengeburt festgelegt war. Signifikant häufiger waren bei den Kindern aus Beckenendlage beidseitige Paresen, die in der anderen Gruppe gar nicht vorkamen, und auch Begleitlähmungen des N. phrenicus. Obere Plexuslähmungen waren bei den Beckenendlagenkindern signifikant häufiger gegenüber totalen Paresen, die bei Geburten aus Schädellage signifikant häufiger waren. Allerdings hatten die Kinder aus Beckenendlage mit ausschließlich oberer Parese eine wesentlich schlechtere Spontanheilungsprognose als beim gleichen Lähmungstypus nach Schädellagenentbindung.

Auch Geutjens, Gilbert und Helsen (1996) beschrieben bei Plexusparesen nach Beckenendlagengeburten völlig andere Befundmuster als bei Paresen nach vaginaler Geburt: Bei 36 Kindern fanden sie 2 beidseitige Paresen (5,6 %). In 30 von 37 operierten Schultern fanden sich Avulsionen überwiegend der Wurzeln C5 und C6 (27 Fälle) und in 3 Fällen betraf der Nervenwurzelausriss zusätzlich das Segment C7. Diese schweren Formen des Plexusschadens fanden die Autoren nach Schädellagengeburten extrem selten.

Diese Daten decken sich auch mit den Ergebnissen anderer Zentren der Plexuschirurgie. Al-Qattan (2003) verglich die Daten des eigenen Zentrums mit denen zweier anderer Zentren und fand immer eine relativ hohe Rate beidseitiger Paresen (insgesamt 27 von 124 Fällen, entsprechend 21,8 %) und sehr selten vollständige Lähmungen. Die Prognose der Paresen nach Beckenendlagengeburten war im Hinblick auf eine spontane Rückbildung in allen Zentren wesentlich schlechter als bei Paresen nach Schädellagengeburten.

Das Schädigungsmuster bei Plexusparesen nach Beckenendlage weist einen anderen Pathomechanismus auf: Bei einer erschwerten Entwicklung eines Fetus aus Beckenendlage wird typischerweise in der Körperachse gezogen. Die Autoren sehen die Schädigung des Plexus in der Phase der Geburt, wenn die Arme bereits am Rumpf anliegen oder gelöst sind und der Kopf nicht folgt. Es kommt dann zu einer übermäßigen Streckung des Halses und des Plexus brachialis. Dies erklärt das relativ häufige beidseitige Auftreten von Paresen, die bei Geburt aus Schädellage praktisch nicht vorkommen. Die Nervenwurzeln C5 und C6 haben relativ feste Fixierungen am Processus transversus der Wirbelsäule. Beim übermäßigen Zug nach kaudal wird die Halswirbelsäule gestreckt, und es kommt durch laterale Scherbewegungen an den Neuroforamina zusätzlich zu einer Streckung des Rückenmarks. Diese Kräfte übertragen sich auf die fixierten Nervenwurzeln, und es entstehen vermehrt Wurzelausrisse (Avulsionen). Häufiger ist auch die Wurzel C4 mit betroffen, und dies erklärt die Begleitlähmung des N. phrenicus.

Die Position der Arme bei der Beckenendlagengeburt spielt für die Entstehung einer Plexusparese offenbar eine untergeordnete Rolle: Krause und Feige (2000) fanden bei 796 vaginalen Geburten aus Beckenendlage eine Parese des Plexus brachialis. Es handelte sich um eine Geburt nach 36 abgeschlossenen Schwangerschaftswochen. Beide Arme waren hochgeschlagen und mussten heruntergeholt werden. Die Armlösung nach Bickenbach wird als schwierig beschrieben. Das Manöver nach Bracht zur Kindsentwicklung misslang, und der Kopf musste nach Veit-Smellie entwickelt werden. Beim Neugeborenen lag eine beidseitige Oberarmfraktur vor und eine rechtsseitige Plexusparese. Die Autoren führen die Parese nicht auf die Armlösung zurück, weil sie die Rate an Armlösungen in ihrem Untersuchungsgut mit 10–20 % angeben.

Der Pathomechanismus bei Beckenendlagengeburten bedingt, dass man zunächst häufig eine

scheinbar günstige ausschließlich obere Plexuslähmung findet, die aber keinerlei Spontanheilungstendenz aufweist. Daher müssen Plexuskinder nach Beckenendlagengeburt gesondert betrachtet und frühzeitig einer primären operativen Versorgung zugeführt werden, wenn nach spätestens 3 Monaten keine Verbesserung eintritt.

2.7.3 Intraoperative Befunde bei geburtstraumatischen Plexusparesen

Das Schädigungsmuster der schweren Verlaufsformen ist durch operative Revisionen des Plexus bei Rekonstruktions- oder Ersatzoperationen gut untersucht und dokumentiert. Russell et al. (2009) fanden bei 100 mikrochirurgisch revidierten Plexusschäden in allen Fällen den M. scalenus anterior durchtrennt oder narbig umgewandelt. Immer fanden sich auch Neurome der Nervenwurzel C5 und/oder C6 bzw. des Truncus superior. Sehr häufig sahen sie diese Neurome in enger Verbindung mit dem narbigen M. scalenus anterior. In den stärker betroffenen Fällen waren Teile des supraklavikulären Plexusanteils komplett zerrissen, und die distalen Stümpfe waren hinter die Klavikula retrahiert. Bei den schwerstgeschädigten Kindern fanden sich darüber hinaus auch Neurome in den mittleren und kaudalen Plexusabschnitten. Nach den Ausführungen der Autoren waren diese intraoperativen Befunde identisch mit Verletzungsmustern bei traumatischen Plexusschäden im Erwachsenenalter. Auch die histologischen Untersuchungen der resezierten Nervenenden zeigten die typischen Befundmuster nervaler Dehnungs- und Zerreißungsschäden. In der Serie von Russell et al. (2009) fanden sich in 46 % Läsionen der Segmente C5 und C6, in 34 % war auch die Nervenwurzel C7 einbezogen und in 20 % der Fälle lag eine vollständige Läsion des Plexus über alle Segmente von C5 bis Th1 vor. Ähnliche Befunde beschrieb Bahm (2003).

Entsprechend kommt es zunächst immer zu einem Trauma im kranialen, spinalnervennahen Wurzelbereich des Plexus brachialis; die Nerven der Schultergürtelmuskulatur, die auf der Ebene der Trunci bereits den Plexus verlassen, sind mit betroffen. Dies sind insbesondere der N. dorsalis scapulae und der N. suprascapularis. Mit Erhöhung der Zugkräfte auf den Plexus brachialis kommt es dann auch zur Einbeziehung der Nervenwurzel C7 und schließlich im Extremfall zum totalen Plexusausfall mit Einbeziehung der Wurzeln C8 und Th1. Nervenwurzelausrisse bei Schädellage sind nur durch ein Traktionstrauma erklärbar (Bahm 2003, Mumenthaler et al. 2007).

Bei Einbeziehung der kaudalen Wurzel kommt es häufig auch zu einer Zerstörung sympathischer Strukturen im Bereich des Ganglion stellatum oder des Ganglion cervicale superius mit der Folge eines Horner-Syndroms. Bei schwereren Plexusschäden mit Zerreißungen des Truncus superior ist gelegentlich auch der N. phrenicus mit einbezogen mit der Folge einer Zwerchfelllähmung. Die intraoperativen Befunde von Russell et al. (2009) mit der nahezu obligaten Zerstörung des M. scalenus anterior erklären die Mitbeteiligung des aus dem Plexus cervicalis entstammenden N. phrenicus, der bogenförmig auf dem vorderen Skalenusmuskel entlangzieht.

In historischen Fallzusammenstellungen finden sich häufiger auch isolierte untere Plexuslähmungen vom Typ Déjerine-Klumpke. So fand Kehrer (1934) bei 774 kindlichen Armlähmungen 91 (11,8 %) isolierte untere Lähmungen. Dieser Schadenstypus ist bei älteren Kindern und Erwachsenen mit Verletzungen des Plexus, beispielsweise nach Traumen im Straßenverkehr, gut beschrieben. Beim Studium der historischen Daten von Kehrer stellt man fest, dass dieser Typus weniger gut differenziert ist als die obere Plexuslähmung. Wahrscheinlich handelte es sich bei den beschriebenen Fällen häufiger um vollständige Lähmungen mit partieller Erholung der Nervenleitung in den oberen Segmenten des Plexus. In aktuellen Untersuchungen zur Typologie der geburtstraumatischen Plexusparesen findet man den unteren Typ der Lähmung entweder gar nicht oder extrem selten. Dies gilt sowohl für Geburten aus Schädellage wie auch aus Beckenendlage (Al-Qattan et al. 1995, Al-Qattan 2003).

Nachweislich werden bei der schweren geburtsassoziierten Plexusparese nur die eigentlichen Nervenstrukturen des Plexus brachialis geschädigt, bis hin zu den weit proximal gelegenen Nervenwurzeln und deren Radicellen. Radicellen sind die Nervenfasern, die kontinuierlich in jeder Höhe unmittelbar aus dem Rückenmark noch im Spinalkanal austreten

und dann zu den segmental angeordneten Nervenwurzeln zusammenlaufen. Bei einer Avulsion kommt es zu einem direkten Trauma am Myelon, das sich von der betroffenen Nervenwurzel ausgehend nach kranial und kaudal der Ausrissstelle ausbreitet. Druck von außen scheidet als Mechanismus für diese schweren Schäden aus, da sich Durchblutungsstörungen, Vernarbungen oder andere Gewebeveränderungen nie an der umliegenden Haut, der Unterhaut oder im Muskelgewebe finden.

Die übereinstimmenden intraoperativen Beobachtungen der Plexuschirurgen aus den letzten 30 Jahren lassen nur die Schlussfolgerung zu, dass die gefundenen Schädigungsmuster Folgezustände einer Traktion (Überdehnung und Zerreißung) mit graduellen Auswirkungen auf die anatomischen Bestandteile des Nervenplexus darstellen. Die unterschiedliche Klinik resultiert daraus, welche Plexusanteile wie stark betroffen sind. Tatsächlich können wir aus der eigenen operativen Erfahrung der letzten 15 Jahre mit regelmäßiger Exploration von Plexusschäden an Neugeborenen bestätigen, dass man intraoperativ fast monoton den Folgezustand nach einer traumatischen Nervenüberdehnung wiederfindet: Der Plexus ist global übernarbt und mit Verwachsungen am M. scalenus anterior und medius fixiert; Nervenstämme oberhalb der Klavikula sind eingerissen oder vollständig zerrissen, die Defekte mit Bindegewebe aufgefüllt; Neurome am Truncus superior und medius sind häufig. Bei den schwersten Verletzungsformen finden sich Ausrisse der Nervenwurzeln mit leerem Foramen (Avulsionen; ◻ Abb. 2.10), in das Halsgebiet dislozierten Spinalganglien und Radicellen oder in situ verbliebene Strukturen ohne den Anschein mechanischer Verletzung, aber ohne jede elektrische Leitfähigkeit bei direkter Elektrostimulation. Diese besondere Form des Nervenwurzelausrisses (v. a. an den 2 oberen Wurzeln C5 und C6) findet sich vor allem bei schweren oberen Plexuslähmungen nach Steißgeburt. Hier wird eine in Richtung der vertikalen Hauptachse des Myelons ausgerichtete Zugkraft, die dann die seitlich entspringende Plexuswurzel am fixierten Foramen abschert, als plausible Ursache postuliert.

Über die intraoperativ erhobenen Befunde hinaus gibt es keine direkten Erkenntnisse zu den Schädigungszusammenhängen, weil zurzeit keine Bildgebung beim Neugeborenen in der Lage ist,

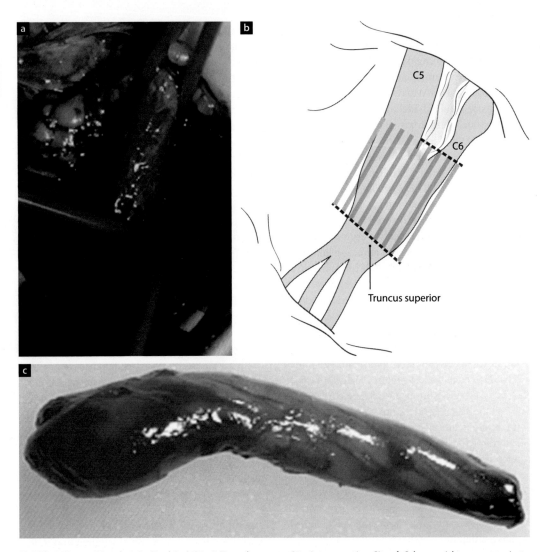

◘ **Abb. 2.10a–c** Wurzelausriss (Avulsion) C6 mit Transplantat von C5. **a** Intraoperativer Situs, **b** Schemazeichnung, **c** resezierte ausgerissene Nervenwurzel

Strukturveränderungen nicht invasiv mit einer Präzision darzustellen, aus der die pathophysiologische Untersuchung neue Impulse bekommt.

Die verletzten Nerven vernarben, regenerieren soweit möglich (bei Kontinuitätserhalt oder allein partieller Diskontinuität innerhalb des Nervenstammkabels), und die Zielmuskeln erholen sich mehr oder weniger, den Gesetzen der Regeneration peripherer Nerven und der Denervierungsatrophie der Skelettmuskeln folgend (◘ Abb. 2.11).

Aus neuro-(mikro-)chirurgischer Sicht ist die Pathogenese also eindeutig und ausschließlich durch Zugeinwirkung bestimmt. Der Beitrag der Chirurgie muss an dieser Stelle enden, wenn es um die Frage geht, ob der Schaden schicksalhaft oder auf dem Boden eines Behandlungsfehlers entstanden ist, da sich diese Frage nicht aus dem Verletzungsmuster ableiten lässt. Mit hoher Wahrscheinlichkeit korrelieren aber das Ausmaß und die Schwere der Schädigung mit der Intensität des Traktionstraumas.

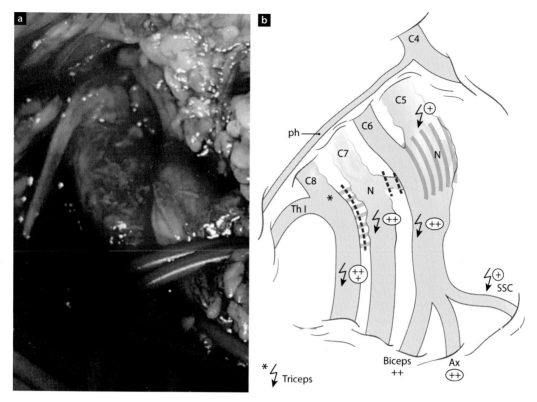

◘ Abb. 2.11a,b   Leichtes Neurom C5/C6. Indikation zur Neurolyse ohne Resektion bzw. Transplantation. Nach der Neurolyse sind die Nervenbündel sowohl vor als auch nach dem Neurom elektrisch stimulierbar. **a** Operationssitus, **b** schematisch

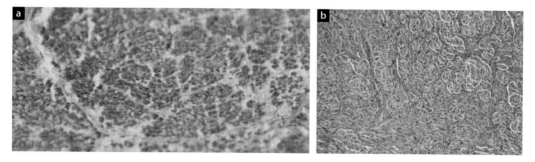

◘ Abb. 2.12a,b   Mikroskopische Befunde normaler und fibrosierter Nervenfasern. **a** Qualitativ hochwertiger, gesunder proximaler Wurzelanschnitt mit 3 großen Faszikelgruppen. Das Epineurium ist ablösbar, nicht verbacken. **b** Dichte rötliche Bindegewebsstränge durchziehen den Nervenquerschnitt und verringern die Reinnervationsdichte und die funktionale Qualität

Eine zusätzliche Information gewinnt man dann, wenn verletzte Nerventeilstücke (Neurome) aus dem Geflecht herausgeschnitten und die proximalen und distalen Schnittkanten zur mikroskopischen Beurteilung zum Schnellschnitt an die Neuropathologie geschickt werden: Man erhält eine zusätzliche Kennmarke der intraneuralen Fibrose und Fehlaussprossung (Minifaszikel, neuromatöse, ungerichtete Faszikelstruktur, Ödem, Untergang von Faszikeln und anteilige Remyelinisierung; **◘** Abb. 2.12). Diese

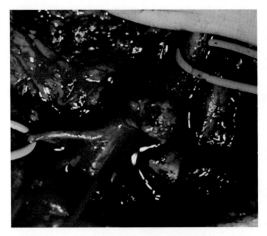

Abb. 2.13 Neurom des Truncus superior mit Mischreinnervation in distale Anteile, die teils zu den Beugern (roter Loop) und teils zu den Streckern (blauer Loop) ziehen und so eine Erklärung für die typischen Kokontraktionen, z. B. von Bizeps und Trizeps, liefern (pathologische zeitgleiche Ansteuerung von Antagonisten)

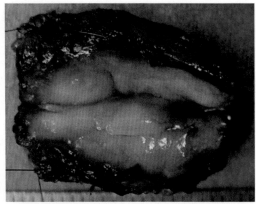

Abb. 2.14 Typisches Neurom des Truncus superior, reseziert und längs gespalten

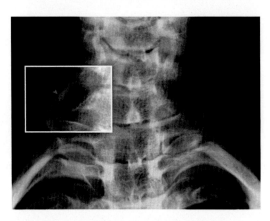

Abb. 2.15 Röntgenbefund einer Halsrippe bei Thoracic-outlet-Syndrom. (Aus Assmus u. Antoniadis 2008)

Analyse korreliert nach jahrelanger operativer Erfahrung mit dem, was der Chirurg im Groben durch seine Lupenbrille oder das Operationsmikroskop sieht. ◻ Abb. 2.13 verdeutlicht die pathologische Reinnervation mit nachfolgender gleichzeitiger Fehlansteuerung von Antagonisten (sog. Kokontraktionen bedingend). ◻ Abb. 2.14 zeigt den resezierten und längs gespaltenen Neuromknoten.

2.7.4 Halsrippe als erschwerender Faktor

Eine Halsrippe als zusätzliche Rippe in Verbindung zum siebten Halswirbelkörper findet man in etwa 0,5 %. Sie wird als eine der Ursachen angesehen, die beim Erwachsenen das als Thoracic-outlet-Syndrom (TOS) bezeichnete Kompressionssyndrom des Schultergürtels hervorrufen. Die Resektion einer vorhandenen Halsrippe gehört zum operativen Therapiekonzept dieser Erkrankung (Assmus u. Antoniadis 2008). Derartige Halsrippen lassen sich röntgenologisch beim Erwachsenen leicht nachweisen (◻ Abb. 2.15). Durch eine Halsrippe kann zusätzlich zu den physiologischen Engstellen des Plexus brachialis (► Abschn. 2.3.3) eine Einengung entstehen. Anatomische Untersuchungen weisen darauf

hin, dass beim Fetus zusätzliche Rippenelemente wesentlich häufiger nachgewiesen werden, die später verschwinden (McNally et al. 1990).

Becker et al. (2002) operierten 42 Kinder mit geburtsassoziierten Plexusläsionen, von denen 28 eine obere Lähmung vom Typ Erb-Duchenne hatten. Die übrigen Kinder hatten erweiterte obere oder totale Lähmungen. Von diesen operierten Kindern hatten 5 eine komplette Halsrippe, 4 dieser Kinder waren aus Schädellage mit Geburtsgewichten zwischen 3890 und 4250 g geboren, ein Frühgeborenes mit beidseitiger Lähmung war aus Beckenendlage entwickelt worden. Es fanden sich bei 4 von 5 Kindern Nervenläsionen im Bereich der Engstelle zwischen Halsrippe und erster Rippe. Die Halsrippe

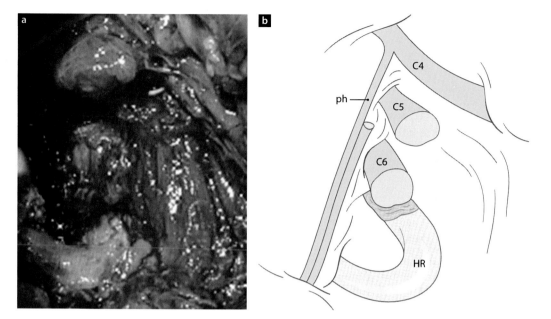

□ **Abb. 2.16** a Halsrippe in situ auf Höhe des Truncus medius, die als Hypomochlion dessen vermehrte Schädigung bewirkt hat, b schematisch. *HR* Halsrippe, *ph* N. phrenicus

stellt für den direkt benachbarten Truncus medius eine Umlenkrolle (Hypomochlion) dar, welche bei einwirkender Zugkraft geeignet ist, diese Zugauswirkung auf den benachbarten Nerv (aber auch nur auf diesen) zu verstärken.

Auch Desurkar et al. (2011) berichteten über 2 Fälle bilateraler Halsrippen bei Neugeborenen mit Plexusparese ohne erkennbares Geburtstrauma. Die Halsrippen waren nicht ossifiziert und konnten daher nur in der Kernspintomographie nachgewiesen werden. Bei Kindern, bei denen sich intraoperativ eine Halsrippe zeigt, findet man häufig schwerere Verletzungen des mittleren Plexusanteils (C7/Truncus medius), als dies das sonstige Verletzungsausmaß erwarten ließe. □ Abb. 2.16 zeigt eine Halsrippe in situ auf Höhe des Truncus medius, die als Hypomochlion dessen vermehrte Schädigung verursacht hat. In □ Abb. 2.17 sieht man die resezierte Halsrippe.

Als Konsequenz aus diesen Daten erscheint es sinnvoll, bei Neugeborenen mit Plexusparese mittels Bildgebung nach einer Halsrippe zu suchen. Der Nachweis einer Halsrippe kann im Einzelfall eine Erklärung dafür sein, dass auch relativ geringe Zugbelastungen zu einem schweren Geburtstrauma am Plexus brachialis führen können.

2.7.5 Geburtsassoziierte Plexusparese ohne Schulterdystokie

Intrauterine Ursachen oder während des Geburtsvorgangs einwirkende Kräfte ohne feststellbare Schulterdystokie werden angeführt, wenn post partum eine Plexusparese diagnostiziert wird und vorher keine Schulterdystokie behandelt wurde. Im Rahmen von Arzthaftungsverfahren werden diese möglichen Ursachen fast immer als entlastendes Argument vorgetragen. Das aktuelle Statement des ACOG (Gherman 2014) befasst sich gezielt mit dieser Problematik, und auch in Deutschland wird darüber diskutiert (Teichmann et al. 2013, Hitschold 2013, Schwenzer u. Bahm 2013, Wieg et al. 2013).

Gherman (1998) fand bei 9071 vaginalen Geburten 126 Schulterdystokien. Im Gesamtkollektiv zeigten sich in 40 Fällen Erb-Lähmungen. Nur 23 in dieser 40 Fälle konnte der Autor einen Zusammenhang mit einer Schulterdystokie herstellen. In den anderen 17 Fällen war in der geburtshilflichen Dokumentation keine Schulterdystokie beschrieben. Daraus zog er die Schlussfolgerung, dass fast 50 % aller Plexusparesen auf unvermeidbare intrapartale oder antepartale Ereignisse und nicht auf eine

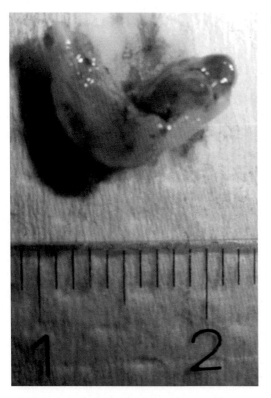

◘ Abb. 2.17   Resezierte Halsrippe

Schulterdystokie zurückzuführen seien (O'Leary 2009a). Auch in dem aktuellen Papier des ACOG (Gherman 2014) wird die Problematik thematisiert, dass bei postpartalen Plexusparesen in unterschiedlicher Häufigkeit eine vorangegangene Schulterdystokie zumindest nicht dokumentiert ist. ◘ Tab. 2.10 zeigt, dass in den einzelnen Publikationen die fehlende vorangegangene Schulterdystokie – zumindest nach der geburtshilflichen Dokumentation – zwischen 6 und 81 % liegt.

Allein aus der fehlenden Dokumentation einer Schulterdystokie darf aber nicht auf eine intrauterine oder okkulte intrapartale Entstehung geschlossen werden. Gerade vor dem Hintergrund der medikolegalen Problematik ist eine Unterdokumentation der Schulterdystokie nicht auszuschließen, und in der Literatur wird einhellig von einer erheblichen Unterdokumentation ausgegangen (Nocon et al. 1993, O'Leary 2009b). Diese Auffassung teilen sogar die Autoren, die die intrapartale Entstehung eines Plexusschadens auch ohne Schulterdystokie

für eine relevante Größe erachten (Gherman 2014). Eine Unterdokumentation erfolgt sicher nicht nur aus medikolegalen Gründen, sondern auch, weil Plexusparesen häufig in der ersten kurzen Phase nach der Geburt des kindlichen Köpfchens oft noch vor der nächsten Wehe entstehen, wenn der Geburtshelfer (Hebamme/Arzt) bei dem Versuch der Schulterentwicklung fest (zu fest) am Kopf zieht und den Kopf nach dorsal oder ventral flektiert. Gelingt durch dieses kräftige Ziehen die Entwicklung des Kindes, werden diese Fälle gar nicht als Schulterdystokie erfasst, und trotzdem kommt es zum Plexusschaden (O'Leary 2009a, Spellacy 1998). Deering et al. (2011) analysierten mit Geburtshelfern am Phantom die Kräfte, die am kindlichen Köpfchen bei normalen vaginalen Geburten angewendet werden, und konnten bei 19 von 47 Geburtshelfern (40 %) Kräfte von mehr als 100 Newton messen. Diese Daten verdeutlichen, dass bei schwieriger Schulterentwicklung auch ohne diagnostizierte Schulterdystokie Kräfte wirken können, die in der Lage sind, ein Trauma des Plexus brachialis auszulösen.

Im amerikanischen Schrifttum wird immer von einer „in utero causation" gesprochen, wenn eine Plexusparese ohne feststellbare vorangegangene Schulterdystokie diskutiert wird. Tatsächlich muss man 2 Themenkomplexe voneinander trennen, nämlich einerseits die mögliche echte uterine Entwicklung einer Parese schon vor Eintritt in die Geburt und andererseits die mögliche Entwicklung einer Parese unter der Geburt ohne Schulterdystokie. Diese Trennung erleichtert eine fundierte Diskussion dieses komplexen Themas erheblich.

Mögliche intrauterine Ursachen

Der Rückschluss auf eine intrauterine Entstehung fußt auf neurophysiologischen Untersuchungen: Beim Erwachsenen kommt es bei einer Kontinuitätsunterbrechung des Motoneurons erst mit einer Latenz von 10–14 Tagen zur Ausbildung typischer pathologischer Befundmuster bei Messungen der Nervenleitung. Bei Neugeborenen mit einer Plexusparese ergaben Untersuchungen wenige Tage nach Geburt bei peripherer Stimulation teilweise bereits Befundmuster mit typischen Zeichen einer Waller-Degeneration. Man schloss aus diesen Befunden auf eine Läsion, die zwangsläufig nicht bei der Geburt eingetreten sein könne, sondern damit intrauterin entstanden sei.

Erste Überlegungen dazu stammen aus einem Abstract von Koenigsberger (1980). Er berichtete von einem Neugeborenen mit einer Erb-Lähmung, bei dem normale Nervenleitungsgeschwindigkeiten in beiden Armen gemessen wurden. Auf der betroffenen Seite fanden sich Fibrillationen und positive Wellen zusätzlich zu einer deutlich reduzierten Anzahl von angesteuerten Muskeleinheiten. Es kam innerhalb von 3 Wochen zur Ausheilung. Bei einem zweiten Fall mit einer vorangegangenen Sectio caesarea fanden sich eine Schwäche in der linken Oberarmmuskulatur, Bewegungslosigkeit der Hand und ein Horner-Syndrom. Elektromyogramme am 4. Tag post partum zeigten Fibrillationen der Handmuskulatur. Am 15. Tag zeigte sich eine Abnahme der Nervenleitgeschwindigkeit vom Plexus bis in die Hand. Hier kam es zu einer partiellen Abheilung. Drei andere Neugeborene mit Plexuslähmungen zeigten keine Hinweise auf eine Denervierung. Diese Kinder hatten nach Auffassung von Koenigsberger intrapartal erworbene Läsionen, während die ersten beiden Kinder seiner Auffassung nach intrauterin erworbene Läsionen haben mussten: „Since it takes ten days for denervated muscle to exhibit electrical evidence of denervation … "

Eine weitere Arbeit, die als Beleg für die intrauterine Entstehung einer postpartal festgestellten Nervenläsion zitiert wird, stammt von Paradiso et al. (1997). Sie fanden bei insgesamt 100 Kindern mit Plexusparese bei einem Kind am 5. Lebenstag keine Denervierungspotenziale, 19 Kinder an den Untersuchungstagen 10–71 und 17 Kinder an den Untersuchungstagen 30–135 hatten Denervierungspotenziale und 63 Kinder mit Untersuchungen 60 und mehr Tage nach Geburt hatten keine Denervierungspotenziale. Die Autoren folgern daraus, dass Denervierungspotenziale ab dem 10. Lebenstag auftreten. Ein einziges Kind mit einer Untersuchung am 5. Lebenstag – die anderen wurden sehr viel später untersucht – ist sicher keine ausreichende Datengrundlage.

Vor dem Hintergrund neuerer Untersuchungen sind diese älteren Überlegungen zur intrauterinen Entstehung von Plexusparesen nicht zu halten: Tierexperimentelle Untersuchungen an Schweinen konnten zeigen, dass bei Neugeborenen die Denervierungsprozesse viel rascher voranschreiten und

bereits wenige Tage nach der Geburt nachweisbar sind (Gonik et al. 1998). Die spezielle Neurophysiologie des Neugeborenen muss also Berücksichtigung finden (Vredeveld et al. 2000), dies bedeutet, dass Degenerationszeichen, die bereits wenige Tage nach der Geburt nachweisbar sind, keine Rückschlüsse darauf erlauben, dass die Schädigung bereits länger zurückliegen muss. Beim Neugeborenen laufen die Degenerationsprozesse sehr viel schneller ab als beim Erwachsenen.

Ein weiterer wesentlicher Aspekt, der gegen eine häufige intrauterine Entstehung der Plexusparese spricht, ist die Tatsache, dass mit dem Anstieg der Kaiserschnittfrequenz in den Industrienationen die Rate an Paresen nach Sektio hätte deutlich ansteigen müssen. Dies ist jedoch in keiner Publikation belegt; im Gegenteil sind in allen relevanten Publikationen Plexusparesen nach Sektio extrem selten: Gurewitsch et al. (2006) berichteten über mehr als 200 Fälle von postpartalen Plexusparesen, und nur in einem Fall war die Parese nach Sectio caesarea aufgetreten, der eine gescheiterte äußere Wendung vorausgegangen war. Evans-Jones et al. (2003) werteten alle kongenitalen Plexusparesen eines Jahres in England und Irland aus. Sie konnten bei 323 Fällen mit Parese nur in 5 Fällen (1,5 %) eine vorangegangene Schnittentbindung finden, während im entsprechenden Zeitraum 15,5 % aller Kinder mittels Sectio caesarea geboren wurden. Nur 59 % hatten eine vorausgehende Spontangeburt (73 % im Gesamtkollektiv), 36 % eine vaginal-operative Entbindung (10,6 % im Gesamtkollektiv).

Eine relativ häufige intrauterine Entstehung der Plexusparese kann sicher ausgeschlossen werden. Man wird sich den Ausführungen von Alfonso (2011) anschließen müssen, dass intrauterine, also echte angeborene Ursachen einer Plexuslähmung extrem selten sind. Bei ausgedehnteren intrakavitären Myomen mit Fixierung von Schulter und Hals können sie vorkommen. Begleitfehlbildungen und insbesondere eine bei Geburt bereits bestehende Muskelatrophie sind Voraussetzungen dafür, dass eine solche Erkrankung vorliegt. Die angeborene Varizelleninfektion ist extrem selten und kann serologisch nachgewiesen werden (▶ Abschn. 2.5.5). Auch andere intrapartale Lähmungen sind möglich, aber Raritäten, und können bei sorgfältiger Untersuchung differenzialdiagnostisch erfasst werden. Anders als noch mit dem Wissensstand von vor 15–20 Jahren ist heute ein Demyelinisierungsnachweis mittels neurophysiologischer Untersuchungen beim Neugeborenen wenige Tage nach Geburt kein Beleg für eine intrauterine Entstehung.

Plexusparesen bei Sectio caesarea

Der Kaiserschnitt ist für den Fetus ein besonders schonender Entbindungsmodus. Dies gilt, wenn die Sektio dicht am Entbindungstermin durchgeführt wird, weil bei Entbindungen vor 38 vollendeten Schwangerschaftswochen mit einer erhöhten Rate an Anpassungsstörungen bis hin zur Beatmungspflichtigkeit des Neugeborenen gerechnet werden muss. Diese Empfehlung zur Entbindung nah am errechneten Termin greift naturgemäß nicht, wenn eine frühzeitigere Entbindung aus mütterlicher oder kindlicher Indikation erforderlich ist. Es ist erwiesen, dass durch die Sectio caesarea nach 38 abgeschlossenen Wochen bestimmte Risiken einer vaginalen Geburt reduziert werden können (Hankins et al. 2006; ▶ Kap. 1). Für die Mutter dürfen wir davon ausgehen, dass sich die durch einen Kaiserschnitt bedingte Letalität praktisch nicht mehr von der Letalität nach vaginaler Geburt unterscheidet (Welsch et al. 2011). Der Sterblichkeitsüberhang nach Kaiserschnitt ergibt sich im Wesentlichen aus Notfallsituationen, in denen der Kaiserschnitt oft als Ultima ratio eingesetzt wird. Im Hinblick auf die Morbidität unterscheiden sich vaginale Geburt und Kaiserschnitt, weil die Risiken zumindest teilweise nicht vergleichbar sind. Das höchste Risiko einer Kaiserschnittentbindung bezieht sich heute nicht mehr auf die aktuell zu beurteilende Schwangerschaft, sondern auf weitere Schwangerschaften mit erhöhten Komplikationen bis hin zur Placenta percreta (Gasim et al. 2014, Kaplanoglu et al. 2014).

Das Verletzungsrisiko des Kindes beim Kaiserschnitt ist sehr niedrig (◘ Tab. 2.12): Alexander et al. (2006) geben 573 Verletzungen des Neugeborenen auf 37.110 Kaiserschnitte an (1,54 %). Davon entfallen die meisten Fälle auf die Lazeration der Haut bei der Inzision des Uterus. Klavikulafrakturen fanden die Autoren in 11 Fällen (0,30 ‰) und Paresen des Plexus brachialis in 9 Fällen (0,24 ‰). Diese Häufigkeit liegt im Bereich anderer Angaben zur Häufigkeit der Plexusparese bei Sectio caesarea in der

◘ Tab. 2.12 Häufigkeit kindlicher Verletzungen nach Sectio caesarea (n=37.110 Kaiserschnitte). (Adaptiert nach Alexander et al. 2006)

Geburtsverletzung	Inzidenz (pro 1000 Kaiserschnitte)
Lazeration der Haut	418 (11,3 ‰)
Kephalhämatom	88 (2,37 ‰)
Klavikulafraktur	11 (0,30 ‰)
Lähmung des N. facialis	11 (0,30 ‰)
Plexus-brachialis-Parese	9 (0,24 ‰)
Schädelfraktur	6 (0,16 ‰)
Fraktur eines langen Röhrenknochens	8 (0,22 ‰)
Intrakraniale Blutung	2 (0,05 ‰)
Andere	20 (0,54 ‰)

Literatur (◘ Tab. 2.13). Eine Differenzierung dieser Fälle nahmen die Autoren nicht vor, sodass nicht bekannt ist, ob es sich um vorübergehende oder bleibende Paresen gehandelt hat, wie hoch die Geburtsgewichte waren und welche Schnittführung bei der Sektio vorgenommen wurde. Geburtsverletzungen sind bei Erstkaiserschnitten doppelt so häufig wie nach Wiederholungskaiserschnitten (◘ Tab. 2.14).

Towner et al. (1999) haben bei einer Inzidenz von Plexusparesen von 0,77 ‰ bei Spontangeburten und 0,4 ‰ bei der Sectio caesarea die Daten weiter differenziert ausgewertet (◘ Tab. 2.15). Mit 0,16 ‰ lag die Inzidenz von Plexusparesen bei einer Sectio caesarea mit Wehen ohne vorausgegangenen vaginalen Entbindungsversuch am niedrigsten und mit 0,86 ‰ bei Sektiones unter Wehen mit vorausgegangenem vaginalen Entbindungsversuch am höchsten und damit sogar höher als bei Spontangeburten. Diese Daten belegen, dass ein Teil der Plexusparesen bei der Sectio caesarea nicht der Sektio selbst, sondern dem vorausgegangenen frustranen vaginalen Entbindungsversuch zuzuordnen sind.

Gherman et al. (1997) berichteten über 6 Fälle einer Plexusparese nach „atraumatischer" Sektio und leiten daraus die Frage ab, ob die Parese nicht bereits in utero entstanden sein müsse. Von diesen Paresen traten 4 an der vorderen und 2 an der hinteren Schulter auf. Alle Paresen waren persistierend.

Tab. 2.13 Häufigkeit einer geburtsassoziierten Plexusparese bei Sectio caesarea

Autoren	Beobachtungs-zeitraum	Land	Anzahl Kaiserschnittgeburten	Plexusparesen	Plexusparesen pro 1000 Kaiserschnitte
Tan (1973)	1969–1971	Singapur	5023	4	0,8
Graham et al. (1997)	1987–1991	USA	2874	1	0,3
Gherman et al. (1997)	1991–1995	USA	8451	6	0,7
Gilbert et al. (1999)	1994–1995	USA	216.414	60	0,3
Gurewitsch et al. (2006)	1993–2004	USA	4587	7	1,5
Walsh et al. (2011)	1994–1998, 2004–2008	Irland	11.526	5	0,4

Tab. 2.14 Häufigkeit von Geburtsverletzungen nach Erst- und Wiederholungskaiserschnitten. (Adaptiert nach Alexander et al. 2006)

	Mit Geburtsverletzung (n = 418)	Ohne Geburtsverletzung (n = 36.692)	Signifikanzniveau
Erstkaiserschnitt			
Anzahl	318 (1,5 %)	21.480	
Dystokie	111 (1,4 %)	8122	p<0,001
Vakuum- oder Forzepsversuch	43 (6,9 %)	628	p<0,001
Wiederholungskaiserschnitt			
Anzahl	100 (0,7 %)	15.212	
Vakuum- oder Forzepsversuch	1 (1,7 %)	60	
Vaginaler Entbindungsversuch nach Kaiserschnitt	33 (1,2 %)	2687	
Kein vaginaler Entbindungsversuch nach Kaiserschnitt	66 (0,5 %)	12.565	p<0,001

5 Patientinnen wurden nach Wehendystokie mittels Sektio entbunden, davon hatten 2 uterine Fehlbildungen und in einem Fall bestand eine prolongierte Austreibungsperiode. Nur bei einer Schwangeren wurde der Kaiserschnitt am wehenlosen Uterus durchgeführt. Die Autoren hatten Paresen nach schwieriger Entwicklung des Fetus und bei Beckenendlage nach ihren Angaben bewusst ausgeschlossen.

Es ist allerdings davon auszugehen, dass schwierige Kindsentwicklungen bei der Sektio statistisch nicht vollständig erfasst werden, sodass Zweifel an diesen Ausführungen bestehen bleiben. Die Autoren postulieren, dass eine lang andauernde Dehnung in utero für die persistierenden Paresen verantwortlich war. Diese Argumentation wird von Kreitzer und O'Leary (2009) angezweifelt: Alle Kinder waren bis

◘ Tab. 2.15 Häufigkeit der Plexusparese in Abhängigkeit vom Entbindungsmodus. (Adaptiert nach Towner et al. 1999)

	Inzidenz [‰]	Odds-Ratio	95 % Konfidenzintervall
Spontangeburten (n = 387.799)	0,77		
Vakuumextraktionen (n = 59.354)	1,76	2,3	1,8–2,9
Forzeps-Entbindungen (n = 15.945)	2,50	3,2	2,3–4,6
Vakuum und Forzeps (n = 2817)	4,64	6,0	3,3–10,7
Sectio caesarea insgesamt (n = 117.425)	0,30	0,4	0,3–0,5
Sectio caesarea unter Wehen (n = 84.417)	0,18	0,2	0,1–0,4
Sectio caesarea unter Wehen mit vaginalem Entbindungsversuch (n = 2342)	0,86	1,1	0,3–4,4
Sectio caesarea mit Wehen ohne vaginalen Entbindungsversuch (n = 82.075)	0,16	0,2	0,1–0,4
Sectio caesarea ohne Wehen (n = 33.008)	0,41	0,5	0,3–1,0

auf die Paresen neurologisch unauffällig und wiesen keine Muskelatrophien auf. Dies widerlegt nach ihren Ausführungen eine intrauterine Entstehung (▶ Abschn. 2.5.10). Keines der Kinder wurde elektromyographisch nachuntersucht, und die Publikationen zur echten intrauterinen Entstehung von Plexusparesen sprechen nachdrücklich dafür, dass es sich bei diesen beschriebenen Fällen zumindest überwiegend um Paresen handelt, die während des Kaiserschnitts entstanden sind. Die Daten zum Pathomechanismus der Plexusparese machen deutlich, dass besonders ruckartiger Zug mit abgewinkeltem Hals geeignet ist, eine Plexusparese auch bei der Sectio caesarea zu induzieren (▶ Abschn. 2.7.1).

Kreitzer und O'Leary (2009) berichten, dass sie nur einzelne vorübergehende Paresen nach Sectio caesarea gesehen haben, die bis zur Entlassung aus der Klinik immer verschwunden waren. In keiner einzigen Krankengeschichte der Mutter war die Schulterdystokie bei der Sektio codiert. Nur bei einer Kaiserschnittentbindung mit einer notwendigen T-Inzision war eine Schwierigkeit der Schulterentwicklung erfasst worden.

Jeder langjährig tätige Geburtshelfer weiß, dass der Kaiserschnitt in den allermeisten Fällen eine problemlose Entwicklung des Kindes mit sich bringt. Er kennt aber auch die Fälle, in denen der Kaiserschnitt zum Albtraum wird, weil das Kind extrem schwierig zu entwickeln ist. Dies gilt für Feten, die nach langer Wehentätigkeit mit Geburtsstillstand fest im Becken fixiert sind, ebenso wie für Kinder, die sich in Quer- oder Beckenendlage befinden, und auch für makrosome Feten. Nicht immer sind die Schwierigkeiten mit der Entwicklung des kindlichen Köpfchens behoben. Bei diabetischer Stoffwechsellage ist der Schulterumfang oft deutlich größer als der Kopfumfang, sodass die Geburt der Schultern und des Rumpfes mit Schwierigkeiten verbunden sein kann. In dieser Situation ist es entscheidend, dass am Kopf des Kindes nicht zu stark gezogen wird. Besonders wichtig ist, dass es nicht zu einer stärkeren Flexion im Halsbereich nach ventral (◘ Abb. 2.18) oder dorsal (◘ Abb. 2.19) kommt. Das Kind darf nicht „herausgehebelt" werden. Dadurch werden Plexusparesen induziert!

Es ist vielmehr erforderlich, dass in diesen Fällen zunächst eine adäquate Erweiterung der Inzision des Uterus erfolgt. Dies gelingt häufig zur Seite hin bogenförmig. Wenn das nicht reicht, muss die quere Uterotomie J- oder T-förmig nach kranial erweitert werden. Man darf sich auch nicht scheuen, bedarfsweise die Bauchdecken ebenfalls T-förmig nach kranial zu erweitern, um eine schonende Entwicklung des Kindes sicherzustellen. Die Mutter hat im Zweifelsfall mehr Verständnis für eine T-förmige Schnittführung mit gesundem Kind als für eine kosmetisch günstige schmale Querinzision mit behindertem Kind.

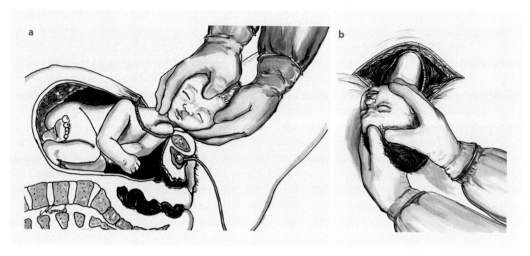

❏ **Abb. 2.18a,b** Zugbelastung auf den vorderen Armplexus bei der Sectio caesarea

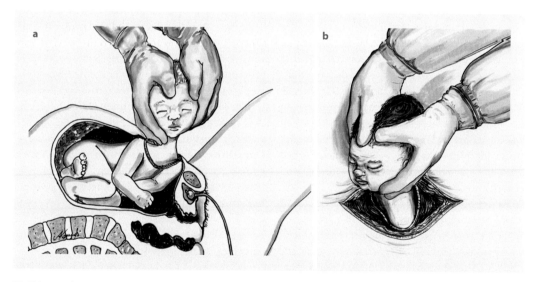

❏ **Abb. 2.19a,b** Zugbelastung auf den hinteren Armplexus bei der Sectio caesarea

Intrapartale Entstehung einer Plexusparese ohne Schulterdystokie

Seit Langem wird die Entstehung eines Plexusschadens während des Geburtsvorgangs ohne Vorliegen einer Schulterdystokie und insbesondere ohne forcierte Traktion am kindlichen Köpfchen postuliert. Diese Diskussion wird besonders auch vor dem Hintergrund der medikolegalen Problematik, vor allem in den Vereinigten Staaten, geführt (Jennett 1992). In vielen Arbeiten werden die intrauterinen Entstehungsmöglichkeiten und die intrapartalen Ursachen nicht sorgfältig differenziert. Echte intrauterine Ursachen sind definitiv sehr selten und dies wird durch die extrem niedrige Inzidenz der Plexusparese nach Sectio caesarea eindrücklich belegt (s. oben).

Für eine intensive Diskussion der Plexusparesen ohne erfasste Schulterdystokie kann man sich also auf die mögliche Entstehung einer Plexusparese unter der Geburt beschränken, die nicht im

Zusammenhang mit der Behandlung einer Schulterdystokie steht, wenn man die seltenen intrapartal bereits existenten Plexusparesen gesondert betrachtet (s. oben).

Jennett, Tarby und Kreinik (1992) waren die Ersten, die in einer Retrospektive die bis dahin vertretene Auffassung infrage stellten, die neonatale Plexusparese sei ausschließlich auf eine exzessive laterale Traktion des kindlichen Köpfchens zurückzuführen. In einer späteren Arbeit (Raymond et al. 2001) führten die Autoren aus, dass sowohl intrauterine Störungen noch vor Geburtsbeginn in Betracht kommen könnten als auch Störungen im Geburtsvorgang selbst, die nicht als Schulterdystokie imponieren und zu einer Kompression und Überdehnung des Plexus führen könnten. Ihre Argumente werden im Wesentlichen davon geleitet, dass eine fehlende Dokumentation der Schulterdystokie ein Beleg dafür ist, dass sie nicht stattgefunden hat. Eine Thematisierung des Underreporting findet nicht statt. Die Autoren fanden 56 % Paresen ohne dokumentierte Schulterdystokie. Dies deckt sich mit schon früher publizierten Zahlen zur Diskrepanz zwischen Schulterdystokiehäufigkeit und Plexusparese (Gonik et al. 1991). Die Argumente bezüglich der intrauterinen Entstehung der Parese stützen sich auf die Arbeit von Koenigsberger (1980), die an dieser Stelle unberücksichtigt bleiben können, weil die in dieser Arbeit gemachten Überlegungen inzwischen widerlegt sind (s. oben).

In der bereits zitierten Arbeit von Gherman (1998) bestand bei 40 Fällen von Erb-Lähmungen auf 9071 vaginalen Geburten nur in 23 Fällen (58 %) ein Zusammenhang mit einer Schulterdystokie. Die Schulterdystokierate in dieser Untersuchung betrug 1,38 % (126 Fälle). Bezogen auf diese Fälle betrug die Häufigkeit einer Plexusparese 18,3 % (23/126). Nur 2 Paresen waren auch nach mehr als einem Jahr noch nachweisbar (1,6 %); dies sind viel weniger persistierende Paresen, als es dem Mittelwert der insgesamt dazu publizierten Daten entspricht (◻ Tab. 2.2). Es konnte in dieser Arbeit beim Vergleich der Paresen mit und ohne vorangegangene dokumentierte Schulterdystokie kein signifikanter Unterschied bezüglich Parität, Geburtsgewicht und zahlreichen anderen Faktoren gefunden werden.

In 2 weiteren Publikationen (Gherman et al. 1997, 2003) befasste sich diese Gruppe mit der Plexusparese mit und ohne nachweisbare Schulterdystokie. Sie analysierten in der ersten Arbeit 6 Fälle einer Plexusparese nach Sectio caesarea (s. oben), in der zweiten Arbeit werteten sie jeweils 49 Fälle mit vorübergehender und persistierender Parese des Plexus brachialis aus. In der Gruppe mit persistierender Plexusparese war das mittlere Geburtsgewicht mit 4519±94,3 g signifikant höher als in der anderen Gruppe mit im Mittel 4143±56,5 g. Die Autoren schreiben, dass in der Gruppe mit persistierender Parese Maßnahmen mit Druck auf den Fundus uteri mit 12 % der Fälle aus ihrer Sicht sehr hoch waren. Insgesamt kann aus diesen Daten nicht geschlossen werden, dass die Plexusparese häufig ohne Schulterdystokie auftreten würde. Die fehlende Dokumentation steht sicher im Vordergrund, die damit der retrospektiven Analyse entgangen ist.

Ouzounian, Korst und Phelan (1997) beschrieben 8 Fälle einer persistierenden Plexusparese, die nicht mit einer klinischen Schulterdystokie in Verbindung zu bringen waren. Von diesen Kindern wurden 4 ohne Hinweis auf eine Schulterdystokie geboren und bei 4 Kindern war der der Symphyse abgewandte hintere Arm betroffen, es lag aber eine Schulterdystokie vor. Die Autoren schlussfolgerten, dass andere Ursachen für die Plexusparese verantwortlich sein müssten als die vom Arzt verursachte Lateraltraktion. Auch diese retrospektive Arbeit enthält den Mangel der möglichen Unterdokumentation bezüglich der Fälle ohne nachgewiesene Schulterdystokie. Bei den 4 anderen Fällen kann leicht bei der Überwindung der Schulterdystokie auch Zug auf den dorsalen Plexus aufgebracht worden sein, der zu einer Plexusparese geführt hat.

Hankins und Clark (1995) berichten von einem Fall von Schulterdystokie, bei dem ausschließlich das McRoberts-Manöver eingesetzt wurde. Es kam zu einer Parese am hinteren Plexus, und die Autoren ziehen allein daraus die Schlussfolgerung, dass die hintere Schulter am Promontorium verkeilt gewesen sein müsse. Aus der Tatsache, dass eine Parese an der hinteren Schulter aufgetreten ist, kann aber keinesfalls mit Sicherheit darauf geschlossen werden, dieser Schaden sei bereits in utero oder während des Geburtsvorgangs ohne Zug am kindlichen Köpfchen entstanden. Schon 1986 hat Smeltzer auf die Möglichkeit hingewiesen, dass es bei der Überwindung einer Schulterdystokie auch an der hinteren Schulter zu Schäden am Plexus brachialis kommen kann, weil auch hier pathologische Zugkräfte wirken können.

Gherman, Ouzounian und Goodwin (1999) publizierten eine Literaturübersicht über Plexusparesen ohne klinische Evidenz einer Schulterdystokie. Sie fanden bei diesen Kindern ein niedrigeres Geburtsgewicht, häufiger persistierende Plexusschäden und eine relativ kurze Austreibungsperiode. Sie postulieren, dass die Zeit für eine adäquate Rotation der Schultern nicht ausreichend war. Sie fanden, dass in diesen Fällen einer Plexusparese ohne erkennbaren Zusammenhang mit einer Schulterdystokie die Parese häufig an der hinteren Schulter auftrat. Die Autoren wiesen in dieser Arbeit aber auch darauf hin, dass ein Teil der Fälle sicher einer inkompletten und falschen Dokumentation geschuldet war. Trotzdem formulierten sie Hypothesen, wie eine permanente Plexusparese ohne Schulterdystokie entstehen könnte:

— Als ersten Punkt nennen die Autoren die Einklemmung der hinteren Schulter im Bereich des Promontoriums, also das Bild einer beidseitigen Schulterdystokie.
— Sie halten es weiter für möglich, dass bereits eine normale Traktion des Arztes zu einer Plexusparese führen könnte, wenn die Schulter eingeklemmt ist.
— Weiterhin halten sie die alleinige Kompression des Plexus brachialis gegen die Symphyse auch ohne externe Kräfte für geeignet, eine Plexusparese auszulösen.
— Als letzten Punkt formulieren sie einen intrauterinen Druck, ausgelöst durch uterine Abnormalitäten oder auch über eine Hypertokie.

Die Task Force zur Plexusparese des American College (Gherman 2014) hat sich intensiv mit der intrapartalen Plexusparese befasst. Zunächst analysierte sie bei der Pathophysiologie die endogenen Kräfte. Ausgehend von intrauterinen Druckmessungen bei Wehentätigkeit und aktivem Mitpressen der Schwangeren findet man unter Normalbedingungen Druckwerte bis 120 mmHg. Daraus errechnen sich Kräfte von 126 N auf die Zervix, 138 N auf den kindlichen Kopf und 167 N auf die Schultern. Durch diese Kraftrechnung soll unterstrichen werden, dass auf die Schultern die stärksten Kräfte einwirken.

Die Autoren gelangen zu dieser Annahme, weil sie der Zervix eine Fläche von 80 cm^2, dem elliptischen Kopf von 86 cm^2 und der elliptischen Schulter von 114 cm^2 zuordnen, den intrauterinen Druck auf die jeweilige Fläche beziehen und daraus auf die Kraft rückrechnen. Dadurch wird suggeriert, die Schulter sei primär der stärksten Belastung ausgesetzt. Für die Gewebebelastung ist aber die Fläche entscheidend, auf die die Kraft einwirkt (◘ Abb. 2.20). Dies wird durch die physikalische Größe des Drucks (Kraft pro Fläche) ausgedrückt. Wenn die Flächen tatsächlich die wirksame Kraft gleichmäßig verteilt aufnehmen, resultiert eine Druckverteilung auf eine große Fläche. Erst wenn die Kraft auf eine reduzierte Fläche wirkt, erhöht sich das Risiko einer Schädigung. Selbst wenn sowohl die vordere als auch die hintere Schulter eingeklemmt sind, resultiert eine Kraftverteilung auf eine große Fläche.

Besteht bei einer Schulterdystokie eine Einklemmung der vorderen Schulter hinter der Symphyse, und der übrige Schultergürtel und der Rumpf können den endogenen Wehenkräften folgend tiefertreten, dann verteilt sich die endogen wirkende Kraft auf eine relativ kleine Kontaktfläche zwischen Schulter und Symphyse, und der Druck steigt dort entsprechend an. Wird dann noch am kindlichen Kopf gezogen, erhöht sich der Druck weiter sehr stark, und bei Überschreiten einer Schwelle kommt es zum Trauma. Eine Vorspannung des Plexus brachialis durch Lateralflexion und evtl. zusätzlich durch eine Rotation verstärkt das Risiko eines Traumas (Morris 1955). Weiterhin wird das Traumarisiko erhöht, wenn ruckartig gezogen wird, weil es dadurch zu Kraftspitzen kommt (Allen et al. 1994). Die Überlegungen im Papier des ACOG zur Druckverteilung bei der Geburt unterstreichen also eher den Pathomechanismus bei einer Schulterdystokie, als dass sie Begründungen für die Entstehung einer Parese ohne Schulterdystokie liefern.

Kommt es zu einer Einklemmung der hinteren Schulter oberhalb des Promontoriums, hat der Arzt keine Möglichkeit, Traktionskräfte aufzubringen, wie sie bei der Schulterdystokie möglich sind, weil das Köpfchen noch nicht geboren ist. Aus der hohen Anzahl von Plexusparesen an der hinteren Schulter ziehen Gherman et al. (1999) die Schlussfolgerung, dass andere Ursachen für die Parese verantwortlich sein müssen als der Zug des Arztes am kindlichen

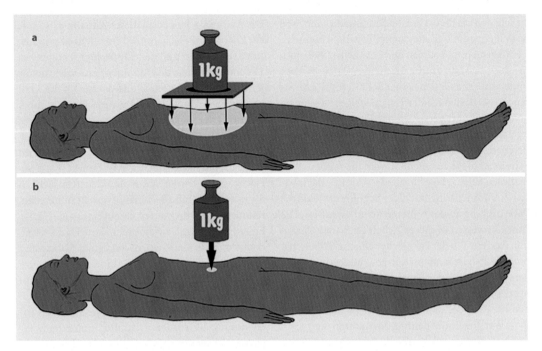

◻ **Abb. 2.20a,b**   Krafteinwirkung in Abhängigkeit von der wirksamen Fläche. Druck = Kraft pro Fläche, 1 Pascal (Pa) = 1 Newton (N)/Quadratmeter (m²). An der Erdoberfläche entwickelt die Masse von 1 kg eine Kraft von 9,81 N. **a** Bei einer Fläche von 10 cm² resultiert durch ein Gewicht von 1 kg ein Druck von 9,81 N/0,01 m² = 981 Pa. **b** Bei einer Fläche von 1 cm² resultiert bei gleicher Kraft ein Druck von 9,81 N/0,001 m² = 9810 Pa, also der 10-fache Druck.

Köpfchen. Sie konstatieren aber auch, dass bei den Plexusparesen des hinteren Arms wahrscheinlich häufig eine Unterdokumentation vorliegt. Sie halten es andererseits für möglich, dass es zu einer Einklemmung im Geburtskanal gekommen sein könnte, die sich durch die nächste Wehe oder durch Mitpressen der Mutter wieder löst und so während der Geburt unerkannt bleibt, dann allerdings doch zur Plexusparese führt.

Diese Überlegungen werden auch von Allen und Gurewitsch (2005) gestützt, die bei einer videodokumentierten Geburt eine vorübergehende Plexusparese beobachten konnten; eine Traktion am kindlichen Köpfchen war hier ausgeschlossen. Die gleichen Autoren berichteten, dass etwa 90 % der persistierenden Plexusparesen in Zusammenhang mit einer dokumentierten Schulterdystokie standen und nur 10 % aller bleibenden Paresen entweder mit einer fehlenden Dokumentation korrelierten oder tatsächlich keine Schulterdystokie gegeben war. Einen ähnlichen Fall berichteten Lerner und Salamon (2008).

Hier bestand eine persistierende Plexusparese bei einer Entbindung, bei der nach den Ausführungen der Autoren definitiv keine Traktion zum Einsatz kam und auch die Schultern nicht verzögert geboren worden waren.

In Modellversuchen wurden intensiv die Geburtskräfte und dabei sowohl die endogenen als auch die exogenen Kräfte analysiert. Allen et al. (2007) untersuchten im Modell die Dehnungskräfte an der vorderen sowie an der hinteren Schulter. In der Studie wurde die Nackendehnung, die Rotation des Köpfchens und die Dehnung des Plexus brachialis in 3 verschiedenen Formen der Geburt analysiert: einmal bei einer Routinegeburt, zum anderen bei der einseitigen Schulterdystokie im Bereich der vorderen Schulter und schließlich bei der bilateralen Schulterdystokie mit Einklemmung der hinteren und vorderen Schulter. Dabei zeigte sich eine stärkere Dehnung des hinteren Plexus brachialis bei einer Routinegeburt gegenüber den beiden Formen der Schulterdystokie.

Bei vaginalen Routineentbindungen werden oft zusätzlich zu den endogenen Kräften exogene Kräfte wirksam. Diese exogenen Kräfte können durch die Hände der Hebamme oder des Arztes oder auch durch Instrumente wie bei der Vakuumextraktion oder der Zangenentbindung aufgebracht werden. Die exogenen Kräfte durch Zug am kindlichen Köpfchen können in 2 Komponenten vektoriell aufgegliedert werden, einmal in eine axiale Traktion in der Verlängerung der kindlichen Wirbelsäule und zum anderen in Kräfte, die zu einer Abwinkelung des Köpfchens aus der Wirbelsäulenachse führen. Das Schlüsselprinzip zur Minimierung einer Überdehnung des kindlichen Plexus brachialis durch äußere Kräfte besteht darin, eine Lateraltraktion zu vermeiden, die sowohl nach ventral als auch nach dorsal gerichtet sein kann.

Allen, Sorab und Gonik (1991) maßen bei 29 Geburten eines einzelnen Geburtshelfers die exogenen Kräfte mittels Fingersensoren. Sie beschrieben 3 Kategorien der Geburt, die der Geburtshelfer subjektiv unterschieden hatte, eine normale Geburt, eine schwierige Schulterentwicklung, jedoch ohne vorhandene Schulterdystokie und schließlich die Entbindung mit Schulterdystokie. Sie fanden dabei signifikante Unterschiede in den Traktionskräften. Bei normalen Entbindungen betrug die mittlere Kraftanwendung 47 N, bei schwierigen Entwicklungen 69 N, und bei 2 Fällen mit Schulterdystokie betrug die eingesetzte Kraft 100 N. In dieser Arbeit waren die Gewichte bei den Schulterdystokiekindern nicht verschieden von denen der übrigen Kinder. Eines der beiden Schulterdystokiekinder hatte eine vorübergehende Plexusparese. 1994 publizierten Allen und Mitarbeiter eine weitere Studie zum Krafteinsatz bei Entbindungen.

Nachfolgende Untersuchungen stellten Poggi und Kollegen (Poggi et al. 2003a u. b, 2004) an. Sie konnten zeigen, dass in Steinschnittlage der Krafteinsatz am kindlichen Köpfchen mit 32 N niedriger war als mit 35,6 N in der McRoberts-Position. Sie konnten weiter zeigen, dass die notwendigen externen Kräfte bei Frauen mit liegender Periduralanästhesie höher waren als bei Frauen ohne Periduralanästhesie. Bei 2 Fällen einer leichten Schulterdystokie konnten sie keine größere Kraftvermehrung feststellen.

Crofts et al. (2007) entwickelten in Großbritannien ein Modell, um daran die Beseitigung der Schulterdystokie zu trainieren. An diesem Modell wurde untersucht, mit welchen Kräften die Schulterdystokie überwunden wird. Die Mehrheit der Ärzte wendeten weniger als 150 N an, zur Feststellung der Schulterdystokie selbst wurden nur maximal 47 N benötigt.

McFarland et al. (1986) stellten in einer Studie einen Zusammenhang zwischen niedrigen Apgar-Werten und der neonatalen Plexusparese her. Die Autoren vermuten, dass niedrige Apgar-Werte zu einer fetalen Depression führen, der wiederum ein verminderter Muskeltonus und eine verminderte Widerstandsfähigkeit gegenüber den eingesetzten Kräften zugrunde liegen kann. Mehrere Autoren (Acker et al. 1988, Poggi et al. 2003) berichteten, dass eine verkürzte Austreibungsperiode mit einem erhöhten Risiko für eine Plexusparese verbunden ist.

Weitere klinische Hinweise darauf, dass die neonatale Plexusparese möglicherweise nicht immer in einem Kausalzusammenhang mit einer Schulterdystokie steht, publizierten Gherman et al. (2006). Die Autoren weisen darauf hin, dass die Plexusparesen zwischen 1980 und 1990 nahezu konstant geblieben seien (◻ Tab. 2.1), während in dieser Zeit das McRoberts-Manöver sich weit verbreitete, Fundusdruck deutlich weniger angewendet wurde und so das verbesserte Management der Schulterdystokie eigentlich zu einer Reduzierung der Plexusparesen hätte führen müssen. Mollberg und Mitarbeiter (2007, 2008) fanden bei 31.000 vaginalen Geburten 18 permanente und 80 vorübergehende Plexusparesen, Letztere waren innerhalb von 18 Monaten nach Geburt nicht mehr nachweisbar.

Die Autoren befragten die Geburtshelfer anhand eines 24 Fragen umfassenden Katalogs auch dazu, wie die Geburtshelfer selbst die eingesetzten Kräfte bei der Geburt einschätzen würden. Danach waren die Kräfte bei bleibenden Schäden nach der Selbsteinschätzung höher als bei den vorübergehenden Plexusparesen. Weiterhin waren die eingesetzten Kräfte bei den vorübergehenden Plexusparesen höher als bei Kindern ohne Verletzung. Die Autoren weisen darauf hin, dass in 17 von 18 Fällen (94 %) einer persistierenden Plexusparese Druck auf den Fundus uteri ausgeübt wurde, nachdem der Kopf des Kindes geboren war, während in der Gruppe der spontan ausgeheilten Plexusparesen nur in 8 % der Fälle ein fundaler Druck dokumentiert worden war und in der Gruppe ohne Plexusparesen nur in 6 %.

Bei Laboruntersuchungen konnte gezeigt werden, dass mit der Größe der Kinder im Modell die an der vorderen Schulter wirksamen Kräfte ansteigen. Der Zug am Plexus brachialis steigt demnach schneller an als die Krafteinwirkung am kindlichen Nacken. Eine Dehnung des Plexus brachialis von 10–25 mm setzte Traktionskräfte von 40–120 N voraus. Gonik und Mitarbeiter (2003) versuchten, in einem mathematischen Modell die externen und internen Kräfte gleichzeitig darzustellen. Die Autoren fanden an der Stelle zwischen vorderer Schulter und Symphyse eine deutlich höhere Kraft durch endogene Druckkräfte als bei Zug am kindlichen Köpfchen. In der McRoberts-Position, also bei überstreckten Beinen, war der notwendige exogene Kraftaufwand zur Entbindung des Köpfchens nur halb so hoch wie in der normalen Ausgangsposition. Bei seitlich abweichendem Zug waren deutlich stärkere Kräfte erforderlich als bei ausschließlich axialer Zugrichtung. Dies erklärt sich unschwer aus der vektoriellen Kraftaufteilung bei den unterschiedlichen Zugrichtungen. Die Untersuchungen indizieren nach der Auffassung des American College, dass allein das Vorhandensein der Schulterdystokie mit dem Druck auf die Schulter einen gleichen Zug auf den Plexus brachialis ausübt wie die Lateraltraktion. Alle diese Ausführungen beziehen sich ausschließlich auf Modellversuche.

Es ist erwiesen, dass eine Nervenkompression allein in der Lage ist, permanente Nervenschäden auszulösen, wenn der Druck für eine bestimmte Zeit anhält und eine bestimmte Höhe erreicht. Diese Fakten lassen sich aus Untersuchungen von Ochoa et al. (1971, 1972) ableiten. Aus biomechanischer Sicht ist eine notwendige Voraussetzung für einen signifikanten Zug auf den Plexus brachialis, dass sich der Winkel zwischen kindlichem Kopf und Schulter aufweitet. Allein durch die Fixation der Schulter hinter der Symphyse kann es auch bei frei beweglichem Kopf und Hals zu einer Aufweitung des Winkels kommen. Ein gleicher Mechanismus ist auch gegeben, wenn die hintere Schulter am Promontorium klemmt. Es kann allein durch diese Mechanismen zu einer Dehnung des Plexus brachialis kommen.

Es wird in der Literatur diskutiert, welche Kräfte erforderlich sind, um zu einem Trauma am Plexus brachialis zu führen. Aus einem einzelnen Fall wird abgeleitet, dass etwa 100 N erforderlich sind, um eine Plexusparese auszulösen. Andere Autoren berichten, dass Zugkräfte von bis zu 200 N bei Forzepsentbindungen ohne Plexusparese überstanden werden können. Bisher fehlen ausreichende Untersuchungen zum Plexus brachialis des Neugeborenen, um zuverlässige Schwellenwerte anzugeben, ab wann es bei welchen Kräften zu einem Schaden kommt. Es wird postuliert, dass ein bereits gedehnter Plexus brachialis durch relativ geringe zusätzliche Kräfte geschädigt werden kann (Gonik et al. 2003).

Das American College zieht in seinem jüngsten Statement zur Ätiologie der Plexus-brachialis-Parese die Schlussfolgerung, dass es derzeit weder qualitativ hochwertige noch konsistente Daten dazu gibt, dass die Plexus-brachialis-Parese ausschließlich durch eine bestimmte Kraft ausgelöst werden kann, die typischerweise durch Arzt oder Hebamme während der Geburt einwirkt. Die Entstehung einer neonatalen Plexus-brachialis-Parese ist danach ein komplexes Geschehen, das nicht ausschließlich von den einwirkenden Kräften im Augenblick der Geburt abhängt, sondern von der Richtung der wirkenden Kräfte und von der Geschwindigkeit, mit der sie eingesetzt werden.

O'Leary, der sicher zu den besten Kennern der Schulterdystokie und Plexuspareseproblematik gehört, widmete in seiner Monographie der Frage der intrauterinen Entstehung der Plexusparese ein eigenes Kapitel: „Intrauterine Entstehung eines Plexusschadens: Mythos oder Mysterium?" In dieser Arbeit kommt er unter Berücksichtigung der gesamten Literatur zur peripartalen Plexusparese zu dem Schluss, dass letztlich die Traktion für die Entstehung der Parese verantwortlich ist (O'Leary 2009b).

Insbesondere das Argument, auch nach Kaiserschnittentwicklungen würden Plexusparesen entstehen, kann nicht als Beleg für eine intrauterine Entstehung einer Plexusparese herangezogen werden. Auch bei einer Kaiserschnittentbindung ist es möglich, bei noch eingeklemmter Schulter eine Dehnung oder auch Überdehnung des Halsplexus herbeizuführen. Dabei muss immer auch berücksichtigt werden, dass für die Entstehung eines Traumas nicht nur die absolute Kraft auf den Plexus entscheidend ist, sondern besonders auch, wie rasch diese Kraft sich aufbaut. Dies belegen eindrücklich Untersuchungen zur Kraftmessung bei vaginalen Entbindungen. Von den vielen Argumenten, die O'Leary gegen eine relativ häufig entstehende intrauterine Entstehung einer Plexusparese angeführt hat, ist sicher das Stichhaltigste, dass bei Kaiserschnittentbindungen Plexusparesen extrem selten gesehen werden. Wenn tatsächlich 50 % aller Plexusparesen nicht auf ein Geburtstrauma zurückzuführen wären, dann müsste man bei der heute sehr hohen Kaiserschnittfrequenz in den Industrienationen eine ähnlich hohe Anzahl an Plexusparesen nach Kaiserschnitt finden wie nach vaginaler Geburt. Dies ist aber definitiv nicht der Fall. Diese Argumentation kann sich aber nur auf die tatsächlich sehr seltenen bereits intrauterin bestehenden Paresen beziehen. Sie berücksichtigt nicht die mögliche Entstehung einer Parese während des Geburtsvorgangs, ohne dass eine erkennbare Schulterdystokie vorliegt.

Fasst man die einzelnen Aspekte zur Entstehung einer Plexusparese während des vaginalen Geburtsvorgangs zusammen, so kommt man zu folgenden Ergebnissen:

- Ein längerfristiger Druck auf den Plexus brachialis kann zu einer permanenten Lähmung führen, die nicht mit Nervenzerreißungen verbunden ist. Dieses Schädigungsmuster ist wahrscheinlich sehr selten. Die meisten dieser Paresen sind vorübergehend, und es findet daher auch keine operative Freilegung des Plexus statt. Es gibt bisher in der gesamten Literatur keinen Fallbericht einer permanenten Plexusparese, bei der das Kind operiert und intraoperativ kein Zerreißungstrauma des Plexus gefunden wurde. Es gibt weiterhin keinen Bericht, in dem bei einem intraoperativ vorgefundenen schweren Trauma des Plexus brachialis eine externe Krafteinwirkung während der Geburt definitiv ausgeschlossen werden konnte. Die intraoperativen Befunde mit Zerreißungen von Fasern des Plexus brachialis und die Wurzelausrisse (Avulsionen) sind ein sehr starker Beleg für exogen wirkende Kräfte. Ein Zerreißungstrauma oder ein Ausriss von Nervenwurzeln aus dem Spinalkanal sind nur möglich, wenn bei fixierter Schulter Zug auf den Plexus

brachialis einwirkt. Ein derartiges Trauma kann aber auch entstehen, wenn sich durch kräftigen Zug die Fixierung löst und das Ereignis dann gar nicht als Schulterdystokie eingestuft wird. Die Zugkräfte sind umso größer, je stärker der Hals aus der Körperachse abgewinkelt wird. Diese Situation findet sich typischerweise bei der Überwindung einer Schulterdystokie mit den verschiedenen Manövern. Liegt ein derartiges Schädigungsmuster vor, kann daraus nicht primär auf ein behandlungsfehlerhaftes Vorgehen geschlossen werden, sondern es ist ein Indiz dafür, dass stärkere Kräfte angewendet wurden. Dabei ist aber nicht die absolute Kraft allein ausschlaggebend, sondern besonders die Geschwindigkeit, mit der die Kräfte wirken (Allen et al. 1994, 1991).

- Wenn Plexusparesen ein quasi unvermeidliches Schicksal von vaginalen Geburten wären – unbeeinflusst von allen Maßnahmen des Geburtshelfers –, ließe sich durch Schulungsmaßnahmen zur Überwindung einer Schulterdystokie die Häufigkeit von Paresen nicht senken. Das Gegenteil ist aber der Fall. Gut durchgeführte Studien belegen, dass sich das Risiko einer Plexusparese durch geeignetes Training der Geburtshelfer (Ärzte und Hebammen) deutlich senken lässt (Grobman 2014, Monod et al. 2014).

- Die Argumentation, Plexusparesen gebe es auch bei der Sectio caesarea, geht fehl, weil Paresen bei der Sektio entweder tatsächlich als extrem seltene echte intrauterine Parese imponieren oder aber auf dem Boden eines zur vaginalen Geburt äquivalenten Traumas zu sehen sind (s. oben).

- Die gesamte Literatur zur möglichen Entstehung einer Plexusparese ohne begleitende Schulterdystokie stammt aus dem amerikanischen Sprachraum, und zwar von Geburtshelfern, ganz besonders vor dem Hintergrund der medikolegalen Problematik der Plexusparesen. Kein Neuropädiater, Anatom oder Physiologe hat zu diesem Thema publiziert (O'Leary 2009b). Es ist auch bemerkenswert, dass in dem aktuellen Papier des American College (Gherman 2014) die exzellente Monographie von O'Leary (2009c) mit keiner einzigen Zitierung Erwähnung findet. O'Leary und die zahlreichen Autoren dieses Buchs bringen die Plexusparese in einen eindeutigen Zusammenhang mit der Schulterdystokie: „In utero causation of brachial plexus injury is neither a myth nor a mystery! It is the traction!"

Es bleibt letztlich die Schlussfolgerung, dass Plexusparesen ganz überwiegend Folge einer Zugbelastung des kindlichen Armplexus sind. Dies gilt besonders für Zerreißungen von Nervenbahnen und für Wurzelausrisse (Avulsionen) aus dem Rückenmark. Derartige Traumen können nicht ohne Zug am kindlichen Köpfchen entstehen, dafür gibt es keine pathophysiologische Rationale. Echte angeborene Plexusparesen sind extrem selten und lassen sich durch eine sorgfältige Untersuchung post partum nachweisen, so sie vorhanden sind.

Findet sich im Geburtsprotokoll kein Hinweis auf eine Schulterdystokie ist dies kein Beweis dafür, dass eine Schulterdystokie nicht vorgelegen hat. Der vorsichtige Zug am kindlichen Köpfchen gehört in den zivilisierten Ländern zu den Standardmaßnahmen bei vielen vaginalen Geburten. Der Übergang in einen kräftigen, unter Umständen zu kräftigen und traumatisierenden Zug ist fließend und wird unter Umständen auch von dem die Geburt begleitenden Arzt gar nicht bemerkt. Letztlich hat nur die Hebamme ein Gefühl dafür, mit welcher Intensität sie die vordere Schulter entwickelt und welche Kräfte sie ggf. auch auf die hintere Schulter überträgt.

2.8 Klinik der geburtsassoziierten Plexusparese

Die geburtsassoziierte Plexusparese fällt dem aufmerksamen Beobachter (Hebamme und Frauenarzt, Kinderarzt und Angehörige) *sofort* nach der Geburt auf: Der gesamte Arm liegt schlaff neben dem Oberkörper. Die Plexusparese imponiert also als sofortige, „geburtsassoziierte" Monoparese ohne Spastik (Differenzialdiagnose zur Zerebralparese mit zentralnervöser Schädigung und Beteiligung der zentralen motorischen Bahnen), ohne Gelenkankylosen (Differenzialdiagnose zur Arthrogrypose), ohne sonstige Fehlbildungen.

Im Weiteren ist die Klinik von der zwangsläufig ablaufenden Abfolge von Nervendegeneration

◘ Tab. 2.16 Klassifikation der geburtstraumatischen Lähmungen des Plexus brachialis nach Gilbert und Tassin (1987) bzw. Narakas (1987) und der entsprechenden Schweregrade (Wahrscheinlichkeit einer vollständigen Restitution)

Gruppe	Betroffene Nervenwurzeln	Wahrscheinlichkeit der vollständigen Funktionswiederherstellung
I	C5, C6	ca. 90 %
II	C5, C6, C7	ca. 65 %
III	C5, C6, C7, C8, Th1	<50 %
IV	C5, C6, C7, C8, Th1 mit zusätzlichem Horner-Syndrom	Nahezu 0 %

und -regeneration infolge der Traktionsverletzung im Halsdreieck gekennzeichnet: Muskelschwäche(n), Koordinationsschwäche und muskuläre Ungleichgewichte der Antagonisten, Gefühlsstörungen (Sensibilität, Propriozeption) bis hin zu späteren Wachstumsstörungen und Anpassungshaltungen dominieren das klinische Bild. Die Symptomatik der Plexusparese wird davon beeinflusst, welche Fasern in welchen Wurzeln bzw. Verzweigungen bei der Überdehnung des Plexus geschädigt werden. Die Plexusparesen werden seit ihren Erstbeschreibern auch heute typischen Schadensmustern zugeordnet. Man unterscheidet 4 wesentliche klinische Formen (◘ Tab. 2.16).

2.8.1 Obere Plexusparese Typ Erb-Duchenne (Wurzeln C5 und C6)

Bei der oberen (Erb-)Läsion sind die Wurzeln C5 und C6, also der Truncus superior, betroffen; Schulter und Armbeugung im Ellenbogengelenk sind gelähmt. Entsprechend liegt der Arm adduziert, innenrotiert, im Ellenbogen gestreckt, bei normaler Handgelenks- und Handfunktion. Diese Schädigung ist mit Abstand die häufigste. Je nach Patientengut entfallen heute etwa Zweidrittel auf diesen Typus. Auch in der amerikanischen Literatur wird auf den deutschen Neurologen Wilhelm Heinrich Erb Bezug genommen, der 1874 in Heidelberg diesen

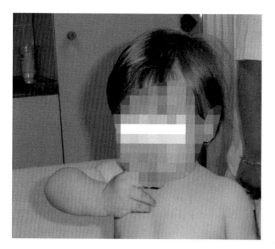

Abb. 2.21 Rechtsseitige (obere) Erb-Plexusparese (C5 und C6) und deutliches Trompeterzeichen bei leichter Abduktion/Flexion der Schulter und gebeugtem Ellenbogen ohne Bizepseinsatz bei einem 6 Monate alten Kind

Lähmungstypus beschrieb und auch schon die Assoziation zu einer erschwerten Kindsentwicklung bei der Geburt herstellte (Pollack et al. 2000). Bei diesem Lähmungstyp kommt es zu mehr oder minder ausgeprägten Ausfällen folgender Muskeln:

- M. supraspinatus (Wegfall der Abduktion im Schultergelenk)
- M. infraspinatus (Wegfall der Abduktion und Außenrotation im Schultergelenk)
- M. deltoideus (Wegfall der Abduktion im Schultergelenk)
- Mm. biceps brachii und brachialis (Wegfall der Armbeugung im Ellenbogen, Wegfall der Anteversion im Schultergelenk, Wegfall der Supination an Unterarm und Hand)
- M. teres minor (Wegfall der Außenrotation und Retroversion im Schultergelenk)
- M. supinator (Supination an Unterarm und Hand)

Diese Ausfälle führen dazu, dass der Arm im Ellenbogengelenk meist nicht mehr gebeugt werden kann. In einigen Fällen kann bei proniertem Unterarm eine Ellenbogenbeugung über den noch funktionierenden M. brachioradialis erreicht werden (Kompensationsbewegungsmuster, Trompeterzeichen, Abb. 2.21).

Die Wirkung der intakt innervierten Mm. pectorales und latissimus dorsi führt zu einer Innenrotation im Schultergelenk. Die Hand ist proniert (Daumen zum Körper), weil Mm. triceps brachii, pronator teres und pronator quadratus ohne Opposition aktiv sind. Die Hand und die Finger sind in ihren Grundgelenken leicht geschlossen. Diese typische Arm- und Handhaltung wird im englischen Schrifttum als „waiter's tip position" bezeichnet. Die Funktion der Hand bleibt aber erhalten, ein Faustschluss ist ebenso möglich wie die Opposition des Daumens und die Streckfähigkeit aller Finger und des Handgelenks. Sensibilitätsstörungen sind inkonstant. Wenn sie vorhanden sind, betreffen sie bei der isolierten oberen Armlähmung ausschließlich das sensible Innervationsgebiet des N. axillaris, sodass eine Sensibilitätsminderung oder ein Sensibilitätsverlust über dem lateralen Areal des Oberarms in Projektion auf den M. deltoideus resultiert. Das autonome Innervationsgebiet des N. axillaris ist klein und distal des Akromion gelegen (Abb. 2.7).

2.8.2 Erweiterte obere Plexuslähmung (Wurzeln C5–C7)

Bei diesem Lähmungstypus ist zusätzlich die Wurzel C7 bzw. der Truncus medius betroffen, der isoliert aus der Wurzel C7 gebildet wird. In diesen Fällen kommt meist eine Parese der Handgelenk- und Fingerstrecker hinzu. Ebenso sind dann auch die Mm. pronator teres und flexor carpi radialis betroffen und schließlich der M. triceps brachii, wobei die Funktion des Caput longum erhalten sein kann. Durch den teilweisen Ausfall von Pronatoren des Unterarms ist die Hand in diesen Fällen nicht so ausgeprägt proniert wie bei der isolierten Lähmung von C5 und C6. Es kommt typischerweise auch zu sensiblen Ausfällen im sensiblen Innervationsgebiet des N. radialis (daumenseitige Handhälfte).

2.8.3 Vollständige Plexusparese (Wurzeln C5–Th1)

Bei der vollständigen (kompletten) Läsion sind alle Wurzeln betroffen und zusätzlich die Handfunktion (auffällig ist v. a. der Faustschluss) betroffen bzw. aufgehoben.

Die vollständige Plexusparese ist in einem geburtshilflichen Krankengut zwar seltener als die obere Läsion (etwa 20–30 % in großen Serien), wenn

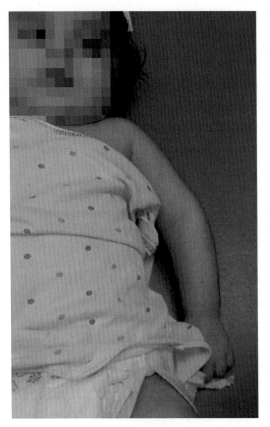

◧ **Abb. 2.22**   Vollständige schlaffe Parese der linken oberen Extremität und Horner-Syndrom bei einem 3 Monate alten Säugling. Absolute Operationsindikation

sie auftritt, ist sie aber eine morphologische und funktionelle Katastrophe! Sie stellt quasi die Maximalvariante eines durch Traktionskräfte am Plexus entstehenden Traumas dar. Zunächst werden die oberen Nervenwurzeln bzw. Trunci zerstört, dann greifen die Zugkräfte auf die unteren beiden Nervenwurzeln bzw. den Truncus inferior über. Die Kräfte, die zusätzlich notwendig sind, um aus einem oberen Plexusschaden eine totale Lähmung zu machen, sind relativ gering, jedenfalls geringer als die primär als Noxe am oberen Plexus notwendigen Kräfte (Metaizeau et al. 1979). Häufig findet man Ausrisse der unteren Nervenwurzeln und auch ein Horner-Syndrom.

Bei dieser schwersten Form des Plexusschadens ist der gesamte Arm schlaff gelähmt (◧ Abb. 2.22) und es besteht auch ein weitgehender oder vollständiger Verlust der Sensibilität. Russell et al. (2009) sahen in ihrem (ausschließlich operierten) Krankengut eine vollständige Parese immerhin in 20 % aller Fälle. ◧ Abb. 2.23 zeigt beispielhaft den intraoperativen Befund eines Ausrisses der Wurzeln C6 bis C8 bei einer fast vollständigen Parese, bei der die Handfunktion nur noch über Nervenfasern aus Th1 angesteuert wird.

Zusätzlich kann eine Beteiligung der Wurzel C4 mit Lähmung des gleichseitigen Zwerchfells (N. phrenicus) vorliegen oder ein Horner-Zeichen (Trias aus Myosis, Oberlidptose und Enophthalmus) bei Schädigung der sympathischen Fasern im Rahmen einer kompletten Parese und schweren Schädigung der Wurzel Th1. Eine vollständige Parese mit schlaffer Hand und Horner Zeichen, die sich innerhalb des ersten Lebensmonats nicht erholt, stellt eine absolute und frühe Operationsindikation dar. ◧ Abb. 2.22 zeigt einen 3 Monate alten Säugling mit einer vollständigen Parese der linken oberen Extremität und Horner-Syndrom. Eine Mitbeteiligung des N. phrenicus stellt eine ungünstige Situation auch im Hinblick auf die Armlähmung dar, weil in diesen Fällen die Chance einer spontanen Erholung wesentlich niedriger ist als in Fällen ohne Nervus-phrenicus-Lähmung (Yoshida u. Kawabata 2015).

2.8.4 Parese der mittleren Plexusanteile (Wurzel C7)

Sehr selten sind die auf die mittleren Plexusanteile beschränkten Verletzungen (sog. C7-zentrierte Verletzungen; ◧ Abb. 2.24). Ihre Beschreibung geht auf Brunelli und Brunelli (1991) zurück. Sie fanden bei 482 operierten Verletzungen des Plexus brachialis (nicht nur bei Kindern!) 194 Verletzungen von Spinalnerven oder Trunci, 120 Wurzelausrisse (Avulsionen) und 168 Rückenmarkverletzungen. Bei den Nervenverletzungen und Ausrissen fanden die Autoren 33 Fälle (11 % der Nervenverletzungen) mit prädominierendem Schaden an der Wurzel C7. In 18 Fällen war der Spinalnerv C7 zerrissen, in 15 Fällen fand sich myelographisch und operativ eine Avulsion der Nervenwurzel C7. Häufig zeigte sich eine leichtgradige Mitbeteiligung der oberen Wurzeln C5/C6 oder auch der unteren Wurzeln

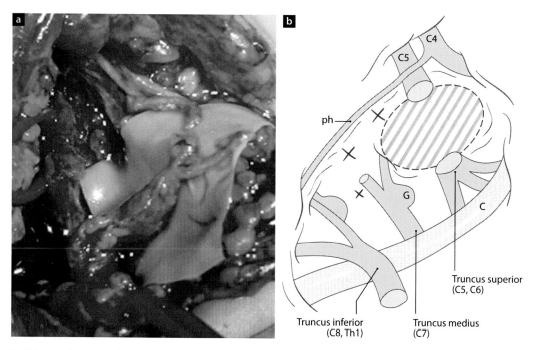

☐ **Abb. 2.23a,b** Ausriss der Wurzeln C6, C7 und C8. Die Hand funktioniert über die Wurzel Th1. Zum Anschluss stehen nur die Wurzel C5, der XI. Hirnnerv (N. accessorius) und die Interkostalnerven zur Verfügung. **a** Operationssitus, **b** schematisch. *C* Clavicula, *G* Ganglion, *ph* N. phrenicus

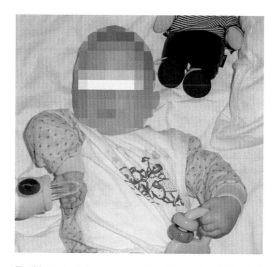

☐ **Abb. 2.24** Seltene, rechtsseitige, C7-zentrierte Läsion bei einem 3 Monate alten Säugling

C8/Th1. Die Wurzel C7 befindet sich mehr in einer anterioren Position als die anderen Wurzeln und läuft fast horizontal aus der Wirbelsäule. Brunelli und Brunelli (1991) beschrieben eine Krafteinwirkung

von anterior nach posterior wirkend als adäquat für ein Trauma der Wurzel C7. Die 15 Fälle mit Avulsionen der Wurzel C7 bezeichneten die Autoren als geburtshilfliche Traumen.

Ob ein Zusammenhang einer C7-betonten Läsion mit dem Vorhandensein einer Halsrippe korreliert, ist bisher nicht bekannt. Fakt ist aber, dass eine Halsrippe für den direkt benachbarten Truncus medius (C7) eine Umlenkrolle bildet, sodass ein Zug auf den Truncus die negative Wirkung auf den benachbarten Nerven verstärken kann (▸ Abschn. 2.7.4).

2.8.5 Untere Plexuslähmung Typ Déjerine-Klumpke (C8 und Th1)

Für viele Plexuschirurgen ist dieser Lähmungstypus der Wurzeln C8 und Th1 bei intakten Wurzeln C5 bis C7 beim Kind nicht existent. Das klinische Bild kann durch eine anfangs vollständige Lähmung mit guter Erholung der oberen Anteile vorgetäuscht

◻ Tab. 2.17 Lähmungstypen des Plexus brachialis bei 235 aufeinanderfolgenden Fällen einer geburtstraumatischen Lähmung. (Adaptiert nach Al-Qattan et al. 1995)

		Erb-Lähmung	Totale Lähmung	Klumpke-Lähmung
Vaginale Geburt	Schädellage	197	30	0
	Beckenendlage	5	1	0
	Gesichtslage	0	0	0
Sectio caesarea		2	0	0
Gesamt		204	31	0

werden. Schon in der historischen Abhandlung von Kehrer (1934) wird die untere Plexuslähmung viel weniger exakt abgegrenzt als die obere oder die vollständige Läsion. Al-Qattan, Clarke und Curtis (1995) stellten die Frage, ob eine Klumpke-Lähmung als Geburtstrauma tatsächlich existiert. Sie analysierten 235 aufeinanderfolgende Fälle geburtshilflicher Plexusparesen und konnten dabei weder nach vaginaler Geburt noch nach Geburt aus Beckenendlage und auch nicht bei der Sectio caesarea eine untere Plexusparese finden (◻ Tab. 2.17). Sie führten zusätzlich eine Literaturrecherche durch und konnten in 6 Arbeiten mit jeweils über 200 Fällen nur eine Arbeit identifizieren, in der in 16 von 265 Fällen eine Klumpke-Läsion vorlag. Bezogen auf insgesamt 2506 Fälle in diesen 6 Arbeiten entsprach dies einer Häufigkeit von 2,4 ‰. Bezogen auf alle Plexuslähmungen in weiteren 10 Arbeiten mit 30–100 Fällen betrug die Wahrscheinlichkeit einer Klumpke-Lähmung 6,6 ‰ (4/603 Fällen), und in den Arbeiten mit weniger als 30 Fällen fand sich bei insgesamt 399 Fällen keine untere Plexuslähmung. Zusammengefasst entsprach dies der vernachlässigbaren Größe von 0,57 ‰ aller geburtstraumatischen Plexusläsionen. In der Konsequenz dieser Daten findet sich in der Einteilung der geburtshilflichen Plexusläsionen nach Narakas (1987) die isolierte untere Plexuslähmung nicht wieder (◻ Tab. 2.16).

Nur zur Vollständigkeit soll hier kurz das Bild der unteren Plexuslähmung skizziert werden, wie es beim älteren Kind und beim Erwachsenen gesehen wird: Es kommt zum Ausfall der kleinen Handmuskeln, der langen Fingerbeuger, teilweise auch der Handbeuger. Es resultiert eine typische Krallenstellung der Finger mit einer Hyperextension im Fingergrundgelenk und einer Flexion in den Interphalangealgelenken. Sensibilitätsausfälle findet man bei diesem Lähmungstypus fast immer; sie betreffen vor allem die ulnare Seite des Unterarms und der Hand. Charakteristisch für die untere Plexusparese ist auch die relativ häufige Mitbeteiligung des vegetativen Nervenplexus im Bereich des Ganglion stellatum und des Ganglion cervicale superius mit einem Horner-Syndrom. Bei einem Wurzelausriss ist dieses Syndrom nahezu obligat.

2.8.6   Isolierte Nervenläsionen

Alsubhi und Mitarbeiter (2011) berichten über 25 Kinder in einem Zeitraum zwischen 1995 und 2009 mit einer postpartal diagnostizierten isolierten Parese des N. radialis. Die Schulterfunktion war gut und die Beweglichkeit im Ellenbogengelenk uneingeschränkt. Bei 17 Kindern fand sich an der posterolateralen Seite des Arms ein subkutaner Knoten, der sich als Fettgewebenekrose erwies. Bei allen Kindern kam es innerhalb von 6 Monaten post partum zu einer völligen Ausheilung, bei 72 % bereits innerhalb von 2 Monaten. Die Autoren ordnen dieses Krankheitsbild einer seltenen Form der geburtsassoziierten Parese des Plexus brachialis zu. Die Spontanheilungsrate in allen Fällen unterstreicht, dass es sich jeweils nur um Neurapraxien gehandelt haben kann, z. B. auf dem Boden eines Ödems oder Hämatoms, weil bei schwereren Traumen nicht mit einer vollständigen Ausheilung gerechnet werden kann.

2.9 Klassifikation der geburtstraumatischen Plexusparesen und Untersuchungsstatus

Eine Klassifikation der Plexusparese ist sinnvoll, um eine eindeutige Zuordnung treffen zu können. Typischerweise wird dazu die Klassifikation von Gilbert und Tassin (1984) verwendet, die von Narakas (1986, 1987) mit Unterstützung von Birch (2011) verbreitet wurde (◘ Tab. 2.16). Sie stellt eine Weiterentwicklung der Einteilung in eine obere, untere oder totale Lähmung dar. Nach dieser Klassifikation kann man 4 Gruppen unterscheiden, die von kranial nach kaudal ein fortschreitendes Schädigungsmuster definieren. In dieser Einteilung gibt es keine isolierte untere Plexuslähmung. Aus der Einteilung leitet sich dann die Lähmung der entsprechenden Muskelgruppen ab. Danach lässt sich auch abschätzen, wie hoch die Chance ist, dass es zu einer vollständigen Erholung der Innervation und damit zu einer guten funktionellen Prognose kommt. Diese ist bei der Gruppe I sehr gut und wird mit etwa 90 % angegeben, bei der Gruppe IV, also einer totalen Lähmung einschließlich Horner-Syndrom, ist die Wahrscheinlichkeit, dass es zu einer völligen Wiederherstellung des Plexus kommt, extrem gering (Narakas 1987). Neben der Klassifizierung des Schweregrads benötigt der behandelnde Arzt Instrumente zur Beurteilung eines möglichen Therapiefortschritts und eines Operationserfolgs.

2.10 Untersuchung der Kinder mit Plexusparese

Bei einer postpartal festgestellten Plexusparese kommt es darauf an, dass zeitnah eine adäquate Untersuchung des Neugeborenen durchgeführt wird. Eine Untersuchung spätestens 48 h nach der Geburt wird empfohlen (Haerle 1997). Viel zu häufig wird als Untersuchungsbefund nur festgehalten, dass eine Plexusparese vorliegt und auf welcher Seite. Dies ist definitiv nicht ausreichend.

Die Anamnese (s. Übersicht) muss den Geburtsmodus erfassen und die exakte Kindslage. Dazu gehört bei einer Schädellage zwingend die Angabe, welche Schulter hinter der Symphyse gestanden hat:

Bei Geburt aus erster Lage steht die rechte Schulter vorn, bei der zweiten Lage die linke. Wenn eine Schulterdystokie vorgelegen hat, hilft die Dokumentation anhand eines speziellen Erfassungsbogens sehr (s. Anhang). Auch mütterliche Risikofaktoren wie der Body-Mass-Index, ein präexistenter Diabetes oder ein Gestationsdiabetes werden erfasst. Es ist hilfreich, wenn der Geburtshelfer und der pädiatrische Untersucher direkt miteinander kommunizieren, am besten bei der Untersuchung des Kindes.

Anamnese und Untersuchung beim Neugeborenen mit Plexusparese

Anamnese
- Geburtsmodus mit exakter Lage:
  - erste Schädellage – rechte Schulter vorn
  - zweite Schädellage – linke Schulter vorn
  - Beckenendlage – mit oder ohne Armlösung
  - Sectio caesarea – erschwerte Entwicklung
- Geburtsgewicht, Länge des Kindes
- Schulterdystokie – ja/nein
- Krafteinsatz bei der Kindsentwicklung
- Apgar-Werte und pH-Wert
- mütterliche Risikofaktoren:
  - Body-Mass-Index (Gewicht, Körpergröße)
  - Gestationsdiabetes, präexistenter Diabetes mellitus
- Besonderheiten im Schwangerschaftsverlauf
- Trinkverhalten des Neugeborenen

Körperliche Untersuchung
- Exakte Bestimmung des Ausmaßes der Lähmung, z. B.:
  - Narakas-Klassifikation – Horner-Symptomenkomplex
  - Reflexstatus
- Erfassung von Begleitschäden:
  - Klavikulafraktur
  - Hämatome

2

- Erfassung einer vorhandenen Muskelatrophie
- Erfassung von Kontrakturen, Längendifferenzen der oberen Extremitäten
- Sauerstoffsättigung – Ausschluss/Nachweis einer Zwerchfelllähmung

Serologie
- Blutbild, CRP zum Ausschluss einer Infektion
- Virusserologie, v. a. Varizellenserologie

Bildgebung
- Kernspintomographie:
    - bei Parese nach Beckenendlage – Ausschluss/Nachweis von Avulsionen
    - bei Narakas-Gruppe IV
    - bei fehlendem Hinweis auf ein Geburtstrauma – Ausschluss/Nachweis einer Halsrippe/Exostose
- Röntgen-Thorax:
    - bei Beckenendlage, Narakas-Gruppe IV – Ausschluss/Nachweis einer Mitbeteiligung des N. phrenicus mit Zwerchfelllähmung
- Ultraschalluntersuchung des Abdomens:
    - Höhenstand/Beweglichkeit des Zwerchfells

Das primäre Schadensausmaß wird sinnvollerweise gemeinsam durch Neonatologen, Neurologen und evtl. Physiotherapeuten zusammen mit dem Geburtshelfer festgelegt; Letzterer soll Angaben zum Geburtsverlauf machen. Neben der Erfassung eines exakten neurologischen Status müssen unbedingt auch Begleitschäden wie eine Verletzung von Muskeln oder eine Klavikulafraktur nachgewiesen bzw. ausgeschlossen werden. Beim Nachweis einer Klavikulafraktur kann eine Pseudoparalyse bestehen, die eine Plexusparese imitieren kann, welche tatsächlich aber nicht besteht. Dies muss differenzialdiagnostisch mit berücksichtigt werden (Chater et al. 2004). Eine sorgfältige Palpation der Supraklavikulargrube und der Axilla schließt bereits bei Geburt vorhandene Tumoren in diesem Bereich aus.

Beim Neugeborenen kann keine aktive Mithilfe bei der Untersuchung erwartet werden. Man ist darauf beschränkt, die spontane Beweglichkeit im Schultergelenk, Ellenbogengelenk und der Hand zu beobachten, und kann den Reflexstatus im Vergleich zur kontralateralen Seite erfassen. Neurologische Defizite über den Arm hinaus können ein Hinweis auf eine andere Ätiologie der Lähmung, z. B. eine zentrale Störung, sein. Es ist theoretisch auch nicht ausgeschlossen, dass eine zentrale Störung in Koinzidenz mit einer geburtstraumatischen Plexusparese auftreten kann (Alfonso et al. 2008).

Auch ein Horner-Symptomenkomplexes mit Ptosis, Miosis und Enophthalmus kann bereits beim Neugeborenen beobachtet werden (◻ Abb. 2.22), dies ist dann ein eindeutiger Hinweis auf eine Mitbeteiligung der unteren Nervenwurzeln und auf ein entsprechend schweres Krankheitsbild. Eine asymmetrische Expansion des Brustkorbs und eine verminderte Sauerstoffsättigung oder eine Trinkschwäche können auf eine partielle Lähmung des Diaphragmas hindeuten, was für eine Mitbeteiligung des N. phrenicus spricht. In der Röntgen-Übersichtsaufnahme kann man dann einen Zwerchfellhochstand erkennen, ultrasonographisch lässt sich eine verminderte Beweglichkeit des Diaphragmas auf der betroffenen Seite finden. Bei Paresen nach Geburt aus Beckenendlage oder bei vollständiger Parese mit Horner-Symptomenkomplex sollte in jedem Fall eine Bildgebung erfolgen. Bei der sehr seltenen Lähmung des Zwerchfells ist wegen des Risikos einer Belüftungsstörung unter Umständen eine rasche Therapie notwendig, z. B. durch eine operative Zwerchfellduplikatur (Bowerson et al. 2010).

Mittels Sonographie des Schädels lassen sich intrakranielle Blutungen ausschließen oder nachweisen. Diese Untersuchung gehört zur Routine bei kranken Neugeborenen, ist aber von besonderer Bedeutung, wenn der Verdacht auf eine zentrale Ursache der Lähmung gegeben ist.

Bei gründlicher Beobachtung der betroffenen Extremität gelingt auch beim Neugeborenen die Feststellung, ob und in welchem Ausmaß noch eine Muskelfunktion der beteiligten Gelenksegmente möglich ist. Findet man bereits bei der Untersuchung des Neugeborenen Kontrakturen der Gelenke oder Subluxationen, liegt mit Sicherheit keine geburtstraumatisch erworbene Plexusläsion vor, sondern es handelt

Grad	Beweglichkeit und Muskelkraft
M0	Keine messbare Muskelkontraktion
M1	Palpable Muskelkontraktion ohne aktive Beweglichkeit
M2	Beweglichkeit in der Horizontalebene
M3	Beweglichkeit mit Überwindung der Schwerkraft
M4	Beweglichkeit gegen Widerstand über die Schwerkraft hinaus
M5	Normale Kraft und Beweglichkeit

◻ **Tab. 2.18** Skala des Medical Research Council zur Bestimmung der Muskelbeweglichkeit und -kraft. (Adaptiert nach Medical Research Council of the United Kingdom 1980)

Muskelfunktion	Bewertung
Keine Kontraktion	M0
Kontraktionen ohne Bewegung	M1
Schwache oder inkomplette Bewegungen	M2
Komplette Bewegungen	M3

◻ **Tab. 2.19** Modifizierte Skala zur Muskeltestung beim Neugeborenen nach Gilbert und Tassin (Haerle 1997)

sich um eine angeborene und damit definitiv in utero erworbene Fehlbildung. Derartige Begleitfehlbildungen müssen unbedingt vollständig erfasst werden, weil sie den Geburtshelfer zweifelsfrei entlasten. Sie sind aber im Vergleich zu den sub partu erworbenen Plexusparesen extrem selten.

Besonders die Kontraktionskraft der Muskulatur ist beim Neugeborenen sehr schwierig zu messen, da eine Kommunikation nicht möglich ist. Die übliche Skala des British Medical Council (◻ Tab. 2.18) ist für die kleinen Patienten wenig geeignet (Haerle 1997). Durch Setzen von Hautreizen bewegt das Neugeborene normalerweise aber die Arme, und man kann zumindest graduell feststellen, ob eine Beugung im Gelenk gegen die Schwerkraft bzw. gegen Widerstand möglich ist. Eine modifizierte Klassifikation nach Gilbert und Tassin (◻ Tab. 2.19) ist zur primären Einschätzung und Verlaufskontrolle sinnvoll (Haerle 1997). Eine neuere, wieder differenziertere Skalierung zur Bewertung der Muskelkraft beim Neugeborenen ist von Curtis et al. (2002) angegeben worden, wobei hier erreichte Bewegungsmuster global abgefragt werden und nicht so sehr der verantwortliche Zielmuskel (z. B. die Ellenbogenbeugung global und nicht die Bizepsaktivität). Es kommt in praxi darauf an, anhand einer konstant angewendeten Bewertung möglichst immer durch den gleichen Untersucher zu einer präzisen Verlaufskontrolle zu kommen.

Der sensorische Status ist sicher noch schwieriger zu erheben, weil die Innervationsareale besonders klein sind. Es kann aber mit der Nadel, einem neurologischen Rad nach Wartenberg bzw. mit Kälte in der Regel bei vorhandener sensorischer Innervation eine Reaktion ausgelöst werden, während bei fehlender Innervation diese Reize unbeantwortet bleiben.

Untersuchungen der Nervenleitgeschwindigkeit und elektromyographische Untersuchungen sind bei der Primäruntersuchung eines Neugeborenen mit Plexusparese zunächst entbehrlich, weil sie kaum Zusatzinformationen liefern. Nur wenn ganz zeitnah zur Geburt bereits Denervierungszeichen bei der elektrophysiologischen Untersuchung gefunden werden, ergibt sich daraus ein Hinweis auf einen Schaden, der bereits in utero aufgetreten sein könnte. Diese sehr seltenen Fälle können aber durch die einseitige Atrophie der Muskulatur entdeckt werden und dann immer noch Anlass zu derartigen weiterführenden Untersuchungen geben.

In den Fällen, in denen der Geburtshelfer angibt, ein adäquates Geburtstrauma sei definitiv auszuschließen, erscheint es schon aus forensischen Gründen sinnvoll, eine Kernspintomographie vorzunehmen, um Exostosen der ersten Rippe oder eine Halsrippe nachzuweisen oder auszuschließen (▶ Abschn. 2.5.7, ▶ Abschn. 2.7.4). Der Nachweis einer derartigen knorpeligen oder knöchernen Struktur kann ein Indiz dafür sein, dass es schon bei leichteren Zugbelastungen zu einer relativ schweren Form der Verletzung kommen konnte.

Die adäquate Oxygenierung des Neugeborenen sollte mittels Pulsoxymetrie oder Blutgasanalyse objektiviert werden. Derartige Untersuchungen

◪ Tab. 2.20 Skala zur Bewertung der motorischen Beweglichkeit beim Neugeborenen. (Adaptiert nach Curtis et al. 2002)

Beobachtungsmuster	Bewertung der Muskelfunktion
Unter Ausschaltung der Schwerkraft	
Keine Kontraktion	0
Kontraktion ohne Bewegung	1
Bewegung weniger oder entsprechend der Hälfte der normalen Beweglichkeit	2
Bewegung mehr als die Hälfte der normalen Beweglichkeit	3
Volle Beweglichkeit	4
Gegen die Schwerkraft	
Bewegung weniger oder entsprechend der Hälfte der normalen Beweglichkeit	5
Bewegung mehr als die Hälfte der normalen Beweglichkeit	6
Volle Beweglichkeit	7

◪ Tab. 2.21 Skala zur Bewertung der Schulterfunktion nach Gilbert. (Adaptiert nach Birch et al. 1998)

Schulterfunktion	Grad
Schlaffe Schulter	0
Abduktion oder Flexion bis 45°, keine Außenrotation	I
Abduktion weniger als 90°, Außenrotation bis Neutral-Null	II
Abduktion 90°, schwache Außenrotation	III
Abduktion weniger als 120°, inkomplette Außenrotation	IV
Abduktion größer 120°, aktive Außenrotation	V
Normalbefund	VI

müssen zumindest bei den schweren Formen einer Parese erfolgen.

Eine Virusserologie schließt eine Plexusparese auf dem Boden einer intrauterinen Varizelleninfektion aus. Eine Blutbildanalyse und die Bestimmung des C-reaktiven Proteins schließen entzündliche Ursachen einer Plexusparese weitgehend aus, wenngleich für die extrem seltene Lähmung auf dem Boden einer Osteomyelitis auch angegeben wird, dass Entzündungszeichen fehlen.

Haerle (1997) empfiehlt standardisierte Untersuchungen am Ende der 1., 3. und 8. Lebenswoche. Am Ende des 3. Lebensmonats muss dann das weitere Vorgehen entschieden werden, insbesondere ob eine Operationsindikation besteht. Feste Untersuchungsintervalle und eine Anbindung an den primären Untersucher helfen, dass die Kinder nicht aus der Nachbeobachtung verloren gehen. Im Vergleich zur der großen Anzahl Neugeborener sind Plexuskinder selten und bedürfen einer besonders intensiven Betreuung, sodass es gerechtfertigt ist, sie eng an Zentren anzubinden und nicht in die alleinige pädiatrische Grundversorgung zu entlassen.

Wird das Kind größer, können die Untersuchungen präziser klassifizierbare Ergebnisse liefern. Dazu gibt es verschiedene Skalen. Bei größeren Kindern kann die Beurteilung der Muskelkraft dann auch anhand der 6 Stufen nach dem British Medical Council eingeteilt werden (◪ Tab. 2.18). Sehr leicht kann die Muskelkraft im Bereich der Ellenbogenbeugung durch den M. biceps brachii gemessen werden, weil hier die Funktion weitgehend durch diesen Muskel sichergestellt wird. Bei anderen Bewegungsmustern ist die isolierte Beurteilung der Kraft eines einzelnen Muskels sehr viel schwieriger. Hier helfen Skalierungen, die die Gesamtfunktion an einem Gelenk beurteilen (◪ Tab. 2.20, ◪ Tab. 2.21, ◪ Tab. 2.22 u. ◪ Tab. 2.23).

Besonders komplex ist die Beurteilung im Schultergelenk, weil hier viele Freiheitsgrade der Bewegung gegeben sind. Bewährt hat sich die Klassifikation nach Mallet (1972), die alle Bewegungsabläufe im Schultergelenk erfassen kann (◪ Abb. 2.25). Diese Klassifizierung setzt aber ein aktives Mitwirken des Patienten voraus, sodass man wahrscheinlich frühestens im Alter von 2 Jahren konsistente Ergebnisse erhalten kann, wenngleich einzelne Bewegungsabläufe schon durch Vormachen oder Ansporn zur Nachahmung angeregt werden können. Dies gilt z. B. für das Heranführen der Hand an den Mund, das

◨ Tab. 2.22 Skala zur Bewertung der Ellenbogenfunktion nach Gilbert und Raimondi. (Adaptiert nach Gilbert u. Raimondi 1996)

Ellenbogenfunktion	Score
Flexion	
Keine oder ganz schwache Kontraktion	1
Inkomplette Flexion	2
Vollständige Flexion	3
Extension	
Keine Extension	0
Schwache Extension	1
Gute Extension	2
Extensionsdefizit	
0–30°	0
30–50°	−1
>50°	−2

◨ Tab. 2.23 Skala zur Bewertung der Handfunktion nach Raimondi. (Adaptiert nach Raimondi 1993)

Beschreibung	Grad
Komplette Paralyse oder schwache Fingerbeugung ohne Gebrauchsfähigkeit, gebrauchsunfähiger Daumen, schwache oder fehlende Sensibilität	0
Limitierte aktive Flexion von Fingern, keine Streckung der Faustfinger (Finger II–V), Möglichkeit des Heranführens des Daumens	I
Aktiver Faustschluss, mit passiver Flexion der Finger (Tenodese), passives laterales Heranführen des Daumens	II
Aktiver kompletter Faustschluss und Flexion der Finger, mobiler Daumen mit partieller Abduktion und Opposition, intrinsische Balance, keine aktive Supination, gute Möglichkeiten für eine palliative Chirurgie	III
Aktiver kompletter Faustschluss und Flexion der Finger, aktives Öffnen der Faust, schwache oder fehlende Streckung der Finger, gute Opposition des Daumens mit aktiver Innervation durch den N. ulnaris, partielle Pronation/Supination	IV
Grad IV mit Streckung der Finger und fast kompletter Pronation/Supination	V

Anheben des Arms oder auch das Verbringen der Hände hinter den Kopf.

Für die Beurteilung der bei einer Plexusparese möglichen 3 betroffenen Gelenke – Schultergelenk, Ellenbogengelenk und Handgelenk und Hand – können differenzierte Skalen nach Gilbert und Raimondi angewendet werden (Birch et al. 1998, Gilbert u. Raimondi 1996, Raimondi 1993). Dabei kommt es nicht nur auf die Muskelkraft an. Viel entscheidender ist, mit welcher Effektivität die einzelnen Bewegungen im Alltag ausgeführt werden können.

Die Funktion des M. biceps nach 3 Monaten stellt eine Weichenstellung für die Prognose dar. Smith et al. (2004) haben 28 Neonaten mit fehlender Bizepsfunktion nachuntersucht. Davon hatten 13 Kinder (46 %) eine obere Plexuslähmung (C5 und C6), 5 Kinder wiesen eine erweiterte obere Plexuslähmung (C5–C7) auf (18 %) und 10 Kinder (36 %) zeigten das Bild einer vollständigen Lähmung, davon 4 mit zusätzlichem Horner-Syndrom. Von diesen Kindern wurden 6 operiert, 22 konservativ behandelt und nachbeobachtet bzw. 9 Kinder hatten orthopädische Operationen außerhalb des Plexus brachialis. Nach 6 Monaten zeigten 20 von 28 Kindern eine beginnende Funktion des M. biceps. Patienten, die im Intervall zwischen 3 und 6 Monaten eine Verbesserung der Funktion aufwiesen, hatten auch eine bessere Langzeitfunktion. Bei Patienten mit C5/C6-Läsionen und fehlender Bizepsfunktion im Alter von 3 Monaten war die Prognose noch nicht abschließend zu beurteilen, sodass die Autoren zunächst ein weiter abwartendes Vorgehen empfahlen.

Alle Skalen zur Beurteilung der Gelenkfunktion dürfen nicht darüber hinwegtäuschen, dass die Funktionalität der Gelenkbewegung nur ein Ausschnitt aus der Gesamtbewertung des Krankheitsbilds sein kann. Durch die Armlähmung kann die Entwicklung des Neugeborenen und des Kleinkinds verzögert sein (z. B. Krabbeln und Robben auf dem Bauch), und das Unvermögen des Gebrauchs der Hand kann auch schwerwiegende soziale Folgen nach sich ziehen (Squitieri et al. 2013). Es ist bekannt, dass auch die Sprachentwicklung zurückbleiben kann (Auer et al. 2009, Chang et al. 2014).

Für Kinder mit einer Plexusparese kann der Eintritt in einen Kindergarten oder später in die Schule

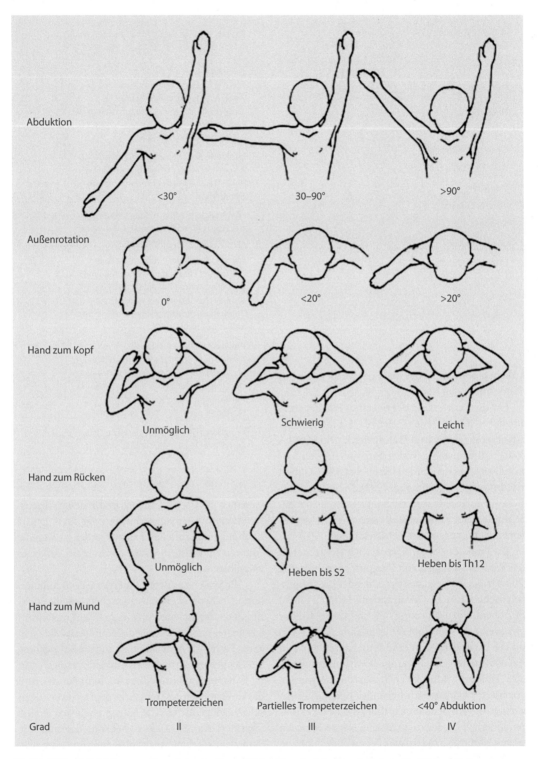

▣ Abb. 2.25   Mallet-Schema zur Bewertung der C5- und C6-Funktion des Schultergelenks bei geburtstraumatischer Plexusläsion. Grad I: keinerlei Funktion, Grad II: kaum Restfunktion, Grad III: schwierige Funktion, Grad IV: gute Funktion, Grad V: normale Funktion (Aus Aydin et al. 2004)

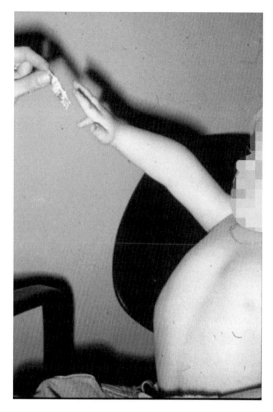

Abb. 2.26 Persistierende Plexusparese rechts. Der Arm kann im Schultergelenk nicht über 90° angehoben werden, das Kind kompensiert massiv mit dem Oberkörper

eine zusätzliche Belastung darstellen, weil sie in der Sozialgemeinschaft verstärkt ihre funktionalen Defizite wahrnehmen. Mit entsprechenden Instrumenten (Pediatric Evaluation of Disability Inventory – pedi) ist der Grad der Beeinträchtigung gegenüber dem Altersdurchschnitt bestimmbar (Gherman 2014). ◻ Abb. 2.26, ◻ Abb. 2.27 und ◻ Abb. 2.28 zeigen die weitere funktionell ungünstige Entwicklung von Plexusparesekindern, die nicht operiert wurden.

2.10.1 Bildgebende Verfahren bei neonataler Plexusparese

Die Bildgebung bei einer Plexusparese hat verschiedene Ziele: Zum einen soll sie helfen, die Prognose der Parese zu einem frühen Zeitpunkt so präzise wie möglich mit zu bestimmen und zusätzliche Informationen zur klinischen Untersuchung zu liefern.

Zum anderen soll sie bei einer geplanten Operation schon präoperativ Aussagen zum vorliegenden Schädigungsmuster machen, um dem Operateur frühzeitig Informationen zu den rekonstruktiven Möglichkeiten und Grenzen zu liefern. Diese Informationen können auch schon in die präoperativen Gespräche mit den Eltern einfließen. Das bildgebende Standardverfahren ist heute die hochauflösende Magnetresonanztomographie, die die Computertomographie und das Myelo-CT für diese Indikationen abgelöst hat (Tse et al. 2014). Ein wesentlicher Vorteil ist die fehlende Strahlenbelastung der kleinen Patienten. Allerdings müssen die Kinder für jegliche Bildgebung unter stationären Bedingungen sediert werden.

Yilmaz et al. (1999) haben 13 Kinder mit neonataler Plexusparese mittels eines Funktionsscores für die Muskeln, aufeinanderfolgender Magnetresonanztomographien (MRT) und Elektromyographien nachuntersucht. 8 Kinder hatten eine obere Plexusparese und 5 Kinder eine totale Parese. Bei 2 Kindern mit totaler Parese (C5–C8/Th1) und 2 Kindern mit erweiterter oberer Parese (C5–C7) fanden sich Pseudomeningozelen als Zeichen einer möglichen Wurzelavulsion. Bei den beiden Kindern mit totaler Parese und Pseusomeningozele war die Residualfunktion nach einem Jahr schlecht, ebenso bei einem der beiden Kinder mit erweiterter oberer Plexusläsion. Bei dem anderen Kind aus dieser Gruppe war die Funktion des Arms ohne operative Intervention nach einem Jahr gut. Dieses Kind hatte auch eine gute Prognose aufgrund der klinischen Bewertung der Funktion nach 3 Monaten. Von den 9 Kindern ohne pathologischen Befund im MRT wurde ein Kind nach klinischer Untersuchung und EMG als prognostisch ungünstig eingestuft, und diese Diagnose bestätigte sich nach einem Jahr. Die Kinder in dieser Untersuchung wurden bis zum Alter von einem Jahr nicht operiert. Die MRT lieferte eine zusätzliche Information zur Prognose, die aber der klinischen Untersuchung nicht überlegen war.

Tse et al. (2014) verglichen CT und MRT bei 19 Patienten mit Plexusparese miteinander. Diese Patienten wurden nachoperiert, sodass ein objektiver Befund vorlag. Der Nachweis einer Pseusomeningozele diente als Vorhersage für eine Avulsion der Nervenwurzel. 95 Nervenwurzeln wurden bei den Patienten beurteilt. Die Sensitivität betrug 0,73 für das CT und 0,68 für das MRT, die Spezifität betrug

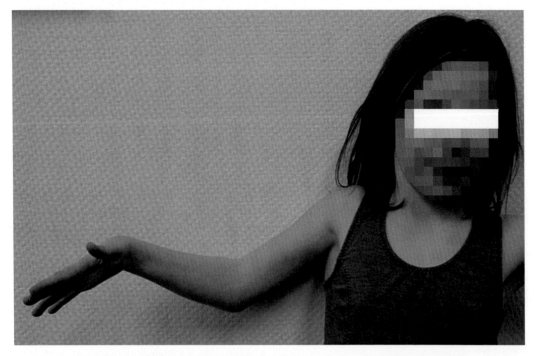

Abb. 2.27 Ausgeprägte persistierende Plexusparese rechts. Der Arm kann im Schultergelenk bis 45° angehoben werden, die Beugung im Ellenbogengelenk erfolgt nur über den M. brachioradialis, der Ellenbogen ist nur bedingt streckfähig

0,96 für das CT und 0,97 für das MRT. Mit beiden Verfahren konnten präoperativ Avulsionen nicht sicher vorhergesagt werden. Hatte man eine Pseudomeningozele gefunden, war dies aber sehr spezifisch dafür, dass intraoperativ dann auch tatsächlich ein Ausriss der betreffenden Nervenwurzel vorlag. Ähnliche Ergebnisse wurden von Somashekar et al. (2014) publiziert.

Auch bei der Untersuchung älterer Kinder mit Spätfolgen der Plexusparese kann die MRT Hilfe bei der Funktionseinschätzung und der Therapieplanung liefern: Talbert et al. (2011) untersuchten bei 74 Kindern im Alter von 1–13 Jahren mittels MRT und EMG die Außenrotationsfunktion in der Schulter. Die Bestimmung des Volumens des M. infraspinatus mittels MRT wie auch elektromyographische Funktionsuntersuchungen dieses Muskels zeigten eine enge Korrelation mit der klinischen Funktionsbeurteilung anhand des Mallet-Scores (Mallet 1972). Die Autoren folgerten, dass diese Zusatzuntersuchungen eine ergänzende Entscheidungshilfe für operative Interventionen darstellen können.

Die Bedeutung der Ultraschalluntersuchung bei Kindern mit Plexusparese ist limitiert. Es gibt keine Untersuchung, die etwa bei Neugeborenen Schwellungen oder Hämatome in der Supraklavikulargrube hätte nachweisen können. Derartige Untersuchungen wären gerade für die Kinder von Bedeutung, die ohne das klinische Bild einer Zerrung des Plexus, d. h. besonders auch ohne erfasste Schulterdystokie, aber mit einer Parese, geboren werden. Man würde erwarten, dass man mindestens bei einem Teil dieser Kinder eine Kompression des Plexus von außen, z. B. durch ein Hämatom, finden könnte. Die Ultraschalluntersuchung bei Kindern mit Plexusparese ist aber hilfreich zur Beurteilung der knöchernen Strukturen und ihrer Positionen untereinander: Vathana et al. (2007) untersuchten die Position des Humeruskopfes in Beziehung zur Skapula und konnten eine sehr gute Wiederholungsgenauigkeit auch zwischen verschiedenen Untersuchern finden.

Nur in einer Arbeit (Joseph et al. 2014) wurde zusätzlich zu den ossären und muskulären Folgeerscheinungen der Plexusparese auch

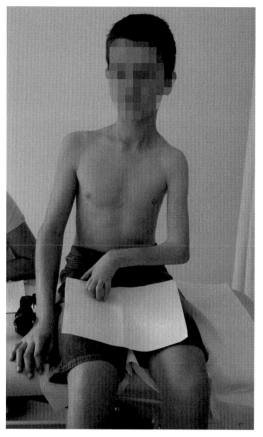

■ Abb. 2.28 Plexusparese links mit stark funktionseingeschränktem und atrophiertem linken Arm

das Nervengeflecht selbst untersucht. Die Autoren berichten über ein Kind, bei dem mittels Ultraschalluntersuchung ein kleines Neurom im Bereich der Nervenwurzeln C5/C6 gefunden wurde.

2.10.2 Neurophysiologische Untersuchungen

Es gab immer wieder Versuche, durch neurophysiologische Untersuchungen zusätzliche objektive Daten zu erheben, die die Behandlungsentscheidungen unterstützen konnten. Aus mehreren Gründen sind nur bei einzelnen, hochspezialisierten Kollegen in Teamarbeit mit „ihrem" Plexuschirurgen hier prognostische Korrelate entstanden (Bisinella et al. 2003). Zum einen sind spezifische Messungen

an Nerven und Muskeln bei Willküraktivität bei kleinen Kindern durchaus schwierig durchzuführen und zu interpretieren, weil sie im Wesentlichen nicht dem Verhalten erwachsener Nerven entsprechen (Vredeveld et al. 2000). Zum anderen gibt es keine Korrelation zwischen gutem neurophysiologischem Messergebnis und Kraftentwicklung, ebenso wenig zwischen Erholung von Leitgeschwindigkeit und EMG einerseits und Funktionsnormalisierung andererseits. Die Erholung einiger weniger Nervenfasern mag eine gute Erholung vortäuschen, die dann von einer Operation ablenkt und in einer schlechten Muskelfunktion endet. Nach unserer Überzeugung tragen diese Befunde nicht zu Operationsentscheidungen bei. Nur wenn geprüft werden soll, ob ein Zielmuskel noch reanimierbar ist, kann man im EMG nach seiner Spontanaktivität suchen, die das Vorhandensein von vitalem Muskelgewebe auch 1–2 Jahre nach (Teil-)Denervation bezeugt und demnach reinnervierende Maßnahmen sinnvoll machen kann.

2.11 Folgeerscheinungen der Plexusparese

Es ist nachvollziehbar, dass die geschädigten Nervenbahnen (ob operativ verifiziert oder nicht) neben der eingeschränkten, also defekthaften, sensiblen und motorischen Erholung auch im weiteren Wachstum des Kindes durch die externe und interne Fibrose weniger gut wachsen und sich den Dehnkräften bei Körper- und Extremitätenwachstum und der Bewegung über die Gelenke nicht so gut anpassen können; man kann hier sogar eine schleichende sekundäre Nervenfibrose vermuten.

Weniger Gefühl und Motorik an den Zielorganen haben auch direkte funktionelle Auswirkungen: Muskelschwäche, Koordinationsschwäche, Hypästhesien, verminderte kortikale Integration, aber auch verlangsamtes Wachstum der Extremität und Fehlhaltung in allen Gelenken. Je schwerer der Arm betroffen ist, umso schlechter sind seine kortikale Integration und der funktionale Nutzen: Der Arm wird mitunter vergessen („neglect"), die Kompensationsmechanismen durch die andere Extremität und den Rumpf nehmen zu, die gewöhnlichen Bewegungsmuster und Alltagsverrichtungen werden verändert. Ein chronischer Residualzustand ist die Folge, dessen multiple Auswirkungen nur dann korrekt eingeschätzt werden, wenn der Untersucher auch aktiv alle Funktionsbereiche untersucht, Kraft, Gefühl und Koordination unter maximalen Bedingungen testet und die nicht betroffene Extremität zum Vergleich heranzieht.

2.12 Primärbehandlung der kindlichen Plexusparese

In den ersten Lebenstagen sollte der betroffene Arm des kleinen Patienten immobilisiert werden, um Schmerzen zu vermeiden und zusätzlichen Zug auf den Plexus zu reduzieren. Der Unterarm wird rechtwinklig am Oberkörper fixiert (◘ Abb. 2.29). Das Pflegepersonal muss so instruiert werden, dass Kontrakturen, Druckulzera und unnötiger Zug vermieden werden (Pham et al. 2011). Der Arm kann im Schulter- und Ellenbogengelenk zur Vermeidung von Kontrakturen vorsichtig passiv bewegt und dann wieder geschient werden. Die passive Mobilisierung soll spätestens 7–10 Tage nach Geburt begonnen werden. Bahm et al. (2009) empfehlen die Ruhigstellung für 10 Tage und dann den Beginn der Physiotherapie.

Es muss sichergestellt werden, dass eine qualifizierte Physiotherapie auch über die Entlassung aus dem Krankenhaus hinaus gewährleistet ist. Die Gelenke müssen täglich aktiviert und passiv in allen Freiheitsgraden bewegt werden. Die Eltern sollten so eng wie möglich eingebunden werden. Ihnen wird gezeigt, wie sie unter Ausnutzung der Schwerkraft die Gelenke in ihrem physiologischen Bewegungsradius bewegen und diesen ggf. erweitern (Giunta et al. 2010). Die Physiotherapie muss auch bei erkennbarer Besserung der Symptomatik fortgesetzt werden.

Mit zunehmendem Lebensalter wird die Physiotherapie angepasst, um den funktionellen und insbesondere den motorischen Fortschritt in die Bewegungsabläufe des gesamten Körpers zu integrieren. Das Interesse des Kindes an Spielelementen wird genutzt, um die Übungen auch positiv motivierend zu besetzen. Spezielle Stimulationstechniken, die regelmäßig eingesetzt werden, können zu einer koordinierten Antwort der Muskelgruppen führen – solange eine ausreichende nervale Restversorgung

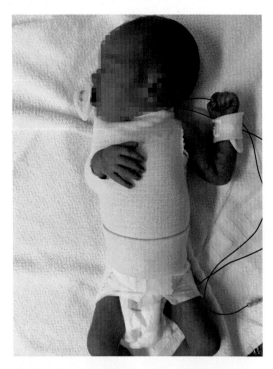

◘ **Abb. 2.29** Fixierung des Arms beim Neugeborenen mit Plexusparese

gegeben ist. Bei vollständiger Lähmung versagen diese Techniken, und man muss sich auf passive Bewegungen der Gelenke beschränken. Auch bei vorhandener Restfunktion sollten alle Gelenke durch den Physiotherapeuten und die Eltern mehrmals am Tag in allen Freiheitsgraden durchbewegt werden. Die enge Zusammenarbeit von Physiotherapeut und Eltern stellt sicher, dass die Behandlung effektiv durchgeführt wird. Niemals darf die Behandlung ausschließlich den Eltern allein übertragen werden, weder aus Zeit-, noch aus Kostengründen. Ein Schwerpunkt der Behandlung muss auf folgende Funktionen ausgerichtet werden:

- Rotationsgleichgewicht der Schulter bei Innen- und Außenrotation
- Schulterabduktion und -flexion
- Schulteradduktion
- Ellenbogenbeugung und -streckung
- Pro- und Supination des Unterarms
- Handgelenk- und Fingerbeugung
- Handgelenk- und Fingerstreckung
- Daumenopposition

Techniken der manuellen Therapie unterstützen den Erhalt der Gelenkbeweglichkeit (Giunta et al. 2010). Belastungen durch passive oder aktive Bewegung, die auf die Wachstumsfugen einwirken, verhindern knöcherne Wachstumsstörungen mit Längenverkürzung der betroffenen oberen Extremität.

Bei fehlender Indikation zur operativen Intervention setzt sich die konservative Therapie möglichst bis zur Stabilisierung der Funktionserholung nach 12–18 Monaten fort. Ihr kommt in diesen Fällen eine entscheidende Bedeutung zu, ob und inwieweit der funktionelle Schaden begrenzt wird.

Wenn es sich nicht um eine vorübergehende Lähmung handelt, die in den ersten 2–3 Wochen post partum unter physiotherapeutischer Begleitung ausheilt (Neurapraxie), muss das Kind im Alter von 2 Monaten einem Chirurgen vorgestellt werden, der über regelmäßige Expertise in der operativen Versorgung von geburtstraumatischen Plexusläsionen verfügt. Die rechtzeitige Vorstellung ist eine wichtige Weichenstellung, welches Endresultat auch bei schweren Plexusschäden erreicht werden kann. Zu viele Kinder mit diesem Krankheitsbild finden erst viel später den Weg zum Chirurgen, wenn die Lähmung persistiert und Folgeschäden eingetreten sind (▸ Abschn. 2.14).

2.13 Primäre rekonstruktive Mikrochirurgie persistierender Plexusparesen

2.13.1 Indikationen zur primären Nervenrekonstruktion

Die direkte Darstellung der Nervenverletzung im Halsdreieck verfolgt 2 Ziele: Die Verletzung wird exakt dargestellt und bilanziert und die direkt möglichen wiederherstellenden Maßnahmen wie die Narbenbefreiung (Neurolyse) und Nervennaht nach Entfernung von Narben und Neuromen, die Nerventransplantation oder Nerventransfers werden durchgeführt. Diese Maßnahmen werden als intraplexische Rekonstruktion oder Neurotisation bezeichnet. Zur Überbrückung resezierter funktionsloser Abschnitte von Fasern des Plexus werden Bündel aus dem N. suralis gebildet und mikrochirurgisch interponiert (◻ Abb. 2.30 u. ◻ Abb. 2.31). ◻ Abb. 2.32 zeigt

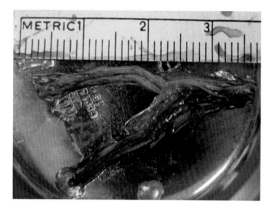

◻ **Abb. 2.30** Bildung von Nervenbündeln aus dem N. suralis

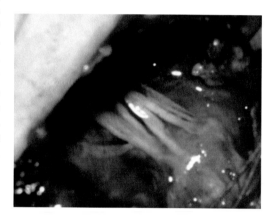

◻ **Abb. 2.31** Interponiertes Nervenbündel aus dem N. suralis

ein frühes Resultat nach Resektion eines Neuroms C5/C6 mit Interponat von Suraliskabeln. Das Kind kann den rechten Arm jetzt bereits bis 90° im Schultergelenk abduzieren.

Eine schematische Darstellung der operativen Möglichkeiten findet sich in der Arbeit von Anand und Birch (2002): Bei der Ruptur von Nervenfasern im Plexus selbst (postganglionärer Schaden) werden entweder direkte Nervennähte durchgeführt oder es erfolgen Nerveninterponate zur Überbrückung defekter Abschnitte (◻ Abb. 2.33). Bei der Avulsion, also dem Ausriss der Nervenwurzel aus dem Rückenmark, muss ein Nerventransfer auf ein anderes Wurzelsegment erfolgen.

Zwischen den einzelnen Plexusteams gibt es nur kleine Unterschiede, wann und wie diese Option

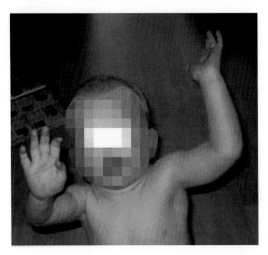

◘ Abb. 2.32   Frühes postoperatives Resultat nach Suralis-Interponat bei Neurom C5/C6

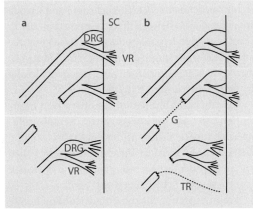

◘ Abb. 2.33a,b   Schematische Darstellung bei Verletzung des Plexus brachialis und der entsprechenden operativen Möglichkeiten. **a** Die oberen Wurzeln sind intakt, die mittleren Wurzeln haben eine postganglionäre Verletzung oder Ruptur distal des dorsalen Wurzelganglions, die unteren Wurzeln sind ausgerissen (Avulsion, präganglionäre Verletzung). **b** Die mittleren Wurzeln wurden durch ein Nerveninterponat repariert, die unteren, ausgerissenen Wurzeln wurden durch einen Nerventransfer angeschlossen *DRG* „dorsal root ganglion" – dorsales Wurzelganglion, *VR* „ventral root" – ventrale Wurzel, *SC* „spinal cord" – Rückenmark, *G* „graft" – Interponat, *TR* „transfer" – Umleitung. (Aus Anand u. Birch 2002)

angeboten werden soll (Gilbert u. Whitaker 1991, Lassner et al. 2014). ◘ Abb. 2.34 zeigt unseren Algorithmus (Bahm et al. 2007).

Eine Indikation zur primären Plexusdarstellung besteht bei folgenden schweren Verletzungsformen, bei denen eine ausreichende funktionale Erholung nur durch „spontane" Nervenregeneration nicht zu erwarten ist:

1. Bei einer vollständigen Parese, insbesondere mit funktionsloser Hand und Horner-Zeichen (Narakas-Typ III und IV): Operation innerhalb der ersten 2–3 Lebensmonate (sobald Narkosefähigkeit gegeben ist); bei uns bei einem ansonsten gesunden Kind von über 5 kg Gewicht.
2. Bei einer oberen (oder erweiterten oberen) Parese, wenn die natürliche Regeneration innerhalb der ersten 6–9 Lebensmonate keine funktional Erfolg versprechende Erholung zeigt.
3. Ausnahme: bei einer oberen Läsion nach Steißgeburt – Verdacht auf Nervenwurzelausrisse – oder bei einem durch Magnetresonanztomographie bewiesenen Wurzelausriss soll so früh wie bei einer kompletten Parese operiert werden.
4. Bei einer oberen Parese mit guter Erholung, aber ohne substanzielle Erholung des Rotationsgleichgewichts der Schulter

(im Wesentlichen durch die Verletzung des N. suprascapularis und die Lähmung der Außenrotatoren der Schulter bedingt) wird der N. suprascapularis im Alter von 1–4 Jahren elektiv durch einen lokalen Nerventransfer neu versorgt.

5. Sonderfall späte primäre Rekonstruktion: Kinder mit einer klinischen Situation wie unter 1. und 2., die verspätet bis zum Lebensalter von 18 Monaten vorgestellt werden, wenn die nicht chirurgische Option einen katastrophalen Funktionsverlust und eine weitgehende Vernachlässigung des Arms erwarten lässt, werden unmittelbar nach der Vorstellung exploriert und rekonstruiert.

Die Entscheidung für eine operative Intervention wird überwiegend auf dem Boden der klinischen Untersuchung, des Geburtsmodus und einer fehlenden spontanen Funktionsverbesserung gestellt. Eine Magnetresonanztomographie kann helfen die

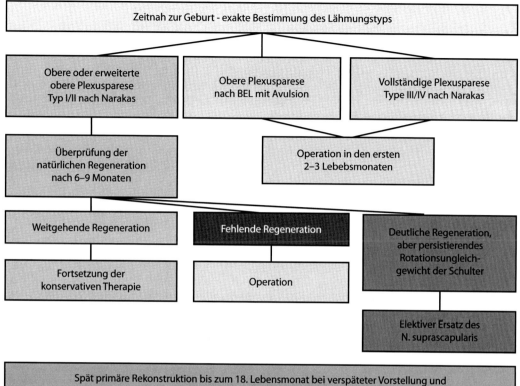

Abb. 2.34 Algorithmus zur Primäroperation bei geburtstraumatischer Läsion des Plexus brachialis

Verdachtsdiagnose einer Avulsion zu untermauern. Weder die Elektromyographie noch die MRT haben sich aber als Entscheidungsgrundlage für oder gegen eine operative Maßnahme durchgesetzt (Pham et al. 2011).

2.13.2 Operatives Vorgehen

Die Darstellung der Verletzung über einen geraden Hautschnitt oberhalb des Schlüsselbeins erlaubt die vollständige Freilegung des Plexus brachialis von den 4 Foramina (Wurzeln C5–C8) bis unter die Klavikula reichend. Gegebenenfalls kann die Klavikula mittig durchtrennt oder über einen deltopektoralen Zugang von distal exploriert werden. Eine vollständige Bilanz der Verletzung ist dadurch möglich und zwingend erforderlich. Anschließend werden eine sorgfältige mikrochirurgische Neurolyse (Millesi 1992) und

die Versorgung der verletzten Anteile durch direkte Nervennaht, Nerventransfers oder Interposition von Suraliskabeln im Sinne einer interfaszikulären primären Nervenstammtransplantation durchgeführt.

Nach Freilegung des supraklavikulären Anteils des Plexus brachialis erfolgt zunächst die sorgfältige Exploration. Die Läsionen liegen immer im Bereich der isolierten Nervenwurzeln bzw. der Trunci, also relativ weit proximal im Plexus brachialis. Bei diesen geburtsassoziierten Läsionen findet man – anders als z. B. bei Plexusschäden als Unfallfolge – niemals Zerstörungen im Bereich der Fasciculi, d. h. weiter distal. Bei der typischen oberen Plexusparese findet man ein Neurom an der Vereinigungsstelle der Wurzeln C5 und C6 zum Truncus superior. Mittels Elektrostimulation einzelner Nervenabschnitte kann die Läsion weiter eingegrenzt werden: Bei der isolierten Stimulation der Nervenwurzeln C5 und C6 mit 2–5 mA fehlt jede muskuläre Kontraktionsantwort.

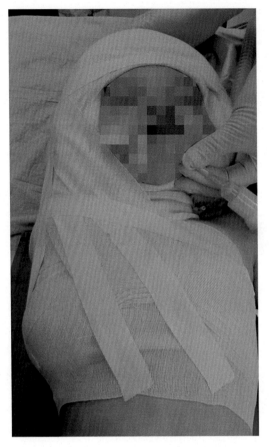

◘ Abb. 2.35 Kopf-Hals-Oberkörper-Gips nach primärer Plexusrekonstruktion

Außenrotation im Schultergelenk erreicht werden, für die der N. suprascapularis verantwortlich ist.

Die Wiederherstellung wird in einem Kopf-Hals-Oberkörper-Gips für 3 Wochen geschützt (◘ Abb. 2.35) und der Arm danach noch eine Woche in einer Armschlinge gehalten; danach kann die physiotherapeutische Begleitbehandlung wieder aufgenommen werden. Die Ruhigstellung des Arms ist von essenzieller Bedeutung, da Rupturen der Nervennähte unbemerkt schmerzlos verlaufen und erst dann apparent werden, wenn sich der erwartete Erfolg der Operation nicht einstellt.

2.14   Sekundäre Chirurgie

Hierunter fallen alle Eingriffe, die zur Funktionsverbesserung des Arms nach Plexuslähmung führen sollen, ohne dass direkt am Nervengeflecht operiert wird. Gut funktionierende (aber häufig reinnervierte, d. h. nicht völlig normale) Muskeln werden so verlagert, dass sie der Armfunktion besser dienen. Narbige Kontrakturen an Weichteilen oder Gelenken können ebenfalls aufgelöst werden. Nach anatomischen Regionen geordnet ergeben sich die im Folgenden dargestellten Möglichkeiten.

2.14.1 Schulter

Bei Stimulation distal des Neuroms ergibt sich typischerweise eine kräftige Reflexantwort der Schulter- und Oberarmmuskulatur. Nur bei einer Avulsion fehlt auch bei einer Stimulation distal eines eventuellen Neuroms die Reflexantwort.

Nach Resektion des Neuroms können die Wurzeln C5 und C6 dann mittels mikrochirurgischem Interponat (N. suralis) auf den Truncus superior geleitet werden, wenn kein Ausriss vorliegt. Sehr häufig ist in das Neurom des Truncus superior der Abgang des N. suprascapularis einbezogen. Dessen Nervenfasern lassen sich aus dem Truncus isolieren, und der N. accessorius, der sonst an der Innervation des N. trapezius und des N. sternocleidomastoideus beteiligt ist, kann direkt auf die Bahnen des N. suprascapularis umgeleitet werden. Dadurch kann eine zusätzliche Verbesserung der besonders wichtigen

Auflösung von Kontrakturen

Bei vielen Kindern kann man bereits in den ersten Lebensmonaten eine besondere Verdrehung des Schultergelenks nach innen zwischen dem Oberarmkopf und der Gelenkpfanne am Schulterblatt (Glenoid) beobachten. Es handelt sich um eine von außen gut sichtbare Innenrotationsstellung des Oberarms, die sich aus einem Ungleichgewicht zwischen den durch die Plexusschädigung nachhaltig gelähmten Außenrotatoren (im Wesentlichen der M. infraspinatus) und den verschonten und daher kräftig ziehenden Muskeln zur Innenrotation (M. subscapularis) ergibt. Hält diese Fehlstellung über viele Monate an, verfestigt sich das Gelenk in dieser ungünstigen Position mit einem dorsal subluxierten Humeruskopf. Es entsteht eine Innenrotationskontraktur der Schulter, welche die Funktion und das Wachstum des

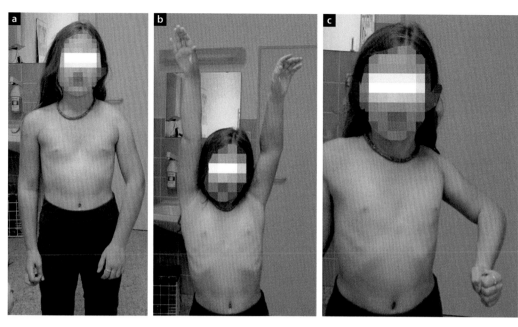

Abb. 2.36a c Präoperative Befunde bei der typischen Innenrotationskontraktur im Schultergelenk links

Schultergelenks wesentlich beeinflusst. Zum einen kann ein nach innen gedrehter Oberarm nur schwer abduziert werden; der Unterarm gerät zwangsläufig in Pronation (der Handrücken zeigt nach ventral), und die natürliche Handfunktion wird dadurch beeinträchtigt. Zum anderen kann sich das glenohumerale Gelenk nicht normal entwickeln; der Oberarmkopf verkümmert in dem zu klein geratenen Gelenkraum und die Pfanne verformt sich (glenohumerale Dysplasie; Bahm et al. 2005).

Deshalb ist es besonders wichtig, bereits in den ersten Lebensmonaten auf diese Fehlstellung zu achten (◘ Abb. 2.36) und ihr krankengymnastisch entgegenzuwirken (passive Dehnungsübungen in Außenrotation bei abwechselnd angelegtem und auf 90° abduziertem Oberarm). Bleibt nach 3 Monaten intensiver Krankengymnastik die Innenrotationskontraktur erhalten, sollte man im Alter von 18–24 Monaten diese Kontraktur durch eine chirurgische Schulterlösung mit offener Reposition des Humeruskopfes beheben, meist gemeinsam mit einer Sehnenverlängerung des M. subscapularis. Das frühe postoperative Ergebnis zeigt ◘ Abb. 2.37. Der Fehlstand der linken Schulter ist annähernd ausgeglichen. Die funktionellen Spätresultate mit deutlicher

Verbesserung des funktionalen Bewegungsschemas sieht man in ◘ Abb. 2.38.

Es gibt weiterhin lähmungs- und inaktivitätsbedingte Kontrakturen unterhalb und an der Rückseite des Schultergelenks: Man findet häufige Verkürzungen mit Kokontraktionen des M. teres major, oft mit einer glenohumeralen Dysplasie kombiniert. Auch diese Kontrakturen sollten zuerst gymnastisch behandelt und nur bei Misserfolg dieser „konservativen" Verfahren auch chirurgisch korrigiert werden („inferior" und „posterior release").

Verlagerung von Muskeln

Wenn ein Muskel schwach bleibt und wichtige Bewegungsfunktionen nur unzureichend ausgeführt werden können, stehen gesunde bzw. ausreichend reinnervierte Muskeln zur Verlagerung auf vorrangige Funktionen des Arms zur Verfügung. So können an der Schulter die Außenrotation (Verlagerung des oberen Ansatzes des M. latissimus dorsi und/oder des M. teres major) und die Abduktion (unter Hinzunahme des kranialen M. trapezius) verstärkt werden, wenn präoperativ das Gelenk frei beweglich ist. ◘ Abb. 2.39 zeigt die Freipräparation des M. teres

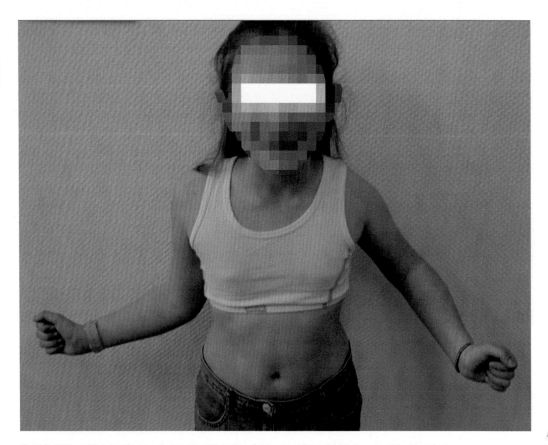

Abb. 2.37   Frühes Ergebnis nach operativer Korrektur der Innenrotationsfehlstellung im Schultergelenk

major, der zur Verstärkung der Abduktion im Schultergelenk umgeleitet werden kann.

Diese Eingriffe fordern von den Kindern viel Mitarbeit während der Rehabilitation und sollten nicht vor dem 6. Lebensjahr durchgeführt werden. Die Erfolge sind hier also nicht allein durch die Operation bedingt, sondern wesentlich auch durch die Qualität der Übungsbehandlung. Im Mittel kann man bei der Außenrotation eine Verbesserung von 30–40°, bei der Abduktion von 50–70° erwarten (Bahm et al. 2005).

2.14.2 Unterarm

Die beiden Unterarmknochen können sich gegeneinander drehen und bringen so den Handrücken nach ventral/oben oder dorsal/unten (Pronation und Supination). Hierfür sind 2 Muskelgruppen verantwortlich, die Pronatoren und Supinatoren.

Durch ein Übergewicht der supinierenden Kräfte bei entsprechender langzeitiger Schwäche der Pronatoren kann es zu einer Fehlstellung bzw. fixierten Kontraktur in Supination kommen, die sowohl vom Aussehen her mit der vorgezeigten Hohlhand („Bettlerhand") als auch von der Funktion her recht belastend ist.

Hier kann durch einen kleinen Eingriff geholfen werden, indem man die Ansatzsehne des supinierenden M. biceps oder den M. brachioradialis verlagert oder die Speiche knöchern korrigiert (Rotationsosteotomie).

2.14.3 Handgelenk

Die Streckung des Handgelenks ist als unterstützende Bewegung zum kräftigen Faustschluss wichtig (Tenodeseeffekt). Bei Kindern mit Fallhand (also der

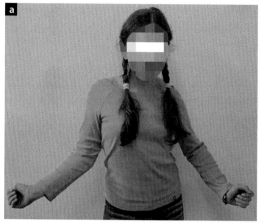

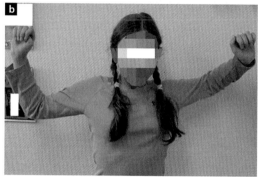

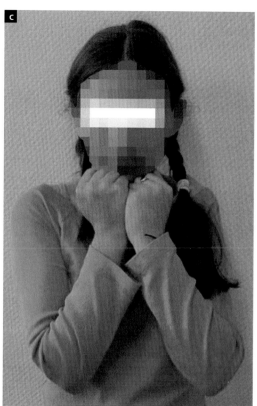

Abb. 2.38a–c Funktionelles Spätresultat nach operativer Korrektur der Innenrotationsfehlstellung

Unfähigkeit, das Handgelenk und mitunter auch die Finger zu strecken) wird der ulnare Handgelenkbeuger (M. flexor carpi ulnaris [FCU]) auf die jeweiligen Strecker des Handgelenks (M. extensor carpi radialis longus [ECRL] und M. extensor carpi radialis brevis [ECRB]) bzw. die Fingerstrecker (M. extensor digitorum communis [EDC]) umgelagert. Es ist sinnvoll, den Muskelspender (im Beispiel oben den FCU-Muskel) schon präoperativ aufzutrainieren, damit er danach kraftvoll zum Einsatz kommt.

2.14.4 Hand

Eine gute Entwicklung und Funktion der Hand ist die wichtigste Aufgabe bei der Behandlung von Kindern mit geburtstraumatischer Plexuslähmung. Nur über eine gefühltragende Hand und gut steuerbare

Fingerbewegungen lernt das Gehirn diese Extremität kennen und gebrauchen (kortikale Integration).

Sensibilität

Nur eine sensible Hand ist ein vernünftiges Greiforgan, das auch ohne Sichtkontrolle eingesetzt werden kann. Wir benötigen Schutzsensibilität, um uns vor Kälte, Hitze oder anderen schädlichen mechanischen Einflüssen zu schützen. Besonders wichtig ist das Gefühl am Daumen, Zeige- und Mittelfinger, um verschiedene Griffarten (Schlüssel-, Spitz- und Dreipunktegriff) durchführen zu können. Diese Finger werden vor allem durch den N. medianus versorgt, der aber neben sensiblen Fasern auch motorische enthält. Man kann nun entweder bei der frühen Plexusrevision den N. medianus gut mit Transplantaten versorgen oder bei der Spätvorstellung eines Kindes mit asensibler Hand einen

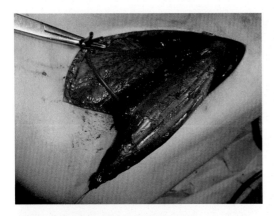

◘ Abb. 2.39   Transfer des M. teres major zur Abduktionsverstärkung

extraplexischen Nervenspender, wie z. B. einen Interkostalnerv, zur Resensibilisierung verwenden.

Fingerbeugung

Eine Hand, die nicht zur Faust geschlossen werden kann, ist funktionell fast wertlos. Wenn nach einigen Jahren der Remission (spontan oder nach Nervenrekonstruktion) eine kräftige Fingerbeugung ausbleibt, hilft oft nur ein recht aufwendiges, meist zweizeitiges Operationsverfahren, um wieder funktionierende Muskeln in den Unterarm zu bringen, von denen aus die Fingerbeugung gesteuert werden kann (Vorlage eines motorischen Spendernervs und zweizeitiger freier funktionaler Muskeltransfer des M. gracilis von der Oberschenkelinnenseite). Manchmal kommt hier auch der gestielte Transfer des gleichseitigen, ausreichend reinnervierten M. latissimus dorsi in Betracht.

Fingerstreckung

Die Finger ausstrecken zu können hat viele Bedeutungen, wird aber vor allem zum Loslassen eines Objektes benutzt. Hier hilft zum einen eine gute Kontrolle der Handgelenkbewegungen, da beim Beugen des Handgelenks die Finger passiv ausgestreckt werden. Außerdem wurde bei den Sehnenverlagerungen für das Handgelenk bereits beschrieben, wie man die Langfingerstrecker aktivieren kann (Verlagerung des M. flexor carpi ulnaris auf die Langfingerstrecker). ◘ Abb. 2.40 zeigt die Mobilisierung

des M. flexor carpi ulnaris in Vorbereitung auf die Funktionsverlagerung.

2.15   Begleitende Maßnahmen

2.15.1 Therapie mit Kindern

Die Übungsarbeit mit Kindern stellt alle Beteiligten (Eltern, Therapeuten, Ärzte) vor Herausforderungen bezüglich Geduld, Motivation und natürlich der altersentsprechenden Kooperation der kleinen Patienten. Im Alter zwischen 2 und 5 Jahren gibt es Verweigerungsphasen und mit zunehmendem Alter schwindet generell die Motivation. Zudem wartet die Pubertät mit neuen Betrachtungen des eigenen Körperbilds und der sozialen Interaktion in Schule und Freizeit auf.

Physiotherapie beim kleinen Plexuskind

Unterstützung der Nervenregeneration und Bahnung der Bewegungsmuster

Die Regeneration peripherer Nerven nach der Verletzung oder nach einer Operation mit Nervennaht oder Transplantation unverletzter Nervenkabel ist ein aktiver biologischer Prozess, bei dem sich ab der Verletzungs- bzw. Anschlussstelle neues Zellmaterial mit einer Geschwindigkeit von 1 mm bis maximal 2 mm pro Tag vorschiebt. Erst wenn dieser sog. Reinnervationskonus am Zielmuskel angekommen ist, kann dieser seine Arbeit schrittweise wieder aufnehmen, d. h. er kann progressiv wieder angesteuert werden und schrittweise Kraft aufbauen. Demnach ist aufgrund unterschiedlicher Wegstrecken die Erholung der proximalen Schultermuskeln schneller als die am Ober- bzw. Unterarm.

Wichtig ist beim kleinen Kind eine angepasste Behandlung, die durch nicht verbale Kommunikation Bewegungsmuster bahnt und ebenso ein Verständnis für die schrittweise motorische Entwicklung der Neugeborenen beinhaltet: Beides findet sich in der von dem tschechischen Kinderneurologen Vaclav Vojta gerade in Deutschland gut etablieren Reflextherapie (Orth 2011, Vojta u. Peters 2007). Aber auch die Therapie nach Bobath (Viebrock u. Forst 2008) ist weit verbreitet. Die Eltern sollten eine

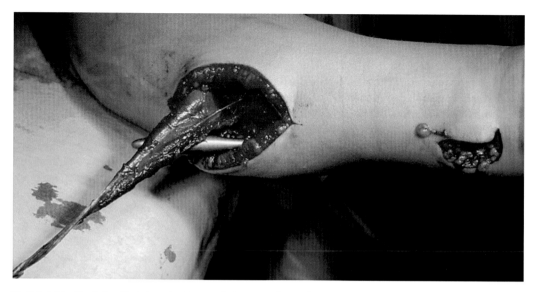

☐ Abb. 2.40 Klassischer Muskeltransfer eines gut funktionierenden, entbehrlichen Muskels (M. flexor carpi ulnaris) auf den Handgelenkstrecker (M. extensor carpi radialis brevis)

Therapieoption favorisieren, die sich wohnortnah für alle Beteiligten auf Dauer am besten realisieren lässt.

Nach einer Nerventransplantation darf man beginnende Bewegungen in der Schulter nach etwa 4 Monaten, am M. bizeps nach 6–8 Monaten und an der Hand nach 8–14 Monaten erwarten; natürlich mit individuellen Schwankungen. Die Dauer dieser auf neurophysiologischer Basis beruhenden Therapie richtet sich nach der Geschwindigkeit und dem Ausmaß der Nervenerholung. Bei schweren oberen und kompletten Paresen und bei operierten Kindern kann sie durchaus für 2–3 Jahre notwendig sein.

Physiotherapie nach mikrochirurgischer Rekonstruktion einer kindlichen Plexusparese

Zur Schonung der frisch eingebrachten Nerventransplantate ist die Kopf-Hals-Arm-Verbindung für 3 Wochen in einer Gipsschale ruhig gestellt (bei uns Omega-Gips), die wöchentlich gewechselt und gesäubert wird. Nach diesem Zeitraum der permanenten Ruhigstellung wird der Gips entfernt, die Kopfbewegung damit frei gegeben und für eine weitere Woche der Arm in einem kleinen Schlingenverband über der Kleidung geführt, um ein „Herumbaumeln" des noch kraftlosen Arms zu verhindern.

Danach kann die aktive Krankengymnastik wieder beginnen, wobei in den ersten 3–4 Wochen passive Dehnungen an der Schulter nur sehr vorsichtig und progressiv durchgeführt werden sollen.

Physiotherapie größerer Kinder: Kontrakturprophylaxe und Wachstumsbegleitung

Vermeiden der Innenrotationskontraktur der Schulter

Obwohl die meisten Physiotherapeuten neben der Entwicklung des betroffenen Arms die gesamte Motorik des kleinen Körpers und insbesondere die Haltung und das Achsenskelett im Auge haben (v. a. um eine Skoliose zu vermeiden), wird die Innenrotationsfehlstellung der Schulter häufig übersehen oder unterschätzt. Dabei kann durch einfache Dehnübungen mit passiver Außenrotation des Unterarms (nicht Supination!) bei einem am Rumpf angelegtem Oberarm (z. B. 3-mal täglich beim Wickeln für jeweils 5 min) nicht nur das Bewegungsausmaß gemessen werden, sondern durch die regelmäßige Dehnung des M. subscapularis das Gelenkgleichgewicht verbessert und eine operative Schulterlösung vermieden werden.

Auch das Gleichgewicht zwischen Ellenbogen-beuger und -strecker kann gestört sein, dies führt auf Dauer zu einem Streckdefizit im Ellenbogen. Mitunter besteht dann die Notwendigkeit einer nächtlichen Oberarmquengelschiene. Eine Fallhandstellung im Handgelenk sollte zumindest nachts durch eine kleine volare Unterarmlagerungsschiene kompensiert werden, zum einen um ein Überdehnen der sowieso geschwächten Handgelenkstrecksehnen zu vermeiden, zum anderen um den Nutzen der Fingerbeuger (Vorspannung bei Handgelenkstreckung) zu verbessern. Beidhändiges Üben ist für die Integration der betroffenen Extremität besonders wichtig (z. B. Ballspiele). Außerdem sollte neben den Übungen Kraftaufbau (Schwimmen fördert die Schultermuskulatur) freiwillig betrieben werden.

2.15.2 Physiotherapie nach Sekundäroperationen

Nach einer Sehnen- oder Muskelverlagerung ist meist für 6 Wochen die Ruhigstellung in einer Schiene erforderlich, da gerade Sehnennähte diese Ausheilzeit brauchen und in den letzten 2 Wochen rissgefährdet sind. Danach muss der Patient lernen, die neue Muskelfunktion anzusteuern, aber auch den neu beanspruchten Muskel zu kräftigen. An der Schulter erfordert dieser Kraftaufbau meist ein Jahr regelmäßiges Krafttraining, da z. B. bei der häufigen Verlagerung des ursprünglich innenrotierenden M. latissimus dorsi (im Grunde ein Stabilisator des „geraden Rückens" – also ein tonischer Muskel, der als „Dauerbrenner" ständig eine Basisaktivität unterhält) für die Außenrotation nun kurzfristig viel Kraft gegen die Schwerkraft erwartet wird (sog. „phasische" Aktivität) und diese einen Umbau der Binnenstruktur des Muskels erfordert. Langsame Muskelfasern müssen sich zu schnellen Fasern umwandeln, was immer mehrere Monate beansprucht.

Natürlich muss nach einer operativen Veränderung der Muskelkräfte auch wieder ein funktionelles Gleichgewicht hergestellt und am besten im Rahmen einer sportlichen Aktivität die entsprechende Muskelgruppe während des Wachstums bei Kraft gehalten werden.

2.15.3 Ergotherapie

Hier stehen übungstechnische Anwendungen mit Blick auf Alltagsaktivitäten und aufgabenorientiertes Arbeiten im Vordergrund. Verschiedene Konstruktionsspiele, Übungen zur Feinmotorik, Anleitung zur Bewältigung von alltäglichen Verrichtungen (kämmen, anziehen, knöpfen, Schuhe binden, Gebrauch von Messer und Gabel etc.) schaffen viele Aufgaben, die je nach Alter des Kindes und Bedarf zum Inhalt der Behandlungstermine werden. Zur Bewältigung dieser Aufgaben sind ein gewisses Grundalter und das Verständnis des kleinen Patienten erforderlich.

2.15.4 Forced use

Diese Therapieform für etwas größere und verständige Kinder versucht die betroffene Hand dadurch aufzuwerten, dass in der Therapiesitzung der gesunde Arm durch einen Handschuh oder einen Wickelverband aus dem Körperschema „weggenommen" wird, wodurch die kortikale Integration des betroffenen Arms verbessert werden soll. Diese Methode bleibt umstritten; viel hängt von der Bereitschaft zur Mitarbeit des Kindes ab.

2.15.5 Muskelaufbau und Sport

Neben eigentlicher Physiotherapie sind Maßnahmen zur vernünftigen Ernährung (Cave: Übergewicht für die bewegungsschwache Extremität!) und regelmäßiger Sport besonders bedeutsam. Bei der Wahl der Sportart ist die Nutzung der oberen Extremitäten besonders wichtig, ebenso der Aspekt der bimanuellen Nutzung. Sportarten wie Handball, Tennis oder Federball sind zwar für die Fitness gut, trainieren aber nur den gesunden Arm. Muskelaufbau ist auch bei teilgelähmter Muskulatur wie nach einer Plexusschädigung sehr wichtig, auch wenn bezüglich des Ziels Begrenzungen bestehen.

2.15.6 Soziale Integration

Kinder mit einer substanziellen Plexusparese werden mit und ohne Operation(en) funktionelle Einschränkungen behalten, die alle Lebensbereiche mehr oder weniger intensiv beeinträchtigen können („Behinderung"). Integration im Kindergarten, in der Schule, im Sport und später am Arbeitsplatz und bei allen sozialen Aktivitäten gilt zwar als selbstverständlich, erfordert aber viel Aufklärungsarbeit und praktische Übung. Auch wenn Plexuskinder ihr Leben in den allermeisten Fällen wirklich gut bewältigen, darf man die funktionalen Langzeitschäden nicht kleinreden – aber auch nicht als Damokles-Schwert für den Heranwachsenden falsch bewerten. Manche Berufe mit übermäßiger, langfristiger körperlicher Belastung sind nicht empfehlenswert. Es muss aber auch diskutiert werden, ob diese Mitmenschen mit dem Stempel einer „Behinderung" (GdB) in der Gesellschaft geführt werden sollen.

2.16 Beurteilung der postoperativen Resultate

Die einfachsten (aber nicht wissenschaftlichen bzw. objektiven) Beurteilungen erfolgen durch die Eltern, die sofort und permanent mit dem präoperativen Zustand vergleichen, durch die Physiotherapeuten und die größeren Kinder selbst. Nach jedem Eingriff können die Verbesserung eines aktiven und passiven Bewegungsausmaßes, des „range of motion", und ebenso die Kraftentwicklung (M3–M5) kurz- und langfristig erfasst werden. Auf der anderen Seite gibt es komplexe Testscores, die die Lebensqualität und den globalen Nutzen der Extremität untersuchen und ein Abbild des „Vernachlässigens" („neglect") des schwerstbetroffenen Arms liefern.

Prinzipiell gilt: Nur durch eine Basishandfunktion (sensibel und motorisch) wird das heranwachsende Kind den betroffenen Arm integrieren, d. h. täglich mit einsetzen, sodass der funktionellen Rekonstruktion gerade des Truncus inferior eine absolute Priorität zukommt, auch wenn die durch Transplantation erreichte Handfunktion weit hinter normalen Bewegungsmustern zurückbleibt.

Um die in der Literatur veröffentlichten Resultate und eigenen Ergebnisse nach 15-jähriger regelmäßiger operativer Tätigkeit in diesem Bereich zusammenzufassen, muss man die primäre Nervenrekonstruktion von den Sekundärverfahren klar trennen (und man sollte auch während der 2–3 Jahre dauernden Reinnervation keine Sekundäreingriffe mit Überlappung der Resultate durchführen).

2.16.1 Erfolge nach primärer Nervenrekonstruktion

Der postoperative Zugewinn an Funktion nach erneutem Ablauf der nervalen Regeneration (1 mm pro Tag bis zum Zielorgan) richtet sich nach der Schwere der Verletzung (beim Plexus: Anzahl der beteiligten Wurzeln, Abrisse oder Ausrisse) und dabei wesentlich nach der histologischen Qualität der proximalen Anschlussscheibe (Gehalt an neuen Nervenfasern versus Fibrose) sowie nach der Faserdichte der Überbrückungskabel und der mikrochirurgischen Qualität der Anschlüsse (Anastomosen). Vor allem Gilbert, Nesbitt und Danielsen (1999) haben allgemeine Aussagen zu postoperativen Resultaten bei oberer und kompletter Plexusparese getroffen, die aber nur bedingt einen Rückschluss auf einzelne Gelenkbewegungen (Schulter, Ellenbogen, Handgelenk und Hand) zulassen. Die meisten Publikationen berichten anhand einer retrospektiven persönlichen Operationsserie, wie ein Verfahren postoperativ eine bestimmte motorische Funktion aufwertet; eine detaillierte Beschreibung würde hier zu weit führen.

Was können wir global nach einer umfassenden Rekonstruktion erwarten? Nach einer oberen Läsion mit Rekonstruktion von C5/C6 durch Interponate und ggf. Nerventransfers: Schulterabduktion sowie -flexion aktiv 90–120°, ausreichende Außenrotation von etwa 50°, M. biceps M4 für eine „normale" Hand-zu-Mund-Bewegung, M. triceps M3 (falls C7 mitbetroffen), ein normal mobilisierbares Handgelenk und eine gesunde Hand.

Nach einer kompletten Läsion (meist stehen maximal 2 Wurzeln zur Interposition zur Verfügung) freuen wir uns schon über 50° Schulterabduktion, eine Außenrotation von 20°, M. biceps M3 mit Erreichen des Mundes, ein in Neutralstellung stabiles Handgelenk und einen globalen Faustschluss mit Daumenbeugung. Handgelenk- bzw. Fingerstreckung sind häufig verringert. Maillet und Romana (2009) berichteten, dass bei vollständiger Parese die Ergebnisse bezüglich Schulter- und Ellenbogenfunktion generell besser sind als die Handfunktion. Die Wegstrecke zur Reinnervation der Handmuskeln ist besonders lang, sodass besonders viel Geduld erforderlich ist, und in diesen schweren Fällen – oft mit Avulsionen – steht nur ein begrenztes Reservoir für einen Nerventransfer zur Verfügung.

Malessy und Pondaag (2014) operierten 34 Patienten mit einer Neurotmesis von C5 und einer Avulsion von C6. Sie rekonstruierten dabei die Wurzel C5 und leiteten die Wurzel C6 auf die Wurzel C5 um. Durch diese komplexe Operation konnte die Funktion im Ellenbogengelenk gut wiederhergestellt werden. Die Funktion im Schultergelenk war mit dieser Technik nur in 30 % der Fälle zufriedenstellend.

Für die adäquate Schulter-Arm-Hand-Funktion ist nicht nur die Wiederherstellung der motorischen Komponente entscheidend, sondern auch die Wiederherstellung der Sensibilität. Anand und Birch (2002) konnten zeigen, dass mit der Wiedererlangung motorischer Funktionalitäten auch die sensorische Funktion zurückkehrt. Mittels Sensibilitäts- und Schweißtests fanden sie bei 16 von 20 operierten Kindern eine weitgehend normalisierte Sensibilität.

2.16.2 Ergebnisse von Sekundäreingriffen

Liegt eine Innenrotationsfehlstellung der Schulter vor, so kann in einem Alter bis zu 2 Jahren durch eine operative Lösung eine Verbesserung der passiven Außenrotationsfähigkeit bei angelegtem Oberarm um etwa 50° erwartet werden; die Hälfte dieser operierten Kinder entwickelt anschließend eine aktive Außenrotation!

Die meisten Muskelverlagerungen werden an der Schulter oder zum Bizepsersatz durchgeführt; hier können global Bewegungsausmaßverbesserungen von 50–80° erwartet werden (Übersicht und weiterführende Literatur bei Bahm 2004).

Kontrakturlösungen an Unterarm und Hand sowie gezielte Sehnen- bzw. Muskeltransfers in diesem Bereich dienen weniger der Kraftverbesserung, sondern einer verbesserten Handstellung und globalen Nutzung des Greiforgans. Wir bemühen uns, diese Eingriffe bis zur Einschulung abzuschließen, was natürlich nur bei den seit früher Kindheit betreuten Patienten plan- und durchführbar ist.

Wesentlicher Aspekt bei den Sekundäreingriffen ist neben einer Erhaltung bzw. Verbesserung der Gelenkkongruenz (v. a. am Glenohumeralgelenk, aber auch z. B. am Radiusköpfchen) das „Austarieren" der immer als Wechselspiel zwischen Agonist und Antagonist funktionierenden besonders wichtigen Bewegungen: die Abduktion/Flexion der Schulter und deren Außenrotationsfähigkeit, Kraft und Bewegungsausmaß der Ellenbogenbeuger („Hand zu Mund"), die Stabilisierung des Handgelenks in Neutralstellung unter Ausnutzung des Tenodeseeffekts, ein kraftvoller Faustschluss und ein mögliches Öffnen/Loslassen der Finger, wobei neben etwas Supination vor allem eine gute aktive Pronation des Unterarms (die am häufigsten genutzte Handstellung) von Belang sind.

Jenseits der Pubertät wird nur noch selten operiert, um extreme Einschränkungen zu lindern. Muskeltransfers in dieser Altersgruppe (und häufiger auch „Gewichtsklasse"!) erlauben selten einen adäquaten Funktionszuwachs, da die nicht mitgewachsene Muskelmasse den vergrößerten Arm nur noch unzureichend besser mobilisieren kann. Außerdem sinkt die Compliance für Physiotherapie, und die Kinder haben sich meist sehr gut auf das Funktionsdefizit mit Kompensationsbewegungen und Hilfsmitteln eingestellt.

Ein vermehrt auftretendes Problem sind Schulterschmerzen bei jungen Erwachsenen, die interdisziplinär von Plexuschirurgen und erfahrenen Schulterorthopäden konservativ oder entlastend operativ (arthroskopische Akromioplastik) behandelt werden müssen.

Kommt es frühzeitig zu keiner klinischen Verbesserung der Armfunktion, muss man mit zunehmender Zeitdauer davon ausgehen, dass die Chance auf eine spontane Ausheilung immer geringer wird. Gilbert und Tassin (1984) berichteten, dass 32 % der von ihnen untersuchten Kinder mit Plexusparese eine komplette Ausheilung erfahren hatten. Bei diesen Patienten kam es relativ rasch zu einer Verbesserung der Armbeweglichkeit, insbesondere zu einer Erholung der Muskelfunktion des M. deltoideus und des M. biceps bereits bis zu einem Lebensalter unter 2 Monaten. 43 % ihrer Patienten zeigten keine vollständige Wiederherstellung der Funktion. Diese Gruppe war durch einen langsamen Fortschritt charakterisiert, insbesondere war die Bizepsfunktion bis zum Alter von 6 Monaten noch nicht wiederhergestellt. Die Patienten der Gruppe mit Horner-Syndrom hatten praktisch keine Chance auf eine Spontanheilung. Auch andere Untersuchungen (Pondaag et al. 2004) bestätigen, dass eine frühe Verbesserung der Funktionalität auch mit einer deutlich höheren Wahrscheinlichkeit verbunden ist, dass es zu einer vollständigen Ausheilung kommt.

Gordon et al. (1973) berichteten, dass Patienten mit einer vollständigen Wiederherstellung der Funktion diese bereits in den ersten 4 Monaten nach der Geburt erlangt hatten. Bennet und Harrold (1976) berichteten, dass Kinder mit vollständiger Funktionswiederherstellung bereits in den ersten 2 Wochen deutliche Zeichen der Funktionsverbesserung aufwiesen.

In der Literatur herrscht Einigkeit darin, dass Kinder mit einer schweren Form der Plexusparese entsprechend Gruppe III und IV der Klassifikation nach Narakas einer chirurgischen Intervention bedürfen, um frühzeitig eine Funktionsverbesserung herbeiführen zu können. Bei den leichteren Formen ist die Auffassung der Plexuschirurgen nicht ganz einheitlich. Nehme et al. (2002) und Marcus und Clarke (2003) empfehlen den Cookie-Test zur Abschätzung einer Operationsnotwendigkeit. Im Alter von 9 Monaten erhält das Kind einen Keks in die betroffene Hand. Wenn das Kind dann nicht in der Lage ist, diesen Keks zum Mund zu führen, liegt nach ihrer Auffassung eine Situation vor, in der eine operative Revision durchgeführt werden soll. Bertelli und Ghizoni (2004) empfehlen einen Handtuchtest, bei dem Kinder im Alter von 6 Monaten ein kleines Handtuch auf das Gesicht gelegt bekommen. Normalerweise sind Kinder in diesem Alter sofort in der Lage, dieses Handtuch vom Gesicht zu ziehen. Gelingt dies nicht, ist eine operative Revision des Plexus brachialis sinnvoll. Gilbert (1995) empfiehlt bereits eine Abschätzung im Alter von 3 Monaten.

Ist dann die Bizepsfunktion noch nicht wiederhergestellt, empfiehlt er die operative Revision des Plexus brachialis.

Die operativen Ergebnisse primärer und sekundärer Rekonstruktionsverfahren bei Plexusparesen werden naturgemäß stark von der Ausgangssituation und dem Schweregrad des Traumas beeinflusst. Shenaq et al. (2005) berichteten über 282 Kinder mit Parese des Plexus brachialis mit einer mittleren Nachbeobachtungszeit von 5 Jahren. 75 % dieser Kinder hatten gute oder exzellente Resultate nach der Operation. Gilbert (1995) und Gilbert et al. (2006) berichteten über 436 Patienten mit einer Nervenrekonstruktion und anschließenden sekundären Eingriffen. In der Gruppe I nach Narakas kam es in 80 % zu guten oder exzellenten Ergebnissen der Schulterfunktion, in der Gruppe II noch zu 61 %. Der Nachbeobachtungszeitraum betrug 4 Jahre. Die Funktion des Ellenbogengelenks konnte in beiden Gruppen in allen Fällen als „gut" bewertet werden, und auch in den Schweregradstadien III und IV kam es noch bei 81 % zu guten Resultaten.

Birch et al. (2005) berichteten nach chirurgischer Behandlung bei Wiederherstellung der Wurzel C5 über 33 % gute Resultate und 48 % mäßige Resultate in Bezug auf die Wiederherstellung der Schulterfunktion. Bei der Wurzel C6 kam es zu 55 % guten und 26 % mäßigen Resultaten. Bei den C7-Operationen kam es überwiegend nur zu ungünstigen Resultaten, nur 24 % aller Patienten erreichten eine volle Streckung im Handgelenk. Bei Patienten mit Läsionen der Segmente C8 und Th1 konnten 57 % gute und 36 % mäßige Resultate erreicht werden.

Haerle und Gilbert (2004) fanden bei 98 Patienten mit einer vollständigen Plexusläsion bei der primären Nervenchirurgie 75 % schlechte Resultate, konnten aber durch Sekundäreingriffe immerhin in 44 % gute oder exzellente Funktionsergebnisse in Bezug auf die Schulterfunktion und 68 % gute oder exzellente Ergebnisse im Hinblick auf die Ellenbogenfunktion erzielen. In Bezug auf die Ellenbogenfunktion ließ sich durch weitere Eingriffe sogar eine gute Flexion in 81 % der Fälle erreichen. Bei 35 % der Kinder konnte eine sinnvolle Handfunktion nach Nervenrekonstruktion erreicht werden, durch Sekundäreingriffe konnte dann insgesamt in 76 % der Fälle eine sinnvolle Funktion der Hand erzielt werden.

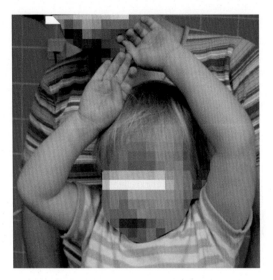

Abb. 2.41 Funktionelles Resultat nach Wurzelausriss C6 und Transplantat C5

Gibon et al. (2015) berichteten über 10 Kinder mit Avulsionen der Nervenwurzeln C5 und C6, die sie operiert hatten. Es erfolgte eine Umleitung der Wurzel C7 auf den durch die Avulsion funktionslosen Truncus superior. 9 Kinder konnten über mehr als 12 Monate nachuntersucht werden. Nach 6 Jahren war die Flexion im Ellenbogengelenk über mehr als 130° bei allen Kindern möglich, und die motorische Funktion entsprach immer mindestens M3.

Für alle Operationsverfahren fehlen allerdings bis heute prospektive Vergleichsstudien zu Operation versus konservative Behandlung. Wahrscheinlich werden derartige Untersuchungen aus ethischen Gründen auch nicht durchführbar sein, weil die Daten der Plexuschirurgie zumindest für schwere Fälle so gute Ergebnisse liefern, dass ein konservatives Vorgehen schwierig vertretbar wäre. Pondaag und Malessy (2014) ziehen in einer aktuellen Übersichtsarbeit die Schlussfolgerung, dass bisher keine einzige Arbeit ausreichend wissenschaftliche Power besitze, um daraus die Schlussfolgerung zu ziehen, die operative Therapie sei der konservativen Behandlung überlegen. Allerdings wird in den meisten in dieser Übersicht ausgewerteten Veröffentlichungen beschrieben, dass bei fehlender Funktionsverbesserung in den ersten Lebensmonaten gute Resultate mittels Plexuschirurgie resultieren.

Insgesamt sind die Ergebnisse der Plexuschirurgie so gut, dass allen Eltern, deren Kinder eine Plexusparese ohne Tendenz zur spontanen Funktionsverbesserung aufweisen, eine Vorstellung bei einem erfahrenen Plexuschirurgen dringend angeraten werden muss. Bei persistierender Parese kommt es zu fatalen Folgeerscheinungen an den betroffenen Gelenken, die das Leben des Kindes zusätzlich schwer beeinträchtigen. Durch die rechtzeitige chirurgische Intervention können diese Verläufe abgewendet und zumindest stark abgemildert werden.

Welche Ergebnisse auch bei ungünstiger Ausgangssituation erreichbar sind, verdeutlicht ◘ Abb. 2.41. Sie zeigt das postoperative Resultat zum Befund der ◘ Abb. 2.10. Das Kind mit Wurzelausriss C6 kann durch die Umleitungsoperation die Arme über den Kopf heben, und auf der betroffenen rechten Seite hat sich eine sehr gute Funktionalität eingestellt, die ohne Operation definitiv nicht erreichbar gewesen wäre.

Die nicht operativen Therapieansätze mittels Physiotherapie in den verschiedenen Formen können nur als ergänzende Maßnahme zur Überbrückung bis zu einer operativen Intervention oder zur Stabilisierung des Operationserfolgs im Anschluss an einen operativen Eingriff empfohlen werden. Als alleinige Therapiemaßnahme sind sie zumindest bei den schwereren Verlaufsformen ohne Tendenz zur spontanen Ausheilung der operativen Intervention deutlich unterlegen. Dies gilt z. B. auch für den Einsatz von Botulinumtoxin (Ezaki et al. 2010, Michaud et al. 2014), mit dem einzelne Muskelgruppen gezielt ausgeschaltet werden können, um eine muskuläre Imbalance oder Kontraktionen zu vermeiden. Die Therapie muss in Abständen wiederholt werden und kann nach Überzeugung der Autoren nicht als echte Alternative zu chirurgischen Interventionsmaßnahmen gesehen werden.

Literatur

Acker DB, Gregory KD, Sachs BP, Friedman EA (1988) Risk factors for Erb-Duchenne palsy. Obstetrics and Gynecology 71 (3 Pt 1): 389–92

Adson A (1922) The gross pathology of brachial plexus injuries. Surg Gynecol Obstet, 34, 351–357

Al-Qattan MM (2003) Obstetric brachial plexus palsy associated with breech delivery. Annals of Plastic Surgery 51 (3): 257–64; discussion 265

Al-Qattan MM, al-Kharfy TM (1996) Obstetric brachial plexus injury in subsequent deliveries. Annals of Plastic Surgery 37 (5): 545–8

Al-Qattan MM, Clarke HM, Curtis CG (1994) The prognostic value of concurrent clavicular fractures in newborns with obstetric brachial plexus palsy. Journal of Hand Surgery (Edinburgh, Scotland) 19 (6): 729–30

Al-Qattan MM, Clarke HM, Curtis CG (1995) Klumpke's birth palsy. Does it really exist? Journal of Hand Surgery (Edinburgh, Scotland) 20 (1): 19–23

Al-Qattan MM, El-Sayed AAF, Al-Zahrani AY, Al-Mutairi SA, Al-Harbi MS, Al-Mutairi AM, Al-Kahtani FS (2010) Obstetric brachial plexus palsy: a comparison of affected infants delivered vaginally by breech or cephalic presentation. The Journal of Hand Surgery, European Volume 35 (5): 366–9

Alexander JM, Leveno KJ, Hauth J, Landon MB, Thom E, Spong CY, Gabbe SG (2006) Fetal injury associated with cesarean delivery. Obstetrics and Gynecology 108 (4): 885–90

Alfonso DT (2011) Causes of neonatal brachial plexus palsy. Bulletin of the NYU Hospital for Joint Diseases 69 (1): 11–6

Alfonso I, Alfonso DT, Price AE, Grossman JAI (2008) Cortical dysplasia and obstetrical brachial plexus palsy. Journal of Child Neurology 23 (12): 1477–80

Alfonso I, Palomino JA, DeQuesada G, Muniz I, Feingold M (1984) Picture of the month. Congenital varicella syndrome. American Journal of Diseases of Children (1960): 138 (6): 603–4

Alfonso I, Papazian O, Prieto G, Alfonso DT, Melnick SJ (2000) Neoplasm as a cause of brachial plexus palsy in neonates. Pediatric Neurology 22 (4): 309–11

Alfonso I, Papazian O, Shuhaiber H, Yaylali I, Grossman JAI (2004) Intrauterine shoulder weakness and obstetric brachial plexus palsy. Pediatric Neurology 31 (3): 225–7

Allen RH, Adler DG (2002) Severe brachial plexus injury in the posterior arm: An alternative explanation. American Journal of Obstetrics and Gynecology 186 (6): 1377–8; author reply 1378

Allen RH, Gurewitsch ED (2005) Temporary Erb-Duchenne palsy without shoulder dystocia or traction to the fetal head. Obstetrics and Gynecology 105 (5 Pt 2): 1210–2

Allen RH, Sorab J, Gonik B (1991) Risk factors for shoulder dystocia: an engineering study of clinician-applied forces. Obstetrics and Gynecology, 77 (3): 352–5

Allen RH, Bankoski BR, Butzin CA, Nagey DA (1994) Comparing clinician-applied loads for routine, difficult, and shoulder dystocia deliveries. American Journal of Obstetrics and Gynecology 171 (6): 1621–7

Allen RH, Cha SL, Kranker LM, Johnson TL, Gurewitsch ED (2007) Comparing mechanical fetal response during descent, crowning, and restitution among deliveries with and without shoulder dystocia. American Journal of Obstetrics and Gynecology 196 (6): 539.e1–5

Alsubhi FS, Althunyan AM, Curtis CG, Clarke HM (2011) Radial nerve palsy in the newborn: a case series. Canadian Medical Association Journal 183 (12): 1367–70

American College of Obstetricians and Gynecologists (2014) Executive summary: Neonatal brachial plexus palsy. Report of the American College of Obstetricians and Gynecologists' Task Force on Neonatal Brachial Plexus Palsy. Obstetrics and Gynecology 123 (4): 902–4

Anand P, Birch R (2002) Restoration of sensory function and lack of long-term chronic pain syndromes after brachial plexus injury in human neonates. Brain 125 (Pt 1): 113–22

Assmus H, Antoniadis G (2008) Nervenkompressionssyndrome. Darmstadt: Steinkopff

Auer T, Pinter S, Kovacs N, Kalmar Z, Nagy F, Horvath RA, Janszky J (2009) Does obstetric brachial plexus injury influence speech dominance? Annals of Neurology 65 (1): 57–66

Aydin A, Ozkan T, Onel D (2004) Does preoperative abduction value affect functional outcome of combined muscle transfer and release procedures in obstetrical palsy patients with shoulder involvement? BMC Musculoskelet Disord 5:25

Backe B, Magnussen EB, Johansen OJ, Sellaeg G, Russwurm H (2008) Obstetric brachial plexus palsy: a birth injury not explained by the known risk factors. Acta Obstetricia et Gynecologica Scandinavica 87 (10): 1027–32

Bahm J (2003) Obstetric brachial plexus palsy–clinics, pathophysiology and surgical treatment] Handchirurgie, Mikrochirurgie, Plastische Chirurgie 35 (2): 83–97

Bahm J (2004) Secondary procedures in obstetric brachial plexus lesions. Handchirurgie, Mikrochirurgie, Plastische Chirurgie 36 (1): 37–46

Bahm, J, Noaman, H, Becker, M (2005) The dorsal approach to the suprascapular nerve in neuromuscular reanimation for obstetric brachial plexus lesions. Plastic and Reconstructive Surgery, 115 (1): 240–4

Bahm J, Ocampo-Pavez C, Noaman H (2007) Microsurgical technique in obstetric brachial plexus repair: a personal experience in 200 cases over 10 years. Journal of Brachial Plexus and Peripheral Nerve Injury 2: 1

Bahm J, Ocampo-Pavez C, Disselhorst-Klug C, Sellhaus B, Weis J (2009) Obstetric brachial plexus palsy: treatment strategy, long-term results, and prognosis. Deutsches Ärzteblatt International 106 (6): 83–90

Becker MHJ, Lassner F, Bahm J, Ingianni G, Pallua N (2002) The cervical rib. A predisposing factor for obstetric brachial plexus lesions. The Journal of Bone and Joint Surgery, British Volume 84 (5): 740–3

Bennet GC, Harrold AJ (1976) Prognosis and early management of birth injuries to the brachial plexus. British Medical Journal 1 (6024): 1520–1

Bertelli JA, Ghizoni MF (2004) The towel test: a useful technique for the clinical and electromyographic evaluation of obstetric brachial plexus palsy. Journal of Hand Surgery (Edinburgh, Scotland) 29 (2): 155–8

Birch R (2011) Birth lesions of the brachial plexus. In: Birch R (ed) Surgical disorders of the peripheral nerves, 2nd ed. London: Springer, pp 429–481

Birch R, Ahad N, Kono H, Smith S (2005) Repair of obstetric bra-
    chial plexus palsy: results in 100 children. The Journal of
    Bone and Joint Surgery, British Volume 87 (8): 1089–95
Birch R, Bonney G, Wynn Parry C (1998) Birth lesions of the
    brachial plexus. In Surgical disorders of the peripheral
    nerves. London: Churchill Livingstone, pp 209–233
Bisinella GL, Birch R, Smith SJM (2003) Neurophysiological
    prediction of outcome in obstetric lesions of the brachial
    plexus. Journal of Hand Surgery (Edinburgh, Scotland) 28
    (2): 148–52
Bowerson M, Nelson VS, Yang LJ-S (2010) Diaphragmatic
    paralysis associated with neonatal brachial plexus palsy.
    Pediatric Neurology 42 (3): 234–6
Brunelli GA, Brunelli GR (1991) A fourth type of brachial plexus
    lesion: the intermediate (C7) palsy. Journal of Hand Sur-
    gery (Edinburgh, Scotland) 16 (5): 492–4
Chang KW-C, Yang LJ-S, Driver L, Nelson VS (2014) High pre-
    valence of early language delay exists among toddlers
    with neonatal brachial plexus palsy. Pediatric Neurology
    51 (3): 384–9
Chater M, Camfield P, Camfield C (2004) Erb's palsy – Who is to
    blame and what will happen? Paediatrics & Child Health
    9 (8): 556–560
Clay SA (1982) Osteomyelitis as a cause of brachial plexus
    neuropathy. American Journal of Diseases of Children 136
    (12): 1054–6
Crofts JF, Ellis D, James M, Hunt LP, Fox R, Draycott T J (2007)
    Pattern and degree of forces applied during simulation
    of shoulder dystocia. American Journal of Obstetrics and
    Gynecology 197 (2): 156.e1–6
Curtis C, Stephens D, Clarke HM, Andrews D (2002) The active
    movement scale: an evaluative tool for infants with obst-
    etrical brachial plexus palsy. The Journal of Hand Surgery
    27 (3): 470–8
David M (2009) Zwischen Mythos und Wahrheit – Eduard
    Arnold Martin und die Geburt des späteren Kaiser
    Wilhelm des II. Retrieved from http://www.ggg-b.
    de/_download/unprotected/david_m_entbindung_
    kaiser_wilhelm_2.pdf
De Turckheim MC, Claver, JM, Paira M (1991) Costal exostoses,
    complicated in the neonatal period, by brachial plexus
    paralysis. A distinct entity of exostoses? Annales de Pédia-
    trie 38 (1): 23–5
Deering SH, Weeks L, Benedetti T (2011) Evaluation of force
    applied during deliveries complicated by shoulder dysto-
    cia using simulation. American Journal of Obstetrics and
    Gynecology 204 (3): 234.e1–5
Desurkar A, Mills K, Pitt M, Jan W, Sinisi M, Male I, Wraige E
    (2011) Congenital lower brachial plexus palsy due to
    cervical ribs. Dev Med Child Neurol 53 (2): 188–190
Dunn DW, Engle WA (1985) Brachial plexus palsy: intrauterine
    onset. Pediatric Neurology 1 (6): 367–9
Ecker JL, Greenberg JA, Norwitz ER, Nadel AS, Repke JT (1997)
    Birth weight as a predictor of brachial plexus injury.
    Obstetrics and Gynecology 89 (5 Pt 1): 643–7
Evans-Jones G, Kay SPJ, Weindling AM, Cranny G, Ward A,
    Bradshaw A, Hernon C (2003) Congenital brachial palsy:

incidence, causes, and outcome in the United Kingdom
    and Republic of Ireland. Archives of Disease in Childhood.
    Fetal and Neonatal Edition 88 (3): F185–9
Ezaki M, Malungpaishrope K, Harrison RJ, Mills JK, Oishi SN,
    Delgado M, Browne RH (2010) Onabotulinum toxin A
    injection as an adjunct in the treatment of posterior
    shoulder subluxation in neonatal brachial plexus palsy.
    The Journal of Bone and Joint Surgery, American Volume
    92 (12): 2171–7
Gabriel SR, Thometz JG, Jaradeh S (1996) Septic arthritis asso-
    ciated with brachial plexus neuropathy. A case report. The
    Journal of Bone and Joint Surgery, American Volume 78
    (1): 103–5
Gasim T, Al Jama FE, Rahman MS, Rahman J (2014) Multiple
    repeat cesarean sections: operative difficulties, maternal
    complications and outcome. The Journal of Reproductive
    Medicine 58 (7-8): 312–8
Geutjens G, Gilbert A, Helsen K (1996) Obstetric brachial
    plexus palsy associated with breech delivery. A different
    pattern of injury. The Journal of Bone and Joint Surgery,
    British Volume 78 (2): 303–6
Gherman R (1998) Catastrophic shoulder dystocia–what is the
    etiology? American Journal of Obstetrics and Gynecology
    178 (2): 417
Gherman RBC (2014) Task force on neonatal brachial plexus
    palsy. Washington: The American College of Obstetricians
    and Gynecologiscts
Gherman RB, Goodwin TM (1998) Shoulder dystocia. Current
    Opinion in Obstetrics & Gynecology 10 (6): 459–63
Gherman RB, Goodwin TM, Ouzounian JG, Miller DA, Paul RH
    (1997) Brachial plexus palsy associated with cesarean
    section: an in utero injury? American Journal of Obstetrics
    and Gynecology 177 (5): 1162–4
Gherman RB, Ouzounian JG, Goodwin TM (1999) Brachial ple-
    xus palsy: an in utero injury? American Journal of Obst-
    etrics and Gynecology 180 (5): 1303–7
Gherman RB, Ouzounian JG, Satin AJ, Goodwin TM, Phelan
    JP (2003) A comparison of shoulder dystocia-associated
    transient and permanent brachial plexus palsies. Obst-
    etrics and Gynecology, 102 (3): 544–8
Gherman RB, Chauhan S, Ouzounian JG, Lerner H, Gonik B,
    Goodwin TM (2006) Shoulder dystocia: the unpreventable
    obstetric emergency with empiric management guideli-
    nes. American Journal of Obstetrics and Gynecology 195
    (3): 657–72
Gibon E, Romana C, Vialle R, Fitoussi F (2015) Isolated
    C5-C6 avulsion in obstetric brachial plexus palsy
    treated by ipsilateral C7 neurotization to the upper
    trunk: outcomes at a mean follow-up of 9 years.
    The Journal of Hand Surgery European Volume.
    doi:10.1177/1753193415593493
Gilbert A (1995) Long-term evaluation of brachial plexus
    surgery in obstetrical palsy. Hand Clinics 11 (4): 583–94;
    discussion 584–5
Gilbert A, Raimondi P (1996) Evaluation of results of in obst-
    etric plexus palsy. The elbow. International meeting on
    obstetric brachial plexus palsy. Heerlen, NL

Gilbert A, Tassin JL (1984) Surgical repair of the brachial plexus in obstetric paralysis. Chirurgie; Mémoires de l'Académie de Chirurgie 110 (1): 70–5

Gilbert A, Whitaker I (1991) Obstetrical brachial plexus lesions. Journal of Hand Surgery (Edinburgh, Scotland) 16 (5): 489–91

Gilbert WM, Nesbitt TS, Danielsen B (1999) Associated factors in 1611 cases of brachial plexus injury. Obstetrics and Gynecology, 93 (4): 536–40

Gilbert A, Pivato G, Kheiralla T (2006) Long-term results of primary repair of brachial plexus lesions in children. Microsurgery 26 (4): 334–42

Giunta R, Enders A, Lukas B, Marton M, Müller-Felber W (2010) Geburtstraumatische Armplexusparesen. Monatsschr Kinderheilk 158: 262–272

Gonik B, Hollyer VL, Allen R (1991) Shoulder dystocia recognition: differences in neonatal risks for injury. American Journal of Perinatology 8 (1): 31–4

Gonik B, McCormick EM, Verweij BH, Rossman KM, Nigro MA (1998) The timing of congenital brachial plexus injury: a study of electromyography findings in the newborn piglet. American Journal of Obstetrics and Gynecology 178 (4): 688–95

Gonik B, Zhang N, Grimm MJ (2003) Prediction of brachial plexus stretching during shoulder dystocia using a computer simulation model. American Journal of Obstetrics and Gynecology 189 (4): 1168–72

Gordon M, Rich H, Deutschberger J, Green M (1973) The immediate and long-term outcome of obstetric birth trauma. I. Brachial plexus paralysis. American Journal of Obstetrics and Gynecology 117 (1): 51–6

Grobman WA (2014) Shoulder dystocia: simulation and a team-centered protocol. Seminars in Perinatology 38 (4): 205–9

Gurewitsch ED, Johnson E, Hamzehzadeh S, Allen RH (2006) Risk factors for brachial plexus injury with and without shoulder dystocia. American Journal of Obstetrics and Gynecology 194 (2): 486–92

Haerle M (1997) Standardization of evaluation and classification of disability manifestations in traumatic brachial plexus birth injury-induced paralysis. Der Orthopäde 26 (8): 719–22

Haerle M, Gilbert A (2004) Management of complete obstetric brachial plexus lesions. Journal of Pediatric Orthopedics 24 (2): 194–200

Hammad IA, Chauhan SP, Gherman RB, Ouzounian JG, Hill JB, Abuhamad AZ (2013) Neonatal brachial plexus palsy with vaginal birth after cesarean delivery: a case-control study. American Journal of Obstetrics and Gynecology 208 (3): 229.e1–5

Hankins GD, Clark SL (1995) Brachial plexus palsy involving the posterior shoulder at spontaneous vaginal delivery. American Journal of Perinatology 12 (1): 44–5

Hankins GDV, Clark SM, Munn MB (2006) Cesarean section on request at 39 weeks: impact on shoulder dystocia, fetal trauma, neonatal encephalopathy, and intrauterine fetal demise. Seminars in Perinatology 30 (5): 276–87

Hitschold T (2013) Schulterdystokie und konnatale Armplexusparese. Kommentar: Neuere Studien entlasten Geburtshelfer nicht. Frauenarzt 54 (12): 1178–1180

Jacoby MG (2008) The birth of Kaiser William II (1859–1941) and his birth injury. Journal of Medical Biography 16 (3): 178–83

Jain V, Sebire NJ, Talbert DG (2005) Kaiser Wilhelm syndrome: obstetric trauma or placental insult in a historical case mimicking Erb's palsy. Medical Hypotheses 65 (1): 185–91

Jennett RJ, Tarby TJ (2001) Disuse osteoporosis as evidence of brachial plexus palsy due to intrauterine fetal maladaptation. American Journal of Obstetrics and Gynecology 185 (1): 236–237

Jennett RJ, Tarby TJ, Kreinick CJ (1992) Brachial plexus palsy: an old problem revisited. American Journal of Obstetrics and Gynecology 166 (6 Pt 1): 1673–6; discussion 1676–7

Joseph JR, DiPietro MA, Somashekar D, Parmar HA, Yang LJS (2014) Ultrasonography for neonatal brachial plexus palsy. Journal of Neurosurgery. Pediatrics 14 (5): 527–31

Kaplanoglu M, Karateke A, Un B, Akgor U, Baloğlu A (2014) Complications and outcomes of repeat cesarean section in adolescent women. International Journal of Clinical and Experimental Medicine 7 (12): 5621–8

Kehrer E (1934) Die Armlähmungen bei Neugeborenen. Stuttgart: Enke

Koenigsberger M (1980) Brachial plexus palsy at birth: Intrauterine or due to delivery trauma? Annals of Neurol 8 (2): 228

Krause M, Feige A (2000) Damage to the brachial plexus in vaginal delivery from breech presentation – correlation with reducing the extended arm. Zeitschrift für Geburtshilfe und Neonatologie 204 (6): 224–8

Kreitzer M, O'Leary J (2009) Brachial Plexus injury at Cesarean Section. In: O'Leary J (ed) Shoulder dystocia and birth injury, 3rd ed. Totowa, USA: Humana Press, pp 249–255

Kretschmer T, Antoniadis G, Assmus H (2014) Nervenchirurgie. Heidelberg: Springer

Lassner F, Becker M, Antoniadis G, Kretschmer T (2014) Verletzungen des Plexus brachialis. In: Kretscher T, Antoniadis G, Assmus H (eds) Nervenchirurgie. Heidelberg: Springer, pp 183–226

Lerner HM, Salamon E (2008) Permanent brachial plexus injury following vaginal delivery without physician traction or shoulder dystocia. American Journal of Obstetrics and Gynecology 198 (3): e7–e8

Lipscomb KR, Gregory K, Shaw K (1995) The outcome of macrosomic infants weighing at least 4500 grams: Los Angeles County and University of Southern California experience. Obstetrics and Gynecology 85 (4): 558–64

Lucas JW, Holden KR, Purohit DM, Cure JK (1995) Neonatal hemangiomatosis associated with brachial plexus palsy. Journal of Child Neurology 10 (5): 411–3

Maillet M, Romana C (2009) Complete obstetric brachial plexus palsy: surgical improvement to recover a functional hand. Journal of Children's Orthopaedics 3 (2): 101–8

Malessy MJA, Pondaag W (2014) Neonatal brachial plexus palsy with neurotmesis of C5 and avulsion of C6: supraclavicular reconstruction strategies and outcome. The Journal of Bone and Joint Surgery, American Volume 96 (20): e174

Mallet J (1972) Obstetrical paralysis of the brachial plexus. II. Therapeutics. Treatment of sequelae. Results of different therapeutic technics and indications. Revue de Chirurgie Orthopédique et Réparatrice de L'appareil Moteur 58 (Suppl 1): 192–6

Marcus JR, Clarke HM (2003) Management of obstetrical brachial plexus palsy evaluation, prognosis, and primary surgical treatment. Clinics in Plastic Surgery 30 (2): 289–306

McBride MT, Hennrikus WL, Mologne TS (1998) Newborn clavicle fractures. Orthopedics 21 (3): 317–9; discussion 319–20

McFarland LV, Raskin M, Daling JR, Benedetti TJ (1986) Erb/Duchenne's palsy: a consequence of fetal macrosomia and method of delivery. Obstetrics and Gynecology 68 (6): 784–8

McNally E, Sandin B, Wilkins R (1990) The ossification of the costal element of the seventh cervical vertebra with particular reference to cervical ribs. J Anat 170: 125–129

Medical Research Council of the United Kingdom (1980) Aids to the Examination of the Peripheral Nervous System. Memorandum No 45

Metaizeau JP, Gayet C, Plenat F (1979) Brachial plexus birth injuries. An experimental study (author's transl). Chirurgie Pédiatrique 20 (3): 159–63

Michaud LJ, Louden EJ, Lippert WC, Allgier AJ, Foad SL, Mehlman CT (2014) Use of botulinum toxin type A in the management of neonatal brachial plexus palsy. PM & R, The Journal of Injury, Function, and Rehabilitation 6 (12): 1107–19

Millesi H (1992) Einteilung der Nervenschäden. In: Millesi H (ed) Chirurgie der peripheren Nerven. München: Urban & Schwarzenberg

Mollberg, M, Lagerkvist, A-L, Johansson, U, Bager, B, Johansson, A, Hagberg, H (2008) Comparison in obstetric management on infants with transient and persistent obstetric brachial plexus palsy. Journal of Child Neurology 23 (12): 1424–32

Mollberg M, Wennergren M, Bager B, Ladfors L, Hagberg H (2007) Obstetric brachial plexus palsy: a prospective study on risk factors related to manual assistance during the second stage of labor. Acta Obstetricia et Gynecologica Scandinavica 86 (2): 198–204

Mollica F, Volti SL, Grasso A, De Simone D (1991) Familial congenital brachial palsy. American Journal of Medical Genetics 41 (3): 322–324

Monod C, Voekt CA, Gisin M, Gisin S, Hoesli IM (2014) Optimization of competency in obstetrical emergencies: a role for simulation training. Archives of Gynecology and Obstetrics 289 (4): 733–8

Morris W (1955) Shoulder dystocia. Newcastle-Upon-Tyne Obstetrical Gynaecological Society. J Obstet Gynaecol Brit Empire 62: 302–306

Mumenthaler M, Stöhr M, Müller-Vahl H (2007) Läsionenperipherer Nerven und radikuläre Syndrome, 9. Aufl. Stuttgart: Thieme

Naqvi AH, Alfonso DT, Flores P, Grossman JAI, Restrepo R, Alfonso I (2008) Resolution of brachial plexus palsy due to hemangioma after intravenous corticosteroid therapy. Journal of Child Neurology 23 (8): 956–8

Narakas AO (1986) Injuries of the brachial plexus. In: Bora FJ (ed) The pediatric upper extremity: diagnosis and management. Philadelphia: Saunders, pp 247–258

Narakas AO (1987) Obstetrical brachial plexus injuries. In: Lamb D (ed) The paralysed hand. Edinburgh: Churchill Livingstone, pp 116–135

Nehme A, Kany J, Sales-De-Gauzy J, Charlet JP, Dautel G, Cahuzac JP (2002) Obstetrical brachial plexus palsy. Prediction of outcome in upper root injuries. Journal of Hand Surgery (Edinburgh, Scotland) 27 (1): 9–12

Nocon JJ, McKenzie DK, Thomas LJ, Hansell RS (1993) Shoulder dystocia: an analysis of risks and obstetric maneuvers. American Journal of Obstetrics and Gynecology 168 (6 Pt 1): 1732–7; discussion 1737–9

O'Leary J (2009a) Delivery techniques. In: O'Leary J (ed) Shoulder dystocia and birth injury, 3rd ed. Totowa, USA: Humana Press, pp 89–105

O'Leary J (2009b) In utero causation of brachial plexus injury: Myth or mystry? In: O'Leary J (ed) Shoulder dystocia and birth injury, 3rd ed. Totowa, USA: Humana Press, pp 147–162

O'Leary J (2009c) Shoulder dystocia and birth injury, 3rd ed. Totowa, USA: Humana Press

Ochoa J, Danta G, Fowler TJ, Gilliatt RW (1971) Nature of the nerve lesion caused by a pneumatic tourniquet. Nature 233 (5317): 265–6

Ochoa J, Fowler TJ, Gilliatt RW (1972) Anatomical changes in peripheral nerves compressed by a pneumatic tourniquet. Journal of Anatomy 113 (Pt 3): 433–55

Orth H (2011) Das Kind in der Vojta-Therapie: Ein Begleitbuch für die Praxis, 2. Aufl. München: Elsevier

Ouzounian JG, Korst LM, Phelan JP (1997) Permanent Erb palsy: a traction-related injury? Obstetrics and Gynecology 89 (1): 139–41

Paradiso G, Grañana N, Maza E (1997) Prenatal brachial plexus paralysis. Neurology 49 (1): 261–2

Parsch K, Pietrzak S (2007) Congenital multiple arthrogryposis. Der Orthopäde 36 (3): 281–90; quiz 291

Pham CB, Kratz JR, Jelin AC, Gelfand AA (2011) Child neurology: Brachial plexus birth injury: what every neurologist needs to know. Neurology 77 (7): 695–7

Poggi SH, Spong CY, Allen RH (2003a) Prioritizing posterior arm delivery during severe shoulder dystocia. Obstetrics and Gynecology 101 (5 Pt 2): 1068–72

Poggi SH, Ghidini A, Allen RH, Pezzullo JC, Rosenbaum TC, Spong CY (2003b) Effect of operative vaginal delivery on the outcome of permanent brachial plexus injury. The Journal of Reproductive Medicine 48 (9): 692–6

Poggi SH, Stallings SP, Ghidini A, Spong CY, Deering SH, Allen RH (2003c) Intrapartum risk factors for permanent brachial plexus injury. American Journal of Obstetrics and Gynecology 189 (3): 725–9

Poggi SH, Allen RH, Patel CR, Ghidini A, Pezzullo JC, Spong CY (2004) Randomized trial of McRoberts versus lithotomy positioning to decrease the force that is applied to the fetus during delivery. American Journal of Obstetrics and Gynecology 191 (3): 874–8

Pollack RN, Buchman AS, Yaffe H, Divon MY (2000) Obstetrical brachial palsy: pathogenesis, risk factors, and prevention. Clinical Obstetrics and Gynecology 43 (2): 236–46

Pondaag W, Malessy MJA (2014) The evidence for nerve repair in obstetric brachial plexus palsy revisited. BioMed Research International 434619. doi:10.1155/2014/434619

Pondaag W, Malessy MJA, van Dijk JG, Thomeer RTWM (2004) Natural history of obstetric brachial plexus palsy: a systematic review. Developmental Medicine and Child Neurology 46 (2): 138–44

Pondaag W, Allen RH, Malessy MJA (2011) Correlating birthweight with neurological severity of obstetric brachial plexus lesions. BJOG An International Journal of Obstetrics and Gynaecology 118 (9): 1098–103

Raimondi P (1993) Evaluation of results of in obstetric plexus palsy. The hand. International meeting on obstetric brachial plexus palsy. Heerlen, NI

Russell S, Israel A, Grossman J (2009) Observations on the Etiology of Brachial Plexus Birth Palsy Based on Radiographic, Intraoperative, and Histologic Findings. In: O'Leary J (ed) Shoulder dystocia and birth injury, 3rd ed. Totowa, USA: Humana Press, pp 289–294

Sadleir LG, Connolly MB (1998) Acquired brachial-plexus neuropathy in the neonate: a rare presentation of late-onset group-B streptococcal osteomyelitis. Developmental Medicine and Child Neurology 40 (7): 496–9

Schwenzer T, Bahm J (2013) Schulterdystokie und konnatale Armplexusparese. Kommentar: Datenlage legt teilweise andere Schlüsse nah. Frauenarzt 54 (12): 1175–1178

Sever J (1916) Obstetrical paralysis – an orthopaedic problem. J Bone Joint Surg Am s2-14: 456–475

Sharma RR, Sethu AU, Mahapatra AK, Pawar SJ, Nath A (2000) Neonatal cervical osteomyelitis with paraspinal abscess and Erb's palsy. A case report and brief review of the literature. Pediatric Neurosurgery 32 (5): 230–3

Shenaq SM, Bullocks JM, Dhillon G, Lee RT, Laurent JP (2005) Management of infant brachial plexus injuries. Clinics in Plastic Surgery 32 (1): 79–98, ix

Smeltzer JS (1986) Prevention and management of shoulder dystocia. Clinical Obstetrics and Gynecology 29 (2): 299–308

Smith NC, Rowan P, Benson LJ, Ezaki M, Carter PR (2004) Neonatal brachial plexus palsy. Outcome of absent biceps function at three months of age. The Journal of Bone and Joint Surgery, American Volume 86-A (10): 2163–70

Somasheka, D, Yang LJS, Ibrahim M, Parmar HA (2014) High-resolution MRI evaluation of neonatal brachial plexus palsy: A promising alternative to traditional CT myelography. AJNR American Journal of Neuroradiology 35 (6): 1209–13

Spellacy WN (1998) Erb's palsy without shoulder dystocia (letter) Am J Obstet Gynecol 179: 561

Squitieri L, Larson BP, Chang KWC, Yang LJS, Chung KC (2013) Understanding quality of life and patient expectations among adolescents with neonatal brachial plexus palsy: a qualitative and quantitative pilot study. The Journal of Hand Surgery 38 (12): 2387–2397.e2

Sunderland S (1990) Nerve Injuries and their Repair. A Critical Appraisal, 2nd ed. London: Livingstone

Talbert RJ, Michaud LJ, Mehlman CT, Kinnett DG, Laor T, Foad SL, Salisbury S (2011) EMG and MRI are independently related to shoulder external rotation function in neonatal brachial plexus palsy. Journal of Pediatric Orthopedics 31 (2): 194–204

Teichmann A, Wieg C, Vetter K (2013) Schulterdystokie und konnatale Armplexusparese. Stellungnahme. Frauenarzt 54 (12): 1180–1181

Tierney TS, Tierney BJ, Rosenberg AE, Krishnamoorthy KS, Butler WE (2008) Infantile Myofibromatosis: A Nontraumatic Cause of Neonatal Brachial Plexus Palsy. Pediatric Neurology 39 (4): 276–278

Tillmann BN (2005) Atlas der Anatomie des Menschen. Springer, Heidelberg

Towner D, Castro MA, Eby-Wilkens E, Gilbert WM (1999) Effect of mode of delivery in nulliparous women on neonatal intracranial injury. The New England Journal of Medicine 341 (23): 1709–14

Trepel M (2015) Neuroanatomie – Struktur und Funktion, 6. Aufl. München: Elsevier, Urban & Fischer

Tse R, Nixon JN, Iyer RS, Kuhlman-Wood KA, Ishak GE (2014) The diagnostic value of CT myelography, MR myelography, and both in neonatal brachial plexus palsy. AJNR American Journal of Neuroradiology 35 (7): 1425–32

Vathana T, Rust S, Mills J, Wilkes D, Browne R, Carter PR, Ezaki M (2007) Intraobserver and interobserver reliability of two ultrasound measures of humeral head position in infants with neonatal brachial plexus palsy. The Journal of Bone and Joint Surgery, American Volume 89 (8): 1710–5

Viebrock H, Forst B (2008) Bobath. Stuttgart: Thieme

Vojta V, Peters A (2007) Das Vojta-Prinzip, 3. Aufl. Heidelberg: Springer

Volpe J (1995) Neurology of the newborn. Philadelphia: Saunders

Vredeveld JW, Blaauw G, Slooff BA, Richards R, Rozeman SC (2000) The findings in paediatric obstetric brachial palsy differ from those in older patients: a suggested explanation. Developmental Medicine and Child Neurology 42 (3): 158–61

Wall LB, Mills JK, Leveno K, Jackson G, Wheeler LC, Oishi SN, Ezaki M (2014) Incidence and prognosis of neonatal brachial plexus palsy with and without clavicle fractures. Obstetrics and Gynecology 123 (6): 1288–93

Weinzweig N, Barr A (1994) Radial, ulnar, and median nerve palsies caused by a congenital constriction band of the arm: single-stage correction. Plastic and Reconstructive Surgery 94 (6): 872–6

Welsch H, Wischnik A, Lehner R (2011) Müttersterblichkeit. In: Schneider H, Husslein P, Schneider KTM (eds) Die Geburtshilfe, 4. Aufl. Heidelberg: Springer, pp 1208–1224

Wieg C, Vetter K, Teichmann AT (2013) Schulterdystokie und konnatale Armplexusparese. Frauenarzt 54 (8): 764–767

Yilmaz K, Calişkan M, Oge E, Aydinli N, Tunaci M, Ozmen M (1999) Clinical assessment, MRI, and EMG in congenital brachial plexus palsy. Pediatric Neurology 21 (4): 705–10

Yoshida K, Kawabata H (2015) The Prognostic Value of Concurrent Phrenic Nerve Palsy in Newborn Babies With Neonatal Brachial Plexus Palsy. The Journal of Hand Surgery 40 (6): 1166–9

Zaki MS, el Sabbagh MH, Aglan MS (2004) Familial congenital brachial palsy: a report of two affected Egyptian families. Genetic Counseling (Geneva, Switzerland)15 (1): 27–36

Forensische Fragen bei Plexusparesen und anderen Komplikationen nach Schulterdystokie

Thomas Schwenzer, Roland Uphoff, Jörg Bahm

© Springer-Verlag Berlin Heidelberg 2016
T. Schwenzer, J. Bahm (Hrsg.), *Schulterdystokie und Plexusparese*,
DOI 10.1007/978-3-662-48787-7_3

3.1   Rechtlicher Rahmen

Löst ein Geburtsschaden nach Schulterdystokie einen Zivilprozess (Schadenersatzprozess) aus, kommen mehrere, oft auch nebeneinanderstehende Haftungsgrundlagen in Betracht, die vom Gericht mithilfe des Sachverständigen geprüft werden müssen. Nach erster Einteilung unterscheidet man

- Behandlungsfehler und
- Aufklärungsfehler.

Unter Behandlungsfehlern versteht man allgemein gesprochen Verstöße gegen Regeln sorgfältigen ärztlichen Handelns. Aufklärungsfehler liegen vor, wenn der Arzt seiner zur Wahrung des Selbstbestimmungsrechts der schwangeren Frau notwendigen Verpflichtung zur Aufklärung über Behandlungsrisiken und Behandlungsalternativen nicht nachkommt. Im Rechtsstreit wegen einer Schulterdystokie steht dabei die Aufklärung über die Behandlungsalternative der Sektio versus einer Geburt per vias naturales ganz im Vordergrund.

Für Behandlungsfehler hat die Rechtsprechung unter Mitwirkung einer Vielzahl von Sachverständigen eine Typologie entwickelt. Im Rechtsstreit spielen vor allem folgende Behandlungsfehler eine Rolle:

- Übernahmeverschulden bei nicht ausreichender Qualifikation oder Krankenhausausstattung
- Diagnosefehler
- Befunderhebungsfehler
- Therapiefehler

Es gibt – vor allem für Juristen – Entscheidungssammlungen, Lehrbücher und Kommentierungen der BGH-Entscheidungen (Anckermann et al. 2014, Geiß u. Greiner 2009, Steffen u. Pauge 2013). Arzthaftungsrechtliche Entscheidungen werden auch laufend in mehreren juristischen Fachzeitschriften veröffentlicht. Den publizierten Entscheidungen wird regelmäßig ein sog. Leitsatz vorangestellt, d. h. eine normartige Regel, die in einer Vielzahl von Fällen Anwendung finden könnte. Die Wiedergabe des Sachverhalts erfolgt in den publizierten gerichtlichen Entscheidungen meistens etwas verkürzt, sodass das Zusammenspiel der verschiedenen Haftungsgründe und die Methode ihrer gerichtlichen Prüfung oft nicht in vollem Umfang deutlich werden. Aus diesem Grund werden in ▶ Kap. 4 einige gerichtliche Entscheidungen vollständig wiedergegeben, sodass alle für die Urteilsfindung wesentlichen Details erkennbar werden.

Auslöser eines Schadenersatzprozesses nach Schulterdystokie ist immer ein erkennbarer Schaden des Kindes. Typischerweise handelt es sich um eine persistierende Plexusparese. Selten besteht zusätzlich eine Zerebralparese unterschiedlichen Schweregrads. Ganz selten ist das Kind sub partu verstorben. In diesen Fällen kommt es häufig zur Einleitung strafrechtlicher Ermittlungen. Im Zivilprozess spielen allerdings die Fälle, in denen das Kind nach Schulterdystokie verstorben ist, so gut wie keine Rolle, weil dem unter der Geburt verstorbenen Kind kein Schmerzensgeldanspruch erwächst, den es an seine Eltern vererben könnte. Auch die Eltern selbst können aus dem Tod des Kindes unter der Geburt keinen Schmerzensgeldanspruch ableiten. Materielle Schäden kommen in diesen Fällen ebenfalls kaum in Betracht. In dem durch eine Schulterdystokie ausgelösten Rechtsstreit steht also die persistierende Armplexusparese mit ihren Folgen absolut im Vordergrund.

> ❯ Die bloße Entstehung eines Schadens eines Patienten im Zuge einer ärztlichen Behandlung reicht zur Begründung der Haftung eines Arztes nicht aus; den Arzt trifft keine Garantiehaftung. Es bedarf also einer Normierung der Voraussetzungen, von denen im Falle einer Schädigung eines Patienten die ärztliche Haftung abhängt.

Die Besonderheit des Arzthaftungsrechts bestand über viele Jahrzehnte hinweg darin, dass irgendwelche Normen, die konkret regelten, von welchen Voraussetzungen die Haftung eines Arztes abhängig sein sollte, völlig fehlten. Beim Arzthaftungsrecht handelte es sich daher traditionell um sog. Richterrecht, das von den Gerichten im Wege richterlicher Rechtsfortbildung aus den Grundregeln des allgemeinen Schadenersatzrechts abgeleitet und fortlaufend konkretisiert wurde. Haftungsgrundlagen sind § 823 BGB (unerlaubte Handlung) und die Haftung aus Verletzung des Behandlungsvertrags gemäß § 611 BGB in Verbindung mit § 280 BGB. Daraus ergibt sich auch die mögliche Haftung der Institution, die Vertragspartner des Patienten ist.

Die hieraus abgeleitete Grundnorm des Arzthaftungsrechts lässt sich wie folgt formulieren:

> ❯ Zu einer Haftung kommt es, wenn ein Fehler unterläuft, der einen Schaden des Patienten verursacht hat.

Im Schadenersatzprozess ist dabei in aller Regel das Vorliegen eines Schadens nicht zweifelhaft. Es geht so gut wie immer darum, ob dem Arzt ein Fehler unterlaufen ist und ob zwischen diesem Fehler und dem Schaden ein **Kausalzusammenhang** besteht. Das gesamte von der Rechtsprechung im Laufe von Jahrzehnten entwickelte Arzthaftungsrecht lässt sich auf eine Konkretisierung, Entfaltung und nähere Ausgestaltung dieser drei Begriffe zurückführen.

Die von der Rechtsprechung entwickelten Regeln wurden vom Gesetzgeber inzwischen kodifiziert, d. h. in ausformulierter Form durch das Patientenrechtegesetz (PRG) vom 26. Februar 2013 in das Bürgerliche Gesetzbuch übernommen (§§ 630a – 630h BGB). Wesentliche Neuerungen hat allerdings das Patientenrechtegesetz nicht gebracht, sodass die bisherige Rechtsprechung ohne Einschränkungen weiter herangezogen werden kann. Das Patientenrechtegesetz findet überdies unmittelbar auch nur auf sog. Neufälle Anwendung, d. h. Behandlungsfälle, die sich nach dem 26. Februar 2013 ereignet haben.

Arzthaftungsrecht war traditionell und ist auch nach dem Inkrafttreten des Patientenrechtegesetzes im Wesentlichen Beweislastrecht (jetzt § 630h BGB). Im Kern beruht es auf Einschränkungen und Abänderungen der allgemein für die Beweislastverteilung geltenden Regel, nach welcher jede Partei eines Prozesses die tatbestandlichen Voraussetzungen der für sie günstigen Normen zu beweisen hat. Dies würde darauf hinauslaufen, dass im Arzthaftungsprozess der Patient erstens einen ärztlichen Fehler, zweitens einen ihm erwachsenen Schaden und drittens den Kausalzusammenhang zwischen Fehler und Schaden beweisen müsste (sog. Vollbeweis; Bergmann 1999). Diese Regel konnte die Rechtsprechung hinsichtlich des Kausalitätsbeweises nicht durchhalten, weil sie zu völlig inakzeptablen Ergebnissen führte, die nach Auffassung sowohl des Bundesverfassungsgerichts

als auch des Bundesgerichtshofs mit dem Rechtsstaatsprinzip und dem Anspruch auf einen fairen Prozess unvereinbar waren. Dem Patienten soll gegenüber dem mit Fachwissen und Detailkenntnissen ausgestatteten Arzt Waffengleichheit (BVerfG 2004) eingeräumt werden.

Der Beweis dafür, dass ein Behandlungsfehler einen Schaden verursacht hat, kann nämlich nur in der Weise geführt werden, dass der Beweis erbracht wird, dass es ohne den Behandlungsfehler nicht zu dem Schaden gekommen wäre. Dies ist aber selten beweisbar, da die Entwicklung, zu der es ohne den Behandlungsfehler gekommen wäre, nicht hypothetisch rekonstruiert werden kann. Das hätte zur Konsequenz, dass so gut wie alle Klagen in Arzthaftungsprozessen, auch wenn ein ärztlicher Fehler und ein Schaden des Patienten feststehen, abgewiesen werden müssten, und zwar mangels Kausalitätsbeweises. Ein solches Ergebnis wäre nach Auffassung des Bundesgerichtshofs und des Bundesverfassungsgerichts mit dem Rechtsstaatsprinzip unvereinbar.

Dem Patienten kommen daher nach einer seit Jahrzehnten etablierten Rechtsprechung Beweiserleichterungen in der Kausalitätsfrage zugute. Diese Beweiserleichterungen greifen unter bestimmten Bedingungen. Dies trifft insbesondere zu, wenn ein grober Behandlungsfehler vorliegt.

> ❯ Ein grober Behandlungsfehler ist nach der seit Jahrzehnten geltenden Definition dann gegeben, wenn der Arzt eindeutig gegen bewährte ärztliche Behandlungsregeln oder gesicherte medizinische Erkenntnisse verstoßen und dadurch einen Fehler begangen hat, der aus objektiver ärztlicher Sicht – nicht nach dem Grad der subjektiven Vorwerfbarkeit – nicht mehr verständlich erscheint, weil er einem Behandelnden schlechterdings nicht unterlaufen darf (Bergmann et al. 2014).

Die dem Patienten in einem solchen Fall zugutekommende Beweislastumkehr setzt allerdings zusätzlich voraus, dass der Behandlungsfehler allgemein geeignet war, den Schaden in seiner konkreten Form zu verursachen und dass ein Kausalzusammenhang nicht gänzlich unwahrscheinlich ist. Wird ein grober

Behandlungsfehler durch das Gericht festgestellt, kann sich der Arzt von der gegen ihn sprechenden Vermutung, dass der grobe Behandlungsfehler den Schaden verursacht hat, entlasten, d. h. einen Kausalitätsgegenbeweis erbringen, was in der Mehrzahl der Fälle nicht möglich ist.

Eine weitere – ähnliche – Verschiebung der Beweislast hat der Bundesgerichtshof für den Fall eines Befunderhebungsfehlers entwickelt, d. h. für den Fall, dass es der Arzt unterlassen hat, notwendige Befunde zu erheben, sodass unbekannt ist, welches Ergebnis die Befunderhebung gehabt hätte. Es erschien der Rechtsprechung unbillig und nicht hinnehmbar, dem Patienten den Beweis dafür aufzubürden, wie Untersuchungen, die gar nicht stattgefunden haben, ausgefallen wären. Diese zugunsten des Patienten eingreifende Beweislastumkehr setzt allerdings zusätzlich voraus, dass ein positives, d. h. reaktionspflichtiges Ergebnis der unterlassenen Befundung hinreichend, d. h. überwiegend wahrscheinlich ist und dass die Unterlassung einer Reaktion auf einen positiven Befund als grob fehlerhaft beurteilt werden müsste. Die Nichtreaktion auf einen zwar nicht erhobenen, aber bei Durchführung mit überwiegender Wahrscheinlichkeit pathologischen Befund wird der Sachverständige in den meisten Fällen als einen Fehler einstufen müssen, der dem sorgfältig handelnden Arzt nicht unterlaufen darf. Durch diese von der Rechtsprechung gemachten Vorgaben führt auch der einfache Befunderhebungsfehler häufig zu einer Änderung der Beweisverteilung.

> **Zusammengefasst**
> Der Patient muss immer einen eingetretenen Schaden beweisen, in so gut wie allen Fällen auch das Vorliegen eines Behandlungsfehlers. Insoweit gilt etwas anderes nur, wenn sich ein vollbeherrschbares Risiko verwirklicht hat, was z. B. beim Versagen eines medizinischen Geräts angenommen wird. Der Kausalitätsbeweis wird dagegen dem Patienten in einer größeren Zahl von Fällen abgenommen. Die Frage, ob zugunsten des Patienten eine Beweislastumkehr in der Kausalitätsfrage eintritt, ist in vielen Fällen prozessentscheidend.

Prinzipiell anderes gilt für die Beweislastverteilung in den Fällen, in denen dem Arzt ein Aufklärungsfehler angelastet wird. Obwohl man zunächst annehmen könnte, dass der Aufklärungsfehler der Haftungstatbestand ist, den also der Patient beweisen müsste, wird die Beweislast genau anders, nämlich zulasten des Arztes verteilt. Das hat seinen Grund darin, dass nach Auffassung schon des Reichsgerichts, ebenso auch des Bundesgerichtshofs, die ärztliche Behandlung einen körperlichen Eingriff darstellt, der nur dadurch rechtmäßig werden kann, dass der Patient in ihn einwilligt (Bergmann et al. 2014). Diese Einwilligung erlangt Wirksamkeit jedoch nur dann, wenn der Patient weiß, worauf er sich bei der Behandlung einlässt („informed consent"). Daher muss prinzipiell der Arzt den Beweis dafür erbringen, dass er den Patienten ordnungsgemäß aufgeklärt hat, wobei ihm allerdings die Rechtsprechung mit vielerlei Vermutungen zur Hilfe kommt. Der Arzt tut jedenfalls gut daran, insoweit Beweise zu sichern; genau diesem Zweck dient die große Zahl der in der Praxis verwendeten Aufklärungsbögen, die dem Patienten zur Unterschrift vorgelegt werden können.

Im Schadenersatzprozess nach Schulterdystokie geht es regelmäßig auch um die Frage, ob die Schulterdystokie durch eine Sektio hätte verhindert werden können und ob der Arzt verpflichtet war, die vor der Geburt stehende Frau über die Behandlungsalternative der Sektio aufzuklären. Fehlt eine solche Aufklärung und war sie notwendig, so wird die tatsächlich vorgenommene Behandlung als mangels Aufklärung rechtswidrig angesehen. Den Beweis, dass ein Schaden des Kindes (in den meisten Fällen eine Armplexusparese) auf der vaginalen Geburt beruht, muss allerdings der Patient führen.

Wird dem Arzt ein Aufklärungsfehler angelastet und kann er diesen Vorwurf nicht widerlegen, so kann er sich noch immer mit dem Argument der hypothetischen Einwilligung verteidigen, nämlich geltend machen, der Patient hätte sich auch bei korrekter und vollständiger Aufklärung für die Behandlung entschieden bzw. – bei unterlassener Aufklärung über eine Behandlungsalternative – für die tatsächlich durchgeführte Behandlung. Ein solcher Beweis ist ersichtlich kaum zu führen. Die Rechtsprechung gewährt damit jedoch dem Arzt eine wesentliche Erleichterung. Beruft sich der Arzt auf eine hypothetische Einwilligung im Fall korrekter Aufklärung, so muss der Patient plausible Gründe dafür angeben, warum er sich in einem solchen Fall gegen die vom Arzt gewählte ärztliche Behandlung entschieden hätte oder zumindest in einen Entscheidungskonflikt gekommen wäre.

Liegt ein Fall vor, in dem dem behandelnden Arzt eine Verletzung seiner Verpflichtung zur Aufklärung über eine bestehende Behandlungsalternative angelastet wird, wird dem Sachverständigen notwendigerweise die Frage gestellt, ob ein Kausalzusammenhang zwischen dem Aufklärungsfehler und der Schädigung des Kindes, hier also in der Regel einem Plexusschaden, besteht. Dieser Kausalzusammenhang ist dann gegeben, wenn sich feststellen lässt, dass es bei Wahl der anderen Option, d. h. in den hier relevanten Fällen eines Schadens nach Schulterdystokie der Sectio caesarea, nicht zu der Armplexusparese gekommen wäre. Die Parese muss also als kausale Folge des vaginalen Geburtsmodus entstanden sein. Dem geschädigten Kind kommen, was diesen Kausalzusammenhang anlangt, keine Beweiserleichterungen zugute. Es muss also den Beweis für das Bestehen eines solchen Kausalzusammenhangs führen.

Häufig wird angenommen, dass dieser Beweis deswegen nicht zu erbringen sei, weil Plexusparesen auch intrauterin entstehen können. Dass Plexusparesen auch schon intrauterin vorliegen können, ist in der Literatur bekannt, sie sind allerdings auch sehr selten (▶ Abschn. 2.5). Bei intrauterin bereits vorliegenden Plexusparesen liegen immer Begleitfehlbildungen oder andere relevante Nebenbefunde vor, die bei sorgfältiger Untersuchung eine Abgrenzung zwischen angeborener und geburtstraumatisch erworbener Plexusläsion ermöglichen. Jedenfalls lässt sich niemals das Bestehen eines Kausalzusammenhangs zwischen Aufklärungsfehler und Schaden, d. h. das Vorliegen einer geburtsassoziierten Plexusparese, durch den bloßen Hinweis auf die Möglichkeit einer intrauterinen Schadensentstehung ausschließen.

❯ Ein Gutachten, das das Vorliegen einer geburtsassoziierten Plexusparese für unbeweisbar erklärt, weil Plexusparesen auch intrauterin entstehen könnten, weist einen schweren methodischen Mangel auf.

Es ist vielmehr notwendig, auf das konkrete bei dem Kind bestehende Befundmuster einzugehen und die Frage zu prüfen, ob überhaupt Anhaltspunkte für eine intrauterine Plexusschädigung bestehen. Sind solche Anhaltspunkte zu verneinen oder gibt es deutliche Hinweise auf eine geburtsassoziierte Entstehung der Plexusparese, so wird der Sachverständige die ihm gestellte Kausalitätsfrage nicht verneinen können. Die Rechtsprechung des Bundesgerichtshofs verlangt für den Kausalitätsbeweis keine absolute (mathematische) Sicherheit, sondern nur einen für das praktische Leben brauchbaren Grad von Gewissheit, der etwaigen Zweifeln Schweigen gebietet, ohne sie völlig auszuschließen (BGH 1970).

Bestimmte kindliche Traumen beweisen das Vorliegen einer geburtsassoziierten Plexusparese. In diesen Fällen (▶ Kap. 1) lässt sich eine intrauterine Entstehung einer Plexusparese ausschließen. Unbeweisbar ist hingegen ein Kausalzusammenhang zwischen einem Aufklärungsfehler und dem Plexusschaden des Kindes, wenn nicht lediglich die abstrakte Möglichkeit der intrauterinen Entstehung in Betracht zu ziehen ist, sondern für eine derartige angeborene Erkrankung konkrete Anhaltspunkte bestehen.

In der Literatur werden intensiv auch Plexusparesen diskutiert, die nicht angeboren sind, sondern unter der Geburt erworben werden, ohne dass sie auf eine typische Schulterdystokie zurückzuführen sind (Gherman 2014). Diese Paresen betreffen überproportional häufig die hintere Schulter. Unabhängig von der Frage, wie häufig diese Ursache der Parese tatsächlich ist und ob in diesen Fällen nicht doch ein Zerrungstrauma besteht, würden diese Paresen nicht eintreten, wenn primär eine Kaiserschnittentbindung durchgeführt würde. Wenn im Haftungsverfahren eine Sektio als Alternative in Betracht gekommen wäre, greift der Verweis auf andere Ursachen des Plexusschadens regelmäßig nicht.

Beruft sich der Arzt, der eine notwendige Aufklärung über die Behandlungsalternative der Sektio nicht vorgenommen hat oder nicht beweisen kann, auf die hypothetische Einwilligung, so wird in aller Regel geltend gemacht, dass die vor der Geburt stehende Frau vor den mit einem Kaiserschnitt verbundenen Gefahren jedenfalls zurückgeschreckt wäre.

Bei dieser Argumentation werden die Risiken eines Kaiserschnitts oft überzeichnet. Die Daten zur Mortalität des Kaiserschnitts belegen, dass die

Risiken gegenüber der vaginalen Geburt allenfalls noch geringfügig erhöht sind (Welsch et al. 2011). Ein Sterblichkeitsüberhang findet sich höchstens noch bei Notfallkaiserschnitten. In den hier zu prüfenden Fällen einer Kaiserschnittalternative geht es jedoch um die Frage, ob ein primärer, also ein risikoarmer Kaiserschnitt anstelle einer vaginalen Geburt infrage gekommen wäre. Auch die Morbiditätsraten von vaginaler Geburt und Kaiserschnitt sind zwar unterschiedlich, die Kaiserschnittrisiken sind aber nicht so hoch, dass sich die Schwangere regelmäßig bei entsprechender Aufklärung zugunsten der vaginalen Geburt entscheiden würde, wenn relevante Risiken für das ungeborene Kind im Raum stehen. Im Gegenteil belegen auch Literaturdaten, dass Schwangere bereit sind, eher Risiken für die eigene Gesundheit einzugehen als für ihr ungeborenes Kind (Thornton u. Lilford 1989).

Das höchste Risiko eines Kaiserschnitts bezieht sich heute nicht auf die aktuelle Geburt, sondern auf nachfolgende Schwangerschaften mit dem erhöhten Risiko einer Nidationsstörung und nachfolgender Placenta praevia oder sogar einer Placenta percreta (Gasim et al. 2014, Kaplanoglu et al. 2014). Schwangere fokussieren sich nach aller Erfahrung auf die aktuelle Schwangerschaft und die Risiken für das Kind. Vor diesem Hintergrund sticht der Vortrag einer hypothetischen Einwilligung zur vaginalen Geburt regelmäßig nicht, wenn der Kaiserschnitt tatsächlich eine ernstzunehmende Alternative dargestellt hätte. Die Prüfung des Sachverhalts reduziert sich also auf die Frage, ob aus im konkreten Einzelfall gegebenen Gründen eine Alternativaufklärung notwendig gewesen wäre.

Sehr selten kann eine Parese des Armplexus auch bei einer Sektio eintreten. Man könnte daher der Auffassung sein, der Kausalzusammenhang zwischen einem Aufklärungsfehler und der Schädigung des Kindes, d. h. die Entstehung des Plexusschadens infolge der vaginalen Geburt, sei deswegen niemals beweisbar, weil ein solcher Schaden eben auch bei einer Sectio caesarea auftreten könne. Diese Überlegung geht jedoch fehl. Der Kausalzusammenhang zwischen vaginaler Geburt und der Schädigung des Kindes wird nicht dadurch ausgeschlossen, dass es auch bei einem anderen Geburtsmodus, d. h. bei einer Sektio, wenngleich sehr selten, ebenfalls zu

Plexusparesen kommen kann. Seinen Grund hat dies darin, dass es insoweit um eine sog. hypothetische Verursachung geht.

> ❱ Hypothetische Schadensursachen werden von der Rechtsprechung nur dann für relevant gehalten, wenn sie sich mit völliger Sicherheit verwirklicht hätten, es im Falle einer Sektio also auf jeden Fall – und nicht nur vielleicht – zu einer Armplexusparese des Kindes gekommen wäre.

Mit abnehmenden Kaiserschnittrisiken für die Mutter rückt zwangsläufig die Vermeidung kindlicher Risiken noch mehr in den Focus. Schon lange hat der BGH festgestellt, dass der Arzt dann über Alternativen aufklären muss, wenn bei einer Behandlung eine echte Alternative mit gleichwertigen Chancen, aber unterschiedlichen Risiken besteht (konservativ statt operativ, Intubationsnarkose statt Periduralanästhesie; Steffen u. Dressler 1999). Diese Entscheidungen bezogen sich zwar zunächst auf Heilbehandlungen, gewinnen aber naturgemäß durch die stark gestiegene Kaiserschnittfrequenz und das inzwischen evident niedrige Risiko eines Kaiserschnitts an Bedeutung und müssen auch für die Geburtsplanung Berücksichtigung finden. Verpflichtungen zur Alternativaufklärung bei der Geburt sind fester Bestandteil der Rechtsprechung (BGH 1993, 2004, 2011) und haben sich in den letzten Jahren entsprechend verstärkt.

> ❱ Mitunter wird in Laienkreisen angenommen, dass auch ein Dokumentationsfehler einen Behandlungsfehler darstelle oder unmittelbar eine Haftung des Arztes begründen könne. Dies ist nicht richtig.

Die ordnungsgemäße und zeitnah niedergelegte ärztliche Dokumentation, die insbesondere keine Anhaltspunkte für nachträgliche Änderungen oder Ergänzungen aufweist, hat die Vermutung der Vollständigkeit und Richtigkeit für sich. Sind bestimmte Maßnahmen nicht dokumentiert, die, wenn sie vorgenommen worden wären, hätten dokumentiert werden müssen, so spricht die Vermutung für ihr Unterbleiben. Streitig ist allerdings in solchen Fällen sehr häufig, ob die betreffende Maßnahme dokumentationsbedürftig gewesen wäre. Insoweit vertritt die Rechtsprechung die Auffassung, dass eine Dokumentation im üblichen Rahmen immer erforderlich ist. Die Maßstäbe für die Anforderungen an die Dokumentation entnimmt die Rechtsprechung der guten ärztlichen Praxis. Eine Dokumentation lediglich aus forensischen Gründen ist nicht erforderlich (BGH 1989, 1994). Die Notwendigkeit einer Dokumentation lässt sich nur mit medizinischen Überlegungen rechtfertigen (OLG München 2009).

Die Frage der Notwendigkeit der Dokumentation wird insbesondere in den Fällen kritisch, in denen es um die Richtigkeit und Vollständigkeit des ärztlichen Vorgehens nach Eintritt einer Schulterdystokie geht. Insoweit existieren gerade im juristischen Bereich noch einige Streitfragen. Es wird aber heute ganz überwiegend die Auffassung vertreten, dass im Zuge der Behebung einer Schulterdystokie alle ergriffenen Maßnahmen chronologisch dokumentiert werden müssen, ebenso müssen auch die Namen der aktiven Geburtshelfer mit den jeweilig unternommenen Maßnahmen festgehalten werden (Arbeitsgemeinschaft Medizinrecht der Deutschen Gesellschaft für Gynäkologie und Geburtshilfe 2010). Das hat seinen Grund nicht etwa darin, dass ein Nachbehandler, der sich z. B. mit der operativen Behandlung einer Plexusparese befasst, genau wissen müsste, wie bei Behebung der Schulterdystokie vorgegangen worden ist. Die Dokumentation dient vielmehr – wie bei einem Operationsbericht – vor allem auch der ärztlichen Selbstkontrolle. Anerkannt ist jedenfalls auch in der Rechtsprechung, dass die Dokumentation „schwierige Schulterentwicklung" allein nicht ausreichend ist, um den Dokumentationspflichten zu genügen (OLG Saarbrücken 1988, OLG Köln 1994, OLG München 2012).

In den letzten Jahren hat gerade auch in der Geburtshilfe der ärztliche Befunderhebungsfehler eine zunehmende Bedeutung erlangt, und vielen Ärzten ist auch heute noch nicht bewusst, dass der Befunderhebungsfehler häufig zu einer Beweislastumkehr führt.

> Ein Befunderhebungsfehler liegt dann vor, wenn in einer konkreten Situation die Durchführung einer körperlichen Untersuchung, einer Laboruntersuchung, einer Untersuchung mittels bildgebenden Verfahrens o. Ä. geboten gewesen wäre und wenn diese Untersuchung nicht durchgeführt wurde.

Wenn die Unterlassung einer bestimmten Untersuchung dem sorgfältig handelnden Arzt schlechterdings nicht unterlaufen darf, dann liegt ein grober Befunderhebungsfehler vor, und wie beim groben Behandlungsfehler kehrt sich die Beweislast um (BGH 1998). Der Fallstrick für den Arzt und die Hebamme liegt im einfachen Befunderhebungsfehler. Auch wenn der Sachverständige später feststellt, dass die Unterlassung eines bestimmten Befunds zwar fehlerhaft war, den Kriterien eines groben Fehlers aber nicht genügt, dann fragt das Gericht jedoch immer, ob sich bei unterstellter Durchführung der Untersuchung mit hinreichender Wahrscheinlichkeit ein Ergebnis ergeben hätte, bei dem eine Nichtreaktion dann als grob fehlerhaft anzusehen gewesen wäre. Der BGH spricht von „hinreichender Wahrscheinlichkeit", und die Oberlandesgerichte gehen in ihrer Rechtsprechung davon aus, dass es sich um eine „Wahrscheinlichkeit jenseits von 50 %" handeln muss.

Der Ursachenzusammenhang zwischen dem fiktiven groben Behandlungsfehler und dem gesundheitlichen Primärschaden darf nicht äußerst unwahrscheinlich sein. In Praxi ist beim einfachen Befunderhebungsfehler allerdings die zentrale Weichenstellung bereits die Bejahung der unterlassenen Befunderhebung als Fehler, weil ein reaktionspflichtiger Befund eher die Regel als die Ausnahme darstellt (Ramm 2011).

Bei Schulterdystokiefällen kann ein Befunderhebungsfehler dann in Betracht kommen, wenn nach Überzeugung des Sachverständigen eine präpartale Ultraschalluntersuchung geboten gewesen wäre und tatsächlich nicht durchgeführt wurde (OLG München 2007). Es wird dann gefragt, ob sich mit hinreichender Wahrscheinlichkeit ein reaktionspflichtiger Befund ergeben hätte, also in der Regel die Verpflichtung zur Alternativaufklärung über einen Kaiserschnitt. Bei tatsächlichen Geburtsgewichten jenseits von 4500 g muss der Sachverständige diese Frage zwangsläufig bejahen, denn er darf und muss dafür die ex post Betrachtung, also den tatsächlich vorliegenden Befund, heranziehen.

Vom Befunderhebungsfehler abzugrenzen ist der Diagnosefehler.

❯ Unter einem Diagnosefehler wird eine Fehlinterpretation von erhobenen oder sonst vorliegenden Befunden verstanden.

Die Rechtsprechung ist in der Annahme eines Diagnosefehlers, d. h. der Fehlbewertung erhobener Befunde, sehr zurückhaltend. Die Beurteilung von Diagnosefehlern im weiteren Sinn, d. h. Diagnosen, die sich ex post als objektiv unrichtig erwiesen haben, erfolgt entsprechend der folgenden Staffelung:

Eine objektiv unrichtige Diagnose begründet für sich allein genommen noch keinen Behandlungsfehler. Das hängt damit zusammen, dass jede medizinische Behandlung auf einem Erkenntnisprozess beruht, der im Laufe der Zeit fortschreitet, und dass es menschenunmöglich ist, in jedem Erkrankungsfall sofort die richtige Diagnose zu stellen. Nimmt also ein Arzt eine in der gegebenen Situation vertretbare Deutung der Befunde vor, so liegt darin, auch wenn diese Deutung unrichtig war, noch kein Behandlungsfehler.

Ist die Deutung der erhobenen Befunde, z. B. auch angesichts weiterer nicht in die Überlegungen einbezogener Befunde, für einen gewissenhaften Arzt nicht mehr vertretbar, so liegt ein vorwerfbarer Behandlungsfehler vor, der potenziell haftungsbegründend ist. Es wird sich allerdings bei ihm in den meisten Fällen um einen leichten Behandlungsfehler handeln, der zu keiner Beweislastumkehr in der Kausalitätsfrage führt. Ein grober Diagnosefehler ist sehr selten und nur gegeben, wenn der Arzt zu einer Fehlinterpretation eines Befundes gelangt, die aus objektiver Sicht nicht mehr verständlich erscheint und einem Arzt schlechterdings nicht unterlaufen darf (OLG München 2013). Ein solcher Fall ist beispielsweise gegeben, wenn die Kenntnis der richtigen Diagnose grundlegend ist und zum medizinischen Basiswissen eines Arztes der entsprechenden Fachrichtung gehört.

Oftmals stellt sich die Frage des Verhältnisses eines Diagnosefehlers zu einem sich anschließenden Befunderhebungsfehler. Hierzu kann es kommen, wenn der Arzt, weil er sich seiner Sache sicher zu sein glaubt, von notwendigen weiteren Untersuchungen absieht.

Ist die objektive Fehldiagnose nicht vorwerfbar, weil vertretbar, so liegt ein Befunderhebungsfehler, der sich lediglich als logische Konsequenz aus der vorausgehenden falschen Diagnose ergeben würde, nicht vor. Ist allerdings der Diagnosefehler vorwerfbar, auch wenn es sich bei ihm nur um einen leichten Diagnosefehler handelt, und unterlässt der Arzt in einem solchen Fall die notwendigen weiteren Untersuchungen, so kommt neben dem Diagnosefehler auch ein Befunderhebungsfehler in Betracht. Darüber besteht allerdings sowohl in der Rechtsprechung als auch in der juristischen Fachliteratur erheblicher Streit, der bisher vom Bundesgerichtshof noch nicht abschließend entschieden ist. Die Literatur neigt dazu, bei der Abgrenzung zwischen Diagnosefehler und Befunderhebungsfehler nach dem Schwerpunkt des Fehlers zu differenzieren: Liegt der Schwerpunkt des Fehlers bei der Diagnose, entfaltet diese eine Sperrwirkung, und eine Haftung kommt nur in Betracht, wenn der Diagnosefehler als grob qualifiziert wurde. Liegt der Schwerpunkt auf der unterlassenen Befunderhebung, darf die Frage der Haftung nach den Kriterien für einen Befunderhebungsfehler entschieden werden. Ein Befunderhebungsfehler kommt umso eher in Betracht, je dringlicher und naheliegender die Befunderhebung gewesen wäre (Ramm 2011). Ein medizinischer Sachverständiger tut gut daran, sich jeder Stellungnahme zu den juristischen Streitfragen in Zusammenhang mit der Abgrenzung von Diagnosefehler und Befunderhebungsfehler zu enthalten.

3.2 Fehlervorwürfe nach Schulterdystokie

Die Schulterdystokie wird dann Gegenstand einer juristischen Aufarbeitung, wenn es beim Kind zu einem Dauerschaden gekommen ist oder – in ganz seltenen Fällen – wenn das Kind im Zusammenhang mit der Geburt verstorben ist. Der geburtshilfliche Sachverständige wird in diesen Fällen immer mit typischen Fragen zum Behandlungsverlauf konfrontiert, die er nach Aktenlage beantworten muss. Der pädiatrische oder neurologische Sachverständige kann das Kind untersuchen und muss die erhobenen Untersuchungsbefunde mit Ausfällen beim Kind in Kontext zu den geburtshilflichen Maßnahmen bringen.

Eine besondere Situation ergibt sich, wenn das Kind mit einem Plexusschaden operiert wird, um eine Funktionsverbesserung von Schulter, Arm und Hand zu erreichen und wenn diese intraoperativ erhobenen Befunde für den Sachverständigen auswertbar sind (▶ Kap. 4, Fall 6 und 7).

Immer wieder erlebt man als Sachverständiger, dass die durch eine persistierende Plexusparese betroffenen Kinder, bei denen häufig schwere Funktionseinschränkungen bestehen, in der mündlichen Verhandlung des Gerichts selbst erscheinen, manchmal auf Anordnung des Gerichts, das sich ein Urteil über die Schwere der Behinderung bilden will, manchmal auf Initiative der Eltern des Kindes. Die Anwesenheit des betroffenen Kindes in der mündlichen Verhandlung vor Gericht schafft, wie jeder erfahrene Sachverständige bestätigen wird, häufig eine emotional sehr stark aufgeladene Situation. Auch die Mitglieder des Gerichts sind nicht selten durch den Anblick eines deutlich behinderten Kindes beeindruckt und stellen in einer solchen Situation häufiger besonders kritische Fragen an den Sachverständigen. Umso notwendiger ist es, dass sich der Sachverständige in einer emotional aufgeladenen Atmosphäre vom Weg strenger Sachlichkeit nicht abbringen lässt. Seine gutachtliche Stellungnahme muss durch Emotionen unberührt bleiben, darf also weder durch Mitleid mit dem geschädigten Kind, noch durch menschliches Verständnis für den ärztlichen Kollegen beeinflusst werden.

3.2.1 Präpartales Schätzgewicht und sonstige Risikofaktoren

Die rechtlichen Prämissen, die es notwendig machen, dass der Sachverständige in Schulterdystokiefällen auf das geschätzte Geburtsgewicht des Kindes eingeht, ergeben sich aus der Rechtsprechung des Bundesgerichtshofs zur Aufklärung über Behandlungsalternativen. Der geburtsleitende Arzt braucht in einer normalen Entbindungssituation ohne Risikofaktoren oder besondere Veranlassung nicht von sich aus die Möglichkeit zur Sprache zu bringen, dass die Geburt auch durch Kaiserschnitt erfolgen könnte. Im Normalfall besteht zur vaginalen Geburt keine Behandlungsalternative. Anders liegen die Dinge jedoch, wenn für den Fall, dass die Geburt vaginal erfolgt, für das Kind ernstzunehmende Gefahren drohen, daher im Interesse des Kindes gewichtige Gründe für eine Schnittbindung sprechen und

diese unter Berücksichtigung auch der Konstitution und der Befindlichkeit der Mutter in der konkreten Situation eine medizinisch verantwortbare Alternative darstellt (BGH 1993, ständige Rechtsprechung). Es geht also um die Frage, ob im konkreten Fall die Entbindung durch Sektio eine Behandlungsalternative darstellte.

In diesem Zusammenhang spielt die präpartale Gewichtsschätzung häufig eine erhebliche Rolle, weil das Geburtsgewicht des Kindes einen führenden, im Vordergrund stehenden – wenn auch nicht den einzigen – Risikofaktor für den Eintritt einer Schulterdystokie darstellt.

❯ Hat der Arzt die vor der Geburt stehende Frau nicht darüber aufgeklärt, dass die Schnittentbindung in ihrem konkreten Fall eine medizinisch verantwortbare Alternative darstellte, also relativ indiziert war, so fällt ihm ein Aufklärungsfehler zur Last.

Kommt es in der letzten Phase der Geburt tatsächlich zu einer Schulterdystokie, führt dieser Aufklärungsfehler zur Haftung des Arztes für deren Folgen, weil mit überwiegender Wahrscheinlichkeit der Schaden beim Kind bei Durchführung einer Sectio caesarea nicht eingetreten wäre.

Es liegt auf der Hand, dass die Rechtsprechung zur Alternativaufklärung eine Grenzziehung notwendig macht. Dazu existieren aber keine verbindlichen Vorgaben. Die geburtshilfliche Praxis hat jedoch Maßstäbe entwickelt, die der Sachverständige zwar dem Gericht in jedem Einzelfall vorgeben und erläutern muss, die jedoch auch in der gerichtlichen Praxis heute allgemein anerkannt und Gegenstand einer Vielzahl von gerichtlichen Entscheidungen sind.

❯ Hiernach besteht bei Schwangeren in den Fällen, in denen als einziger Risikofaktor nach einer Vorausschätzung ein überdurchschnittlich hohes Gewicht des Kindes vorliegt, bis zu einem Schätzgewicht von 4500 g keine Indikation zur Aufklärung über einen Kaiserschnitt als Entbindungsalternative.

Die Leitlinien sowohl des American College of Obstetricians and Gynecologists (Chatfield 2001) als auch des britischen Royal College of Obstetricians and Gynaecologists (2012) sind hier eindeutig, sie sehen sogar für risikofreie Schwangerschaften erst ab einem Schätzgewicht von 5000 g eine Alternative in der primären Sectio caesarea. In den Empfehlung der Arbeitsgemeinschaft für Medizinrecht der Deutschen Gesellschaft für Gynäkologie und Geburtshilfe (erstmals publiziert im Jahr 1998) liegt die Grenze bei 4500 g, wenn keine zusätzlichen Risiken bestehen (Arbeitsgemeinschaft Medizinrecht der Deutschen Gesellschaft für Gynäkologie und Geburtshilfe, 2010). Die Literatur zur Häufigkeit der Schulterdystokie und zur relativen Seltenheit der Plexusparese und der extremen Seltenheit eines bleibenden Plexusschadens ist eindeutig und gibt keinen Raum für eine andere Empfehlung allein aus defensiv-medizinischen medikolegalen Überlegungen.

Es gibt allerdings einige Ausnahmefälle, in denen diese Grenze nicht maßgeblich ist. Hier ist führend der **Diabetes mellitus** zu nennen. Bei einem **Gestationsdiabetes** oder bei einem präexistenten Diabetes mellitus besteht insbesondere bei schlecht eingestellter Stoffwechsellage ein signifikant erhöhtes Risiko für eine Schulterdystokie. Dieses erhöhte Risiko resultiert aus der bei mütterlichem Diabetes mellitus häufig eintretenden dysproportionierten Makrosomie. In diesen Fällen muss die Grenze zur Alternativaufklärung über den Kaiserschnitt je nach Einzelfallkonstellation nach unten korrigiert werden. Dies gilt auch, wenn die präpartale Ultraschalluntersuchung eine deutliche Diskrepanz der Kopf- und Rumpfmaße zugunsten der Rumpfmaße aufzeigt (OLG Köln 1998).

Während die Rahmenbedingungen für eine Alternativaufklärung bei unauffälliger Befundkonstellation und bei Diabetes mellitus relativ leicht zu bewerten sind, ergibt sich bei anderen Konstellationen eine weniger eindeutige Abgrenzung. Dies gilt insbesondere auch für die Konstitutionsmerkmale der Schwangeren bezüglich Körpergewicht und Körpergröße. Ein hoher **Body-Mass-Index** vor Eintritt der Schwangerschaft (BMI >35), besonders auch bei geringer Körpergröße (<160 cm), sollte den Geburtshelfer veranlassen, ähnlich wie beim Diabetes mellitus bereits bei einem Schätzgewicht ab etwa 4000 g mit der Schwangeren die Kaiserschnittentbindung als Alternative zu besprechen.

Auch eine **vorangegangene Schulterdystokie** in einer früheren Schwangerschaft stellt immer eine

Situation dar, in der eine Alternativaufklärung der Schwangeren – vaginale Entbindung versus Kaiserschnittgeburt – vorzunehmen ist (OLG Köln 1998, OLG Hamm 2014; ▶ Kap. 4, Fall 4). In ▶ Kap. 1 sind die Faktoren, die zu einer Risikoerhöhung für eine Schulterdystokie und damit zu einem Plexusschaden führen, umfassend dargestellt. Bei der Geburtsplanung müssen mehrere ggf. zusammentreffende Risikofaktoren in die Bewertung einbezogen werden.

❯ Bei Vorliegen mehrerer Risikofaktoren für eine Schulterdystokie ist ein Schätzgewicht von 4000 g indizierend für eine Alternativaufklärung über eine Sectio caesarea (OLG Frankfurt am Main 2006).

Die Aufklärung Kaiserschnitt versus vaginale Geburt muss allerdings in den Fällen, in denen sie notwendig ist, nicht etwa so erfolgen, dass der Schwangeren grundsätzlich von einer vaginalen Entbindung abgeraten werden muss. Der Arzt muss vielmehr in diesen Fällen mit der Schwangeren ein Gespräch führen, in dem er ihr erläutert, dass und warum der Kaiserschnitt in ihrem Fall eine ernsthafte Alternative zur vaginalen Entbindung darstellt. Die erhöhten Risiken müssen der Schwangeren benannt werden. Insbesondere muss auf das Risiko einer Schulterdystokie und einer daraus resultierenden Armplexusparese des Kindes hingewiesen werden. Der Arzt ist jedoch nicht daran gehindert, der Schwangeren – über diese notwendige Aufklärung hinaus – einen auf seiner persönlichen Erfahrung beruhenden Rat zu geben. Dieser kann durchaus auch dahin gehen, die vaginale Geburt zu bevorzugen, weil die mit ihr verbundene Gefahr im konkreten Fall wahrscheinlich beherrschbar sein werde. Der Rat des Arztes kann auch die eigene Erfahrung und die organisatorischen Rahmenbedingungen, unter denen die Geburt ablaufen soll (z. B. ständige Präsenz eines erfahrenen Facharztes), einfließen lassen.

Ein besonderes Augenmerk muss auf die Schwangeren gerichtet werden, die aus der Praxis des Frauenarztes bei einem dort ermittelten Schätzgewicht von 4000 g oder mehr in der Geburtsklinik vorstellig werden und konkrete Fragen nach den Entbindungsalternativen stellen. Hier schuldet der Geburtshelfer eine umfassende Aufklärung über die geburtshilflichen Alternativen unabhängig von bestehenden Risikofaktoren (Geiß u. Greiner 2009). Es steht ihm frei, darauf hinzuweisen, dass aus seiner Sicht eine Kaiserschnittentbindung nicht notwendig ist. Wenn die Schwangere aus Angst vor einem Geburtsschaden bei Makrosomie dennoch auf einen Kaiserschnitt drängt, muss der Geburtshelfer diesem Wunsch nachkommen oder der Schwangeren die Möglichkeit einräumen, in einer anderen Klinik zu entbinden, die auch bei schwacher Indikation zur Schnittentbindung bereit ist. Die Alternativaufklärung kann auch bereits durch den niedergelassenen Frauenarzt erfolgen und entfaltet Wirkung bei der nachfolgenden stationären Betreuung (OLG Hamm 2005; ▶ Kap. 4, Fall 9).

Entscheidet sich die Schwangere nach entsprechender Aufklärung zur vaginalen Entbindung, versteht es sich von selbst, dass die Geburt dann unter besonders erfahrener geburtshilflicher Leitung stattfinden muss; diese Vorgabe wird auch von der Rechtsprechung so gesehen (OLG Hamm 1991). Eine Klinik, die nicht in der Lage ist, für diese Fälle eine besonders qualifizierte ärztliche Betreuung sicherzustellen, oder die auch aus Organisationsgründen nicht bereit ist, diesen Standard zu leisten, sollte sich nicht scheuen, der Schwangeren einen Weg in eine entsprechend qualifizierte Einrichtung zu weisen. Andernfalls muss sie sich im Schadensfall ggf. auch ein Übernahmeverschulden zurechnen lassen.

> ❯ Bedurfte die Schwangere im konkreten Fall einer entsprechenden Aufklärung, ist diese Aufklärung tatsächlich vorgenommen worden und kommt es dann zu einer Schulterdystokie und in ihrer Folge zu einer Plexusparese, so ist diese Komplikation als schicksalhaft zu werten. Eine Haftung des Arztes ist dann nicht gegeben.

3.2.2 Präpartale Ultraschalluntersuchung

Kommt es für die Frage, ob die Schwangere über die Behandlungsalternative eines Kaiserschnitts aufzuklären ist, auch und sogar in erster Linie auf das vorausgeschätzte Geburtsgewicht des Kindes an, sollte es sich eigentlich von selbst verstehen, dass eine präpartale Gewichtsschätzung notwendig ist. Dazu gibt es

allerdings keine verbindlichen Anforderungen. Für die drei im Rahmen der Mutterschaftsvorsorge vorgeschriebenen Ultraschall-Screeninguntersuchungen ist eine Dokumentation der erhobenen Befunde allerdings verpflichtend vorgeschrieben. Nach den Mutterschaftsrichtlinien sind diese Untersuchungen nicht nur durchzuführen, sondern auch adäquat zu dokumentieren (G-BA 2014). Dies bedeutet, dass die abgegriffenen Kindsmaße mittels Printout festgehalten werden und so einer späteren Überprüfung zugänglich sind.

Die letzte der vorgeschriebenen Ultraschalluntersuchungen findet schon zwischen der 30. und der 32. Schwangerschaftswoche statt. Die zu dieser Zeit ermittelten Kindsmaße sind wegen der zeitlichen Distanz zum Geburtstermin regelmäßig nicht geeignet, Rückschlüsse auf eine fetale Makrosomie zum Zeitpunkt der Geburt zu ermöglichen.

> ❯ Eine Ermittlung von Kindsmaßen oberhalb der für die Tragzeit maßgeblichen 90. Perzentile sollte Veranlassung geben, in Terminnähe eine weitere Ultraschalluntersuchung zur Abschätzung des Geburtsgewichts vorzunehmen, auch wenn eine solche zusätzliche Ultraschalluntersuchung vor der Entbindung in den Mutterschaftsrichtlinien nicht vorgesehen ist.

Sie wird auch in keiner Leitlinie empfohlen. Sie kann aber im Einzelfall therapeutisch geboten sein, und ihre Unterlassung kann als Befunderhebungsfehler gewertet werden; diese Frage wird im Einzelfall abgeprüft.

Dem Sachverständigen liegt im Rechtsstreit heute allerdings häufig ein Schätzgewicht vor, das relativ zeitnah (bis maximal ca. 10 Tage vor der Entbindung) ermittelt wurde; dies reicht zur Beurteilung des Sachverhalts aus. Wenn keine zeitnah vor der Geburt vorgenommene Gewichtsschätzung vorliegt, stellt sich die Frage, ob in deren Unterlassung ein Fehler zu sehen ist. Einen solchen Befunderhebungsfehler wird man im Einzelfall annehmen müssen, wenn bei der Aufnahmeuntersuchung deutlich wurde, dass die Geburt eines makrosomen Kindes zu erwarten war, z. B. wegen eines weit überdurchschnittlichen Gewichts der Mutter, wegen einer weit überdurchschnittlichen Gewichtszunahme der

Schwangeren während der Schwangerschaft oder wegen der durch die klinische Untersuchung erfassbaren weit überdurchschnittlichen abdominalen Maße der Schwangeren. Mindestens in diesen Fällen ist bei der Aufnahme der Schwangeren zur Entbindung auch eine sonographische Untersuchung notwendig. Schließlich wird man eine Ultraschalluntersuchung zeitnah zur Entbindung dann einfordern können, wenn bereits frühere Untersuchungen Hinweise auf eine relevante Makrosomie geliefert haben.

Der die Gerichte beschäftigende typische Fall ist jedoch ein anderer. Er ist dadurch charakterisiert, dass ein Schätzgewicht vorliegt, das aber die Grenze nicht erreicht, ab der die Schwangere über die Behandlungsalternative der Schnittentbindung aufzuklären ist. Dieses Schätzgewicht hat sich dann bei der Geburt als erheblich zu niedrig erwiesen. Eine solche Diskrepanz zwischen erhobenem Schätzgewicht und tatsächlichem Geburtsgewicht liegt in sehr vielen Verfahren wegen Plexusparese vor (▸ Kap. 4, Fall 9).

Zu einer solchen Abweichung kann es aus mehreren Gründen kommen: Bei der Schätzung des Geburtsgewichts werden bestimmte Kindsmaße (biparietaler Schädeldurchmesser, Abdomenquerdurchmesser bzw. die äquivalenten Umfänge, Femurlänge) sonographisch ermittelt. Aus diesen Maßen lässt sich dann durch Einsetzung der Messwerte in bestimmte Formeln (▸ Kap. 1) ein Schätzgewicht errechnen. Die gängigen Formeln (z. B. nach Hadlock et al. 1985, nach Hansmann in Dornan et al. 1982 und Siemer et al. 2008 sowie nach Merz et al. 1988) gelten sämtlich als ausreichend zuverlässig. Die Handhabung der Formeln wird dadurch vereinfacht, dass die in der Praxis verbreiteten Ultraschallgeräte bei Angabe entsprechender Kindsmaße selbst das Berechnungsergebnis auswerfen. Darüber hinaus existieren Tabellenwerke, die es ermöglichen, aus den relevanten Kindsmaßen ein Schätzgewicht abzuleiten. Die Formeln führen allerdings zu keinen exakten Ergebnissen, sondern nur zu einer Schätzung, was im Hinblick auf die unterschiedliche körperliche Beschaffenheit der ungeborenen Kinder unvermeidlich ist. Selbst für die besten und in der Praxis am weitesten verbreiteten Formeln wird in der Literatur angegeben, dass die Schätzwerte vom tatsächlichen Geburtsgewicht um 15 % nach oben und unten abweichen können (▸ Kap. 1). Zur methodenimmanenten Messungenauigkeit kommen noch

ein untersuchungsbedingter und ein untersucherbedingter Messfehler hinzu.

❯ Der untersucherbedingte Messfehler bezieht sich auf die persönlichen Fertigkeiten, mit denen der einzelne Untersucher die Messung vornimmt, der untersuchungsbedingte Fehler wird durch die Untersuchungsbedingungen beeinflusst.

Beide Fehlerarten lassen sich im Einzelfall nicht herausdifferenzieren. Im ungünstigen Fall addieren sich aber die Messfehler. Der Untersucher nimmt die Messung vor, indem er in das Ultraschallbild Messpunkte bzw. Messstrecken legt; die Messwerte werden dann durch die Software des Geräts errechnet und im Display angezeigt. Dabei können – ohne dass dies im Einzelfall vorwerfbar ist – Abweichungen des Messwerts vom tatsächlichen Wert entstehen. Bei der Ermittlung des Schätzgewichts aus mehreren Streckenmaßen können sich Messfehler addieren. Weiter muss berücksichtigt werden, dass eine Ultraschallmessung bei schon tief in das Becken eingetretenem kindlichen Kopf nur sehr erschwert möglich ist und oft keine eindeutig auswertbaren Befunde ergibt. Gleiches gilt, wenn zur Zeit der Untersuchung bereits die Wehen eingesetzt haben. Auch eine relevante Adipositas der Schwangeren erschwert die Messung und führt zu einer untersuchungsbedingten Messungenauigkeit. Die Ermittlung der Standardkurven zur Gewichtsschätzung aus Kindsmaßen erfolgte durch besonders erfahrene Experten in der Ultraschalldiagnostik. In der klinischen Routine kann man nicht erwarten, dass jeder Untersucher mit der gleichen Präzision messen kann.

Prinzipiell kann daher zwar, wenn das ultrasonographisch ermittelte Schätzgewicht vom tatsächlichen Geburtsgewicht um mehr als 15–20 % abweicht, angenommen werden, dass zu der methodenimmanenten Ungenauigkeit der Gewichtsbestimmung ein untersuchungsbedingter oder ein untersucherbedingter Messfehler hinzugetreten sein muss. Ein Diagnosefehler lässt sich hieraus aber regelmäßig nicht ableiten, weil die Gewinnung von Messergebnissen aus dem Ultraschallbild im Einzelfall so schwierig sein kann, dass sich aus einem bloßen objektiven Messfehler keine Abweichung vom gebotenen ärztlichen Standard ableiten lässt. Es gibt demzufolge keine gerichtlichen Entscheidungen, jedenfalls keine publizierten Entscheidungen, in denen aus einer größeren Abweichung zwischen dem ultrasonographisch ermittelten Schätzgewicht des Kindes und dem tatsächlichen Geburtsgewicht ein dem Arzt anzulastender Diagnosefehler hergeleitet worden wäre. Selbst bei einem Extremgewicht von über 6000 g hat das OLG Düsseldorf (2005) zwar eine Haftung für den Geburtsschaden anerkannt, diese jedoch nicht auf eine fehlerhafte Gewichtsschätzung gestützt. Hier war das Schätzgewicht bereits auf etwa 5000 g ermittelt worden, und die Mutter des Klägers hatte bereits ein Kind mit einem Gewicht von knapp über 5000 g in einer vorherigen Schwangerschaft komplikationslos geboren (▶ Kap. 1, Fall 10). Welche Konsequenzen Gerichte zukünftig für den Fall ziehen, dass eklatante Abweichungen von Schätzgewicht und tatsächlichem Gewicht, z. B. von mehr als 40 oder 50 %, bestehen, bleibt entsprechenden Entscheidungen vorbehalten.

Der Sachverhalt liegt dann anders, wenn ein Printout der Ultraschallbilder vorliegt und sich daraus ableiten lässt, dass der Untersucher Messpunkte bzw. Messstrecken eindeutig fehlerhaft abgegriffen hat. Ein solcher Fall wird jedoch nur sehr selten vorliegen. Im Übrigen liegen dem Sachverständigen sehr häufig entsprechende Ultraschallbilder gar nicht vor, sondern er findet lediglich die Einzelmaße im Krankenblatt dokumentiert oder sogar nur das ermittelte Schätzgewicht. Nach derzeitigem Stand gibt es keine Verpflichtung des Arztes, derartige Printouts überhaupt anzufertigen, zumindest bei Untersuchungen außerhalb der Mutterschaftsrichtlinien. Die Rüge, dass der behandelnde Arzt seiner Entscheidung, die Schwangere nicht über die Behandlungsalternative des Kaiserschnitts aufzuklären, ein falsches Messergebnis zugrunde gelegt habe, bleibt daher in der Praxis so gut wie immer erfolglos.

3.2.3 Management während der Geburt

Regelmäßig wird bei einem Haftungsprozess wegen eines Plexusschadens nicht nur die vorgeburtliche Phase Gegenstand der Begutachtung. Es stellt sich häufig auch die Frage, ob sich im Geburtsverlauf eine Indikation zur operativen Geburtsbeendigung ergeben hätte. Hier findet man viele Varianten.

Ein eindeutig pathologisches Kardiotokogramm im Geburtsverlauf stellt eine Indikation zur operativen Geburtsbeendigung oder alternativ zur Überprüfung des Fetalzustands, z. B. mittels Mikroblutuntersuchung, dar. Wird die Geburt fortgesetzt, und kommt es später zur Schulterdystokie mit Plexusschaden, haftet der Arzt unter Umständen wegen eines Aufklärungsfehlers, auch wenn das Kind dann tatsächlich nicht hypoxisch geboren wurde. Die Rechtsprechung des Bundesgerichtshofs zur Alternativaufklärung unter der Geburt ist eindeutig und sollte von allen aktiv tätigen Geburtshelfern heute gekannt und auch in die Praxis umgesetzt werden.

> ❯ Eine Aufklärung ist immer dann erforderlich, wenn die Kaiserschnittentbindung eine ernstzunehmende Alternative zur Abwendung möglicher drohender Gefahren für das Kind darstellt. Dies gilt auch, wenn sich eine solche Alternative erst unter der Geburt ergibt (BGH 1993, ständige Rechtsprechung).

Nach Aufklärung der Schwangeren steht es in ihrer Disposition, sich für die Fortsetzung der vaginalen Geburt oder für eine Kaiserschnittentbindung zu entscheiden. Auch in dieser Situation kann der Arzt seine persönlichen Empfehlungen aussprechen, entscheidend ist jedoch, dass die Alternativen dargestellt werden und die Schwangere aus freier Willensbildung entscheiden kann. Das gilt heute noch mehr als im Jahr 1993, und zwar wegen einer deutlichen Veränderung der Risikosituation: Während zum Zeitpunkt der wegweisenden BGH-Entscheidung im Jahr 1993 die Kaiserschnittfrequenz in Deutschland noch bei unter 20 % lag, hat sie inzwischen 33 % erreicht. Der sekundäre Kaiserschnitt aus laufender Geburt heraus bietet der Schwangeren zwar nicht das gleiche niedrige Risiko wie bei einer primären Kaiserschnittentbindung, er ist aber heute ebenfalls ein extrem sicheres und risikoarmes Verfahren. Es ist daher heute zumindest unter den Rahmenbedingungen der Geburtshilfe in Deutschland nicht mehr richtig, einer Schwangeren unter Hinweis auf die Risiken eines Kaiserschnitts die Operation ausreden zu wollen, wenn sie in einer gegebenen Situation eine ernstzunehmende Alternative darstellt.

Häufig kommt es vor einer Schulterdystokie zu einem protrahierten Geburtsverlauf. Es stellt sich hier für den Sachverständigen regelmäßig die Frage, ob bei Eintritt einer solchen Situation trotz regelmäßiger Wehen das vaginale Geburtskonzept weitergeführt werden durfte, z. B. auch durch eine vaginal-operative Entbindung, ohne dass dies mit der Gebärenden erörtert wurde, oder ob eine Aufklärung darüber notwendig war, dass die Geburt auch durch Kaiserschnitt beendet werden konnte.

Immer wieder ist der Sachverständige mit Fällen befasst, bei denen nach sehr protrahiertem Geburtsverlauf am Ende aus Beckenmitte eine vaginal-operative Entbindung durchgeführt wurde und es dann zur Schulterdystokie kam (▶ Kap. 4, Fall 10). Der protrahierte Verlauf bei regelmäßiger Wehentätigkeit ist in diesen Fällen Ausdruck eines relativen Missverhältnisses; die Schulterdystokie steht am Ende dieses Verlaufs. Im Verhältnis zur vaginal-operativen Entbindung aus Beckenmitte ist die Kaiserschnittentbindung eine Alternative, über die aufgeklärt werden muss. Unabhängig von der forensischen Dimension ist daher jeder Geburtshelfer gut beraten, bei einer vermuteten Makrosomie und sehr protrahiertem Verlauf oder Geburtsstillstand in Beckenmitte noch einmal das eigene Handeln zu überdenken und die Kaiserschnittentbindung als Alternative ins Auge zu fassen. Der Geburtshelfer muss wissen, dass bei protrahiertem Verlauf durch die Wahl einer vaginal-operativen Entbindung das Risiko für eine Schulterdystokie zusätzlich gravierend erhöht wird (▶ Kap. 1). Dieses Risiko ergibt sich nicht nur aus dem kindlichen Geburtsgewicht, sondern die vaginal-operative Entbindung stellt einen eigenständigen Risikofaktor dar, der entsprechend mit berücksichtigt werden muss.

3.2.4 Bewertung des Managements zur Überwindung der Schulterdystokie

Die Bewertung der Maßnahmen zur Überwindung der eingetretenen Schulterdystokie gehört zu den schwierigsten Aufgaben des Sachverständigen. Es geht insoweit um das Vorliegen oder Fehlen von Behandlungsfehlern.

Zunächst ist klar, dass aus dem bloßen Umstand, dass eine Schulterdystokie in eine kindliche Armplexusparese einmündet, kein Behandlungsfehler abgeleitet werden kann. Es ist in der Rechtsprechung anerkannt, dass es auch bei völlig kunstgerechtem Vorgehen zur Behebung einer Schulterdystokie zu einer Armplexusparese kommen kann (OLG Köln 1994). Andererseits werden aber bei der Behebung des meistens plötzlich und überraschend eintretenden Geburtsstillstands nicht selten Fehler begangen. Diese können im Einzelfall auch als grob zu beurteilen sein.

Die von der Rechtsprechung entwickelte Formel zum groben Behandlungsfehler (▶ Abschn. 3.1) ist unscharf und schwer zu handhaben. Sie ist für die Fälle von Bedeutung, in denen Zweifel am Bestehen eines Kausalzusammenhangs zwischen dem ärztlichen Fehler und dem bei dem Kind eingetretenen Schaden (Plexusparese) gegeben sind.

❯ Bei Vorliegen grober Behandlungsfehler kommt dem geschädigten Kind, was diesen Kausalzusammenhang anlangt, eine Beweislastumkehr zugute. Aus diesem Grund ist die Eingruppierung eines ärztlichen Fehlers in die beiden Kategorien „einfach" oder „grob" oftmals prozessentscheidend.

Es muss vor dem in der Praxis mitunter vorkommenden Missverständnis gewarnt werden, es komme für die Abgrenzung zwischen den beiden Fehlerkategorien auf die Schwere des dem Kind entstandenen Schadens an. Maßgeblich ist vielmehr allein die objektive Fehlerqualität. Allerdings kann insoweit ein gewisser Zusammenhang bestehen. Besonders schwere Schäden (Nervenzerreißungen, Ausrisse von Nervenwurzeln aus dem Rückenmark) sind jedenfalls ein Indiz für eine starke Kraftaufwendung, die sich aus dem dokumentierten Behandlungsverlauf auch ableiten muss.

Einzelne Maßnahmen

Was die Art des Vorgehens bei Eintritt einer Schulterdystokie anlangt, so ist es nach heutigem Stand weitgehend standardisiert. Dieser Standard ist in ▶ Kap. 1 ausführlich dargestellt. Im Allgemeinen muss sich das ärztliche Vorgehen an diesem Standard messen lassen (OLG Düsseldorf 2003).

Es kommt nicht ganz selten vor, dass sich im Geburtsprotokoll bzw. Partogramm keine nachvollziehbare Beschreibung des Vorgehens bei der Behebung einer Schulterdystokie findet (▶ Kap. 4, Fall 2, 5 und 7). Immer wieder liest man im Geburtsprotokoll lediglich „schwere Schulterentwicklung", ohne dass sich aus der Dokumentation ergibt, worin die Schwierigkeit der Schulterentwicklung bestand und welche Maßnahmen zur Beseitigung der Schulterdystokie getroffen wurden. Dies reicht nach einer vom Bundesgerichtshof mehrfach bestätigten Rechtsprechung zahlreicher Oberlandesgerichte nicht aus (OLG Saarbrücken 1988, OLG Köln 1994, OLG Stuttgart 1999, OLG München 2012).

> ❯ Bei fehlender oder unvollständiger Dokumentation geht die Rechtsprechung davon aus, dass keine der gebotenen spezifischen und schonenden Verfahren zur Behebung der Schulterdystokie zum Einsatz gekommen sind, vielmehr auf die Schulterdystokie nicht fachgerecht reagiert wurde.

Eine Reihe von Maßnahmen ist nach Eintritt einer Schulterdystokie strikt verboten und begründet nach der auf zahlreichen Sachverständigengutachten beruhenden einschlägigen Rechtsprechung sogar einen groben Behandlungsfehler. Zu diesen Manövern gehört insbesondere der Zug am kindlichen Kopf vor Freiwerden der blockierten Schulter (OLG Düsseldorf 2005).

Als akzeptable Maßnahme zur Behebung einer Schulterdystokie wurde vor allem in den 1980er-Jahren auch die äußere Überdrehung des bereits geborenen kindlichen Kopfes angesehen. Im angloamerikanischen Sprachraum wurde dieses Vorgehen in der Literatur nie erwähnt. Diese Technik wurde jedoch im Hinblick auf die dabei eingetretenen Verletzungen des Armplexus des Kindes zunehmend auch in Deutschland kritisch diskutiert. Den von der Arbeitsgemeinschaft Medizinrecht der Deutschen Gesellschaft für Gynäkologie und Geburtshilfe herausgegebenen Empfehlungen zur Schulterdystokie ist zu entnehmen, dass seit dem Jahr 2004 die äußere Überdrehung des Kopfes nicht mehr empfohlen werden kann, da bei fixierter Schulter gerade dadurch die Überdehnung des Armplexus begünstigt wird (▶ Kap. 1).

Der **Handgriff nach Kristeller** spielt in Verfahren wegen eines Plexusschadens überproportional häufig eine Rolle (▶ Kap. 4, Fall 3, 4 und 8). Bei diesem Handgriff handelt es sich um eine Maßnahme, um in der letzten Phase des Austritts des kindlichen Köpfchens eine Beschleunigung herbeizuführen, also um z. B. bei Erschöpfung der Mutter oder Wehenschwäche „die letzte Kurve" zu kriegen. Voraussetzung für die Anwendung dieses Handgriffs ist, dass die Pfeilnaht ausrotiert ist und der Kopf auf Beckenboden steht. Bei nicht ausrotierter Pfeilnaht ist der Kristeller-Handgriff kontraindiziert. Auch bei einem Höhenstand der Leitstelle noch in Beckenmitte ist dieser Handgriff zu unterlassen. Der Handgriff nach Kristeller ist bei eingetretener Schulterdystokie ebenfalls streng kontraindiziert. Durch den Druck auf den Fundus wird die Einklemmung hinter der Symphyse begünstigt und druckbedingte Schädigungen des Plexus können ausgelöst werden. In Verbindung mit gleichzeitigem Zug am kindlichen Köpfchen kann dadurch eine Überdehnung des Plexus bis hin zu Plexuszerreißungen oder Nervenwurzelausrissen eintreten.

Bei einem eingetretenen Plexusschaden ergibt sich also ein schmaler Grat im zeitlichen Ablauf, in dem der Einsatz des Kristeller-Handgriffs möglich und sinnvoll ist, gefolgt von einer Phase der strengen Kontraindikation. Schließlich ist der Handgriff wieder erlaubt, um nach definitiver Befreiung der Schultern die Geburt des Rumpfs zügig zu ermöglichen. Die werdende Mutter und ggf. der anwesende Partner erinnern sich immer daran, dass der Handgriff eingesetzt wurde. Der Druck auf den Fundus ist oft schmerzhaft. Aus der Sicht ex post wird von den Eltern häufig vorgetragen, der Handgriff sei noch nach Eintreten der Schulterdystokie eingesetzt worden, die beteiligten Ärzte und Hebammen bestreiten dies regelmäßig vehement.

In den Fällen, in denen zwischen den Prozessparteien streitig ist, wie im Einzelnen die Behebung der Schulterdystokie vorgenommen wurde, ist es prinzipiell nicht Aufgabe des Sachverständigen, diesen Streit zu entscheiden. Die Aufklärung des Sachverhalts ist vielmehr Sache des Gerichts, das zu diesem Zweck Zeugen vernehmen oder die Parteien anhören kann. Im Ergebnis wird das Gericht, wenn es prozessual korrekt vorgeht, dem Sachverständigen in solchen Fällen eine Sachverhaltsvorgabe machen, d. h. angeben müssen, von welchem Sachverhalt er auszugehen habe. Dabei spielt dann die Beweislastverteilung eine entscheidende Rolle, für die maßgeblich ist, dass es Sache des Patienten ist, das Vorliegen eines Behandlungsfehlers zu beweisen. Überdies spricht für die technisch ordnungsgemäße und zeitnah niedergelegte Dokumentation der Beweis der Richtigkeit und Vollständigkeit.

> ❯ Es gibt Einzelfälle, in denen aus dem beim Patienten aufgetretenen Verletzungsbild, insbesondere Ausrisse von Nervenwurzeln, der Schluss gezogen werden muss, dass bei der Behebung der Schulterdystokie starke Kräfte wirksam geworden sein müssen. Das gilt vor allem in den Fällen, in denen im Geburtsprotokoll nur Manöver angeführt sind, die den bei dem Kind bestehenden Verletzungsstatus nicht erklären können.

Ein solcher Fall ist z. B. vom Oberlandesgericht Hamm (OLG Hamm 2012) entschieden worden (Fall 6). Hier lagen Zerreißungsverletzungen im Bereich des Armplexus vor, die nur durch Ausübung von starkem Zug bei noch festsitzender Schulter erklärt werden konnten. Im Geburtsprotokoll fanden sich keinerlei Hinweise auf Probleme bei der Geburt, die auch nur ansatzweise eine Erklärung eines derart schweren Traumas liefern konnten. In diesem Kontext muss die Gerichtsentscheidung gesehen werden. In gleicher Weise hat das OLG Oldenburg (2014) entschieden (Fall 7). In diesen Fällen wurde allerdings nicht aus dem vorliegenden Schadensmuster auf einen Behandlungsfehler geschlossen, sondern das Schadensbild war lediglich Indiz dafür, dass die vorliegende Dokumentation nicht schlüssig oder unvollständig sein musste. Grundsätzlich indiziert auch bei einem übergroßen Kind die Armplexuslähmung nicht, dass unter der Geburt in unsachgemäßer Weise auf das Kind eingewirkt wurde, wenn dafür kein konkreter Anhalt besteht. Die Schädigung sui generis führt daher nicht zu einer Beweiserleichterung oder Beweislastumkehr (OLG Koblenz 2009).

In den Urteilen zu Plexusparesen nach Schulterdystokie werden überproportional häufig die Anwendung des Kristeller-Handgriffs zum falschen Zeitpunkt, wie auch die Nichtdurchführung einer Episiotomie als fehlerhaft eingestuft. Beide Situationen müssen gutachterlich aber differenziert bewertet werden: Der Kristeller-Handgriff bei noch hinter der Symphyse verkeilter vorderer Schulter ist deshalb grob fehlerhaft, weil dieser Handgriff die Schulterdystokie noch verstärkt und eigenständig geeignet ist, einen Plexusschaden zu verursachen. Durch den verstärkten Druck der Schulter gegen die Symphyse kann es zur Nervenkompression und Hämatombildung im Bereich des Plexus brachialis kommen. Wenn dann noch evtl. gleichzeitig Zug am kindlichen Köpfchen ausgeübt wird, sind schwere Verletzungen möglich.

Die **Nichtdurchführung einer Episiotomie** muss ist in der ersten Phase einer Schulterdystokie sicher nicht primär als fehlerhaft eingestuft werden, wenn sich die Schulterdystokie dann durch das McRoberts-Manöver auflöst. Allerdings kommt es in diesen Fällen praktisch nie zu rechtlich relevanten Schäden. Eine Episiotomie ist aber spätestens notwendig, wenn im nächsten Schritt innere Manöver notwendig werden.

> ❯ Wenn also ein Plexusschaden aufgetreten ist, ohne dass eine Episiotomie durchgeführt wurde, ist dies ein Indiz dafür, dass der Geburtshelfer die notwendigen Maßnahmen nicht, nicht vollständig oder falsch durchgeführt hat.

Die Nichtdurchführung führt nicht sui generis zu einem Schaden. Daher unterscheiden sich die Fehlermerkmale der falschen Anwendung des Kristeller-Handgriffs und der Nichtdurchführung einer Episiotomie und können im Einzelfall aus der Sicht des Sachverständigen auch unterschiedliche Bewertungen hinsichtlich der Fehlerqualität „einfach" oder „grob" nach sich ziehen.

3.3 Grundsätzliches zur chirurgischen „Tatortbesichtigung"

Die Entwicklung der Plexuschirurgie in den letzten 40 Jahren erlaubt dem rekonstruktiv tätigen Chirurgen in Einzelfällen (d. h. bei den schwersten Verletzungsformen mit unzureichender funktioneller

Erholung), den Situs und das Nervengeflecht des Plexus brachialis einzusehen und das Verletzungsmuster zu beschreiben. Üblicherweise findet sich im und unterhalb des Skalenusdreiecks eine Vernarbungszone an und um die Nerven. Die oberflächlich liegenden Weichteile sind aber unversehrt – was unsererseits einen **Druckschaden** ausschließt, da dieser unweigerlich von außen nach innen absteigend alle Gewebeschichten durch Druck und Durchblutungsstörung betreffen müsste. Dies ist nie der Fall.

In den meisten Fällen (nach Schulterdystokie) finden sich Relikte von Ein- oder Durchrissen am Truncus superior und medius mit neuromatösen Vernarbungszonen, die dann üblicherweise entfernt und mittels Kabelinterponaten überbrückt werden. Seltener findet sich an den unteren Wurzeln C7 und/ oder C8 ein aus dem Foramen herausluxiertes Spinalganglion (als Zeichen des Wurzelausrisses) bzw. ein leeres Neuroforamen (sehr proximaler Abriss oder Ausriss). In Kombination mit anderen Nervenzerreißungen an den oberen Trunci werten wir diese schlimmste Verletzungsform als das Ergebnis gesteigerter Kräfte im Vergleich zu den Durchrissen. Eine auf Höhe von C7 befindliche Halsrippe muss dabei „nur" als eine Umlenkrolle (Hypomochlion) verstanden werden, nicht aber als alleiniger Auslöser einer schweren Nervenschädigung.

Bei oberen Wurzelausrissen nach Steißgeburt gehen wir von einem auf das Rückenmark axial wirkenden Zugmechanismus aus, der das Myelon gegen den festen Knochenrahmen der Halswirbelsäule bewegt und dabei gerade die Nervenwurzelaustritte an den Foramina C5 und C6 abschert (dies ist in ganz seltenen Fällen auch beidseitig möglich) und dabei einen (Teil-)Ausriss durch Abscheren der Radixzellen bedingt.

Die im Operationsbericht so dokumentierten Traktionsschäden lassen per se nicht auf eine Fehlerhaftigkeit des Geburtsablaufes schließen, zeugen aber von den großen externen Kräften, die auf die jeweiligen Nervenstrukturen eingewirkt haben. Tests an tot geborenen Säuglingen oder biomechanische Versuchseinrichtungen können die Widerstandsfähigkeit lebendigen Nervengewebes nicht konform nachbilden und nur richtungsweisend sein. Allerdings erlaubt die operative Exploration den Ausschluss von Fehlbildungen oder anderen Nervenkompressionen

und legt das Verletzungsareal zweifellos in Ausdehnung und Schwere der Strukturverletzung fest. Da intrauterine, vor allem bei der muskulären Austreibung des Fetus auf dessen Körper wirkenden Kräfte nicht den oben beschriebenen Zug- bzw. Scherkräften entsprechen können, muss weiterhin die Korrelation zu den unter der Geburt von außen entwickelten Kräften durch den geburtshilflichen Gutachter festgelegt werden. Ein Zusammenhang zwischen kräftigem und teils ruckartigem Ziehen mit Überdehnung der seitlichen Halspartie bei Schulterdystokie bzw. eine axiale Traktion bei Steißgeburt und den intraoperativ dokumentierten Nerventraktionsverletzungen ist dabei nicht aus der Welt zu schaffen.

❯ Die in großen Operationsserien gewonnenen Einblicke zeigen immer wiederkehrende Verletzungsmuster, sodass bei den nicht operierten Kindern ohne Gelegenheit zur direkten Plexusvision durchaus von analogen Mustern in leichterer Ausprägung ausgegangen werden muss.

Der bei Gericht häufig hinzugezogene Kinderneurologe kennt zwar die Klinik und Entwicklung dieser Kinder, hat aber keine direkte Erfahrung bezüglich der intraoperativ gesehenen und durch Elektrostimulation gemessenen morphologischen und elektrophysiologischen Schäden. Deshalb sollte bei einer interdisziplinären Begutachtung, bei der der Zusammenhang zwischen Geburtsablauf mit der fraglichen Krafteinwirkung und dem Verletzungsmuster eine Rolle spielt, immer durch Geburtshelfer und „Plexuschirurg" gemeinsam begutachtet werden, um dem Richter einen kausal zusammenhängenden Einblick vermitteln zu können.

Darüber hinaus kann und sollte sich der Chirurg mit Interpretationen und der Zuweisung von Verantwortlichkeiten zurückhalten und gegenüber allen nicht medizinischen Ansprechpartnern, also Eltern und Anwälten, die Besonderheit medizinischer Sachverhalte und Handlungen hervorheben: Nicht alles ist plan- bzw. berechenbar; die Heilkunst lässt sich nur bedingt rationalisieren und die Abläufe unter der Geburt nur im Rahmen fachärztlicher Hilfestellung nach bestem Wissen und Gewissen möglichst risikoarm beeinflussen.

Literatur

Ankermann E, Kullmann H, Bischoff R (2014) Arzthaftpflicht-rechtsprechung I–III. Berlin: Erich Schmid

Arbeitsgemeinschaft Medizinrecht der Deutschen Gesellschaft für Gynäkologie und Geburtshilfe (2010) Empfehlungen zur Schulterdystokie – Erkennung, Prävention und Management. www.dggg.de/fileadmin/public_docs/Dokumente/Leitlinien/015-024-S1-Schulterdystokie-2010.pdf

Bergmann O (1999) Die Arzthaftung. Heidelberg: Springer

Bergmann O, Pauge B, Steinmeyer H-D (2014) Gesamtes Medizinrecht, 2. Aufl. Baden-Baden: Nomos

BGH (1970) BGH III ZR 139/67 Urteil vom 17.2.1970, NJW, 491

BGH (1989) BGH VI ZR 170/88 Urteil vom 24.1.1989, NJW, 2330. Retrieved from https://www.jurion.de/Urteile/BGH/1989-01-24/VI-ZR-170_88

BGH (2004) BGH VI ZR 186/03 Urteil vom 14.9.2004, NJW, 3703

BGH (1998) BGH VI ZR 242/96 Urteil vom 13.1.1998, NJW, 1780

BGH (1994) BGH VI ZR 248/92 Urteil vom 9.11.1993, NJW, 799

BGH (1993) BGH VI ZR 300/91 Urteil vom 16.2.1993, NJW, 2372

BGH (2011) BGH VI ZR 69/10 Urteil vom 17.5.2011

BVerfG (2004) BVerfG 1 BvR 1591/03 Beschl. v. 15.3. 2004, NJW, 2079

Chatfield J (2001) ACOG issues guidelines on fetal macrosomia. American College of Obstetricians and Gynecologists. American Family Physician 64 (1): 169–70

Dornan KJ, Hansmann M, Redford DH, Wittmann BK (1982) Fetal weight estimation by real-time ultrasound measurement of biparietal and transverse trunk diameter. American Journal of Obstetrics and Gynecology 142 (6 Pt 1): 652–7

G-BA (2014) Richtlinien des Gemeinsamen Bundesausschusses über die ärztliche Betreuung während der Schwangerschaft und nach der Entbindung („Mutterschafts-Richtlinien"). Retrieved from https://www.g-ba.de/downloads/62-492-883/Mu-RL_2014-04-24.pdf

Gasim T, Al Jama FE, Rahman MS, Rahman J (2014) Multiple repeat cesarean sections: operative difficulties, maternal complications and outcome. The Journal of Reproductive Medicine 58 (7-8): 312–8

Geiß K, Greiner H-P (2009) Arzthaftpflichtrecht, 6. Aufl. München: Beck

Gherman RBC (2014) Task force on neonatal brachial plexus palsy. Washington: The American College of Obstetricians and Gynecologiscts

Hadlock FP, Harrist RB, Sharman RS, Deter RL, Park SK (1985) Estimation of fetal weight with the use of head, body, and femur measurements – a prospective study. American Journal of Obstetrics and Gynecology 151 (3): 333–7

Kaplanoglu M, Karateke A, Un B, Akgor U, Baloğlu A (2014) Complications and outcomes of repeat cesarean section in adolescent women. International Journal of Clinical and Experimental Medicine 7 (12): 5621–8

LG Rottweil Az 2 O 537/01 Urteil vom 27.11.2003 (n.d.) Unveröffentlicht. Retrieved from http://lrbw.juris.de/cgi-bin/laender_rechtsprechung/document.py?Gericht=bw&nr=2742

Merz E, Lieser H, Schicketanz KH, Härle J (1988) Intrauterine fetal weight assessment using ultrasound. A comparison of several weight assessment methods and development of a new formula for the determination of fetal weight. Ultraschall in der Medizin 9 (1): 15–24

OLG Düsseldorf 8 (2003) OLG Düsseldorf U 49/01 Urteil vom 10.01.2002, VersR, 114

OLG Düsseldorf (2005) OLG Düsseldorf 8 U 130/02 Urteil vom 07.04.2005 (n.d.) Unveröffentlicht. Retrieved from http://openjur.de/u/654915.html

OLG Düsseldorf (2005) OLG Düsseldorf 8 U 49/02 Urteil vom 30.1.2003 VersR, 654

OLG Frankfurt am Main (2006) OLG Frankfurt am Main 8 U 102/05 Urteil v. 24.01.2006, ZMGR, 139–142

OLG Hamm (1991) OLG Hamm 3 U 233/88 Urteil vom 18.09.1989 VersR, 228

OLG Hamm (2005) OLG Hamm 3 U 41/05 Urteil vom 7.11.2005 (n.d.) Retrieved from https://openjur.de/u/111673.html

OLG Hamm (2007) OLG Hamm 3 U 216/06 Urteil vom 10.12.2007 (n.d.) Unveröffentlicht

OLG Hamm (2012) OLG Hamm 3 U 174/11 Urteil vom 23.5.2012 (n.d.) Unveröffentlicht

OLG Hamm (2014) OLG Hamm 26 U 6/13 Urteil vom 11.4.2014 (n.d.) unveröffentlicht. Retrieved from http://openjur.de/u/688749.html

OLG Koblenz (2009) OLG Koblenz 5 U 1198/07 Urteil vom 12.06.2008 ArztR, 79

OLG Köln (1994) OLG Köln 27 U 231/92 Urteil vom 15.11.1993 VersR, 1424–1425

OLG Köln (1998) OLG Köln 5 U 15/96 Urteil vom 11.06.1997 VersR, 1156

OLG München (2009) OLG München 1 U 3836/05 Urteil vom 29.1.2009 Retrieved from http://openjur.de/u/473838.html

OLG München (2007) OLG München 1 U 2132/05 Urteil vom 29.06.2006 GesR, 108

OLG München (2012) OLG München 1 U 4550/08 Urteil vom 8.7.2010 VersR, 111

OLG München (2013) OLG München 1 U 4594/12 Urteil vom 8.11.2013

OLG Oldenburg (2014) OLG Oldenburg 5 U 77/14 Urteil vom 15.10.2014 (n.d.) Unveröffentlicht. Retrieved from http://openjur.de/u/746619.html

OLG Saarbrücken (1988) OLG Saarbrücken 1 U 103/85 Urteil vom 10.6.1987 VersR, 916

OLG Stuttgart (1999) OLG Stuttgart 14 U 71/96 Urteil vom 23.09.1997 VersR, 582

Ramm M (2011) Der ärztliche Befunderhebungsfehler. GesundheitsRecht 10 (9): 513–517

Royal College of Obstetricians and Gynaecologists (2012) Shoulder Dystocia Green-top Guideline No. 42. Retrieved from www.rcog.org.uk/files/rcog-corp/GTG42_150713.pdf

Siemer J, Egger N, Hart N, Meurer B, Müller A, Dathe O, Schild RL (2008) Fetal weight estimation by ultrasound: comparison of 11 different formulae and examiners with differing skill levels. Ultraschall in der Medizin 29 (2): 159–64

Steffen E, Dressler W-D (1999) Arzthaftungsrecht, 8. Aufl. Köln: RWS Verlag Kommunikationsforum

Steffen E, Pauge B (2013) Arzthaftungsrecht. Neue Entwicklungslinien der BGH-Rechtsprechung, 12. Aufl. Köln: RWS Verlag Kommunikationsforum

Thornton JG, Lilford RJ (1989) The caesarean section decision: patients' choices are not determined by immediate emotional reactions. J Obstet Gynaecol 9: 283–288

Welsch H, Wischnik A, Lehner R (2011) Müttersterblichkeit. In: Schneider H, Husslein P, Schneider KTM (eds) Die Geburtshilfe, 4. Aufl. Heidelberg: Springer, pp 1208–1224

Ausgewählte Fälle

Thomas Schwenzer, Roland Uphoff, Jörg Bahm

© Springer-Verlag Berlin Heidelberg 2016
T. Schwenzer, J. Bahm (Hrsg.), *Schulterdystokie und Plexusparese*,
DOI 10.1007/978-3-662-48787-7_4

4.1   Fall 1

❯❯ Wiederholte Schulterdystokie, Gewichtsschätzung als einfacher Fehler, adäquate
Alternativaufklärung durch den niedergelassenen Frauenarzt, keine Haftung
der Beklagten.

OLG Hamm Az 3 U 216/06 Urteil vom 10.12.2007

■ **Tatbestand**

Die am … 1997 geborene Klägerin begehrt den
Ersatz materieller und immaterieller Schäden nach
einer bei ihrer Geburt erlittenen Schulterdystokie, die zu einer Plexusparese und damit einer eingeschränkten Einsatzfähigkeit des rechten Arms
geführt habe. Sie wirft dem Beklagten zu 2., der als
niedergelassener Gynäkologe die Schwangerschaft
betreute, eine unzureichende Aufklärung ihrer
Mutter über Geburtsalternativen und die Wahl des
Entbindungskrankenhauses sowie eine fehlerhafte
Schätzung des erwarteten Geburtsgewichts vor. Hinsichtlich der Beklagten zu 1. und 3. rügt sie ebenfalls eine unterlassene Aufklärung über die Möglichkeit einer Sektio, zudem behauptet die Klägerin eine
unzureichende Befunderhebung bei der Aufnahme
ihrer Mutter in den Kreißsaal und ein fehlerhaftes Geburtsmanagement bei der Überwindung der
Schulterdystokie.

Wegen der Einzelheiten des Sachverhalts und
des erstinstanzlichen Streitstands wird gemäß § 540
Abs. 1 Nr. 1 ZPO auf die Feststellungen im Urteil der
4. Zivilkammer des Landgerichts Arnsberg Bezug
genommen.

Das Landgericht hat Beweis durch Zeugenver-
nehmung über die Umstände der Geburt erhoben
und ein schriftliches Sachverständigengutachten des
Facharztes für Gynäkologie Prof. Dr. Y eingeholt, das
dessen Oberarzt Dr. M vor der Kammer mündlich
erläutert hat. Es hat sodann die Klage abgewiesen
und zur Begründung im Wesentlichen ausgeführt,
der Beklagte zu 2. habe sowohl am 10. als auch am
16.01.1997 mit der Mutter der Klägerin über die
Alternative einer Sektio gesprochen. Dies ergebe sich
aus der Dokumentation des Beklagten und dessen
Anhörung. Die Mutter der Klägerin habe hingegen
Erinnerungslücken. Zwar sei die Gewichtsermittlung
vom 16.01.1997 fehlerhaft. Dies sei jedoch für den
weiteren Verlauf nicht ursächlich, da der Beklagte
auch bei einer zutreffenden Gewichtsermittlung
nicht mehr habe unternehmen müssen als geschehen. Auch eine verspätete bzw. unterlassene Anmel-
dung der Mutter in einer Geburtsklinik sei nicht
ursächlich geworden, da die Mutter in keine der
nach Auffassung des Beklagten in Betracht kom-
menden Kliniken gegangen sei. Schließlich könne
eine Kausalität etwaiger Fehler für die Beeinträchtigungen der Klägerin auch deswegen nicht festgestellt
werden, weil nicht feststehe, dass die Plexusläsion
auf der vaginalen Geburt bzw. der Schulterdystokie
beruhe.

Hinsichtlich der Beklagten zu 3. sei eine erneute
Aufklärung über eine mögliche Sektio nicht erforderlich gewesen, weil die Mutter schon seitens des
Beklagten zu 2. voraufgeklärt gewesen sei. Es stehe
auch nicht fest, dass sich die Mutter bei einer erneuten Aufklärung für eine Sektio entschieden hätte.
Es sei nicht fehlerhaft, dass die Beklagte zu 3. nicht
das Gewicht selbst noch einmal mittels Sonographie geschätzt habe. Fehler bei der Entwicklung des
Kindes bzw. der Überwindung der Dystokie seien
nicht gegeben. Eine Passivlegitimation der Beklagten zu 1. sei nicht dargelegt.

Mit der form- und fristgerechten Berufung
wendet sich die Klägerin gegen diese Bewertung und
trägt weiterhin vor, der Beklagte zu 2. habe durch
seine als grob fehlerhaft anzusehende Gewichtsschätzung dazu beigetragen, dass die Beklagte zu
3. keine Sektio als mögliche Alternative angeboten habe. Wegen dieser unterlassenen Aufklärung
seitens der Beklagten zu 3. trotz relativer Indikation
einer Schnittgeburt hafte auch diese. Eine Aufklärung am 18.01.1997 sei auch trotz der Schmerzen
unter der Geburt noch möglich gewesen. Wäre ihre
Mutter ordnungsgemäß aufgeklärt worden, dass sie
die Klägerin auch per Kaiserschnitt zur Welt bringen
könne, so hätte sie sich hierfür entschieden bzw. wäre
zumindest in einen echten Entscheidungskonflikt
geraten. Die Plexusparese beruhe auch auf der vaginalen Geburt. Die Beklagte zu 1. hafte neben den
anderen Beklagten als Krankenhausträger, obwohl
sie die Klinik erst nach der Geburt der Klägerin
gekauft habe, da sie die entsprechende Verbindlich-
keit im Kaufvertrag übernommen habe.

Die Klägerin beantragt, unter Abänderung des erstinstanzlichen Urteils

1. die Beklagten als Gesamtschuldner zu verurteilen, an sie ein angemessenes Schmerzensgeld, dessen Höhe in das Ermessen des Gerichts gestellt wird, mindestens jedoch 65.000 € nebst Zinsen in Höhe von 5 Prozentpunkten über dem Basiszins seit dem 01.03.2001 zu zahlen;

2. festzustellen, dass die Beklagten gesamtschuldnerisch verpflichtet sind, der Klägerin allen materiellen Schaden zu ersetzen, der ihr in der Vergangenheit entstanden ist und künftig noch entstehen wird durch die fehlerhafte (vor-) geburtliche Betreuung in der Zeit vom 10.01. bis 18.01.1997, soweit die Ansprüche nicht auf Dritte oder sonstige Leistungserbringer übergegangen sind oder noch übergehen werden;

3. festzustellen, dass die Beklagten gesamtschuldnerisch verpflichtet sind, der Klägerin einen weiteren, derzeit nicht absehbaren immateriellen Folgeschaden zu ersetzen, soweit die Ansprüche nicht auf Dritte oder sonstige Leistungserbringer übergegangen sind oder noch übergehen werden.

Die Beklagten beantragen, die Berufung zurückzuweisen.

Sie verteidigen das erstinstanzliche Urteil und halten eine Haftung nach wie vor für nicht gegeben. Die Beklagte zu 1., die in der Berufungsinstanz erstmals einen Ausschnitt aus dem Krankenhausübernahmevertrag vom 15.03.2002 vorgelegt hat, hält an dem Einwand der fehlenden Passivlegitimation fest.

Der Senat hat die Klägerin und deren Mutter angehört und sich einen eigenen Eindruck über die gesundheitlichen Beeinträchtigungen der Klägerin verschafft. Er hat auch die Beklagten zu 2. und 3. angehört und den Sachverständigen Prof. Dr. Y zu seinem Gutachten vernommen.

■ **Entscheidungsgründe**

Die zulässige Berufung ist nicht begründet. Der Klägerin stehen keine Ansprüche gegen die Beklagten wegen einer fehlerhaften Behandlung gemäß §§ 823 Abs. 1, 847, 831 BGB a.F. bzw. einer positiven Vertragsverletzung der mit der Mutter der Klägerin geschlossenen Behandlungsverträge mit Schutzwirkung für die Klägerin i.V.m. § 278 BGB zu. Nach dem Ergebnis der Beweisaufnahme können weder haftungsrelevante Behandlungsfehler, noch eine unzureichende Aufklärung, die sich auf das weitere Geschehen ausgewirkt hätte, festgestellt werden.

1. Haftung des Beklagten zu 2.

Die Klägerin hält mit der Berufung ihre Vorwürfe gegen den Beklagten zu 2. lediglich insoweit aufrecht, als sie ihm vorhält, das erwartete Geburtsgewicht falsch berechnet zu haben. Eine Haftung des Beklagten zu 2. folgt indes nicht aus den Schätzungen des Geburtsgewichts vom 10.01. und 16.01.1997. Insoweit hat der Beklagte anhand der Ultraschallaufnahmen Gewichte von 3680 g und ca. 3400 g prognostiziert. Das tatsächliche Geburtsgewicht der Klägerin betrug dagegen 4500 g. Der Sachverständige hat hierzu festgestellt, der Beklagte zu 2. habe die der Berechnung zugrunde liegenden Werte wie Kopf- und Abdomendurchmesser am 16.01. korrekt und insgesamt jedenfalls innerhalb der üblichen Fehlertoleranz erfasst, was angesichts der durch die Adipositas der Mutter erschwerten Messbedingungen beachtlich sei. Anhand der bestimmten Werte sei jedoch falsch gerechnet worden, ohne dass hierfür eine Ursache erkennbar sei. Der Sachverständige hat unter Heranziehung der gemessenen Parameter ein erwartetes Geburtsgewicht von 3914 g errechnet.

Soweit der Prozessbevollmächtigte der Klägerin im Senatstermin eine Tabelle nach Hansmann vorgelegt hat, der er ein Gewicht von über 4000 g entnimmt, ist dies nach den Ausführungen des Sachverständigen nicht von besonderer Aussagekraft, da sich mit der Tabelle nicht genauer als mit den gängigen vom Sachverständigen benutzten Computerformeln rechnen lässt. Auch der Klägervertreter geht in seiner Berufungsbegründung davon aus, dass bei den hier gemessenen Werten das Nomogramm nach Hansmann nicht aussagekräftig ist.

Damit wichen die vom Beklagten zu 2. ermittelten Werte um bis zu ca. 500 g von denjenigen ab, die sich bei korrekter Berechnung ergeben hätten. Dies bewertet der Sachverständige nachvollziehbar als einfachen Fehler, da Ungenauigkeiten und Rechenfehler in einem Fehlerbereich wie hier vorkommen könnten und jedenfalls nicht gänzlich unverständlich seien. Auch objektiv nicht erklärbare scheinbar rückläufige Messwerte seien aufgrund der üblichen Schwankungen der Bemessungen nicht außergewöhnlich. Ein grober Fehler liege daher keinesfalls vor. Dem schließt sich der Senat an. Zwar erscheint die unzutreffende Berechnung des Beklagten im Ergebnis als fehlerhaft, erreicht jedoch nicht das Ausmaß eines nicht mehr verständlichen Fehlers, der schlechterdings nicht unterlaufen darf.

Eine Ursächlichkeit des Fehlers für das weitere Geschehen kann anhand der Ausführungen des Sachverständigen ausgeschlossen werden. Ein anhand der gemessenen Werte zutreffend errechnetes Geburtsgewicht von 3914 g hätte den Beklagten zu 2. zu keinen zusätzlichen Maßnahmen veranlassen müssen. Insbesondere hätte es in Verbindung mit den Risikofaktoren (Rezidivgefahr, Adipositas der Mutter) nichts an der lediglich relativen Indikation einer Sektio geändert. Dass der Beklagte zu 2. jedoch seinen ihm daraus obliegenden Aufklärungs- und Beratungspflichten nachgekommen ist, steht anhand der schlüssigen und insoweit bindenden Beweiswürdigung des Landgerichts fest und wird auch mit der Berufung hingenommen. Damit hat sich die Gewichtsabweichung nicht auf das weitere Verhalten des Beklagten zu 2. ausgewirkt.

Darüber hinaus kann aber auch ausgeschlossen werden, dass die inkorrekte Gewichtsermittlung in anderer Weise Auswirkungen auf das weitere Geschehen hatte. Zwar wäre auch eine Zurechnung des Verhaltens nachbehandelnder Ärzte im Sinne einer haftungsbegründenden Kausalität denkbar, wenn es auf der im Mutterpass festgehaltenen Gewichtsangabe beruhte. Ein solcher Zusammenhang liegt jedoch nicht vor. Soweit die Klägerin behauptet, der von ihr als fehlerhaft gerügte Entschluss der Beklagten zu 3., ihrer Mutter nicht alternativ zur vaginalen Geburt eine Sektio anzubieten, beruhe zumindest auch auf den Gewichtsangaben des Beklagten zu 2., trifft dies nicht zu. Die Beklagte zu 3. hat vielmehr im Senatstermin glaubhaft erklärt, sie habe deshalb nicht über die Sektio aufgeklärt, weil nach ihrer Einschätzung die Zeit gefehlt habe. Der Muttermund sei bereits weit geöffnet gewesen. Die Gewichtsangaben im Mutterpass hätten dagegen keine Rolle gespielt. Auch der Sachverständige hat in diesem Zusammenhang ausgeführt, dass die Schätzdifferenz insoweit ohne Bedeutung war, weil – so oder so – ex ante keine

Anhaltspunkte für eine Makrosomie vorlagen und das Schätzgewicht auch nicht gravierend von der Vorgeburt im Jahre 1994 abwich.

Damit besteht zwischen dem Irrtum des Beklagten zu 2. und den weiteren Abläufen kein ursächlicher Zusammenhang. Seine fehlerhafte Gewichtsbestimmung ist somit folgenlos geblieben, weshalb eine daraus resultierende Haftung für etwaige Schäden der Klägerin nicht gegeben ist.

2. Haftung der Beklagten zu 3.

Auch gegenüber der Beklagten zu 3. stehen der Klägerin Schadensersatzansprüche nicht zu.

a. Befunderhebung   Die Beklagte zu 3. hat es nicht fehlerhaft unterlassen, medizinisch gebotene Befunde zu erheben. Soweit die Klägerin in diesem Zusammenhang rügt, bei Aufnahme ihrer Mutter in den Kreißsaal sei eine Sonographie erforderlich gewesen, trifft dies nicht zu. Der Sachverständige hat hierzu schon in seinem schriftlichen Gutachten erklärt, dass eine Sonographie außerhalb des Routinescreenings in Übereinstimmung mit den Leitlinien nur indiziert ist, wenn bestimmte Risikofaktoren oder Verdachtsdiagnosen vorliegen, wie z. B. ein Verdacht auf vorzeitige Plazentaablösung oder Zervixinsuffizienz. Im Senatstermin hat der Sachverständige als Beispiel für die Indikation einer Ultraschalluntersuchung fehlende Kindsbewegungen oder ausbleibende Wehen genannt. Solche Faktoren lagen hier sämtlich nicht vor. Vielmehr durfte die Beklagte zu 3. davon ausgehen und tat dies auch, dass außer einer vorangegangenen Schulterdystokie bei der älteren Schwester der Klägerin keine nennenswerten Besonderheiten gegeben waren. Letztgenannter Umstand indiziert jedoch trotz der Rezidivgefahr keine Sonographie, da mittels Ultraschall kein Aufschluss über eine erneut bevorstehende Dystokie zu gewinnen ist. Da erst 2 Tage zuvor die letzte Ultraschalluntersuchung erfolgt war, bestand für die Beklagte zu 3. kein entsprechender Anlass (vgl. OLG München GesR 2007, 108: kein Befunderhebungsfehler bei Gewichtsschätzung wenige Wochen vor der Geburt).

Auch die im Mutterpass vermerkten Schwankungen der Gewichtsschätzungen seitens des Beklagten zu 2. machten eine erneute Sonographie nicht erforderlich. Zwar war erkennbar, dass diese nicht exakt sein konnten, da das geschätzte Gewicht von 3680 g am 10.01.1997 auf ca. 3400 g am 16.01.1997 zurückgegangen war. Dies war jedoch nach den Ausführungen des Sachverständigen nicht ungewöhnlich, da jede Gewichtsmessung mit einer gewissen Unsicherheit von bis zu 20 % behaftet ist, zumal angesichts der erheblichen Adipositas der Mutter der Klägerin erschwerte Bedingungen vorlagen. Anhaltspunkte für ein makrosomes Kind gab es nicht. Zudem stand die Geburt unmittelbar bevor. Deshalb bedurfte es keiner erneuten Sonographie bei der Aufnahme der Mutter der Klägerin in den Kreißsaal.

Darüber hinaus wäre auch nicht mit hinreichender Wahrscheinlichkeit ein reaktionspflichtiger Befund zu erwarten gewesen. Der Sachverständige hat hierzu ausgeführt, er gehe nicht davon aus, dass angesichts der vorliegenden Wehentätigkeit und des bereits nach unten verlagerten Kindes noch brauchbare Ergebnisse zu erzielen gewesen seien. Vielmehr sei anzunehmen, dass eine Sonographie im Hinblick auf eine Schätzung des Geburtsgewichts erfolglos geblieben wäre, da eine Ultraschalluntersuchung unter der Geburt in der Regel mit erheblichen Ungenauigkeiten verbunden ist (so auch OLG München GesR 2007, 108).

b. Aufklärung über die Alternative einer Sektio Eine Haftung der Beklagten zu 3. unter dem Gesichtspunkt einer unzureichenden Aufklärung über eine Behandlungsalternative scheidet im Ergebnis ebenfalls aus. Allerdings dürfte im Grundsatz von einem Versäumnis der Beklagten auszugehen sein, welches sich aber nicht ausgewirkt hat, weil die Mutter der Klägerin bereits über ausreichende Vorkenntnisse verfügte.

Wie sich aus den Ausführungen des Sachverständigen ergibt, war eine Sektio zwar nicht aufgrund des erwarteten Gewichts, aber wegen der um das 7-fache erhöhten Rezidivgefahr einer Dystokie jedenfalls relativ indiziert. Nach der Aufnahme der Klägerin in den Kreißsaal um 6.25 Uhr wäre noch bis zur vollständigen Eröffnung des Muttermundes um 7.35 Uhr ausreichend Zeit gewesen, das Kind per Kaiserschnitt zu entbinden. Ergänzend ist die Amniotomie um 6.45 Uhr zu berücksichtigen, die mutmaßlich zur Beschleunigung des Geburtsvorgangs beigetragen hat. Deren Einfluss dürfte allerdings, wie der Sachverständige vor dem Senat erklärt hat, bei zum

dritten Mal gebärenden Mutter der Klägerin nicht sehr groß gewesen sein. Der Sachverständige hat insoweit, ohne sich festlegen zu wollen, eine Verkürzung des Geburtsvorgangs um ca. 30 Minuten für möglich gehalten.

Somit hatte die Beklagte zu 3. mindestens 70 Minuten zur Vorbereitung und eventuellen Durchführung einer Sektio Zeit. Da diese relativ indiziert war und somit als Alternative ernsthaft in Betracht kam, hätten der Mutter der Klägerin die Vorzüge und Nachteile einer Schnittentbindung dargestellt werden müssen, um diese in die Lage einer eigenverantwortlichen Entscheidung zu versetzen. Denn eine Unterrichtung über eine alternative Schnittentbindung ist nach ständiger Rechtsprechung dann erforderlich, wenn bei normaler vaginaler Geburt ernst zu nehmende Gefahren für das Kind drohen, daher im Interesse des Kindes gewichtige Gründe für eine Schnittentbindung sprechen und diese unter Berücksichtigung auch der Konstitution und der Befindlichkeit der Mutter in der konkreten Situation eine medizinisch verantwortbare Alternative darstellt (vgl. etwa BGH NJW 2004, 3703).

Hinsichtlich des Umfangs der Aufklärung dürfen allerdings angesichts der Umstände keine zu hohen Anforderungen gestellt werden. Der Sachverständige hat allenfalls eine „massiv eingeschränkte" Aufklärung in ihren Grundzügen für notwendig gehalten, da sowohl die unmittelbar bevorstehende Geburt als auch die schmerzhafte Wehentätigkeit keine umfassende Aufklärung mehr zugelassen hätten. Die Situation sei in keiner Weise vergleichbar mit einem Aufklärungsgespräch, das bei einer Vorstellung mehrere Tage vor dem Geburtstermin möglich und erforderlich gewesen wäre. Es hätte daher der Beklagten zu 3. lediglich oblegen, die Vorteile und Risiken einer Sektio sowohl in Bezug auf die Gefahr einer Schulterdystokie als auch die durch die Adipositas der Mutter gesteigerten Risiken eines Kaiserschnitts in ihren Grundzügen darzustellen. Dabei ging es darum, der Mutter die eigenverantwortliche Entscheidung zu ermöglichen, welcher Entbindungsart sie den Vorzug geben wollte. Dies steht auch im Einklang mit den Leitlinien der Deutschen Gesellschaft für Gynäkologie und Geburtshilfe zu den Aufklärungspflichten in der Geburtshilfe, die auch den Umfang der erforderlichen Aufklärung von der zur Verfügung stehenden

Zeit abhängig machen, sodass sich der Arzt umso kürzer fassen darf, je mehr die Zeit drängt.

Indem die Beklagte zu 3. eine solche Aufklärung gänzlich unterließ, handelte sie fehlerhaft.

Dabei ist auch trotz der o.g. erschwerenden Umstände nicht ersichtlich, dass ein einigermaßen sinnvolles Aufklärungsgespräch nicht mehr möglich gewesen wäre. Der Senat bezieht sich insoweit auf die Entscheidung des BGH vom 16.02.1993 (NJW 1993, 2372), wonach eine sinnvolle Aufklärung nicht mehr möglich ist, wenn bereits heftige Presswehen eingesetzt haben oder starke Schmerzen eine freie Entscheidung der Patientin nicht mehr zulassen. Dies kann vorliegend nach dem Ergebnis der Beweisaufnahme nicht festgestellt werden, was sich zu Lasten der insoweit beweispflichtigen Beklagten auswirkt. Die Tante der Klägerin, die Zeugin L, hat insoweit zwar starke Schmerzen der Mutter der Klägerin geschildert. Nach den Aussagen der Hebammen X und X2 dürfte aber davon auszugehen sein, dass die Schmerzen nicht über das bei einer Geburt übliche Maß hinausgegangen sind. Die Zeuginnen haben diesbezüglich keine Auffälligkeiten beschrieben und eine in Bezug auf die Schmerzäußerungen normale Geburt wiedergegeben. Damit kann jedenfalls ein Zustand der Mutter der Klägerin, der eine Aufklärung über die beiden Entbindungsalternativen in Grundzügen nicht mehr ermöglicht hätte, nicht positiv festgestellt werden.

Es ist gleichfalls nicht feststellbar, dass die behaupteten Sprachschwierigkeiten die Beklagte zu 3. an einer Aufklärung gehindert hätten. Der Senat hat sich im Termin davon überzeugt, dass mit der Mutter der Klägerin eine Verständigung ohne weiteres möglich ist. Zwar hat die Beklagte zu 3. erklärt, die Sprachkenntnisse seien 1997 schlechter gewesen. Dies konnte der Beklagte zu 2. jedoch nicht bestätigen. Dagegen spricht auch der Umstand, dass die Mutter der Klägerin nach ihren Angaben in Deutschland aufgewachsen ist.

Das Versäumnis der Beklagten zu 3. hat sich indes nicht ausgewirkt, da die Mutter der Klägerin bereits ausreichend voraufgeklärt war. Die Aufklärungspflicht des nachbehandelnden Arztes entfällt, wenn der Patient bereits voraufgeklärt oder sonst ausreichend informiert ist, auch wenn dies dem Nachbehandler unbekannt ist (BGH VersR 1963, 659; BGH VersR 1983, 957; BGH NJW 1987, 2923;

BGH VersR 1994, 1302; Laufs/Uhlenbruck, Handbuch des Arztrechts, 2. Aufl. 1999, § 64 Rn. 15). Wie die Klägerin mit der Berufung nicht mehr in Frage stellt, hat der Beklagte zu 2. am 10.01. und 16.01.1997 die erforderliche Beratung und Aufklärung hinsichtlich der Behandlungsalternative einer Sektio durchgeführt. Das Landgericht hat hierzu festgestellt, dass der Beklagte zu 2) mit der Mutter der Klägerin die Möglichkeit einer Schnittentbindung als Alternative zur natürlichen Geburt – auch und gerade zur Vermeidung einer erneuten Schulterdystokie – erörtert habe. Diese Feststellung nimmt die Klägerin hin. Der Beklagte zu 2. hat im Rahmen seiner erneuten ausführlichen Anhörung im Senatstermin hierzu erläutert, gerade die Rezidivgefahr habe bei den Gesprächen über Art und Ort der Entbindung im Vordergrund gestanden, während eine Sterilisation von ihm nur angesprochen worden sei, um ein weiteres Argument in die Entscheidungsfindung einzubringen. Er habe mehrfach zur Geburt in einer Entbindungsklinik geraten und alle medizinisch relevanten Aspekte wie Thromboserisiken, Wundheilungsstörungen, erhöhte Risiken wegen der Adipositas usw. angesprochen. Dabei habe er den Schwerpunkt auf die Wiederholungsgefahr einer Dystokie gelegt, die in allen Gesprächen mit den Eltern der Klägerin im Vordergrund gestanden habe.

Die Klägerin hat dies im Senatstermin, nachdem der Umstand der erfolgten Aufklärung in der Berufungsinstanz dem Grunde nach unstreitig geworden ist, hinsichtlich der vorgeschlagenen Geburtsklinik und der Hinweise auf das Rezidivrisiko ausdrücklich bestätigt. Sie habe auch die Risiken des Kaiserschnitts gekannt. Sie habe gerade nach einem Kaiserschnitt verlangt, weil sie gewusst habe, dass hierdurch die Gefahr einer Wiederholung verringert wurde. Soweit sie indes bestreitet, hierüber seitens des Beklagten zu 2. im Einzelnen aufgeklärt worden zu sein, ist dies zur Überzeugung des Senats widerlegt. Insoweit bestehen keine vernünftigen Zweifel an der Richtigkeit der nachvollziehbaren und schlüssigen Ausführungen des Beklagten zu 2., die teilweise ausdrücklich zugestanden, teilweise durch die Dokumentation („Cave! Schulterdystokie", „T2 sive I") indiziell gestützt werden, zumal an den Beweis der Voraufklärung keine unbillig scharfen Anforderungen gestellt werden dürfen (vgl. BGH VersR 1984, 538). Es ist nicht nachvollziehbar, warum der Beklagte zu 2. die besondere Gefahr einer Wiederholung des vorangegangenen Geburtsschadens ausdrücklich für nachbehandelnde Ärzte dokumentiert haben sollte, ohne die nächstliegende Möglichkeit zur Verringerung des Risikos anzusprechen. Damit geht der Senat davon aus, dass die Mutter der Klägerin bei ihrer Aufnahme in das Krankenhaus wenigstens in Grundzügen über die relative Indikation einer Sektio sowie deren Vor- und Nachteile aufgeklärt war, wobei der Schwerpunkt auf der Vermeidung einer erneuten Dystokie lag.

Der Sachverständige hat insoweit die Anforderungen an Art und Umfang der Aufklärung, die zum einen vom Beklagten zu 2. und zum anderen seitens der Beklagten zu 3. geschuldet war, als in der konkreten Situation vergleichbar und den Inhalt der vermittelten Aufklärung als ausreichend bezeichnet. Der Inhalt des Gesprächs sei der gleiche. Es handele sich in beiden Fällen um identische Pflichtenkreise. Während der Beklagte zu 2. als betreuender Gynäkologe nur eine Art Basisaufklärung geschuldet habe, sei der Umfang der der Beklagten zu 3. obliegenden Aufklärung aufgrund der begonnenen Geburt stark eingeschränkt gewesen. Deshalb reiche das seitens der Beklagten zu 2. mitgeteilte Wissen aus. Ergänzende Tatsachen habe die Beklagte zu 3. nicht mehr erklären müssen.

Da sich die Mutter der Klägerin somit im Besitz sämtlicher Informationen befand, die ihr seitens der Beklagten zu 3. im Kreißsaal hätten vermittelt werden müssen, besaß sie die erforderliche Vorkenntnis, weshalb sich die unterlassene Aufklärung nicht ausgewirkt haben kann. Die Klägerin ist folglich auch mit dem Einwand ausgeschlossen, das Verhalten ihrer Mutter sei dadurch in irgendeiner Weise beeinflusst worden. Für den behaupteten Entscheidungskonflikt ist damit kein Raum.

c. Geburtsmanagement Die Vorwürfe der Klägerin, die Beklagte zu 3. habe bei der Entwicklung des Kindes gegen den gebotenen fachärztlichen Standard verstoßen und dieser sei auch nicht gewährleistet gewesen, weil der Oberarzt nicht gerufen worden sei, sind unbegründet. Die Beklagte zu 3. befand sich im 5. Jahr ihrer Facharztausbildung und hatte, wie sie im Senatstermin unwidersprochen erklärt hat, bereits bei 1–2 vorangegangenen Geburten Erfahrung mit

dem hohen Schultergeradstand gemacht. Mehr aus eigener Erfahrung erworbene Vorkenntnis wäre auch von einem Facharzt nicht zu erwarten, da der hohe Schultergeradstand aufgrund seiner Seltenheit nicht trainiert werden kann. Der Sachverständige hat hierzu ausgeführt, es habe nicht der Hinzuziehung eines Oberarztes bedurft. Die Beklagte zu 3. habe das Kind innerhalb von 2 Minuten entwickelt, was angesichts der schwierigen Situation nicht zu beanstanden sei. Er habe angesichts der durchgeführten Maßnahmen zur Entwicklung des Kindes keine Zweifel daran, dass vorliegend der Facharztstandard gewahrt gewesen sei und auch ein Oberarzt nichts zugunsten der Klägerin habe ändern können. Dem schließt sich der Senat an. Das Geburtsprozedere war in jeder Beziehung fachgerecht:

Die Beklagte zu 3. hat nach dem Auftreten der Dystokie zunächst das Manöver nach Martius durchgeführt, indem sie den Kopf des Kindes aus der 1. Hinterhauptslage nach links überdrehte. Dann unternahm sie zweimal die Technik nach McRoberts in Verbindung mit suprasymphysärem Druck. Anschließend drehte sie das Kind zurück nach rechts. Zuvor hatte sie zur Entlastung einen mediolateralen Dammschnitt gelegt. Der Sachverständige hat sämtliche dieser Maßnahmen als ordnungsgemäß und dem geburtshilflichen Standard des Jahres 1997 entsprechend bezeichnet, für den es keine Leitlinien gibt, weil diese erst 1998 veröffentlicht wurden. Es gibt weder aus der umfassenden Dokumentation noch sonst Anhaltspunkte für ein unsachgerechtes Ziehen am Kopf des Kindes oder andere kontraindizierte Maßnahmen.

Danach kann ein fehlerhaftes Vorgehen der Beklagten zu 3. bei der Geburt der Klägerin nicht festgestellt werden. Sie haftet der Klägerin somit unter keinem rechtlichen Gesichtspunkt. Somit ist unerheblich, ob die Beeinträchtigungen der Klägerin Folge der vaginalen Geburt sind, mögen auch – wie der Sachverständige auf Befragen bekräftigt hat – ernsthaft und deshalb praktisch vernünftige Zweifel an einer Ursächlichkeit der Schulterdystokie für die Plexusparese nicht bestehen.

3. Haftung der Beklagten zu 1.

Da nach o.g. Ausführungen der Beklagten zu 3. keine haftungsrelevanten Versäumnisse vorgeworfen werden können, kommt auch eine

Schadensersatzpflicht der Beklagten zu 1. als Krankenhausträger schon dem Grunde nach nicht in Betracht. Es kann daher dahinstehen, ob etwaige Ansprüche der Klägerin von der Schuldübernahme der Beklagten zu 1. im Kaufvertrag über das Krankenhaus vom 15.03.2002 erfasst wären.

Fazit

Die Aufklärung über die Entbindungsalternative einer Sectio caesarea bei Zustand nach Schulterdystokie kann auch durch den niedergelassenen Frauenarzt erfolgen. Sie wirkt auch auf die Krankenhausärzte nach. Ein Schätzfehler von 500 g bezogen auf die tatsächlich ermittelten Kopf- und Rumpfmaße wird als einfacher Fehler bewertet, der nicht zu einer Umverteilung der Beweislast führt. Im vorliegenden Fall hätte auch eine korrekte Gewichtsschätzung zu keinen anderen Konsequenzen geführt, weil über die Entbindungsalternative einer Sectio caesarea tatsächlich korrekt aufgeklärt worden ist.

4.2   Fall 2

❯ Fehlbehandlung bei Schulterdystokie, fehlende Ultraschalluntersuchung bei Aufnahme zur Geburt, ausgeprägte Makrosomie, unzureichende Dokumentation, Wehenstimulation trotz Schulterdystokie.

LG Rottweil Az 2 O 537/01 Urteil vom 27.11.2003

■ **Tatbestand**

Der Kläger begehrt Schadensersatz mit der Behauptung eines durch die Beklagten im Zusammenhang mit seiner Geburt begangenen Behandlungsfehlers. Die Beklagten praktizieren getrennt als Frauenärzte. Sie wirken außerdem als Belegärzte in der geburtshilflichen Abteilung des Krankenhauses … Dabei nehmen sie den Nachtdienst abwechselnd wahr.

Bei der am 05.09.1968 geborenen Mutter des Klägers wurde am 21.04.1994 in der sechsten Schwangerschaftswoche die Schwangerschaft mit dem Kläger festgestellt. Die Mutter des Klägers hatte zuvor im April 1988 ein Mädchen mit 3550 g Körpergewicht mit Vakuumextraktion und im Dezember 1989 ein Mädchen mit einem Körpergewicht von 3900 g spontan geboren.

Das Gewicht der Mutter des Klägers steigerte sich während der Schwangerschaft mit dem Kläger bei einer Körpergröße von 167 cm von 104,1 kg am 02.05.1994 auf zuletzt 125,1 kg. Hinweise für einen Diabetes bestanden nicht.

Während der Schwangerschaft wurde die Mutter des Klägers ambulant durch den Beklagten Ziff. 2 betreut. In diesem Rahmen wurden fünf Ultraschalluntersuchungen durchgeführt, nämlich
- am 02.05.1994 in der 7+0. SSW
- am 09.05.1994 in der 8+0. SSW
- am 27.06.1994 in der 15+0. SSW
- am 01.08.1994 in der 20+0. SSW; gleichzeitig Biometrie mit einem BIP von 51 mm und einem Abdomenquerdurchmesser von 44 mm
- am 18.10.1994 in der 31+1. SSW; gleichzeitig Biometrie mit einem BIP von 87 mm und einem Abdomenquerdurchmesser von 86 mm

Der voraussichtliche Entbindungstermin wurde auf den 19.12.1994 bestimmt.

Vom 01.11.1994 bis 03.11.1994 und vom 05.12.1994 bis 06.12.1994 wurde die Mutter des Klägers jeweils stationär im Krankenhaus … wegen vorzeitiger Wehen behandelt, die letztgenannte Behandlung wurde durch die Beklagten Ziff. 1 und 2 durchgeführt. Dabei wurde am 01.11.1994 noch ein Ultraschall durchgeführt, eine Biometrie erfolgte aber bei beiden Krankenhausaufenthalten nicht.

Am 15.12.1994 wurde die Mutter des Klägers gegen 0.00 Uhr stationär zur Geburt aufgenommen. Die Aufnahmeuntersuchung wurde durch den Beklagten Ziff. 2, der in der Nacht eigentlich keinen Dienst hatte, aber noch wegen einer anderen Geburt im Hause war, durchgeführt. Der Kopf des Klägers war im Beckeneingang, der Muttermund 2 cm. Um 1.00 Uhr wurde ein Blasensprung mit grünem Fruchtwasser festgestellt. Um 2.20 Uhr untersuchte der Beklagte Ziff. 2 mit dem Ergebnis Muttermund 3 cm, Kopf noch im Beckeneingang. Sodann verließ der Beklagte Ziff. 2 das Krankenhaus. Für den weiteren Geburtsverlauf ist dokumentiert:
- 2.55 Uhr CTG an; Oxytocintropf
- 3.10 Uhr Patientin möchte Schmerzmittel; 50 mg Dolantin
- 4.30 Uhr Muttermund 8 cm; telefonische Info Dr. …
- 4.33 Uhr Presswehen

- 4.40 Uhr Dezeleration i. AP
- 4.55 Uhr Kopf steckt – Schulter lässt sich nicht entwickeln
- 5.05 Uhr * med. Epi – Lösung des hinteren Armes vor Partus – da sonst keine Entb. möglich * Nabelschnurumlegung zweimal Hals

Der Kläger wies ein Geburtsgewicht von 5000 g, eine Länge von 55 cm und einen Kopfumfang von 35 cm auf. Er musste nach der Geburt reanimiert und sofort in eine Kinderklinik verlegt werden. Der Kläger erlitt im Geburtsverlauf eine Armplexusläsion rechts.

Unter dem 11.01.1995 formulierte das Klinikum …, dass der Kläger eine geburtstraumatische komplette Plexusparese rechtsseitig entwickelt hat. Vom sozialpädiatrischen Zentrum … wurde am 12.05.1997 bescheinigt, dass beim Kläger eine vollständige Lähmung des rechten Armes infolge einer Nervenzerrung bei der Geburt vorliegt. Durch intensive therapeutische Maßnahmen habe erreicht werden können, dass der rechte Arm jetzt begrenzt einsatzfähig sei. Besuche beim Therapeuten werden als dreimal wöchentlich notwendig eingestuft. Unter dem 06.08.2002 schreibt die Klinik …, dass sich beim Kläger augenscheinlich eine deutliche Längendifferenz der rechten zur linken oberen Extremität von ca. 10 cm ergibt. Dr. … schreibt unter dem 13.08.2002, dass der rechte Arm seit der Geburt fast völlig gelähmt sei. Er berichtet von regelmäßiger Krankengymnastik über die Dauer der letzten 7 Jahre. Der rechte Arm kann in seiner Gebrauchsfähigkeit nur minimal unterstützend eingesetzt werden. Im Schreiben des Klinikums … vom 02.10.2002 wird berichtet, dass die Hand als Helferhand eingesetzt werden kann.

Ein Geschwisterkind des Klägers wurde in den Folgejahren nach der Geburt des Klägers durch die Beklagten per Schnittentbindung entbunden.

- Entscheidungsgründe

1. Der Beklagte Ziff. 1 haftet für die beim Kläger eingetretene Armplexusläsion nach den §§ 823, 847 BGB.

1.1 Dem Kläger kann ein deliktischer Ersatzanspruch zustehen, obwohl er während der Tätigkeit des Beklagten Ziff. 1 noch nicht rechtsfähig war im Sinne des § 1 BGB, soweit er im Mutterleib verletzt

wurde und die weiteren Haftungsvoraussetzungen vorliegen (BGHZ 106, 153/155).

1.2 Unstreitig wurde die Läsion des klägerischen Armplexus gerade während des vom Beklagten Ziff. 1 begleiteten Geburtsvorganges verursacht (dazu eigene Angabe des Beklagten).

1.3 Das Vorgehen des Beklagten Ziff. 1, das zu der Schädigung des Klägers führte, war fehlerhaft.

1.3.1 Als nicht fachgerecht ist dem Beklagten Ziff. 1 in diesem Zusammenhang zunächst vorzuwerfen, dass er auch nach Erkennen der Schulterdystokie den die Wehen fördernden Tropf nicht abhängte. Verhakt sich die Schulter des Kindes während der Geburt an der Symphyse, ist es sachgerecht, die Wehentätigkeit medikamentös zu unterbrechen (OLG Düsseldorf, OLG-Report 2002, 349/350). Stattdessen wurde, indem der Wehentropf nicht abgehängt wurde, die Wehentätigkeit forciert. Der Sachverständige bezeichnete dies als unlogisch.

1.3.2 Außerdem ist im Ergebnis davon auszugehen, dass der Beklagte Ziff. 1 zum Lösen der Schulterdystokie kein anerkanntes Verfahren durchführte. Er versuchte keine Lösung der Dystokie mit dem so genannten McRoberts-Manöver. Es ist unklar, auf welche Weise konkret er die Schulter löste. Zwar hat der Kläger den Nachweis dieser Tatsachen nicht unmittelbar erbracht. Der Beklagte Ziff. 1 stellte in seiner Anhörung dar, wie er den Kläger entwickelt haben will. Der Kläger hat diese Darstellung bestritten.

Aus der Tatsache des Eintritts der Läsion lässt sich nicht sicher auf einen durch den Beklagten Ziff. 1 zu verantwortenden Behandlungsfehler schließen: Wie der Sachverständige erläuterte, kann es zu einer Schädigung wie der des Klägers auch kommen, wenn das Vorgehen bei der Geburt ärztlichem Standard entspricht. Der Schaden kann also auch schicksalhaft eintreten. Dem Kläger kommen aber Beweiserleichterungen zugute wegen nicht ausreichender Dokumentation des Geburtsablaufs durch den Beklagten Ziff. 1.

Das Gericht stuft, sowohl nach Bewertung der Angaben des Sachverständigen, der die Dokumentation als Katastrophe bezeichnete, als auch durch

Vergleich mit dem ansonsten durch die Rechtsprechung geforderten Umfang der Dokumentation eines Geburtsablaufs bei eingetretener Komplikation die Dokumentation als sehr unzulänglich ein. In der Dokumentation ist nicht festgehalten, ob es sich um einen hohen Schultergeradstand oder um einen tiefen Schulterquerstand handelt, weshalb bereits nicht sicher einschätzbar ist, welche Handgriffe die richtigen sind (dazu OLG München OLGR 2000, 94). Das behauptete Manöver nach McRoberts ist ebenso wenig erwähnt wie das behauptete Kristellern nach Lösen der Dystokie. Der Dammschnitt ist dem Umfang nach nicht beschrieben. Die Art der Entwicklung des Klägers, also des Lösens der Dystokie, ist nicht genau beschrieben (dazu BGH VersR 1984, 354ff.). Der Beklagte Ziff. 1 erläuterte, dass er die Dokumentation nicht selbst verfasst hätte und dass diese jedenfalls bezüglich der zeitlichen Abfolge nicht korrekt sei. Er müsse nämlich nach der Dokumentation bereits ca. um 4.32 Uhr im Kreißsaal gewesen sein, obwohl eine Verschlechterung des CTG erst für 4.40 Uhr dokumentiert ist und das Feststecken des Kopfes erst für 4.55 Uhr und er in Erinnerung hat, dass beide Komplikationen bereits eingetreten waren, als er den Kreißsaal betrat.

Jedenfalls ist das Manöver nach McRoberts als Standardreaktion auf die eingetretene Geburtskomplikation ebenso dokumentationspflichtig wie die genaue Art der Entwicklung des Kindes. Unterbleibt die Dokumentation eines dokumentationspflichtigen Elements, wird vermutet, dass diese aus medizinischer Sicht erforderliche Maßnahme unterblieben ist (OLG Zweibrücken VersR 1997, 1103ff.). Damit wird vorliegend jedenfalls vermutet, dass das Manöver nach McRoberts unterblieb.

1.3.3   Das Unterlassen des anerkannten Verfahrens nach McRoberts wertet das Gericht als fehlerhaft. Es handelt sich insoweit, wie der Sachverständige darlegte, um das allgemein empfohlene, am wenigsten belastende, weil nicht invasive Verfahren. Im schriftlichen Gutachten bezeichnete der Sachverständige das Manöver ausdrücklich als „notwendig". Bei dieser nicht invasiven Methode besteht auch eine geringere Gefahr von Entzündungen. Unter Bewertung dieser Gesichtspunkte ist das Verfahren zur weitest möglichen Schonung und Gesunderhaltung von Mutter

und Kind nach Überzeugung des Gerichts zuerst zu versuchen.

Auch im Übrigen stuft das Gericht die Lösung der Dystokie durch den Beklagten Ziff. 1 als fehlerhaft ein. Wegen der fehlenden Dokumentation über die Art der tatsächlich stattgefundenen Entwicklung im Einzelnen besteht ein Aufklärungshindernis mit der Folge, dass die Beweissituation für den Kläger unbillig erschwert ist. Es ist ihm deshalb eine Beweiserleichterung zuzubilligen mit der Folge, dass der Behandlungsfehler als nachgewiesen gilt, wenn er nur ernsthaft in Betracht kommt (OLG Köln, VersR 1994, 1424, OLG Saarbrücken, VersR 1988, 916ff.). Wie der Sachverständige darlegte und sich auch aus der Rechtsprechung zur Schulterdystokie ergibt, kommt es bei dieser Geburtskomplikation gerade dann häufig zu einer Armplexusläsion, wenn überstürzte Extraktionsversuche, die als Behandlungsfehler einzustufen sind, durchgeführt werden.

Offen bleiben kann, ob ein weiterer Fehler während der Entwicklung durch den vom Beklagten Ziff. 1 geschilderten Zug am Kopf des Klägers, der nach Lösen der Schulter erfolgt sein soll, begangen wurde. Der Sachverständige bezeichnete das Ziehen am Kopf als essentiellen Fehler jedenfalls für den Fall, dass er während der Dystokie erfolgt.

1.4   Durch die vom Beklagten Ziff. 1 zu verantwortenden Behandlungsfehler wurde die Armplexusläsion beim Kläger verursacht.

1.4.1   Teilweise wird in der Rechtsprechung bei mangelhafter Dokumentation des Geburtsablaufs die Beweiserleichterung ohne weiteres auch auf die Frage der Kausalität ausgedehnt (OLG Koblenz, OLG-Report 2002, 303; OLG Saarbrücken, VersR 1988, 916; OLG Köln, VersR 1994, 1424ff.). Die Kammer schließt sich dieser Auffassung an und geht bereits deshalb von einer Kausalität aus, nachdem der Sachverständige überzeugend darlegte, dass ärztliches Fehlverhalten wie das des Beklagten Ziff. 1 zur Verursachung der Läsion geeignet ist. Gerade weil die wesentlichen Schritte des Geburtsablaufs und die genaue Lage des Klägers nicht dokumentiert sind, ist es dem Gericht nicht möglich, im Einzelnen nachzuvollziehen, wie die Geburt ablief. Gerade deshalb ist auch nicht genau festzustellen, worin nun das Fehlverhalten des Beklagten Ziff. 1 lag. Würde man in dieser Situation die Kausalität ablehnen mit der Begründung, der Behandlungsfehler, von dem auszugehen sei, sei nicht nachweisbar grob, weshalb der Nachweis, dass gerade dieser den Schaden verursachte, nicht geführt sei, würde man den Kläger doch wieder in eine für ihn gerade wegen der unzureichenden Dokumentation billigerweise nicht mehr zumutbare Beweissituation bringen.

1.4.2 Lediglich ergänzend ist darauf hinzuweisen, dass, würde man sich oben genannter Ansicht nicht anschließen, jedenfalls von der Kausalität zwischen Behandlungsfehler und eingetretenem Schaden auszugehen wäre, weil das Vorgehen des Beklagten Ziff. 1 auch als grob fehlerhaft mit der Folge der Beweislastumkehr einzustufen ist. Die Nichtursächlichkeit der fehlerhaften Behandlung für den eingetretenen Schaden vermochte der Beklagte Ziff. 1 nicht zu beweisen. Die Versäumnisse des Beklagten Ziff. 1 sind geeignet, den beim Kläger vorliegenden Gesundheitsschaden hervorzurufen.

Zwar wollte der Sachverständige die Einschätzung eines groben Behandlungsfehlers, also eines eindeutigen Verstoßes gegen bewährte ärztliche Behandlungsregeln und einen Fehler, der aus objektiver Sicht nicht mehr verständlich erscheint, weil er einem Arzt schlechterdings nicht unterlaufen darf (so BGH u.a. in VersR 1999, 231), nicht treffen. Die abschließende Beurteilung des ärztlichen Verhaltens im Sinne eines groben Behandlungsfehlers obliegt aber dem Tatrichter, wobei seine juristische Gewichtung des ärztlichen Vorgehens durch die vom Sachverständigen mitgeteilten medizinischen Fakten getragen sein muss (BGH NJW 2000, 2737/2739). Die Kammer wertet unter Berücksichtigung dieser Kriterien die Behandlung durch den Beklagten Ziff. 1 als grob fehlerhaft. Es stellt bereits einen erheblichen Fehler dar, bei einer Schulterdystokie nicht auf anerkannte Manöver zur Schulterlösung zurückzugreifen. Darüber hinaus wurde vorliegend aber auch noch, geradezu kontraproduktiv, die Wehentätigkeit durch Weitergabe des Tropfes forciert. Der Sachverständige stufte dies nicht nur als fehlerhaft ein, er erläuterte auch, dass es sogar umgekehrt angezeigt gewesen wäre, Wehen hemmende Mittel zu verabreichen (dazu auch OLG Düsseldorf, OLGR 2002, 349/350). Insofern hat der Beklagte Ziff. 1 nicht nur durch ein Unterlassen die Situation weiter verschlechtert, sondern außerdem eine Möglichkeit der Entspannung der Situation und damit eine Möglichkeit, der Gesunderhaltung von Mutter und Kind zu dienen, nicht genutzt. Beide Fehler des Beklagten Ziff. 1, die fehlerhafte Entwicklung des Kindes und die fehlerhafte Wehenforcierung statt der Wehenhemmung, sind als Gesamtheit zu betrachten (BGH NJW 2000, 2737/2739; OLG Stuttgart, VersR 1994, 1114ff.).

Soweit der Sachverständige meinte, das Fehlverhalten sei aufgrund der hektischen Situation während der komplikationsbeladenen Geburt nachvollziehbar, stellt dies ein nicht medizinisches Argument dar, das für das Gericht nicht bindend und nicht einleuchtend ist. Soweit der Sachverständige den groben Behandlungsfehler ablehnte unter Hinweis darauf, dass die Schulter ja gelöst worden sei, ist dies nicht stichhaltig. Die Lösung erfolgte gerade nicht nachweisbar ohne Schädigung des Klägers. Es ist gerade unklar geblieben, wie im Einzelnen die Schulterlösung erfolgte. Diese Unklarheit, die auch bedeuten kann, dass während des Vorgangs des Lösens der Schulter massiv fehlerhaft vorgegangen wurde, beruht auf der mangelhaften Dokumentation und geht deshalb zu Lasten des Beklagten Ziff. 1.

2. Auch der Beklagte Ziff. 2 ist für den beim Kläger eingetretenen Schaden deliktisch verantwortlich.

2.1 Es ist naheliegend, dass der Beklagte Ziff. 2 nach §§ 823, 847 BGB haftet unter dem Gesichtspunkt einer rechtswidrigen Körperverletzung wegen Einleitung einer vaginalen Entbindung am 15.12.1994 um 0.00 Uhr ohne hinreichende vorherige Aufklärung über die Möglichkeit der Schnittentbindung und damit ohne wirksame Einwilligung (dazu OLG Hamm, VersR 1997, 1403ff.). Die Frage kann letztlich aber offen bleiben.

Es ist anerkannt, dass nicht vor jeder Geburt die Alternative der Sektio mit der werdenden Mutter angesprochen werden muss. Eine Aufklärung über diesen anderen Geburtsweg ist erst notwendig, wenn bei der vaginalen Geburt dem Kind ernst zu nehmende Gefahren drohen und daher im Interesse des Kindes gewichtige Gründe für eine abdominale Schnittentbindung sprechen und diese unter Berücksichtigung der Konstitution der Mutter in der konkreten Situation eine medizinisch verantwortbare

Alternative darstellt (OLG Koblenz, NJW-RR 2002, 310/311 m. w. Nachw.; OLG München, VersR 1994, 1345).

Zwar hat der Sachverständige im Rahmen seines schriftlichen Gutachtens dargelegt, dass allein die sonographische Gewichtsschätzung im vorliegenden Fall nicht ausreichend gewesen wäre zum Stellen der Indikation einer primären Schnittentbindung und zur Aufklärung über die Schnittentbindung als ernsthafte Alternative zur Vaginalentbindung. Er begründete dies maßgeblich damit, dass der Kläger zwar tatsächlich ein Geburtsgewicht aufwies, das Anlass gewesen wäre, eine Sektio in Betracht zu ziehen (bei Mutter ohne Diabetes ab 5000 g Kindsgewicht), dass dieses Gewicht aber angesichts fehlender Schätzsicherheit nicht völlig zuverlässig durch eine sonographische Gewichtsschätzung zu ermitteln gewesen wäre. Andererseits aber erläuterte der Sachverständige im Rahmen seiner mündlichen Anhörung die Umstände des Einzelfalls näher. So legte er dar, dass die Messung bereits falsch erfolgte, weil entgegen den Vorgaben des Mutterpasses auf Außenmessung mittig gemessen wurde und damit Werte erzielt wurden, die zu niedrig waren. Außerdem ist das Entscheidende nicht die mit Ungenauigkeiten behaftete Gewichtsbestimmung, sondern die Messung von Kopf und Bauch und die Bewertung der dabei gewonnenen Ergebnisse. Diese Messung hatte bereits in der 32. Schwangerschaftswoche ergeben, dass der Kopf eine Woche, der Bauch aber 3 Wochen weiter gewachsen war und sich also ein Missverhältnis von Kopf und Körper abzeichnete.

Auch die tatsächliche Kopfgröße des Klägers bei der Geburt von 35 cm zeigt, dass es nicht möglich gewesen wäre, einen kleinen Bauch zu messen unter Berücksichtigung des Gesamtgewichts des Klägers. Außerdem erklärte der Sachverständige, dass das tatsächliche Geburtsgewicht mit 5000 g enorm gewesen sei, und dies hätte auffallen müssen. So hätte das Kind bei einer Ultraschallaufnahme vor der Geburt kaum auf den Bildschirm passen können. Nach alledem liegt, wie auch der Sachverständige mündlich bestätigte, nahe, dass man auch bei Betrachtung der körperlichen Konstitution der Mutter vorliegend nach Durchführung der gebotenen Untersuchungen an die Schnittentbindung als Alternative denken musste. Wegen des absehbar großen Bauches des Kindes war deutlich, dass es bei einer vaginalen Geburt zu Problemen kommen könnte. Auch der Sachverständige hätte vorliegend mit der Patientin die Situation besprochen, sie also über die Sektio aufgeklärt. Es wäre dann Entscheidung der Mutter des Klägers gewesen, welche Art der Geburt sie wählt (dazu auch OLG Frankfurt, OLGR 2003, 55).

Die Mutter des Klägers legte unwidersprochen dar, dass sie sich nach der Aufklärung nicht nur in einem Entscheidungskonflikt befunden hätte, sondern auch, dass sie in eine Sektio eingewilligt hätte.

2.2 Jedenfalls haftet der Beklagte Ziff. 2 nach § 831 BGB für die vom Beklagten Ziff. 1 begangenen Fehler. Der Beklagte Ziff. 2 war der Arzt, der die Mutter des Klägers auf vertraglicher Grundlage während der Schwangerschaft betreut hatte. Er war auch Belegarzt in dem Krankenhaus, in dem die Geburt durchgeführt wurde. Als sich die Klägerin dorthin begab, um bei der Geburt betreut zu werden, und dort vom Beklagten Ziff. 2 zunächst behandelt wurde, wurde der aus der Zeit der Schwangerschaft bestehende Behandlungsvertrag fortgesetzt. Der Beklagte Ziff. 1 war während seiner späteren Betreuung der Mutter des Klägers als Verrichtungsgehilfe des Beklagten Ziff. 2 anzusehen: Er war während der Zeit der Abwesenheit des Beklagten Ziff. 2 zeitweilig als dessen Vertreter beauftragt, dessen ärztliche Tätigkeiten wahrzunehmen. Dass er dabei eigenes ärztliches Ermessen walten ließ, schadet nicht, weil es für die Weisungsgebundenheit im Sinne des § 831 BGB genügt, dass, wie vorliegend aufgrund der vertraglichen Beziehung zur Mutter des Klägers, sich der Beklagte Ziff. 1 im Allgemeinen nach den Vorstellungen des Beklagten Ziff. 2 bei der Behandlung der Mutter des Klägers zu richten hatte (zur Zurechnung bei belegärztlicher Behandlung und Urlaubsvertretung allgemein BGH, NJW 2000, 2737; konkret zum zwischen dem Beklagten Ziff. 1 und Ziff. 2 bestehenden Rechtsverhältnis OLG Stuttgart, VersR 2002, 235ff.).

Der Beklagte Ziff. 1 beging die oben geschilderten Behandlungsfehler zum Nachteil des Klägers in Ausführung der ihm übertragenen Verrichtung. Die Schadenszurechnung zum Beklagten Ziff. 2 entspricht der unter I 1 dargestellten.

Der Beklagte Ziff. 2 vermochte sich nicht zu exkulpieren. Er hat hierzu nicht vorgetragen.

2.3 Nur ergänzend ist darauf hinzuweisen, dass der Beklagte Ziff. 2 außerdem einen eigenen Behandlungsfehler beging, als er bei der Untersuchung am 15.12.1994 um 0.00 Uhr, als die Mutter des Klägers das Krankenhaus aufsuchte, keine Ultraschalluntersuchung durchführte. Mit dem Sachverständigen geht das Gericht davon aus, dass aufgrund der Umstände des Einzelfalls zu diesem Zeitpunkt eine solche Untersuchung angezeigt gewesen wäre. Die letzte Ultraschalluntersuchung mit Fetometrie hatte am 18.10.1994 stattgefunden und lag damit nahezu 2 Monate zurück. Bereits diese hatte Hinweise auf ein makrosomes Kind ergeben. Außerdem hatte die Mutter des Klägers während der Schwangerschaft überdurchschnittlich an Gewicht zugelegt und bereits 2 Kinder mit einem erheblichen Geburtsgewicht zur Welt gebracht.

Zwar ist bei diesem Fehler des nicht durchgeführten Ultraschalls durch den Beklagten Ziff. 2, betrachtet man ihn isoliert, nicht sicher, dass ein fehlerfreies Verhalten, also die Durchführung einer Ultraschalluntersuchung, tatsächlich zu einem anderen Geburtsverlauf geführt und eine Schädigung des Klägers vermieden hätte. Dem Kläger kommt hier jedoch wiederum eine Beweislastumkehr zugute: Zwar ist für das Gericht die Einschätzung des Sachverständigen, dass das Unterlassen der Ultraschalluntersuchung für sich betrachtet nicht grob fahrlässig war, noch nachvollziehbar; indes muss beim groben Behandlungsfehler auf den Gesamtverlauf der Geburt als einheitlichen Vorgang abgestellt werden. Für die Patientin stellt sich das Geschehen ab der Aufnahme in der Klinik in der Nacht des 15.12. bis zur Geburt des Klägers als einheitlicher Vorgang und damit als insgesamt zu bewertende Einheit dar. Dementsprechend müssen auch die späteren durch den Beklagten Ziff. 1 begangenen Behandlungsfehler in diese Gesamtschau einbezogen werden, da der Beklagte Ziff. 1 als Verrichtungsgehilfe des Beklagten Ziff. 2 auftrat und damit dem Beklagten Ziff. 2 dessen Handeln zuzurechnen ist. Die Gesamtbetrachtung ergibt, dass das sowieso bereits während des Endstadiums der Geburt grob fehlerhafte Vorgehen sich bei Berücksichtigung des weiteren Fehlers, der unterlassenen Ultraschalluntersuchung, im noch stärkeren Maße als grob fehlerhaft darstellt. Den Nachweis, dass die unterlassene Untersuchung nicht schadensursächlich war, vermochte der Beklagte Ziff. 2 nicht zu führen.

Fazit

Bei klinischen Hinweisen auf ein erhöhtes Schulterdystokierisiko, hier Adipositas der Mutter mit erheblicher Gewichtszunahme in der Schwangerschaft, ist eine Ultraschalluntersuchung zur Abschätzung des kindlichen Geburtsgewichts bei Klinikaufnahme geboten. Die Forcierung der Wehentätigkeit bei bestehender Schulterdystokie ist fehlerhaft. Mehrere für sich genommen möglicherweise noch einfache Fehler können in der Zusammenschau einen groben Behandlungsfehler indizieren.

4.3 Fall 3

> Orientierung am Standard zur Behebung der Schulterdystokie, Plexusschaden nicht immer vermeidbar, Vakuumextraktion aus Beckenmitte, Kristeller-Handgriff bei fixierter Schulter grober Fehler.

OLG Düsseldorf 8 U 49/02 Urteil vom 30.1.2003

■ **Tatbestand**

Der Kläger wurde als zweites Kind seiner Mutter geboren. Die Geburt wurde geleitet von dem Beklagten zu 2), einem Oberarzt; die Beklagte zu 3), eine Ärztin im Praktikum, assistierte ihm dabei. Bei der Geburt kam es zu einer Schulterdystokie; postpartal wurde beim Kläger eine komplette obere und untere Plexusparese mit gleichzeitigem Horner-Syndrom diagnostiziert, wofür der Kläger die Beklagten verantwortlich macht.

Die Mutter des Klägers war stationär aufgenommen worden; die von dem Beklagten zu 2) durchgeführte Aufnahmeuntersuchung ergab einen ca. 4 cm geöffneten Muttermund, das Kind lag in 2. Schädellage, wobei der vorangehende Teil des Kopfes noch auf Beckeneingang stand. Um 11.10 Uhr war der Muttermund ca. 5–6 cm geöffnet, der Kopf stand bei stehender Fruchtblase noch über Beckeneingang. Um 12.30 Uhr war der Muttermund vollständig; Pressversuche der Mutter blieben erfolglos, der Kopf des Kindes stand auch um 12.45 Uhr weiter im Beckeneingang.

Ab 12.30 Uhr wies das CTG einen saltatorischen Verlauf aus; ab 13.00 Uhr trat eine zunehmende Bradykardie auf. Der Beklagte zu 2) entschloss sich zur

Vornahme einer Vakuumextraktion; der diesbezüg-liche OP-Bericht führt zu dem maßgebliche Geschehen aus:

„VE aus Beckenmitte. Ansetzen der VE-Glocke Nr. 6, Überprüfung des korrekten Sitzes der Glocke am Köpfchen, langsames Aufbauen des Unterdrucks; (nachträglich eingefügt: Episiotomie.) Wehensynchroner Zug an der Glocke. Komplikationslose Entwicklung des Kopfes. (nachträglich eingefügt, schwer lesbar: Hocke oder Hohe,) Hochgradige Schulterdystokie mit sehr schwerer Entwicklung der Schulter; Verlängerung der Episiotomie. Entwicklung der linken Schulter nach Hochziehen der Beine der Pat. (Beine auf den Bauch) (durchgestrichen: + Kristeller; nachträglich eingefügt: bei gleichzeitigem Druck oberhalb der Symphyse und) Kristeller-Handgriff. (nachträglich eingefügt: Entwicklung der rechten Schulter.) Geburt eines J.en. Das Kind ist schlapp, Kopf s. gestaut …"

Das Geburtsgewicht des Klägers wurde mit 4280 g bei einer Körperlänge von 55 cm und einem Kopfumfang von 38 cm dokumentiert. Die Apgar-Werte lagen bei 5–7–9, der postpartale Nabelschnur-arterien-pH-Wert lag bei 7,23. Nachgeburtlich zeigte sich eine Schonhaltung des linken Arms; die durchgeführten Untersuchungen bestätigten die Diagnose einer kompletten Lähmung des Plexus brachialis mit gleichzeitigem Horner-Syndrom.

Der Kläger macht Ersatzansprüche geltend, da er die Plexuslähmung auf ein unzureichendes Geburts-management und Fehler bei der Durchführung der Geburt zurückführt. Er hat behauptet, die Beklagten hätten aufgrund verschiedener Risikofaktoren die Vornahme einer primären Sektio in Betracht ziehen und mit seiner Mutter erörtern müssen. Beim Auftreten der Schulterdystokie hätten die Beklagten zu 2) und 3) die Schulterentwicklung fehlerhaft vorgenommen, weil die Beklagte zu 3) hierzu den Kristeller-Handgriff angewendet habe, was einen groben Behandlungsfehler darstelle. Es stehe zu vermuten, dass durch die damit verbundene massive traumatische Einwirkung die Schädigung des Plexus brachialis verursacht worden sei.

■ Entscheidungsgründe

Nach dem Ergebnis der erstinstanzlich durchgeführten Beweisaufnahme ist das Landgericht zu Recht davon ausgegangen, dass den Beklagten zu 2) und

3) Behandlungsfehler bei der Überwindung der im Geburtsverlauf aufgetretenen Schulterdystokie vorzuwerfen und dass diese für die eingetretene Schädigung des Klägers ursächlich geworden sind:

1. a)   Nach den überzeugenden Ausführungen des vom Landgericht hinzugezogenen Sachverständigen war es fehlerhaft, dass die Beklagten zu 2) und 3) zur Entwicklung der Schulter des Klägers den Kristeller-Handgriff angewendet haben. Ein solches Vorgehen ist nach Entdeckung der Schulterdystokie absolut kontraindiziert, weil es durch den dabei von außen auf den Oberbauch der Gebärenden ausgeübten Druck notgedrungen zu einer weiteren Verkeilung der kindlichen Schultern im mütterlichen Becken kommt. Auch der von den Beklagten beauftragte Privatgutachter hat trotz seiner vorsichtigen Formulierung („ … sollte generell nicht ausgeführt werden, solange die verkeilte Schulter nicht sicher gelöst wurde") deutlich gemacht, dass er die Anwendung des Kristeller-Handgriffs vor einem Lösen der Schulterdystokie für falsch hält, weil sie zu einer Verschlechterung der kindlichen Situation führt.

b)   Das Landgericht hat auch zutreffend zugrunde gelegt, dass der Kristeller-Handgriff eingesetzt worden ist, bevor die verkeilte Schulter des Klägers gelöst war. Das ergibt sich schon aus dem Operationsbericht, in dem es ausdrücklich heißt, die linke Schulter des Klägers sei entwickelt worden nach Hochziehen der Beine der Patientin bei gleichzeitigem suprasymphysären Druck und Kristeller-Handgriff. Daraus kann schon sprachlich nicht hergeleitet werden, dass der Kristeller-Handgriff erst angewendet worden ist, nachdem die linke Schulter des Klägers in den queren Durchmesser gebracht und entwickelt wurde. Die Dokumentation des Geburtsablaufs ist entgegen der im nicht nachgelassenen Schriftsatz der Beklagten vertretenen Auffassung auch nicht missverständlich in dem Sinne, dass die Eintragungen dahin zu interpretieren wären, dass zunächst die Entwicklung der linken Schulter erfolgt sei und dann die Anwendung des Kristeller-Handgriffs.

Dagegen spricht schon, dass die ursprüngliche Eintragung lautete: „Entwicklung der linken Schulter nach Hochziehen der Beine der Pat. (Beine auf den Bauch) + Kristeller-Handgriff"; das „+"-Zeichen wurde nachträglich gestrichen und an seiner Stelle eingefügt: „bei gleichzeitigem Druck oberhalb der Symphyse und". Gerade durch die Einfügung der Worte „bei gleichzeitigem … und" wird eindeutig dokumentiert, dass hier der Druck oberhalb der Symphyse und der Kristeller-Handgriff nebeneinander zur Entwicklung der linken Schulter angewendet worden sind. In diesem Sinne hat auch der Sachverständige den Operationsbericht verstanden; selbst der Privatgutachter geht in seinem Gutachten davon aus, dass die Entwicklung der linken Schulter erst „nach Ausführung der beschriebenen Maßnahmen" (u. a. des Kristeller-Handgriffs) gelang, und verneint eine Haftung der Beklagten lediglich deshalb, weil er – ohne nähere Begründung – annimmt, die alleinige Kausalität der Anwendung des Kristeller-Handgriffs für den eingetretenen Schaden sei nicht wahrscheinlich.

Die Voraussetzungen für eine Parteivernehmung der Beklagten zu 2) und 3) nach § 448 ZPO liegen nicht vor. Zwar besteht grundsätzlich die Möglichkeit, dass die Behandlungsseite noch im Prozess fehlende Angaben zum Behandlungsablauf ergänzt und dadurch einen Dokumentationsmangel beseitigt; darum geht es hier jedoch nicht. Die Beklagten wollen vielmehr der geschriebenen Dokumentation einen anderen, für sie günstigen Sinn beilegen. Es spricht jedoch nicht einmal eine gewisse Wahrscheinlichkeit für ein ordnungsgemäßes Vorgehen der beteiligten Ärzte. Im Gegenteil: Für die Anwendung des Kristeller-Handgriffs zur Entwicklung der linken Schulter des Klägers spricht nicht nur der Operationsbericht, sondern auch die eingetretene Schädigung, die nach den Ausführungen des Sachverständigen ihre Ursache häufig in einem mit zu hoher Kraftaufwendung verbundenen Versuch hat, die Schulterdystokie zu beheben.

2. Zugunsten des Klägers ist auch davon auszugehen, dass die Schädigung des Plexus brachialis durch das fehlerhafte Vorgehen der Beklagten zu 2) und 3) verursacht worden ist. Die diagnostizierte Plexusparese ist die typische Folge einer Zerrung des Nervengeflechts im Anschluss an die gewaltsame Lösung einer Schulterdystokie. Anhaltspunkte für eine anlagebedingte oder eine intrauterin verursachte Schädigung sind nicht ersichtlich; etwas

anderes ergibt sich auch nicht aus dem Gutachten des Privatgutachters, für den die Gesundheitsschädigungen ebenfalls Folge der Behandlung der Schulterdystokie sind.

Zwar ist nicht zu verkennen, dass es selbst bei einem optimalen Vorgehen nicht immer gelingt, das Problem ohne nachteilige Folgen zu bewältigen; nach einer Schulterdystokie kann es auch dann zu einer bleibenden Schädigung kommen, wenn das geburtshilfliche Personal in jeder Hinsicht einwandfrei handelt. Dennoch ist die Behinderung letztlich den Beklagten haftungsrechtlich zuzurechnen; dem Kläger sind nämlich im Anschluss an die von der höchstrichterlichen Rechtsprechung entwickelten Grundsätze hinsichtlich des Kausalverlaufs Beweiserleichterungen zuzubilligen, weil die Anwendung des Kristeller-Handgriffs vor Behebung der Schulterdystokie als grob fehlerhaft einzustufen ist. Dabei ist unter einem groben Behandlungsfehler ein eindeutiger Verstoß gegen bewährte ärztliche Behandlungsregeln oder gesicherte medizinische Erkenntnisse zu verstehen, also ein Fehler, der aus objektiver Sicht nicht mehr verständlich erscheint, weil er einem Arzt schlechterdings nicht unterlaufen darf. Der Sachverständige hat die Anwendung des Kristeller-Handgriffs vor Korrektur des hohen Schultergeradstandes als „hochgradig fehlerhaft" und (in dieser Situation) verboten bezeichnet. Der Senat hat – sachverständig beraten – bereits mehrfach ausgesprochen, dass einem Facharzt die zur Lösung einer kindlichen Schulter erforderlichen und geeigneten Maßnahmen bekannt und geläufig sein müssen (vgl. Urt. v. 25.11.1999 – 8 U 126/98, OLGR Düsseldorf 2000, 449, 450; Urt. v. 10.01.2002 – 8 U 49/01); dann ist die Anwendung einer in dieser Situation absolut kontraindizierten Maßnahme schlechterdings unverständlich (so auch Sen., Urt. v. 19.01.1997 – 8 U 148/95).

Das grob fehlerhafte Vorgehen der Beklagten zu 2) und 3) führt hier zu einer Beweislastumkehr für die Kausalität zwischen dem Behandlungsfehler und der Plexusschädigung, denn die Anwendung des Kristeller-Handgriffs vor Behebung der Schulterdystokie war generell geeignet, einen solchen Schaden herbeizuführen. Zwar hat der Privatgutachter ausgeführt, er halte es nicht für wahrscheinlich, dass die schwere Plexusschädigung des Klägers allein durch Anwendung des Kristeller-Handgriffs eingetreten sei; das ist aber auch nicht erforderlich. Eine Beweiserleichterung scheidet nämlich erst dann aus, wenn jeglicher Ursachenzusammenhang zwischen (grobem) Behandlungsfehler und Schaden gänzlich unwahrscheinlich ist, wobei Mitursächlichkeit genügt. Danach haben die Beklagten zu beweisen, dass es auch ohne das fehlerhafte Vorgehen zu der Schädigung des Klägers gekommen wäre. Diesen Beweis haben sie nicht geführt. Gründe für die Einholung eines weiteren Sachverständigengutachtens zur Kausalität haben die Beklagten nicht dargelegt; insbesondere kann auch der von ihnen eingeschaltete Privatgutachter die Kausalität im Sinne jedenfalls einer Mitursächlichkeit nicht ausschließen. Er hält es vielmehr ausdrücklich für möglich, dass die Plexusschädigung – durch Anwendung des Kristeller-Handgriffs und Zug am Kopf des Klägers – auch vor Lösung der verkeilten Schulter eingetreten sein kann.

Da somit bereits ein haftungsbegründender Fehler bei den Maßnahmen zur Behebung der Schulterdystokie vorliegt, kommt es nicht mehr darauf an, ob das Landgericht zu Recht von einem Aufklärungsversäumnis ausgegangen ist, weil die Sektio wegen verschiedener Risikofaktoren für das Kind jedenfalls eine ernsthafte Entbindungsalternative darstellte, die mit der Mutter des Klägers zu besprechen war.

Fazit

Ein Facharzt muss die Standardmaßnahmen zur Behebung einer Schulterdystokie kennen und sich daran messen lassen. Der Kristeller-Handgriff bei noch fixierter Schulter stellt einen groben Behandlungsfehler dar, der zu einer Beweislastumkehr führt. Es kann dann unberücksichtigt bleiben, ob es auch bei korrekter Durchführung aller Maßnahmen zu einem Plexusschaden gekommen wäre.

4.4 Fall 4

> Fehlende Alternativaufklärung bei erhöhtem Risiko für eine Schulterdystokie, hier Zustand nach Schulterdystokie mit Plexusparese, Kristeller-Handgriff trotz noch bestehender Schulterdystokie.

OLG Köln Az 5 U 15/96 Urteil vom 11.06.1997

■ **Tatbestand**

Die Klägerin, bei der Geburt 4170 g schwer, ist das vierte Kind ihrer Eltern. Bei der Geburt des dritten Kindes, die im selben Krankenhaus wie die Geburt der Klägerin stattfand, war es bei einem 4200 g schweren Neugeborenen zu einer Erb'schen Parese des linken Armes des Kindes gekommen. Diese Parese war Folge einer Schulterdystokie, welche wiederum maßgeblich darauf beruhte, dass das Kind relativ groß war. Im Hinblick hierauf verwies der die Schwangerschaft betreuende niedergelassene Gynäkologe die Mutter der Klägerin an die vorbenannte Klinik, um die eventuelle Notwendigkeit einer Sektio klären zu lassen. Die Mutter der Klägerin begab sich hierzu zur ambulanten Untersuchung in das Krankenhaus.

In dem Befundprotokoll zur ambulanten Untersuchung der Mutter der Klägerin heißt es: *„Patient stellt sich vor, da beim letzten Kind Erb'sche Parese aufgetreten ist. Vom US (Ultraschall) her auch jetzt Vorsicht geboten, Kopf klein, Thorax groß, Bip 9,1, THQ 10,7!) In jedem Fall vor Entbindung möglichst genauen US und Oberarzt hinzuziehen.“* In dem diesbezüglichen Arztbrief an den Gynäkologen heißt es unter anderem:

„Patientin stellte sich am 11. November 1986 zur Frage einer Sektio bei uns vor, da beim letzten Kind wegen Schulterdystokie es zu einer Erb'schen Parese links gekommen ist. Bei der jetzigen äußerlichen Ultraschalluntersuchung scheint es sich wieder um ein großes Kind zu handeln, allerdings erscheint der Kopf relativ klein bei ziemlich großem Thorax-Durchmesser. Nach eingehender Besprechung des Falles sind wir zu dem Schluss gekommen, dass eine primäre Sectio caesarea nicht unbedingt erforderlich ist, sondern bei Einsetzen der Wehentätigkeit die Frage erneut geprüft werden sollte. Es sollte dann unter der Geburt ein Ultraschall durchgeführt werden und bei vertretbarer Größe des Kindes eine Normalgeburt, allerdings mit prophylaktischer großer Episiotomie unter Leitung eines Oberarztes durchgeführt werden …“

Im Anschluss an die Geburt der Klägerin berichteten die Ärzte, von denen auch das vorgenannte Schreiben stammte, in einem weiteren Arztbrief: *„Anlässlich eines Vorstellungsgespräches hatten wir mit der Patientin vereinbart, sich möglichst bald nach Wehenbeginn in unserer Abteilung vorzustellen, um dann zu entscheiden, ob eine Spontangeburt* *möglich ist oder ob eine Sektio durchgeführt werden sollte."*

Abweichend hiervon haben die Beklagten behauptet, der Mutter der Klägerin sei zusätzlich gesagt worden, sie möge sich am errechneten Entbindungstermin, spätestens aber kurz nach Überschreitung des errechneten Endtermins in der gynäkologischen Abteilung vorstellen, damit in Ruhe über das weitere Vorgehen entschieden werden könne.

8 Tage nach dem errechneten Entbindungstermin begab sich die Mutter der Klägerin in das Krankenhaus, nachdem die Wehen eingesetzt hatten. Der Vater der Klägerin hatte nach Einsetzen der Wehen in der Abteilung der Gynäkologie des Krankenhauses angerufen und darauf hingewiesen, dass dort ein schriftlicher Vorgang über die Besonderheit des Falles bestehe. Der Wehenbeginn ist im Geburtsverlaufsprotokoll mit 4.50 Uhr angegeben. Ausweislich des Verkaufsprotokolls kam die Mutter der Klägerin mit fast vollständigem Muttermund und starker regelmäßiger Wehentätigkeit um 6.00 Uhr zur Aufnahme und wurde sofort im Kreißsaal gelagert. Um 6.10 Uhr wurde der Oberarzt informiert. Ferner heißt es: *„Um 6.20 Uhr (nach Eintreffen von Oberarzt P.) Amniotomie, grünes Fruchtwasser, Versuch des Pudendus Blockes: schlägt fehl, Patient ist extrem!! unkooperativ, tritt und kneift."*

In dem Operationsbericht – unterzeichnet vom Oberarzt – heißt es u. a.: „Beim Eintreffen von Oberarzt P., etwa gegen 6.25 Uhr, ist die Patientin extrem unruhig und unkooperativ. Zu diesem Zeitpunkt wird durch Dr. Sch. die Fruchtblase bei vollständigem Muttermund und kurz vor Beckenausgang stehendem Kopf gesprengt. Das Anlegen einer Pudendusanalgesie ist wegen des sich ständigen Herumwälzens der Patientin nicht möglich. Es wird sodann nach Tiefertreten des Kopfes ohne Betäubung eine Episiotomie mediolateral links angelegt. Unmittelbar danach kommt es in sitzender Stellung auf der Bettkante zum etwas schwierigen Durchtreten des Köpfchens, die Nabelschnur liegt fest um den Hals. Es wird nun unter Kristellern durch Dr. Sch. versucht, die Schulter zu entwickeln. Wegen der Vorgeschichte wird dies von Oberarzt P. übernommen. Es gelingt schließlich wiederum unter kräftigem Kristellern. Hierbei tritt die Schulter fast quer aus dem Introitus heraus. Die weitere Entwicklung des Kindes macht keinerlei Schwierigkeiten … Der rechte Arm wird nur wenig bewegt und liegt relativ schlaff, sodass auch hier wieder eine Plexusläsion angenommen werden muss. Das Kind sollte unverzüglich dem Kinderarzt und dem Orthopäden vorgestellt werden."

Die Klägerin hat behauptet, Dr. P. habe, ohne die im Krankenhaus vorhandenen Unterlagen über die voraufgegangene Geburt, die unstreitig ebenfalls mit der Problematik einer Schulterdystokie und nachfolgender Erb'scher Lähmung belastet gewesen sei, beizuziehen, ohne weiteres eine Geburt auf normalem vaginalem Weg vorgesehen, statt eine primäre Schnittentbindung durchzuführen. Dies sei eine Fehlentscheidung gewesen, die die Verletzung des Armes der Klägerin zur Folge gehabt habe. Auch die Beratung der Mutter der Klägerin im Vorfeld der Geburt sei fehlerhaft gewesen. Im Hinblick auf die Problematik bei der voraufgegangenen Geburt hätte es nämlich nicht ausgereicht, der Mutter der Klägerin zu raten, sich bei Wehenbeginn im Krankenhaus vorzustellen. Da es sich bereits um die vierte Geburt gehandelt habe, sei mit einem schnellen Geburtsfortschritt zu rechnen gewesen, sodass nach Beginn der Wehen eine Entscheidung über eine mögliche Sektio überhaupt nicht mehr möglich gewesen wäre. Tatsächlich habe man der Mutter der Klägerin eine solche Alternative auch gar nicht vor Augen geführt und demzufolge auch keine wirksame Einwilligung zur Durchführung der vaginalen Geburt trotz der damit verbundenen Risiken eingeholt. Eine solche Belehrung über die nahliegende Geburtsalternative hätte spätestens zum errechneten Geburtstermin erfolgen müssen, zu welchem Zeitpunkt man auch hätte prüfen müssen, welche geburtshilflichen Maßnahme vorliegend geboten gewesen wären.

Nachdem sich auch bei ihr – der Klägerin – eine Schulterdystokie durch die Schwierigkeiten der vaginalen Geburt eingestellt habe, sei es zusätzlich sachwidrig gewesen, dieser Problematik durch Kristellern zu begegnen. Auch hierin liege ein Behandlungsfehler. Trotz der Behandlung ihrer Erb'schen Lähmung, die bereits am dritten Tag nach der Entbindung begonnen habe, sei ein Dauerschaden verblieben.

■ Entscheidungsgründe
Die vaginale Entbindung der Klägerin war nicht von einer wirksamen Einwilligung der Mutter der Klägerin getragen und deshalb rechtswidrig, sodass die behandelnden Ärzte für die infolge der Entbindung

bei der Klägerin eingetretenen Gesundheitsschäden einzustehen haben. Die Entscheidung des die Geburt leitenden Arztes, ob diese vaginal oder mittels Kaiserschnitts durchgeführt werden soll, ist eine ärztliche Maßnahme, die der Einwilligung der Schwangeren bedarf, die dann vorher über bestehende Alternativen aufzuklären ist, wenn im Falle der vaginalen Geburt dem Kind ernst zu nehmende Gefahren drohen und gewichtige Gründe für einen Kaiserschnitt sprechen. Dem steht nicht entgegen, dass die Entscheidung über das ärztliche Vorgehen primär Sache des Arztes ist, der in einer normalen Entbindungssituation deshalb auch nicht von sich aus die Möglichkeit einer Schnittentbindung zur Sprache zu bringen braucht. Anders ist dies indessen, wenn gewichtige Gründe für eine Schnittentbindung sprechen, diese sich als echte Alternative darstellt und medizinisch indiziert ist. So liegt es im Streitfall, denn diese Voraussetzungen waren nach Maßgabe der Feststellungen des Sachverständigen nach den gesamten Umständen zu bejahen. Der Sachverständige hat sowohl in seinem schriftlichen Gutachten als auch anlässlich seiner mündlichen Anhörung vor dem Senat darauf hingewiesen, dass die Häufigkeit einer Schulterdystokie – einer „außerordentlich schwerwiegenden Komplikation für den Geburtshelfer" – bei zunehmendem Kindsgewicht ansteigt und von einer durchschnittlichen Frequenz von 0,15–0,2 % bei Kindern mit 4000 g Geburtsgewicht auf 3 %, also das 15-fache, ansteigt.

Dass schon nach der Ultraschalluntersuchung nach Maßgabe der hierbei festgestellten Diskrepanz zwischen Kopf- und Thoraxdurchmesser bei einem relativ großen Wert für den Thorax mit einem großen Kind zu rechnen war, hat der Sachverständige mehrfach bestätigt und ergibt sich im Übrigen auch aus dem im Tatbestand zitierten Untersuchungsbefund sowie dem nachfolgenden Arztbrief an den die Schwangerschaft betreuenden Arzt. Den Ärzten in der Ambulanz war demzufolge schon zu diesem früheren Zeitpunkt der ersten ambulanten Untersuchung der Mutter der Klägerin bekannt, dass jedenfalls ein erhöhter Risikofaktor in Richtung auf das Auftreten einer Schulterdystokie gegeben war.

Als einen weiteren, ebenfalls Ärzten bekannten, Risikofaktor hat der Sachverständige den Umstand bezeichnet, das es bei der voraufgegangenen Geburt bei einem ebenfalls großen Kind (4200 g) auch zu einer Schulterdystokie (mit vorübergehender Plexuslähmung) gekommen war.

Ein weiterer Risikoumstand ergab sich aus der Tatsache, dass die erfolgte Geburt der 4200 g schweren Schwester der Klägerin 45 min gedauert hatte, sodass sich für die Ärzte jedenfalls die naheliegende Möglichkeit aufdrängen musste, dass auch bei der Klägerin – bei Vorliegen der vorbenannten zusätzlichen Risikofaktoren in Richtung auf eine Schulterdystokie – ein schneller Geburtsverlauf in Rechnung zu stellen war, der dann eine Entscheidung pro oder contra Sektio unter der Geburt ausschloss.

Vor dem Hintergrund dieser Feststellung des Sachverständigen ist die darauf gestützte Schlussfolgerung ohne weiteres überzeugend und nachvollziehbar, wonach im Fall der Klägerin die primäre Sektio eine echte Alternative war. Über diese Alternative hätten die die Mutter der Klägerin in der Ambulanz untersuchenden Ärzte diese unterrichten und ihr dabei die Vorteile, Nachteile und Risiken der beiden Alternativen in verständlicher Form vor Augen führen müssen, damit die so informierte Mutter der Klägerin eine eigenverantwortliche Entscheidung für die eine oder andere Entbindungsmethode hätte treffen können.

Eine solche Unterrichtung der Mutter der Klägerin ist jedoch nicht erfolgt, denn aus dem Brief des Oberarztes an den niedergelassenen Gynäkologen geht lediglich hervor, dass man sich in der Klinik gegen eine primäre Sektio entschieden hat, ohne dass die Gründe dafür aufgeführt worden sind und ohne dass man diese bzw. die Alternative einer primären Sektio ausweislich dieses Arztbriefes der Mutter der Klägerin unterbreitet hätte. Nach den der Mutter der Klägerin ausweislich der Arztbriefe der behandelnden Ärzte erteilten Hinweisen konnten die behandelnden Ärzte in der Ambulanz auch nicht davon ausgehen und haben ersichtlich auch nicht Aussicht genommen, die Mutter der Klägerin noch zu einem nachfolgenden Zeitpunkt über die Alternative einer primären Sektio angemessen zu unterrichten. Ersichtlich hat man die alternative Indikation einer primären Sektio gar nicht gesehen bzw. ärztlicherseits ernstlich in Betracht gezogen; vor allem auch nicht, dass diese Entscheidung mit der Mutter abzuklären war; anderenfalls wäre der Vermerk *„dass eine primäre Sectio caesarea nicht unbedingt erforderlich ist"* nicht verständlich.

Der ausweislich der Arztbriefe der Mutter der Klägerin erteilte Rat, sich nach Einsetzen der spontanen Wehentätigkeit (die gegenteilige Behauptung des Beklagten, sie sei zum errechneten Geburtstermin einbestellt worden, ist angesichts des Inhaltes der Arztbriefe beweislos, im Übrigen aus den nachfolgenden Gründen auch unerheblich) war nicht geeignet, eine solche nachfolgende Information der Mutter der Klägerin noch sicherzustellen; der Sachverständige hat nämlich ausdrücklich darauf hingewiesen, dass erneut ein sehr rascher Geburtsverlauf zu erwarten war und mit dem in dem Schreiben mitgeteilten Ratschlag das deutliche Risiko verbunden war, dass eine Entscheidung für einen Kaiserschnitt bei Geburtsbeginn nicht mehr möglich war. Ausdrücklich hat der Sachverständige schon in seinem schriftlichen Gutachten darauf hingewiesen, dass der Ratschlag, den Wehenbeginn abzuwarten, um dann erneut zu entscheiden, risikobehaftet war, und zwar mit dem deutlichen Risiko, dass die Entscheidung für einen Kaiserschnitt nicht mehr möglich sein werde.

Nach allem fehlt es an einer wirksamen Information der Mutter der Klägerin über die Alternative einer primären Sektio und Indikation hierzu und demzufolge auch an einer wirksamen Einwilligung der Mutter in die durchgeführte vaginale Entbindung, die sich nach den eingangs geschilderten Grundsätzen deshalb als eine zum Schadensersatz verpflichtende rechtswidrige Körperverletzung darstellt.

Fazit

Bei Zustand nach Schulterdystokie ist die Sectio caesarea eine Alternative, über die aufzuklären ist. Aber auch im Schwangerschaftsverlauf erhobene Befunde (hier deutliche Diskrepanz zwischen biparietalem Durchmesser und Abdomenquerdurchmesser) können eine Alternativaufklärung der Schwangeren über die unterschiedlichen Risiken von vaginaler Geburt und Sectio caesarea indizieren. Die Aufklärung muss zu einem Zeitpunkt erfolgen, zu dem die Schwangere noch frei entscheiden kann und die Alternative der Sektio noch durchführbar ist. Im vorliegenden Fall kam es bei fehlender Aufklärung nicht mehr darauf an, dass zusätzlich die Schulterdystokie fehlerhaft mittels des Kristeller-Handgriffs behandelt wurde.

4.5 Fall 5

> Fehlende oder unzureichende Dokumentation über die bei Schulterdystokie getroffenen Maßnahmen.

OLG Köln Az 27 U 231/92 Urteil vom 15.11.1993

■ Tatbestand

Der Kläger nimmt die Beklagten auf Ersatz materiellen und immateriellen Schadens nach geburtstraumatischer Armplexusparese in Anspruch. Die damals 36-jährige Mutter des Klägers begab sich nach erfolgtem vorzeitigen Blasensprung zur Entbindung in die geburtshilfliche Abteilung des Krankenhauses. Der Kläger wurde um 9.45 Uhr als zweites Kind seiner Mutter vaginal geboren. Er hatte ein Gewicht von 4600 g und eine Länge von 57 cm. Die Krankenhausunterlagen enthalten dazu u. a. die Eintragung: „9.46 Uhr Spontanpartus eines weiß asphyktischen männlichen 4600 g schweren Neugeborenen aus 2. Hinterhauptslage (sehr schwere Schulterentwicklung) … Kind verlegt in die Universitäts-Kinderklinik: Erb'sche Lähmung links".

Der Kläger wurde, nachdem es nach der spontanen Geburt des Kopfes zu einem Geburtsstillstand gekommen war, manuell ohne Durchführung einer Episiotomie entwickelt. Bei der Geburt kam es zu einer oberen und unteren Lähmung des Plexus brachialis. Der Kläger nimmt die Beklagten wegen Behandlungsfehlern in Anspruch. Er hat behauptet, die Plexuslähmung sei auf das fehlerhafte Vorgehen zurückzuführen. Es hätte eine Schnittentbindung erfolgen müssen, jedenfalls hätte seine Mutter über diese Alternative aufgeklärt werden müssen. Bei entsprechender Aufklärung hätte sie sich für diese Alternative entschieden. Bei der Geburt sei es fehlerhaft unterlassen worden, einen ausgedehnten Scheiden-Damm-Schnitt sowie eine Fraktur des Schlüsselbeines vorzunehmen. Als Folgen der Armplexuslähmung sei eine vollständige Lähmung des linken Armes eingetreten.

■ Entscheidungsgründe

Der Dokumentation über den Geburtsvorgang ist zum Vorgehen nur zu entnehmen, dass es sich um eine sehr schwierige Schulterentwicklung gehandelt hat. Neben anderen Angaben enthält der

Entbindungsbericht den Vermerk, dass das Kind nach der Geburt asphyktisch war. Zum Vorgehen selbst fehlen jegliche Angaben. Das Vorgehen wird auch nicht von den Zeugen näher geschildert. Die Zeugin K. konnte hierzu nur bekunden, der Beklagte habe einige Mühe gehabt, seine Hand bei der Mutter des Klägers einzuführen, danach sei aber die Entwicklung des Kindes ohne besondere Schwierigkeiten verlaufen. Die Entwicklung des Klägers habe grob geschätzt kaum mehr als eine Minute gedauert. Ähnlich hat der Zeuge Dr. W. ausgesagt. Er erinnerte sich daran, dass es sich um eine dramatische Entbindung gehandelt habe. Sie hätten eine deutliche Dunkelfärbung des kindlichen Gesichts beobachtet. Der Beklagte habe zwar einige Mühe gehabt, mit der Hand an die Stelle zu gelangen, an der die kindliche Schulter festgehangen habe. Nachdem die Schulter jedoch gelöst worden sei, habe das Kind ohne weiteres entwickelt werden können. Er könne nicht mehr sagen, wie der Beklagte versucht habe, die Schulter zu lösen.

Der Nachteil der Unaufklärbarkeit geht aber nicht zu Lasten des Klägers, sondern zu Lasten des Beklagten. Zugunsten des Patienten kommen Beweiserleichterungen bis hin zur Beweislastumkehr in Betracht, wenn die gebotene ärztliche Dokumentation lückenhaft oder unzulänglich ist und deswegen für ihn im Falle einer Gesundheitsschädigung die Aufklärung des Sachverhalts unzumutbar erschwert wird.

Die Dokumentation der Schulterentwicklung war medizinisch geboten. Das hat der Sachverständige bei seiner Anhörung dargelegt. Danach wäre nach der in seiner Klinik herrschenden Praxis näher dargelegt worden, worin die Schwierigkeit der Schulterentwicklung bestand und welche Maßnahme zur Beseitigung getroffen wurde. Auch der Privatsachverständige fordert eine solche Dokumentation. Das OLG Saarbrücken hat – sachverständig beraten – die Dokumentation der Entwicklung der Schulter bei einer Schulterdystokie unter Bezugnahme auf die Rechtsprechung des BGH zur Entbindung aus medizinischen Gründen ebenfalls gefordert. Der BGH hat diese Auffassung ausdrücklich gebilligt. Aus dem Geburtsbericht geht – wie im Fall des OLG Saarbrücken – das vom Beklagten zur Behandlung der Dystokie gewählte Vorgehen nicht hervor und somit auch nicht, ob er in diesem Zusammenhang

überhaupt eine bestimmte anerkannte Methode zur Schulterentwicklung angewendet hat.

Durch die unzureichende Dokumentation der Schulterentwicklung hat daher der Beklagte ein Aufklärungshindernis verursacht mit der Folge, dass hierdurch die dem Kläger obliegende Beweislast durch die ohnehin bereits ungünstige Beweissituation noch zusätzlich unbillig erschwert wurde. Ob hieraus eine Beweislastumkehr oder nur eine Beweiserleichterung abzuleiten ist, braucht nicht entschieden zu werden. Selbst wenn dem Kläger nur eine Beweiserleichterung zuzubilligen ist, kommen – wie in dem vom OLG Saarbrücken entschiedenen Fall – Indizien hinzu, die den Behandlungsfehler als nachgewiesen erscheinen lassen. Nach dem Hauptgutachten der Gerichtssachverständigen ist eine Gefährdung des Kindes durch die nicht selten traumatischen Schädigungen infolge forcierter und eventuell unsachgemäßer Entwicklungsversuche bei Schulterdystokie gegeben. Die Sachverständigen führen hierzu in der einschlägigen medizinischen Literatur wiedergegebene Zahlenverhältnisse auf.

Diese Darlegungen entsprechen den im Urteil des OLG Saarbrücken wiedergegeben Ausführungen des dort gehörten Sachverständigen. Danach treten im Fall einer Schulterdystokie gerade bei überstürzten, forcierten und mit übermäßiger Einwirkung durch Drehung, Zerrung oder Druck verbundenen Extraktionsversuchen Plexusparesen auf. Die Sachverständigen weisen allerdings darauf hin, dass das richtige Vorgehen eine drastische Reduktion der kindlichen Mortalität erreiche, jedoch schwere kindliche Verletzungen trotz richtigen Vorgehens oft nicht zu vermeiden seien. Das steht zwar der Annahme eines Anscheinsbeweises für eine fehlerhafte Behandlung der Dystokie entgegen. Aber die Armplexusparese lässt den Rückschluss zu, dass der Beklagte die Schulterdystokie fehlerhaft behandelt hat, für den wegen der dem Kläger einzuräumenden Beweiserleichterungen Wahrscheinlichkeit ausreicht. Damit kommt ein Behandlungsfehler auch ernstlich in Betracht, was Voraussetzung für eine Beweiserleichterung durch Dokumentationsversäumnisse ist.

Auch die Erwägungen des OLG Saarbrücken, das Fehlen jeder Dokumentation zum Vorgehen bei der Behandlung der Schulterdystokie begründe die Wahrscheinlichkeit, dass der Beklagte vom Auftreten der Dystokie überrascht worden und infolgedessen überstürzt sowie ohne gezielte Anwendung einer anerkannten Methode vorgegangen sei und forcierte Extraktionsversuche unternommen habe, lassen sich auf den vorliegenden Fall übertragen. Wenn der Beklagte eine anerkannte Methode angewandt hätte, hätte es nahegelegen, diese auch zu dokumentieren, zumal er wegen des zugleich erkannten Verdachts der Armplexusschädigung mit der eventuellen Geltendmachung von Schadensersatzansprüchen rechnen musste. Für diese Erwägungen spricht hier weiter, dass der Beklagte eine Episiotomie nicht vorgenommen hat. Das Unterlassen der Episiotomie entsprach nicht der in einem Fall der Schulterdystokie allgemein geforderten Behandlung. Nach den Ausführungen des Sachverständigen hätte bei einem lehrbuchmäßigen Vorgehen zunächst ein Dammschnitt vorgenommen werden müssen. Er hat den Zweck, das Risiko von Verletzungen zu vermeiden.

Der Privatsachverständige bezeichnet die Unterlassung eines ausgiebigen Scheiden-Damm-Schnitts und einer ausreichenden Anästhesie in unverständlicher Weise vermeidbar fehlerhaft. Ein sogenannter Schuchardt-Schnitt hätte nach seiner Beurteilung mit großer Wahrscheinlichkeit die Entwicklung der Schultern erheblich erleichtert und den Schaden begrenzen können. Dementsprechend ist in der Rechtsprechung die Unterlassung einer Episiotomie im Falle einer Schulterdystokie als Behandlungsfehler gewertet worden. Es geht in diesem Zusammenhang nicht um die Frage, ob die Unterlassung der Episiotomie für die Armplexuslähmung ursächlich war. Vielmehr ist die Unterlassung der medizinisch allgemein geforderten Episiotomie im Fall der Schulterdystokie ein Indiz dafür, dass der Beklagte von der Dystokie überrascht und überstürzt ohne gezielte Anwendung einer bestimmten Methode vorgegangen ist.

Hinsichtlich der Ursächlichkeiten des danach nachgewiesenen Behandlungsfehlers für den eingetretenen Schaden und hinsichtlich des Verschuldens des Beklagten gelten dieselben Beweiserleichterungen wie für den Beweis des Behandlungsfehlers.

Fazit

Die fehlende oder unzureichende Dokumentation der getroffenen Maßnahmen bei Vorliegen einer Schulterdystokie führt zu Beweiserleichterungen für den Kläger. Die Ausführungen zum Stellenwert der Episiotomie mögen differenziert beurteilt werden, sie sind aber für die Urteilsfindung nicht prozessentscheidend gewesen.

4.6 Fall 6

❯ Plexusausriss als Indiz für Kraftanwendung am kindlichen Köpfchen.

OLG Hamm Az 3 U 174/11 Urteil vom 23.5.2012

▪ Tatbestand

Die Mutter der Klägerin befand sich während der Schwangerschaft mit der Klägerin in der frauenärztlichen Betreuung durch den Beklagten, der gleichzeitig Belegarzt war. Es gab 11 Vorsorgeuntersuchungen bei unauffälligem Verlauf. Bei einem Ausgangsgewicht von 78,3 kg betrug die Gewichtszunahme 11,2 kg. 6 Tage nach dem errechneten Geburtstermin stellte sich die Schwangere mit regelmäßigen Wehen vor. Der Beklagte wurde zur Geburt hinzugezogen. Im Geburtsprotokoll ist vermerkt: „6.34 Uhr Spontanpartus: I. v HHL. mediolat. Epi re, …, droh. Schulterdystokie: sofortige Erweit. Epi. → Kind kommt prompt herunter ohne weit. Maßnahmen (McRob. etc.)." Für die anschließende, vom Beklagten vorgenommene Erstuntersuchung ist eine unauffällige Befunderhebung dokumentiert. So heißt es im Protokoll: „k.A.f. Clav.-Fraktur bds.! bd. Arme gut durchblutet/guter Tonus." Im weiteren Verlauf desselben Tages wurde bei der Klägerin eine linksseitige Armparese festgestellt. Die Dokumentation enthält hierzu den Eintrag des Beklagten: „20.00 Uhr … cave Armparese Sgl. li." Im Arztbrief des Beklagten ist vermerkt, dass diese Armparese eine kurzfristige Vorstellung in der Kinderklinik S. erfordere.

Nach der Entlassung der Klägerin aus der stationären Behandlung wurde die Armparese ein halbes Jahr später durch einen Plexuschirurgen untersucht und operiert. Er stellte eine schwere vollständige geburtstraumatische Plexuslähmung links mit multiplen Rupturen im Truncus superior und medius intraoperativ fest. Es war zu einer Zerreißung von 4 der 5 vorhandenen Stränge gekommen. Die inhaltliche Richtigkeit der prä- und intraoperativen Befunde wurde vom Beklagten zu keiner Zeit in Zweifel gezogen. Er hat vielmehr selbst dieses

Schadensbild in der Berufungsbegründung als offensichtlich bezeichnet.

In der ersten Instanz vor dem Landgericht Siegen hatte der Vater des Kindes als Zeuge ausgesagt, er sei vom Beklagten dazu aufgefordert worden, kräftig auf den Bauch seiner Frau zu drücken, als das Köpfchen geboren war, der Rumpf aber nicht folgte.

■ **Entscheidungsgründe**

Im Termin hat der Sachverständige dargelegt, dass ein derartiger Plexusausriss bei der dokumentierten ersten Vorderhauptslage der Klägerin nur durch erhebliche, auf den hinteren Armplexus einwirkende Zugkräfte entstehen könne. Er hat auf wissenschaftliche Untersuchungen verwiesen, welche Kräfte bei Zug am kindlichen Kopf angewendet werden können (normale Geburt, schwierige Geburt, Schulterdystokie). Er hat in der mündlichen Anhörung erläutert, dass Schäden auch an der hinteren Schulter auftreten können.

Eine intrauterine Entstehung des ermittelten Krankheitsbildes schied aus. Auch für eine postpartale Entstehung gab es keine Hinweise. Steht damit das Entstehen der Parese während des vom Beklagten geleiteten Geburtsvorgangs fest, entfällt eine Haftung nicht deshalb, weil die Dokumentation des Beklagten keinerlei Hinweise darauf enthält, dass der geburtsleitende Beklagte oder die Hebamme Handgriffe angewendet hätten, die nicht routinemäßig bei jeder Geburt zum Einsatz kommen und der Sachverständige nicht die konkrete Situation zu rekonstruieren vermag, in der der schädigende Zug am kindlichen Kopf erfolgt ist.

Dass es zu einem solchen iatrogenen Zug gekommen sein muss und die Darstellung des Beklagten einer Spontangeburt nach Erweiterung der Episiotomie ohne jedes weitere Zutun nicht zutreffend sein kann, steht fest, weil der Sachverständige ein Entstehen des Plexusabrisses im Rahmen eines normalen Geburtsvorgangs ohne iatrogenen Zug ebenfalls definitiv ausgeschlossen hat.

Schließlich ist anzumerken, dass, worauf der Sachverständige überzeugend erneut im Senatstermin unter Berücksichtigung der Einlassung des Beklagten verwiesen hat, auch seine Folgedokumentation zur Erstuntersuchung, wonach kein Schlüsselbeinbruch vorgelegen habe, indiziert, dass es eine Besonderheit beim Geburtsvorgang gegeben hat.

Nur vor diesem Hintergrund ist die sonst unübliche Dokumentation eines nicht gegebenen Befundes verständlich.

Der Sachverständige hat im Termin weiter unmissverständlich klargestellt, dass es bei dem Geburtsvorgang, wie ihn der Beklagte erneut im Senatstermin geschildert hat, keinen Grund für assistierende Maßnahmen gab.

Fazit

Die Gerichtsentscheidung beruht nicht darauf, dass der Sachverständige etwa bestimmte Maßnahmen des Beklagten als falsch klassifiziert hätte. Die Entscheidung beruht vielmehr auf der Diskrepanz der vorliegenden Dokumentation und dem beim Kind objektiv vorliegenden Schädigungsmuster. Eine Plexuszerreißung dieses Ausmaßes ist ohne Zug am kindlichen Kopf denktheoretisch nicht vorstellbar, und es gibt dafür in der Literatur auch keine Belege. Die intrauterine Entstehung scheidet definitiv aus, weil hier immer Begleitfehlbildungen gefunden werden und gerade kein Zerreißungstrauma. Die Entstehung von Paresen – auch bleibenden Paresen – ohne (dokumentierte) Schulterdystokie wird zwar in der Literatur beschrieben, es gibt aber keinen einzigen Fall, bei dem belegt wäre, dass am kindlichen Kopf definitiv keine Handgriffe angewendet worden waren und bei dem dann im Rahmen einer Operation ein Befundmuster wie im vorliegenden Fall gefunden wurde.

4.7   Fall 7

❯ Nichterkennung oder falsche Reaktion auf eine Schulterdystokie, Plexusausriss.

OLG Oldenburg Az 5 U 77/14 Urteil vom 15.10.2014

■ **Tatbestand**

Die Klägerin nimmt den Beklagten aus übergegangenem Recht auf Erstattung von Behandlungskosten des am 08. April 2010 geborenen und bei ihr krankenversicherten Kindes in Anspruch. Dessen Mutter wurde am frühen Morgen des 08. April 2010, 3 Tage nach dem errechneten Geburtstermin, mit einem Blasensprung und Wehen im Krankenhaus aufgenommen. Der Beklagte ist dort als Gynäkologe tätig und begleitete die Geburt. Um 14.15 Uhr vermerkte er im Geburtsbericht „Makrosomie". Um 17.00 Uhr rief ihn die Hebamme zur Geburt. Es musste ein Dammschnitt vorgenommen werden. Um 17.37 Uhr wurde das Kind mit einem Gewicht von 4430 g geboren. Im Geburtsbericht findet sich der Eintrag „Clavicula re Distalbruch". Der Kinderarzt notierte am 09. April 2010 in seinen Behandlungsunterlagen: „A Schlaffe Lähmung rechter Arm. B Klassische Erb'sche Lähmung rechts. D Erb-Lähmung durch Geburtrauma." Am 12. April 2010 nahm er die U2-Untersuchung des Kindes vor und bestätigte die von ihm am 09. April 2010 gestellte Diagnose. Weiterbehandelt wurde das Kind im Krankenhaus in A. Dort erfolgte am 21. September 2010 eine operative Revision des Plexus brachialis rechts.

Die Klägerin hat dem Beklagten vorgeworfen, die Mutter des bei ihr versicherten Kindes trotz des im Geburtsbericht dokumentierten Verdachts der Makrosomie nicht auf die Risiken einer vaginalen Geburt hingewiesen und über die Alternative einer Sektio aufgeklärt zu haben; diese hätte sich für einen solchen Eingriff entschieden. Es hätte zumindest eine sonographische Untersuchung zur Schätzung des Gewichts des Kindes durchgeführt werden müssen. Dabei wäre mit hinreichender Wahrscheinlichkeit der Verdacht der Makrosomie bestätigt worden. Ein weiterer (grober) Behandlungsfehler des Beklagten liege darin, dass er in der Schlussphase der Geburt die sog. Kristeller-Hilfe angewandt und eine Schulterdystokie übersehen bzw. nicht ordnungsgemäß auf diese reagiert habe. Infolge der Schulterdystokie sei es bei dem Kind zu einer erweiterten Erb'schen Lähmung gekommen und deswegen die am 21. September 2010 im Krankenhaus in A. durchgeführte Operation erforderlich geworden. Dadurch seien Kosten in Höhe von 7867,44 € entstanden. Für krankengymnastische Behandlungen habe man darüber hinaus 5209,35 € aufwenden müssen.

■ **Entscheidungsgründe**

Die Berufung ist zulässig, hat aber in der Sache nur zum Teil Erfolg.

Die Klägerin hat gegen den Beklagten gemäß den §§ 280 Abs. 1, 611, 823 Abs. 1, 249 BGB i.V.m. § 166 Abs. 1 SGB X aus übergegangenem Recht einen Anspruch auf Ersatz des dem Kind durch die Geburt am 08. April 2010 entstandenen Schadens in Höhe

von 11.503,30 €. Weitergehende Ansprüche stehen ihr nicht zu.

1.) Der Senat ist nach dem Ergebnis der Beweisaufnahme davon überzeugt, dass dem Beklagten bei der Geburt des Kindes ein grober Behandlungsfehler unterlaufen ist. Dabei kann dahinstehen, ob, wie vom Landgericht angenommen, zu Beginn der Geburt eine Ultraschalluntersuchung hätte vorgenommen und die Mutter des Kindes auf die Möglichkeit einer Schnittentbindung hätte hingewiesen werden müssen. Ein grober Behandlungsfehler ist dem Beklagten zumindest deswegen vorzuwerfen, weil er in der Schlussphase der Geburt eine Schulterdystokie entweder nicht erkannt oder nicht ordnungsgemäß auf diese reagiert hat.

Der Sachverständige hat nachvollziehbar und überzeugend ausgeführt, dass sich die bei dem Kind eingetretene Verletzung des Plexus brachialis nur durch eine Schulterdystokie erklären lasse. Durch die intrauterine Lage könne es zwar zu einer Dehnung des Plexus kommen, nicht jedoch, wie bei dem Kind, zu einer Schädigung aller Wurzeln im Bereich C5–C8 und damit einem Abriss des Plexus. Dafür seien enorme Kräfte erforderlich, die intrauterin nicht wirkten. Der Senat hat keine Zweifel an der Richtigkeit dieser Ausführungen. Es leuchtet ein, dass intrauterin Gewebe nicht zerreißen kann.

Eine Schulterdystokie sei, so der Sachverständige weiter, ohne Weiteres zu erkennen und stelle einen absoluten klinischen Notfall dar. Im Normalfall gehe eine Geburt so vonstatten, dass zunächst der Kopf des Kindes geboren werde und sich mit der nächsten Wehe die Schultern entwickelten. Die Hebamme unterstütze die Entwicklung der Schultern, indem sie den Kopf des Kindes senkte. Sollten sich die Schultern nicht mit der zweiten oder dritten Wehe nach Geburt des Kopfes entwickeln, komme als Ursache dafür nur eine Schulterdystokie, ein Festhängen der Schultern hinter der Symphyse, in Betracht. Bei Vorliegen einer Schulterdystokie seien umgehend folgende dokumentationspflichtige Maßnahmen zu ergreifen:

1. McRoberts-Manöver
2. Abstellen eines evtl. laufenden Wehentropfes
3. Ggf. Wehenhemmung
4. Großzügige Erweiterung der Episiotomie
5. Ggf. suprasymphysärer Druck

6. Innere Rotation der vorderen Schulter (Rubin-Manöver)
7. Lösen der hinteren Schulter (Woods-Manöver).

Solche Maßnahmen seien hier nicht dokumentiert, weswegen man davon ausgehen müsse, dass sie nicht ergriffen worden seien. Der Beklagte habe die Schulterdystokie also entweder nicht erkannt oder nicht ordnungsgemäß auf diese reagiert. Beides stelle einen groben Diagnose- bzw. Behandlungsfehler dar, das Nichterkennen deswegen, weil der Verdacht der Makrosomie, einer der wesentlichen Risikofaktoren der Schulterdystokie, im Raum gestanden habe und deswegen besondere Aufmerksamkeit geboten gewesen sei, und die nicht ordnungsgemäße Reaktion, weil es sich bei der Schulterdystokie um einen absoluten klinischen Notfall mit erheblichen Gefahren für Mutter und Kind handele.

Der Senat hält auch diese Ausführungen für nachvollziehbar und überzeugend und schließt sich der Einschätzung des Sachverständigen an, dass der Beklagte einen groben Behandlungsfehler begangen hat. Ein grober Behandlungsfehler liegt vor, wenn der Arzt eindeutig gegen bewährte ärztliche Behandlungsregeln oder gesicherte medizinische Erkenntnisse verstößt und einen Fehler begangen hat, der aus objektiver Sicht nicht mehr verständlich erscheint, weil er einem Arzt des entsprechenden Fachs schlechterdings nicht unterlaufen darf. Das Verhalten des Beklagten erfüllt diese Vorrausetzungen. Nach den Ausführungen des Sachverständigen ist es unverständlich und hätte schlichtweg nicht passieren dürfen, dass er die Schulterdystokie entweder nicht erkannt oder nicht ordnungsgemäß auf diese reagiert hat.

Bei Vorliegen eines groben Behandlungsfehlers wird der Kausalzusammenhang zwischen dem Behandlungsfehler des Arztes und dem beim Patienten eingetretenen Gesundheitsschaden vermutet, wenn der Behandlungsfehler generell geeignet ist, den eingetretenen Primärschaden zu verursachen, und ein Kausalzusammenhang nicht gänzlich bzw. äußerst unwahrscheinlich ist. Der Behandlungsfehler des Beklagten – Nichterkennen der Schulterdystokie oder nicht ordnungsgemäße Reaktion auf diese – ist den Ausführungen des Sachverständigen zufolge generell geeignet, eine Plexusläsion, wie sie das Kind erlitten hat, zu verursachen. Ein Kausalzusammenhang ist hier auch nicht gänzlich oder äußerst unwahrscheinlich. Der Sachverständige hat angegeben, dass sich eine Schulterdystokie bei Ergreifen der gebotenen Maßnahmen in vielen Fällen beheben lasse. Hätte der Beklagte die Schulterdystokie behoben, wäre es mit hoher Wahrscheinlichkeit nicht zu der Plexuslähmung des Kindes gekommen. Ein Kausalzusammenhang zwischen dem Behandlungsfehler des Beklagten und dem bei dem Kind eingetretenen Gesundheitsschaden ist danach eher wahrscheinlich als unwahrscheinlich. Dem Beklagten ist es nicht gelungen, dies zu widerlegen.

■ **Fazit**

Es sind keine Maßnahmen zum Geburtsmodus dokumentiert, obwohl eine schlaffe Lähmung sofort nach der Geburt evident war. Aus dem eingetretenen massiven Schaden ergibt sich eindeutig, dass starke Kräfte auf das Kind eingewirkt haben müssen. Der eingetretene Schaden stellt keinen Anscheinsbeweis für einen Fehler dar, wohl aber dafür, dass die Dokumentation unzureichend sein muss und das Geburtsgeschehen nicht adäquat widergibt. Der Beklagte hat entweder die Schulterdystokie nicht erkannt oder falsch behandelt. Ihm kam der Beweis dafür zu, dass er sachgerecht gehandelt hat und diesen Beweis konnte er nicht antreten. Diese Beweisverteilung ergibt sich aus der unzureichenden Dokumentation.

4.8   Fall 8

❯ Fehlerhaftes Management der Schulterdystokie, Wehenforcierung bei eingeklemmter Schulter, Anwendung des Kristeller-Handgriffs bei noch fixierter Schulter.

OLG Düsseldorf Az 8 U 49/01 Urteil vom 10.01.2002

■ **Tatbestand**

Die Mutter des Klägers, die in ihrem Heimatland Z. drei Kinder geboren hatte, war erneut schwanger. Sie wurde in der rechnerisch 38. Schwangerschaftswoche mit in den Bauch ausstrahlenden Rückenschmerzen in der geburtshilflichen Abteilung stationär aufgenommen. Aufgrund einer Sonographie wurde das zu erwartende Geburtsgewicht auf 4000–4200 g geschätzt; dieser Befund veranlasste den untersuchenden Arzt, auf die Gefahr einer Schulterdystokie hinzuweisen. Die Geburt wurde mit dem wehenfördernden Medikament Oxytocin eingeleitet. Um 18.25 Uhr befand sich der kindliche Kopf am Beckenboden; das geburtshilfliche Team unter Leitung des Beklagten zu 2) lagerte die Patientin zur Entbindung. Die um 18.33 Uhr abgeschlossene Geburt ist in den Behandlungsunterlagen wie folgt beschrieben:

„Deprimierter männlicher Säugling; massiver Kristellereinsatz nach drei Einheiten Syntocinon intravenös; Schulterdystokie; mangelnde Kooperation der Mutter; Säugling abgesaugt; kurzzeitig bebeutelt; O_2-Gabe; Apgar 6/8/9; pH-Wert 7,2."

Bei der Neugeborenen-Erstuntersuchung des Klägers wurde der Verdacht auf eine linksseitige Klavikulafraktur geäußert; die späteren pädiatrischen Untersuchungen ergaben eine obere Plexuslähmung, durch welche die Funktionstüchtigkeit des linken Arms beeinträchtigt ist. Der Kläger lastet diese Behinderung den Beklagten an. Er hat geltend gemacht, die verantwortlichen Geburtshelfer hätten auf den plötzlichen Eintritt der Schulterdystokie nicht sachgerecht reagiert. Angesichts der zu erwartenden Größe der Leibesfrucht wäre es angebracht gewesen, die Entbindung durch Kaiserschnitt herbeizuführen. Abgesehen davon hätten sich die Geburtshelfer nach der Entwicklung des kindlichen Kopfs und dem anschließenden Geburtsstillstand darauf beschränkt, massiven Druck auf den Oberbauch der Patientin auszuüben; diese Maßnahme sei bei einer Schulterdystokie grundsätzlich kontraindiziert. Bei einem einwandfreien Vorgehen wäre die nicht mehr reversible Plexuslähmung nicht eingetreten. Durch den vermeidbaren Vorfall sei er auf Dauer nicht im Stande, seinen linken Arm zu belasten.

- Entscheidungsgründe

I. Die Beklagten sind nach § 847 BGB zur Zahlung eines angemessenen Schmerzensgeldes verpflichtet. Darüber hinaus haben sie aus dem Gesichtspunkt einer unerlaubten Handlung im Sinne des § 823 BGB – die Beklagte zu 1) auch nach den Grundsätzen der positiven Vertragsverletzung gemäß den §§ 611, 242, 276, 249ff BGB – die künftig drohenden materiellen Schäden zu ersetzen. Die Erörterung des Entbindungsverlaufs mit dem Sachverständigen

hat eindeutig ergeben, dass bei der geburtshilflichen Betreuung der Patientin gravierende Versäumnisse unterlaufen sind:

1) Allerdings war es sachgerecht, eine vaginale Entbindung anzustreben. Der Sachverständige hat deutlich gemacht, dass ein Kaiserschnitt nur dann ernsthaft in Erwägung zu ziehen ist, wenn man mit einem Geburtsgewicht der Leibesfrucht von über 4500 g zu rechnen hat. Nach der durchgeführten Sonographie lag die Gewichtsschätzung bei 4000–4200 g, also deutlich unterhalb des als riskant einzustufenden Wertes. Darüber hinaus konnten die verantwortlichen Geburtshelfer berücksichtigen, dass es sich bei der Patientin nicht um eine Erstgebärende handelte; das Geburtsgewicht des letzten Kindes hatte zudem bereits über 4000 g gelegen. Angesichts dessen war im Anschluss an die durchgeführte Fetometrie nicht mit besonderen Komplikationen zu rechnen.

2) Aufgrund der Beweisaufnahme steht hingegen fest, dass die verantwortlichen Geburtshelfer auf das plötzliche Auftreten der Schulterdystokie in der Endphase der Entbindung nicht einwandfrei reagiert haben:

a) Der Sachverständige hat im Rahmen seiner Anhörung im einzelnen die Maßnahmen beschrieben, die grundsätzlich angebracht sind, wenn es nach der Entwicklung des kindlichen Kopfes überraschend zu einer Verkeilung der Schultern im mütterlichen Becken kommt: Sachgerecht ist es, die Wehentätigkeit medikamentös zu unterbinden; sodann ist zur Verringerung des Weichteilwiderstands und vor allem zur Gewährleistung eines optimalen vaginalen Zugangs eine großzügige Episiotomie anzulegen. Nach diesen Vorbereitungshandlungen kann und muss der Versuch unternommen werden, die verkeilte Schulter durch geeignete Manipulationen zu lösen; häufig gelingt es durch mehrfaches Beugen und Strecken der mütterlichen Beine, die Entbindung fortzusetzen; daneben ist es möglich, das bestehende Hindernis durch äußerlichen Druck oberhalb der Symphyse zu beseitigen; schließlich kann durch Manipulationen im Geburtskanal eine Rotation der kindlichen Schulter herbeigeführt werden. Der Sachverständige hat keinen Zweifel daran gelassen, dass dieses Vorgehen bereits im Jahre 1994 allgemein bekannt sein musste; die empfohlenen Maßnahmen waren regelmäßig Gegenstand von Aufsätzen in einschlägigen Fachzeitschriften und gehörten deshalb zu dem in einer geburtshilflichen Abteilung geschuldeten medizinischen Standard.

b) Tatsächlich wurden die gebotenen Manipulationen nicht durchgeführt. Das geburtshilfliche Personal unter Leitung des Beklagten zu 2) hat sich vielmehr damit begnügt, das wehenfördernde Medikament Syntocinon zu verabreichen und die Entbindung durch den sogenannten Kristeller-Handgriff, also durch massiven Druck auf den Oberbauch der Patientin, zu beenden. Diese Maßnahmen waren – woran der Sachverständige im Rahmen seiner Anhörung keinen Zweifel gelassen hat – in der damaligen Situation grundsätzlich kontraindiziert; sie führten zunächst notgedrungen zu einer weiteren Verkeilung der kindlichen Schulter im mütterlichen Becken; das dem Geburtsfortschritt entgegenstehende Hindernis konnte sodann nur durch massiven Gewalteinsatz und unter Inkaufnahme gesundheitlicher Beeinträchtigungen überwunden werden.

c) Der Darstellung der Beklagten, es sei zunächst – bis zur Rotation der kindlichen Schulter – nur Druck oberhalb der Symphyse ausgeübt worden, ist nicht zu folgen; auch ihre Behauptung, die weiteren gebotenen Maßnahmen seien an dem heftigen und nicht zu überwindenden Widerstand der Patientin gescheitert, kann der Beurteilung des Sachverhalts nicht zugrunde gelegt werden: Zwar haben der Assistenzarzt Dr. I. und die Hebamme B. bei ihrer erstinstanzlichen Vernehmung bestätigt, dass sich die Mutter des Klägers dem richtigen Vorgehen massiv widersetzt habe; das Landgericht hat aber in der angefochtenen Entscheidung zutreffend darauf hingewiesen, dass ihre Aussagen im Ergebnis nicht überzeugend sind. Sowohl die Art des mütterlichen Widerstands als auch die Reihenfolge des geburtshilflichen Vorgehens werden widersprüchlich geschildert; ferner ist nicht zu verkennen, dass die Sachdarstellung der Beklagten im Laufe des Prozesses wiederholt geändert wurde: In der ersten Stellungnahme wird ausdrücklich auf die Entbehrlichkeit einer Episiotomie hingewiesen; auch seien die in der Literatur beschriebenen Maßnahmen zur Lösung der Schulterdystokie in der damaligen Situation nicht

möglich gewesen, sodass als Ultima ratio zur Vermeidung weitergehender Nachteile nur der massive Einsatz des Kristeller-Handgriffs übrig geblieben sei. In der Berufungsbegründung wird demgegenüber geltend gemacht, den Geburtshelfern sei es gelungen, die kindliche Schulter durch Druck oberhalb der Symphyse zu befreien; erst anschließend habe man – in nunmehr indizierter Weise – die Geburt durch den Einsatz wehenfördernder Mittel und durch manuelle Unterstützung der Presstätigkeit beendet.

Im Rahmen der Beweiswürdigung ist ferner zu berücksichtigen, dass in dem Geburtsprotokoll zur Beseitigung der Komplikation ausschließlich die von dem Sachverständigen als kontraindiziert bezeichneten Maßnahmen dokumentiert sind; der angeblich nicht zu überwindende Widerstand der Patientin wird lediglich als „mangelnde Kooperation" bezeichnet. Schließlich hat der Sachverständige überzeugend dargelegt, dass es einfache Mittel gibt, eine schwangere Patientin zu der erforderlichen Mitwirkung zu zwingen: Legt man ein Querbett an, ist es der werdenden Mutter nicht mehr möglich, die notwendigen Manipulationen der Geburtshelfer durch ein Stemmen der Beine gegen die Unterkante des Betts oder durch Bildung eines Hohlkreuzes zu verhindern. Abgesehen davon hat die Hebamme B. bei ihrer Vernehmung eingeräumt, dass die Patientin zwischen den einzelnen Wehen durchaus ansprechbar und zugänglich war; durch diese Aussage wird die Vermutung des Sachverständigen, die Abwehrhaltung sei eine bloße Reaktion auf die medikamentöse Wehenförderung und auf die durch den Kristeller-Handgriff verursachten Schmerzen, bestätigt. Der angebliche Widerstand der Kindesmutter hätte also nicht nur durch eine Umlagerung, sondern auch durch eine Entspannung der Gebärmutter beseitigt werden können.

3) Für die geschilderten Versäumnisse hat nicht nur die Beklagte zu 1) als Krankenhausträgerin einzustehen, sondern auch der Beklagte zu 2). Zwar mag es sein, dass der kontraindizierte Kristeller-Handgriff nicht von ihm persönlich, sondern von dem Assistenzarzt Dr. I. angewandt wurde; er war aber als Oberarzt in der damaligen Situation für das geburtshilfliche Konzept verantwortlich; die Fehlerhaftigkeit des Vorgehens ist deshalb ihm anzulasten.

II. Die den Beklagten vorzuwerfenden Versäumnisse sind für die eingetretene Schädigung des Klägers ursächlich geworden:

1) Die Armlähmung ist auf die perinatalen Probleme bei der Entwicklung der kindlichen Schulter zurückzuführen. Die diagnostizierte Plexusparese ist die typische Folge einer Zerrung des Nervengeflechts im Anschluss an die gewaltsame Lösung einer Schulterdystokie. Anhaltspunkte für eine anlagebedingte oder eine intrauterin verursache Schädigung sind nicht ersichtlich.

2) Der Senat verkennt nicht, dass die plötzlich aufgetretene Komplikation bei der Entbindung den Beklagten nicht vorzuwerfen ist; das Auftreten der Dystokie war überraschend und ist als schicksalhaft anzusehen. Der Sachverständige hat zudem deutlich gemacht, dass es selbst bei einem optimalen Vorgehen nicht immer gelingt, das Problem ohne nachteilige Folgen zu bewältigen; nach einer Schulterdystokie kann es auch dann zu einer bleibenden Schädigung kommen, wenn das geburtshilfliche Personal in jeder Hinsicht einwandfrei handelt.

Dennoch ist die Behinderung letztlich den Beklagten haftungsrechtlich zuzurechnen; dem Kläger sind nämlich im Anschluss an die von der höchstrichterlichen Rechtsprechung entwickelten Grundsätze hinsichtlich des Kausalverlaufs Beweiserleichterungen zuzubilligen, weil die in der geburtshilflichen Abteilung ergriffenen Maßnahmen als grob fehlerhaft einzustufen sind. In diesem Zusammenhang kann den Beklagten zugutegehalten werden, dass die damalige Situation dramatisch und bedrohlich war; nach dem Heraustreten des kindlichen Kopfes aus dem Geburtskanal bestand die Gefahr einer Sauerstofunterversorgung; es musste deshalb das Bestreben der Geburtshelfer sein, die Entbindung innerhalb eines möglichst kurzen Zeitraums abzuschließen. Dennoch muss das – im Ergebnis als konzeptlos und unüberlegt zu bezeichnende – Verhalten als schwerwiegendes Versäumnis gewertet werden. Der Sachverständige hat keinen Zweifel daran gelassen, dass einem Facharzt die zur Lösung einer kindlichen Schulter erforderlichen und geeigneten Maßnahmen bekannt und geläufig sein müssen; wichtig ist dabei ein an den einschlägigen Empfehlungen orientiertes systematisches Vorgehen. Ein solches Konzept wurde von dem Beklagten zu 2) ersichtlich nicht verfolgt; vielmehr war er in einer nach Auffassung des Gutachters unverständlichen Art ausschließlich darum bemüht, die Entbindung durch einen massiven Krafteinsatz zu beenden.

Fazit

Bei Vorliegen einer Schulterdystokie müssen wehenfördernde Mittel abgestellt werden, weil sie die Verkeilung der Schulter fördern. Auch der Einsatz des Kristeller-Handgriffs ist fehlerhaft, solange die Schulter nicht befreit ist. In der Nichtbeachtung dieser Grundsätze sieht die Rechtsprechung grobe Behandlungsfehler mit der Folge von Beweiserleichterungen oder einer Beweislastumkehr.

4.9 Fall 9

> Makrosomes Neugeborenes, Plexusparese, durch Sauerstoffmangel bedingter Hirnschaden, Schwerstbehinderung, keine Haftung der Beklagten.

OLG Hamm Az 3 U 41/05 Urteil vom 7.11.2005

■ **Tatbestand**

I. Die am 02.11.2000 geborene Klägerin ist das zweite Kind ihrer Mutter N. Diese hatte bereits 1998 einen 3700 g schweren Sohn mittels einer sogenannten Vakuumextraktion entbunden.

Ab der 17. Schwangerschaftswoche – erstmals am 05.06.2000 – stellte der behandelnde Frauenarzt bei der Mutter der Klägerin eine Glukosurie (erhöhte Zuckerausscheidung im Urin) fest. Am 02.11.2000 begab sie sich in das von der Beklagten betriebene Krankenhaus. Dort wurde sie gegen 10.00 Uhr mit Wehentätigkeit und „Verdacht auf relatives Missverhältnis" in die stationäre Behandlung der Frauenklinik aufgenommen. In der Folge wurden die üblichen Untersuchungen einschließlich einer Sonographie durchgeführt. Das Körpergewicht der Kindesmutter betrug 117 kg bei einer Körpergröße von 1,71 m; der Stix-Test ergab eine erhöhte Zuckerausscheidung im Urin. Nach der Ultraschalluntersuchung wurde das Geburtsgewicht der Klägerin per Computer mit 3600 g (±10 %) berechnet, das von den behandelnden Ärzten aber mit „eher 4000 g" geschätzt wurde.

Um 15.19 Uhr wurde der Kopf der Klägerin geboren, ihre Schulter ließ sich aber nicht entwickeln (Schulterdystokie), weil diese oberhalb der Symphyse hängen geblieben war, sodass es zum Geburtsstillstand kam.

Die behandelnde Assistenzärztin informierte um 15.20 Uhr die Oberärztin Dr. H., die um 15.21 Uhr eintraf. Nach mehrmaligem McRoberts-Manöver gelang es, die Schulterdystokie zu lösen. Um 15.28 Uhr konnte die Klägerin entwickelt werden; sie wog 4700 g bei einer Körperlänge von 53 cm. Weil die Klägerin ohne Eigenatmung und Herzaktion war, musste sie reanimiert werden. Um 15.33 Uhr zeigten sich erste Herzreaktionen, ab 15.37 Uhr erfolgten spontane, aber noch unregelmäßige Atemzüge.

Die Klägerin erlitt aufgrund der Schulterdystokie u. a. eine komplette Plexusläsion rechtsseitig einschließlich Zwerchfellparese und Atemfunktionsstörung; linksseitig zeigen sich zusätzlich Zeichen einer oberen Plexuslähmung. Es besteht eine sauerstoffmangelbedingte Hirnschädigung und dadurch eine deutliche Entwicklungsretardierung. Die Klägerin ist körperlich und geistig schwer behindert (GdB 100 %).

Die Klägerin hat von der Beklagten die Zahlung von Schmerzensgeld sowie die Feststellung der Ersatzpflicht für alle weiteren materiellen und immateriellen Schäden wegen fehlerhafter ärztlicher Behandlung im Zusammenhang mit ihrer Geburt verlangt. Das Landgericht hat die Klage nach Einholung eines schriftlichen Gutachtens nebst ergänzender Anhörung des Sachverständigen abgewiesen.

Mit der Berufung macht die Klägerin im Wesentlichen geltend:

Es habe die Indikation für eine primäre Schnittentbindung bestanden, weil die behandelnden Ärzte nach den Untersuchungsergebnissen von einem Geburtsgewicht von ca. 4000 g ausgegangen seien, bei der Kindesmutter zusätzlich eine Adipositas bestanden habe und zudem bei ihr eine Glukosurie festgestellt worden sei, was ein zwingender Hinweis auf eine Makrosomie der Klägerin gewesen sei. Die Glukosurie sei bei der Berechnung des Geburtsgewichts unberücksichtigt geblieben; dies habe auch der gerichtliche Sachverständige verkannt. Tatsächlich habe die Kindesmutter schon wegen der

Glukosurie als Risikoschwangere behandelt werden müssen, weil sich daraus ein Geburtsgewicht von deutlich über 4500 g errechnet hätte. Diese Fehleinschätzung der Ärzte sei grob behandlungsfehlerhaft gewesen. In jedem Fall sei deshalb die Aufklärung der Kindesmutter über die alternative Möglichkeit der Schnittentbindung erforderlich gewesen; diese hätte sich dann für eine Schnittentbindung entschieden. Bei einer Schnittentbindung wäre es nicht zu den negativen Folgen für die Klägerin gekommen.

Sowohl der Zeitraum zwischen Alarmierung und Eintreffen der Oberärztin Dr. H. im Kreißsaal als auch der Zeitraum für das Lösen der Schulterdystokie sei zu lang gewesen. Der Beklagte habe sicherstellen müssen, dass während der Geburt ein mit den Besonderheiten der Geburt makrosomer Kinder vertrauter Facharzt im Kreißsaal anwesend oder kurzfristig erreichbar gewesen wäre.

Die Beklagte beantragt, die Berufung zurückzuweisen. Sie verteidigt das angefochtene Urteil und macht im Wesentlichen geltend:

Der Kindesmutter sei erläutert worden, dass mit einem größeren Kind als bei der ersten Geburt zu rechnen sei; dennoch habe sie gewünscht, die Geburt vaginal fortzusetzen, was auch sachgerecht gewesen sei. Darüber hinaus sei von einer hypothetischen Einwilligung der Kindesmutter auszugehen, diese wäre im Hinblick auf ihre Adipositas und dem nach Schnittentbindung erhöhten Infektionsrisiko dem Rat zur Fortsetzung der vaginalen Entbindung gefolgt.

II.   Die Berufung bleibt ohne Erfolg. Die Klägerin hat gegen die Beklagte keine Ansprüche auf Zahlung von Schmerzensgeld sowie Feststellung der Ersatzpflicht für etwaige materielle und zukünftige immaterielle Schäden gem. den §§ 823 Abs. 1, 831, 31, 847 a. F. BGB oder – soweit materielle Schäden in Rede stehen – aus Schlechterfüllung des Krankenhausaufnahmevertrages, in dessen Schutzbereich die Klägerin einbezogen ist, in Verbindung mit § 278 BGB.

Insoweit wird zur Vermeidung von Wiederholungen zunächst auf die zutreffenden Gründe der angefochtenen Entscheidung verwiesen. Auch die ergänzende Beweisaufnahme durch den Senat hat weder einen Behandlungsfehler noch eine fehlerhafte Aufklärung durch die die Mutter der Klägerin behandelnden Ärzte der Beklagten ergeben; auch ein

Organisationsverschulden der Beklagten ist nicht festzustellen. In der medizinischen Beurteilung des Behandlungsgeschehens macht sich der Senat die Feststellungen des Sachverständigen eigen, der das Gutachten auch bei seiner Anhörung in zweiter Instanz in jeder Hinsicht fundiert und sachlich überzeugend begründet hat.

■ Entscheidungsgründe

1. Ein Behandlungsfehler im Rahmen der Geburt vom 02.11.2000 liegt nicht vor. Die Klägerin hat nicht bewiesen, dass die Ärzte der Beklagten bei ihrer Geburt fehlerhaft vorgegangen sind und dadurch die bei ihr bestehenden körperlichen Beeinträchtigungen verursacht haben. So war es nicht fehlerhaft, die Klägerin vaginal zu entbinden, statt eine Kaiserschnittentbindung durchzuführen. Der Sachverständige hat nach Auswertung der Behandlungsunterlagen festgestellt, dass kein Gesichtspunkt vorhanden war, der gegen das Abwarten des natürlichen Geburtsvorgangs sprach. Aus der – notwendigen und auch durchgeführten – Ultraschalluntersuchung haben sich keine Hinweise für eine Makrosomie der Klägerin und damit für ein erhöhtes Risiko der Entwicklung einer Schulterdystokie ergeben. Die medizinischen Probleme haben sich hier erst nach der Geburt des Kopfes der Klägerin ergeben und waren durch äußere Untersuchungen nicht vorherzusehen. Weitere vorgeburtliche Untersuchungen – neben der Sonographie – waren nicht angezeigt bzw. medizinisch nicht geboten.

Weil den behandelnden Ärzten präpartal das tatsächliche Geburtsgewicht der Klägerin von 4700 g nicht bekannt war und nicht bekannt sein konnte, sondern das geschätzte mittlere Geburtsgewicht von 4000 g (errechnete 3600 g zuzüglich 400 g Sicherheitszuschlag) zugrunde gelegt werden musste, ergab sich keine Indikation zur Durchführung einer primären Sektio.

Besondere Umstände, die auf ein erhöhtes Risiko einer Schulterdystokie bei der Klägerin hindeuten würden und die Durchführung eines Kaiserschnitts erforderten, lagen nicht vor. Damit war das bei dem geschätzten Gewicht von 4000 g – evtl. 4400 g – mit der vaginalen Entbindung verbundene Risiko einer Schulterdystokie noch so gering, dass die mit der Schnittentbindung verbundenen Risiken für die Mutter der Klägerin deutlich höher zu gewichten waren.

Selbst wenn man annehmen wollte, dass das tatsächliche Geburtsgewicht von 4700 g für die Frage des Vorgehens zu beachten gewesen wäre, hätte auch dieses Gewicht allein keine zwingende Indikation für eine Schnittentbindung begründet (vgl. hierzu OLG Zweibrücken, VersR 1997, Seite 1103; OLG Schleswig, VersR 2000, Seite 1544; OLG Hamm, VersR 2001, Seite 247).

Den behandelnden Ärzten kann auch nicht vorgeworfen werden, weitere Untersuchungen zur Bestimmung des Geburtsgewichts unterlassen oder bei der Schätzung des Geburtsgewichts wesentliche Anhaltspunkte nicht berücksichtigt zu haben.

Insbesondere lässt sich nicht feststellen, dass die unstreitig vorliegende Glukosurie bei der Schätzung unberücksichtigt geblieben ist. Zwar ist in dem Aufnahmebogen unter der Rubrik „Schwangerschaftsverlauf" die Glukosurie mit „nein" vermerkt worden. Gleichzeitig ist aber im Rahmen der Aufnahmeuntersuchung eine Glukosurie der Kindesmutter festgestellt worden, was sich aus der Eintragung „Zucker: positiv" im Aufnahmebogen ergibt. Nach den Ausführungen des Sachverständigen ist auch üblich, dass ein solcher Befund – der von der Hebamme unter Verwendung von Glukose-Sticks erhoben wurde – an die behandelnden Ärzte weitergegeben wird. Dafür, dass der behandelnden Oberärztin Dr. H. die Glukosurie tatsächlich bekannt war, spricht auch ihr Bericht vom 02.11.2000. In diesem hat sie – noch am 02.11.2000 – ausgeführt, dass nach den Angaben im Mutterpass bereits seit der 17. bzw. 18. Schwangerschaftswoche eine Glukosurie besteht. Schließlich spricht auch die Eintragung „Verdacht auf relatives Missverhältnis" im Aufnahmebogen dafür, dass den Ärzten bekannt war, dass eventuell mit einem makrosomen Kind zu rechnen sei.

Der Sachverständige hat dazu ausgeführt, dass die Geburtsgewichtsschätzung mit großen Unsicherheiten behaftet ist, bei denen auch eine Abweichung von mehr als 20 % nicht ungewöhnlich ist. So errechnete sich hier aus der Ultraschalluntersuchung ein Geburtsgewicht von 3.600 g (±10 %), obwohl der klinische Eindruck der behandelnden Ärzte eher für 4000 g (±10 %) sprach. Damit ist der „Trend nach oben" – so der Sachverständige –, der sich auf der Basis der 3600 g i. V. m. der Glukosurie aufgedrängt hatte, mit der Heraufsetzung des Schätzgewichtes auf 4000 g berücksichtigt worden.

Dabei ist die „Korrekturgröße" dieses Sicherheitszuschlags wissenschaftlich weder begründbar noch definiert.

Es hat damit die Möglichkeit bestanden, dass ein Kind von mehr als 4000 g, möglicherweise 4400 g, geboren würde. Die Frage einer primären Sektio ist nach den Ausführungen des Sachverständigen aber erst bei Messwerten (Mittelwerte nur nach Ultraschall) von deutlich über 4000 g zu erörtern; erst bei Messwerten von 4500 g und mehr begründet das Gewicht die Indikation für eine primäre Schnittentbindung.

In der Gesamtschau hat der Sachverständige, ausgehend von dem errechneten Wert von 3600 g (±10 %), auch unter Berücksichtigung sämtlicher Faktoren (Adipositas der Mutter, Gewicht des Erstgeborenen, Ergebnis der Ultraschalluntersuchung und der Palpation, Glukosurie) keine zwingende Indikation für eine primäre Schnittentbindung festgestellt.

2.   Es lässt sich auch nicht feststellen, dass die Ärzte der Beklagten die eingetretene Schulterdystokie nicht sachgemäß oder nicht schnell genug gelöst haben. Den (Original-) Behandlungsunterlagen ist zu entnehmen, dass die Geburt des Kopfes um 15.19 Uhr erfolgte, wie im Senatstermin übereinstimmend festgestellt worden ist: Die behandelnde Assistenzärztin erkannte die Schulterdystokie und informierte um 15.20 Uhr die auf demselben Flur tätige Oberärztin Dr. H., die um 15.21 Uhr im Kreißsaal eintraf. Die Dystokie konnte durch das McRoberts-Manöver gelöst und die Schulter um 15.28 Uhr entwickelt werden. Dieses Vorgehen hat der Sachverständige als „lehrbuchmäßig" bezeichnet; zu keinem Zeitpunkt der Geburt ist der Facharztstandard unterschritten worden.

3.   Auch die Aufklärungsrüge der Klägerin bleibt erfolglos. Wie der Senat bereits wiederholt (vgl. etwa VersR 2001, 247; VersR 90, 52; 3 U 125/03 = Urteil vom 08.03.2004) und in Übereinstimmung mit der Rechtsprechung des BGH (NJW 1993, 2372 und 1524) und weiterer Oberlandesgerichte (vgl. etwa OLG Stuttgart, VersR 1989, 519; OLG Zweibrücken, VersR 1997, 1103, OG Schleswig, VersR 2000, 1544; OLG Braunschweig, NJW-RR 2000, 238) entschieden hat, besteht keine grundsätzliche Aufklärungspflicht

des Arztes über die Möglichkeit einer Schnittentbindung. Vielmehr ist die Wahl der Entbindungsmethode grundsätzlich Sache des Arztes. Eine Aufklärung der Schwangeren ist nur dann erforderlich, wenn bei vaginaler Geburt dem Kind ernst zu nehmende Gefahren drohen, daher im Interesse des Kindes wichtige Gründe für eine abdominale Schnitttentbindung sprechen und diese unter Berücksichtigung auch der Konstitution und der Befindlichkeit der Mutter in der konkreten Situation eine medizinisch verantwortbare Alternative darstellt (so BGH NJW 2004, 1452 und 3703; 1993, 1524).

Ein solches Risiko ist angesichts der erheblichen Risiken einer Sektio für die Mutter nicht schon bei einem überdurchschnittlich großen Kind gegeben, auch wenn bei diesem ein erhöhtes Risiko einer Schulterdystokie bestehen sollte. Erst wenn weitere Umstände hinzutreten, die das Risiko einer Schulterdystokie als wesentlich erhöht erscheinen lassen, besteht eine entsprechende Beratungs- und Aufklärungspflicht.

Derartige Umstände liegen aber im vorliegenden Fall nach den Ausführungen des Sachverständigen nicht vor. Denn erst bei einem geschätzten Geburtsgewicht von über 4500 g besteht ein derart gehäuftes Auftreten von Schulterdystokien, dass eine Aufklärungspflicht über die Schnittentbindung als Alternativentbindungsmethode in Betracht kommen kann.

Fazit

Das Gericht geht im vorliegenden Fall – sachverständig beraten – davon aus, dass keine Verpflichtung zu einer Alternativaufklärung bestand. Auf der Grundlage des gegebenen Sachverhalts vermag dieses Urteil – jedenfalls unter den Rahmenbedingungen von heute mit dem definitiv sehr niedrigen Risiko einer Sectio caesarea – nicht zu überzeugen. Es wurde bereits durch die betreuenden Ärzte die Vermutung angestellt, das Gewicht könne um 4000 g liegen und es bestünde ein relatives Missverhältnis. Gleichzeitig lag eine Glukosurie über einen langen Zeitraum vor, die als starkes Indiz für eine Zuckerstoffwechselstörung zu werten ist. Vor diesem Hintergrund wäre durch andere Sachverständige – zumindest nach heutigem Wissensstand und Risikobewertung einer Sectio caesarea – die Alternativaufklärung eingefordert worden und hätte zur Haftung wegen Umkehr der Beweislast geführt.

4.10 Fall 10

> Extreme Makrosomie (6660 g), Adipositas der
> Mutter, Diabetes mellitus, Vakuumextraktion
> oberhalb Beckenmitte, Plexusschaden,
> fehlende Aufklärung über die Entbindungs-
> alternative mittels Sectio caesarea, keine
> Haftung von Hebammen für die Wahl des
> Entbindungsmodus.

OLG Düsseldorf 8 U 130/02 Urteil vom 07.04.2005

■ Tatbestand

I. Der am 22.05.1997 geborene Kläger nimmt die Beklagten wegen vermeintlich fehlerhafter geburtshilflicher Betreuung auf Schmerzensgeld und Schadensersatz in Anspruch. Seine Mutter war am 09.05.1997 durch den sie behandelnden Gynäkologen, der den Entbindungstermin auf den 24.05.1997 errechnet hatte, in das Krankenhaus der Beklagten zu 1) eingewiesen worden. Nach einer am Aufnahmetag durchgeführten sonographischen Untersuchung gingen die Ärzte von einem Schätzgewicht des Kindes von „>4500/5000 g" aus. In den Behandlungsunterlagen ist für diesen Tag vermerkt: „Risikoaufklärung über intensive Geburtsbetreuung; Möglichkeit einer Sektio". Weitere Eintragungen über Gespräche mit der Mutter betreffend das Vorgehen bei der Geburt finden sich unter dem 12.05. und 13.05.1997.

Am 21.05.1997 setzten gegen 22.00 Uhr die Wehen ein. Die Geburt wurde zunächst von den Beklagten zu 2) und 3) als Assistenz- bzw. Oberarzt geleitet; die Beklagten zu 5) bis 7) betreuten die Geburt als Hebammen. Am Morgen des 22.05.1997 erfolgte um 8.40 Uhr die Amniotomie, die klares Fruchtwasser zeigte. Um 9.50 Uhr hatte die Mutter des Klägers kräftige Wehen, die um 11.30 Uhr etwas nachließen; um 11.45 Uhr ist vermerkt: „MM 7 cm, Kopf schwer abschiebbar auf BE, Pfeilnaht quer." Um 12.50 Uhr war der Muttermund bis auf den Saum vollständig; um 13.05 Uhr heißt es: „Saum reponiert, Kopf kommt beim Pressen in BM." Als der Kopf um 13.15 Uhr beim weiteren Pressen nicht tiefer trat, entschlossen sich die Beklagten zu 2) und 3), den Versuch einer Vakuumextraktion zu unternehmen. Diese begann um 13.30 Uhr mit wehensynchronem Zug und gleichzeitigem Kristellern. Der Kopf des Klägers wurde nach zwei Wehen um 13.35 Uhr

geboren. Sodann wurde eine Schulterdystokie festgestellt, die von den Beklagten zu 2) und 3) nicht behoben werden konnte. Um 13.40 Uhr übernahm der Beklagte zu 4) als Chefarzt die Geburtsleitung, dem es schließlich unter Narkose der Mutter gelang, die Schulter des Klägers zu lösen.

Der Kläger wurde als extrem großes Baby mit einem Geburtsgewicht von 6660 g und einer Länge von 61 cm geboren. Er kam schwer deprimiert, schlaff und zyanotisch zur Welt und musste im Kreißsaal reanimiert werden. In der Kinderklinik der Beklagten zu 1), wo der Kläger vom 22.05. bis 28.06.1997 behandelt wurde, wurden u. a. eine schwerste perinatale Asphyxie, schwere zerebrale Krampfanfälle und ein Verdacht auf Plexusabriss rechts mit Horner-Syndrom und kompletter schlaffer Lähmung des rechten Armes diagnostiziert. Eine im November 1997 durchgeführte Untersuchung in der Kinderklinik D. ergab eine inkomplette Brachialisparese rechts, ein inkomplettes Horner-Syndrom rechts und eine zerebrale Bewegungsstörung.

Der Kläger führt seinen Zustand auf Fehler der Beklagten zu 2) bis 7) zurück. Er hat behauptet, die Beklagten hätten erkennen können, dass sein Geburtsgewicht über 6000 g betragen werde; deshalb sei es grob fehlerhaft gewesen, den Versuch einer vaginalen Geburt zu unternehmen. Obwohl seine Mutter immer wieder ausdrücklich auf die Durchführung eines Kaiserschnitts gedrängt habe, sei ihr dies von den Beklagten unter Hinweis auf die wegen ihrer Adipositas und Diabetes bestehenden Risiken mit Nachdruck ausgeredet worden. Dabei habe man sie aber nicht über das extrem hohe Risiko einer Schädigung des Kindes bei einer vaginalen Geburt aufgeklärt; anderenfalls hätte sie unter Inkaufnahme der für sie bestehenden Risiken auf einer Schnittentbindung bestanden. Spätestens nach Geburtsbeginn sei die Sektio zwingend indiziert gewesen, während die Vornahme der Vakuumextraktion kontraindiziert gewesen sei. Die Vakuumextraktion und insbesondere die Schulterentwicklung seien unzureichend dokumentiert, weshalb hier eine Beweislastumkehr für einen Behandlungsfehler eingreife.

Das behandlungsfehlerhafte Vorgehen der Beklagten habe bei ihm, dem Kläger, zu einer Erb'schen Lähmung und zu einem Sauerstoffmangelschaden geführt, woraus ein permanenter

Betreuungsbedarf bei allen täglichen Verrichtungen resultiere.

Die Beklagten sind dem entgegengetreten und haben behauptet, das Ausmaß der Makrosomie sei vor der Geburt nicht erkennbar gewesen. Im Hinblick auf die frühere komplikationslose Spontangeburt eines ebenfalls makrosomen Kindes (5010 g Geburtsgewicht bei 56 cm Körperlänge) sei mit der Mutter des Klägers, die über das Risiko einer natürlichen Geburt aufgeklärt worden sei, vereinbart worden, zunächst eine Spontangeburt zu versuchen. Im Übrigen sei ein Entscheidungskonflikt der Mutter nicht substantiiert dargelegt. Da der Kopf des Kindes beim Pressen in Beckenmitte gekommen sei, sei die Vakuumextraktion relativ indiziert gewesen. Sämtliche zur Überwindung der Schulterdystokie durchgeführten Maßnahmen seien korrekt gewesen. Der Kläger sei auch nicht schwer zerebral geschädigt worden; er sei vielmehr heute geistig normal entwickelt.

Das Landgericht hat die Klage nach Einholung eines geburtshilflichen Gutachtens abgewiesen. Zur Begründung hat es angeführt, das Unterlassen einer präventiven Schnittentbindung sei nach dem Kenntnisstand von 1997 nicht zu beanstanden gewesen. Die Mutter des Klägers habe in die Schnittentbindung (gemeint ist wohl: vaginal-operative Entbindung) jedenfalls konkludent eingewilligt, da sie die Geburtseinleitung ohne Widerstand hingenommen habe. Der Kläger habe auch einen echten Entscheidungskonflikt seiner Mutter nicht plausibel dargelegt. Die Geburtsleitung im engeren Sinne sei nicht behandlungsfehlerhaft gewesen.

Hiergegen richtet sich der Kläger mit der Berufung, mit der er geltend macht, das Landgericht habe den Sachverhalt ungenügend aufgeklärt und die Darlegungs- und Beweislast verkannt. Angesichts des auch nach Auffassung des Landgerichts zugrunde zu legenden Geburtsgewichts von bis zu 6000 g sei als einzige Alternative die Schnittentbindung verblieben; insoweit habe auch der Sachverständige bemängelt, dass zwischen der Aufnahme am 09.05. und dem Geburtsbeginn am 21.05. keine weitere Ultraschalluntersuchung zur Überprüfung der Entscheidungsgrundlage durchgeführt worden sei. Sowohl das Unterlassen der zwingend gebotenen weiteren Untersuchungen als auch die Durchführung der vaginalen Geburt stellten grobe Behandlungsfehler dar. Auch habe sich das Landgericht nicht mit der fehlenden Indikation zur Vakuumextraktion befasst. Schließlich fehle es an einer wirksamen Einwilligung seiner Mutter in die vaginale Geburt. Angesichts der zu diesem Zeitpunkt noch völlig ungewissen Entwicklung seien die behaupteten Aufklärungsgespräche am 12. und 13.05.1997 irrelevant; im Übrigen sei seine Mutter jedenfalls nicht über das Risiko einer Schulterdystokie des Kindes aufgeklärt worden. Hinsichtlich des Entscheidungskonflikts sei eine Anhörung seiner Mutter erforderlich gewesen.

Die Beklagten beantragen, die Berufung zurückzuweisen. Sie rügen die Unzulässigkeit der Berufung gegenüber den Beklagten zu 5) bis 7), da eine Haftungsgrundlage insoweit nicht dargelegt werde; im Übrigen verteidigen sie das angefochtene Urteil und behaupten, zusätzliche Ultraschalluntersuchungen hätten keinen weiteren Aufschluss bezüglich des zu erwartenden Geburtsgewichts des Klägers erbracht.

Der Senat hat Beweis erhoben durch Parteivernehmung der Beklagten zu 4) und 5), Anhörung des erstinstanzlich tätig gewordenen Sachverständigen sowie durch Einholung eines weiteren mündlichen Gutachtens.

II. A. Die Berufung des Klägers gegen die beklagten Hebammen ist unzulässig, weil die Berufungsbegründung hinsichtlich der Beklagten zu 5) bis 7) keine Darlegungen gemäß § 521 Abs. 3 Satz 2 Nr. 2 bis 4 ZPO enthält, weshalb der Kläger das klageabweisende Urteil insoweit für unrichtig hält. Zutreffend haben die Beklagten darauf hingewiesen, dass die Hebammen für Fehler bei der Entscheidung zugunsten der vaginalen Entbindung nicht haften, weil dies allein die ärztliche Anordnungskompetenz betrifft. Da die Geburt durch einen Arzt geleitet wurde, kommt eine Haftung der Beklagten zu 5) bis 7) überhaupt nur insoweit in Betracht, als es um eigene Fehler bei der Durchführung der vaginalen Geburt und gegebenenfalls bei der Lösung der Schulterdystokie geht. Hierzu enthält die Berufungsbegründung keine Darlegungen. Bezüglich des eigentlichen Geburtsgeschehens beschränkt sich der Kläger darauf, die Indikation für eine Vakuumextraktion in Frage zu stellen und zu bestreiten, dass das Manöver nach McRoberts versucht worden ist. Daraus ergibt sich jedoch keine Haftung der beteiligten Hebammen.

B. Die im Übrigen zulässige Berufung ist bezüglich der Beklagten zu 1) bis 4) begründet. Die Beklagten zu 1) bis 4) haften gemäß den §§ 831, 31, 89, 847 BGB (a.F.) bzw. §§ 823 Abs. 1, 847 BGB (a.F.) deliktisch, die Beklagte zu 1) darüber hinaus für materielle Schäden auch nach den Grundsätzen der positiven Vertragsverletzung, für die Folgen der vom Kläger bei der Geburt erlittenen Schulterdystokie. Die Haftung der Beklagten zu 2) und 3) folgt dabei aus der fehlerhaften Entscheidung zur Durchführung der Vakuumextraktion (1.), während der Beklagte zu 4) für eine unzureichende Aufklärung der Mutter des Klägers über die Risiken der natürlichen Geburt haftet (2.).

1) Wie die vom Landgericht begonnene und vom Senat fortgesetzte Beweisaufnahme ergeben hat, war das Vorgehen der beteiligten Ärzte bei der Geburt des Klägers nicht in jeder Hinsicht fehlerfrei:

a) Entgegen der Auffassung des Klägers bestand allerdings keine absolute Indikation zur Vornahme einer primären Sektio. Beide Sachverständige gehen davon aus, dass bei der am 09.05.1997 vorgenommenen Gewichtsschätzung von „>4500/5000 g" der Kaiserschnitt zwar eine Option war, die in Erwägung gezogen werden musste. Im Ergebnis haben beide es jedoch nicht als fehlerhaft angesehen, gleichwohl eine vaginale Geburt zu versuchen. Maßgeblich hierfür ist, dass die von den Ärzten vorgenommene Gewichtsschätzung – entgegen der Auffassung des vom Kläger beauftragten Privatgutachters – zutreffend war und jedenfalls nicht damit gerechnet werden konnte, dass das Kind bei der Geburt mehr als 1500 g schwerer war, als sich bei der vorgenommenen Messung nach den üblicherweise verwendeten Tabellen (z. B. nach Hansmann) ergibt. Nach Hansmann errechnete sich aus den am Aufnahmetag der Mutter sonographisch erhobenen Befunden ein Gewicht von rund 4300 g; der Sachverständige, der die Geburt des Klägers für die Gutachterkommission für ärztliche Behandlungsfehler begutachtet hat, hat unter Anwendung verschiedener üblicher Verfahren einen Mittelwert von 4448 g errechnet. Es handelt sich dabei um ein mittleres Schätzgewicht zum Zeitpunkt der Messung, aus dem man die Extrema durch Vornahme eines Zu- oder Abschlages von 15–20 % herleitet und bei dem man in Rechnung stellen muss, dass das Gewicht bis zur Geburt noch um 150–200 g pro Woche zunimmt.

Danach mussten die behandelnden Ärzte in Rechnung stellen, dass das Geburtsgewicht des Klägers deutlich über 5000 g liegen konnte (im Extremfall rund 5500–5700 g) und deshalb ein noch größeres Kind, als beim ersten Mal mit 5010 g, zu erwarten war. Gleichwohl hat auch der mündlich gehörte Sachverständige in dieser Situation letztlich die Entscheidung für eine Spontangeburt nicht als fehlerhaft angesehen, wobei er allerdings deutlich gemacht hat, dass die Entscheidung mit der Mutter des Klägers hätte besprochen werden müssen, ohne deren Wahlfreiheit für die eine oder andere Entbindungsart zu beschränken. Diese Einschätzung steht in Übereinstimmung mit der Beurteilung des erstinstanzlichen Sachverständigen und dem vom Kläger beauftragten Privatgutachter; auch der Sachverständige der Gutachterkommission hat jedenfalls keinen Anlass für eine primäre Sektio gesehen.

Der entgegenstehenden Beurteilung durch den Privatgutachter kann nicht gefolgt werden. Dieser geht von falschen Voraussetzungen aus, denn seine Annahme, es sei ohne Zweifel ein Geburtsgewicht von über 6000 g zu erwarten gewesen, findet – wie insbesondere der erstinstanzliche Sachverständige dargelegt hat – in den sonographischen Befunden vom 09.05.1997 keine Stütze. Dafür, dass der Ultraschallbefund nicht exakt erhoben wurde, bestehen auch unter Berücksichtigung des tatsächlichen Geburtsgewichts keine Anhaltspunkte. Die vom Privatsachverständigen vermisste Messung des Abstandes zwischen Fundus und Symphyse hat der erstinstanzliche Sachverständige bereits in seinem ersten schriftlichen Gutachten als heute nicht mehr zeitgemäß und nicht hilfreich bezeichnet, da sie noch ungenauer als die Ultraschallmessung ist.

Wie beide Sachverständige betont haben, wäre zwar eine Wiederholung der Ultraschallmessung bis zur Geburt sinnvoll bzw. wünschenswert gewesen, es ist jedoch offen, ob dabei ein wesentlich anderer Befund festgestellt worden wäre, weil die vorhandenen Tabellen bei 4500 g enden und deshalb selbst bei einer Zunahme des biparietalen Durchmessers und des Thorax-Querdurchmessers keine exakteren Schätzwerte geliefert hätten. Man hätte allenfalls sagen können, dass es sich um ein besonders großes Kind handelt.

Wenn der Privatsachverständige unter Hinweis auf ein Lehrbuch aus dem Jahre 1948 anführt, dass für Kinder über 5000 g der Kaiserschnitt die Methode der Wahl sei, ist dies im vorliegenden Fall schon deshalb nicht geeignet, eine absolute Indikation für einen Kaiserschnitt zu begründen, weil die Mutter des Klägers bereits ein Kind über 5000 g spontan ohne Komplikationen geboren hatte. Darüber hinaus haben sowohl beide Gerichtssachverständige deutlich gemacht, dass bei der Frage der Indikation für einen Kaiserschnitt immer eine Risikoabwägung zu treffen ist, was ein alleiniges Abstellen auf das erwartete Geburtsgewicht verbietet.

Auch im weiteren Verlauf mussten die behandelnden Ärzte nicht zwingend zur Sektio übergehen. Beide Sachverständige haben nachvollziehbar dargelegt, dass nach den Behandlungsunterlagen zu keinem Zeitpunkt eine Notsituation vorlag, die eine sofortige Geburtsbeendigung durch Kaiserschnitt erfordert hätte. Auch aus dem Privatgutachten ergibt sich eine Notsituation nicht. Mängel der fetalen Überwachung sind nicht ersichtlich. Ohnehin ist als sicher anzunehmen, dass der Sauerstoffmangel erst aufgetreten ist, als der Kopf des Klägers bereits geboren war, wovon im Übrigen auch der Privatsachverständige ausgeht.

b)   Fehlerhaft war jedoch die von den Beklagten zu 2) und 3) um 13.15 Uhr getroffene Entscheidung, eine Vakuumextraktion durchzuführen. Die vaginal-operative Geburtsbeendigung war zu diesem Zeitpunkt nach den in jeder Hinsicht nachvollziehbaren und überzeugenden Ausführungen des Sachverständigen nicht indiziert, weil das kindliche Köpfchen nicht annähernd zangen- oder vakuumgerecht stand und auch keine Notsituation vorlag, die es gerechtfertigt hätte, gleichwohl die Geburt auf diese Weise vorzeitig zu beenden. Es ist Voraussetzung, um überhaupt an eine Vakuumextraktion zu denken, dass der kindliche Kopf mit seinem tiefsten Punkt – der Leitstelle – in der Interspinalebene („0") steht, weil dann im günstigsten Fall das Köpfchen mit seinem größten Umfang gerade eben in das Becken eingetreten ist. Bei einem Höhenstand der Leitstelle über „0" bestand auch nach den 1996 veröffentlichten – und damit im Zeitpunkt der Geburt des Klägers geltenden – Leitlinien für vaginal-operative Entbindungen aus Beckenmitte der Deutschen Gesellschaft für Gynäkologie und Geburtshilfe sowie der Deutschen Gesellschaft für Perinatale Medizin

(nachfolgend nur: Leitlinien) eine Kontraindikation für die Vornahme einer Vakuumextraktion.

Hier war es so, dass – wie die Beklagten nunmehr ausdrücklich bestätigt haben – der kindliche Kopf nur beim Pressen in Beckenmitte trat, was bedeutet, dass die Leitstelle allenfalls beim Pressen auf „0" trat, in Ruhe jedoch noch einige Zentimeter höher gegangen ist. Es kann offen bleiben, ob auch in einem solchen Fall eine Vakuumextraktion kontraindiziert ist, denn der Sachverständige hat unmissverständlich darauf hingewiesen, dass es in der konkreten Situation jedenfalls fehlerhaft war, die Vakuumextraktion zu dem frühest möglichen Zeitpunkt überhaupt durchzuführen. Er hat hierzu aus dem 1996 gültigen gynäkologischen Lehrbuch von Prof. Künzel zitiert, dass eine vaginale Entbindung unterlassen werden sollte, wenn der tiefste Punkt des kindlichen Kopfes nicht tiefer als die Interspinalebene tritt, weil die hohe Vakuumextraktion mit einer hohen kindlichen Morbidität belastet ist. Dabei handelt es sich, wie die Beklagten selbst in ihrer Stellungnahme zu dem Berichterstattervermerk eingeräumt haben, um eine weitgehend anerkannte Lehrmeinung. Sie zu berücksichtigen bestand hier umso mehr Anlass, als nach den Voruntersuchungen ein Kind über 5000 g nicht ausgeschlossen werden konnte, bei dem – anders als die Beklagten meinen – keineswegs als sicher davon ausgegangen werden konnte, dass bei einem Höhenstand der Leitstelle bei „0" tatsächlich bereits der Kopf mit seinem größten Umfang den Beckeneingang passiert hatte.

Der Rückschluss vom Höhenstand der Leitstelle auf den Höhenstand des Durchtrittsplanums ist ausweislich der Leitlinien möglich, weil bei Hinterhauptseinstellung der Abstand von der Leitstelle im Bereich der kleinen Fontanelle bis zum geburtsmechanisch wirksamen Kopfumfang normalerweise 4 cm beträgt. Bereits der Privatsachverständige, dessen diesbezügliche Ausführungen der mündlich gehörte Gerichtssachverständige als zutreffend bezeichnet hat, hat jedoch darauf hingewiesen, dass bei einem großen Kind dieser Abstand mehr als 4 cm beträgt, weshalb der Kopf höher steht, als nach der Leitstelle in Bezug zur Interspinalebene anzunehmen ist. Hinzu kommt, dass der Stand der Pfeilnaht nach 11.45 Uhr nicht mehr dokumentiert ist; es kann nicht ausgeschlossen werden und ist angesichts der unzureichenden Dokumentation zugunsten des Klägers anzunehmen, dass die Pfeilnaht zum Beginn der Vakuumextraktion nach wie vor quer stand, jedenfalls aber in einem Winkel, der eine Vakuumextraktion nicht zuließ. Bei quer verlaufender Pfeilnaht besteht nach den Leitlinien von 1996 selbst bei einem Höhenstand über „+2" noch eine Kontraindikation für die vaginal-operative Entbindung.

Soweit demgegenüber der erstinstanzliche Sachverständige bei einem Stand des Kopfes in Beckenmitte grundsätzlich eine Indikation für die Vornahme der Vakuumextraktion bejaht hat, vermag der Senat dem im konkreten Fall nicht zu folgen. Es lässt sich nämlich anhand der Behandlungsdokumentation der Beklagten nicht feststellen, dass die Leitstelle – und erst recht nicht die größte Durchtrittsfläche des kindlichen Kopfes – wovon der erstinstanzliche Sachverständige ausweislich des aufgrund seiner mündlichen Erläuterungen vor dem Senat am 24.11.2003 angefertigten Berichterstattervermerks ausgegangen ist – die Interspinalebene bereits passiert hatte. Nach den Leitlinien spricht man von einem Höhenstand des Kopfes in Beckenmitte, wenn die knöcherne Leitstelle zwischen „0" und „+3" tastbar ist. Hier hatte die Leitstelle allenfalls die Interspinallinie („0") erreicht; dass die Leitstelle tiefer stand und die Interspinalebene bereits passiert hatte, kann nach den Behandlungsunterlagen mangels genauerer Angaben nicht festgestellt werden und wird von den Beklagten auch gar nicht konkret behauptet.

Der Sachverständige hat deutlich gemacht und durch Zitate aus einem allgemein anerkannten Lehrbuch belegt, dass eine Vakuumextraktion bei diesem Höhenstand wegen der Gefahren für Mutter und Kind auf Notfälle beschränkt sein sollte, zumal die vaginal-operative Entbindung in dieser Situation schwierig ist, da der kindliche Kopf noch nicht ausrotiert ist. Dass hier ein Notfall vorlag, haben die Sachverständigen übereinstimmend verneint. Auch der erstinstanzliche Sachverständige ging davon aus, dass man in der konkreten Situation noch ohne weiteres hätte abwarten können, ob der Kopf nicht noch tiefer tritt.

Entscheidend ist letztlich, dass die Beklagten zu 2) und 3) mit der Vornahme der Vakuumextraktion zu diesem Zeitpunkt ein unnötiges Risiko der Verletzung des Klägers eingegangen sind, welches sich auch verwirklicht hat. Denn bei der Vakuumextraktion ist es zu einer Schulterdystokie gekommen, die

ursächlich für die in dem Bericht des St. J. (Dr. B.) vom 02.03.1998 eingehend beschriebene Plexusschädigung war, welche der Kläger erlitten hat. Dies wird von den Beklagten auch nicht ernsthaft bestritten; soweit sie im Schriftsatz vom 22.02.2005 auf einen Aufsatz des Sachverständigen verweisen, wonach eine Plexusparese auch in utero – z. B. durch Lageanomalien bei Myomen – entstehen kann, handelt es sich um eine theoretische Möglichkeit, für die im vorliegenden Fall nichts spricht. Aufgrund des zeitlichen Zusammenhangs mit den traumatischen Ereignissen bei der Geburt des Klägers ist vielmehr davon auszugehen, dass diese ursächlich für die eingetretene Armplexuslähmung sind, was auch keiner der mit diesem Fall befassten Gutachter in Zweifel gezogen hat.

Die Beklagten können sich nicht mit Erfolg darauf berufen, damit habe sich nicht die Gefahr verwirklicht, deretwegen die Vakuumextraktion erst ab einem bestimmten Höhenstand der Leitstelle durchgeführt werden dürfe. Richtig ist zwar, dass die Gefahr einer Schulterdystokie bei Frage der Indikation zur Vakuumextraktion nicht im Vordergrund steht, sondern die Gefahr, die sich daraus ergibt, dass der kindliche Kopf wegen seiner Größe nicht in das Becken eintreten kann. Dieses Risiko hat sich hier unstreitig nicht verwirklicht. Wie der Sachverständige nachvollziehbar dargelegt hat, stellt jedoch die vaginal-operative Entbindung ein eigenständiges, zusätzliches Risiko für das Auftreten einer Schulterdystokie dar. Der erstinstanzliche Sachverständige beurteilt dies zwar zurückhaltender; auch nach seiner Erfahrung ist jedoch das Auftreten einer Schulterdystokie häufig mit einer vaginal-operativen Entbindung verbunden (was im Übrigen auch der Privatgutachter bestätigt). Danach liegt die tatsächlich aufgetretene Verletzung jedenfalls nicht außerhalb des Normzwecks und ist den Beklagten haftungsrechtlich zuzurechnen.

Das gilt in gleicher Weise für die Folgen der beim Kläger aufgetretenen Asphyxie, die ebenfalls eine unmittelbare Folge des fehlerhaften Vorgehens der Beklagten zu 2) und 3) ist. Wie der erstinstanzliche Sachverständige dargelegt hat, bestehen keine Hinweise darauf, dass der Sauerstoffmangel des Klägers bereits vor Beginn der Geburt eingetreten ist; es ist vielmehr als sicher davon auszugehen, dass er erst in der Schlussphase der Geburt aufgetreten ist, als der Kopf des Klägers schon geboren war. Auch der Privatgutachter hat die Ursache des Sauerstoffmangels darin gesehen, dass der Kläger nach dem Austreten des Kopfes einerseits keine Möglichkeit hatte, zu atmen, andererseits wegen der Kompression der Nabelschnur nicht ausreichend aus der Plazenta versorgt wurde.

Ohne Erfolg berufen sich die Beklagten darauf, dass auch eine Kaiserschnittentbindung die Schädigung des Klägers nicht sicher vermieden hätte. Allerdings setzt die haftungsbegründende Kausalität voraus, dass die nach dem medizinischen Soll-Standard richtige Behandlung den Eintritt des Primärschadens verhindert hätte, wobei die bloße Wahrscheinlichkeit des Nichteintritts nicht genügt (vgl. Geiß/Greiner, Arzthaftpflichtrecht, 4. Aufl., Rdnr. B 190). Das ist indessen hier zu bejahen: Hätten die Beklagten zu 2) und 3) nicht um 13.30 Uhr die Vakuumextraktion durchgeführt, wäre es nicht um 13.35 Uhr zur Schulterdystokie mit ihren weiteren Folgen gekommen. Dass es auch bei einer Sektio zu einer Plexusschädigung und/oder einem Sauerstoffmangel hätte kommen können, ist haftungsrechtlich unerheblich, weil es sich insoweit um eine andere Verursachungskette handelt. Eine Haftung der Beklagten zu 2) und 3) könnte nur entfallen, wenn – was zur vollen Beweislast der behandelnden Ärzte steht – ein solcher hypothetischer Kausalverlauf feststünde; die Beklagten behaupten jedoch nicht einmal, dass es auf jeden Fall zu der Schädigung gekommen wäre.

Im Übrigen hat auch der zweitinstanzliche Sachverständige nicht etwa die Vornahme einer Sektio anstelle der Vakuumextraktion gefordert; diese war vielmehr nur dann angezeigt, wenn man die Geburt unbedingt zu diesem Zeitpunkt beenden wollte. Genauso gut hätte man noch weiter zuwarten können, was auch der Auffassung des erstinstanzlichen Sachverständigen entspricht. Dass es auch zu einem späteren Zeitpunkt aufgrund der Konstitution des Klägers zu einer Schulterdystokie gekommen wäre, lässt sich ebenfalls nicht feststellen, auch wenn der Sachverständige dies als wahrscheinlich bezeichnet hat. Eine bloße Wahrscheinlichkeit genügt zur Feststellung des hypothetischen Kausalverlaufs nicht.

c)   Fehler im weiteren Ablauf der Geburt lassen sich nicht feststellen. Insbesondere nach der Übernahme der Geburtsleitung durch den Beklagten zu 4) haben

die Sachverständigen keine Anhaltspunkte für ein fehlerhaftes Vorgehen gefunden. Der erstinstanzliche Sachverständige hat die Darstellung der Maßnahmen zur Behebung der Schulterdystokie im Geburtsbericht als schlüssig und nachvollziehbar bezeichnet. Dass nach dem Feststellen der Schulterdystokie noch kristellert worden wäre, lässt sich auch unter Berücksichtigung der Eintragungen auf dem CTG-Streifen nicht belegen. Das Vorgehen nach dem erfolglosen Versuch der Durchführung des McRoberts-Manövers hat der Sachverständige ausdrücklich als richtig bezeichnet. Insbesondere kam zu diesem Zeitpunkt ein Zurückdrücken des Kopfes in die Scheide und Versuch einer Sektio (Zavanelli-Manöver) nicht als ernsthafte Alternative in Betracht.

2)   Die Haftung des Beklagten zu 4) folgt daraus, dass er die Mutter des Klägers nicht hinreichend über die mit einer vaginalen Entbindung verbundenen Gefahren im Vergleich zu einer Schnittentbindung aufgeklärt hat, weshalb ihre Einwilligung in diese Art der Entbindung nicht wirksam war.

a)   Allerdings kann nicht davon ausgegangen werden, dass die vaginale Entbindung gegen den erklärten Willen der Mutter des Klägers durchgeführt worden ist. Der Beklagte zu 4) hat – als Partei vernommen – erklärt, dass der Kaiserschnitt wahrscheinlich auch durchgeführt worden wäre, wenn die Patientin dezidiert darauf bestanden hätte. Die Beklagte zu 5) hat bekundet, in ihrer Gegenwart sei von der Patientin nie geäußert worden, dass sie unbedingt eine Schnittentbindung wollte. Dabei kann aufgrund des Ergebnisses der erstinstanzlich durchgeführten Beweisaufnahme – insbesondere der Aussage des Zeugen G. – durchaus davon ausgegangen werden, dass die Mutter des Klägers mit dem Wunsch nach einer Schnittentbindung in die Klinik der Beklagten zu 1) gekommen ist; letztlich hat sie der vaginalen Geburt jedenfalls zugestimmt. Das ergibt sich bereits aus dem Sachvortrag des Klägers, wonach die Beklagten seiner Mutter die – von ihr gewünschte – Schnittentbindung mit Nachdruck ausgeredet hätten und diese den Ausführungen und Künsten der Beklagten vertraut habe. Auch die Angaben der Mutter des Klägers bei ihrer Anhörung vor dem Senat am 27.01.2005 haben keinen Anhaltspunkt dafür ergeben, dass sie gegenüber den Ärzten auf der Durchführung des Kaiserschnitts bestanden hat.

b) Die Einwilligung der Mutter des Klägers in die vaginale Geburt war aber mangels hinreichender Eingriffs- oder Risikoaufklärung nicht wirksam. Nach höchstrichterlicher Rechtsprechung ist eine Unterrichtung über eine alternative Behandlungsmöglichkeit erforderlich, wenn für eine medizinisch sinnvolle und indizierte Therapie mehrere gleichwertige Behandlungsmöglichkeiten zur Verfügung stehen, die zu jeweils unterschiedlichen Belastungen des Patienten führen oder unterschiedliche Risiken und Erfolgschancen bieten. Gemäß diesem allgemeinen Grundsatz muss der geburtsleitende Arzt die Patientin über die Vor- und Nachteile einer Schnittentbindung bzw. eines abwartenden Verhaltens aufklären, wenn für den Fall, dass die Geburt vaginal erfolgt, für das Kind ernst zu nehmende Gefahren drohen, daher im Interesse des Kindes gewichtige Gründe für eine Schnittentbindung sprechen und diese unter Berücksichtigung auch der Konstitution und der Befindlichkeit der Mutter in der konkreten Situation eine medizinisch verantwortbare Alternative darstellt (vgl. BGH, NJW 2004, 3703, 3704 m.w.N.). Dies trifft hier nach den Ausführungen der Sachverständigen zu:

Beide Gerichtssachverständige haben – wie im Übrigen auch der Privatgutachter – die primäre Sektio zwar nicht als absolut indiziert angesehen, hierin jedoch eine echte Alternative zur vaginalen Entbindung gesehen. Dabei spielten neben der zu erwartenden Größe des Kindes weitere Risikofaktoren eine Rolle, die vor allem in dem Gestationsdiabetes, der erheblichen Gewichtszunahme der Mutter während der Schwangerschaft und ihrer Adipositas begründet waren. Der erstinstanzliche Sachverständige hat davon gesprochen, dass hier zweifellos eine Risikoschwangerschaft vorgelegen habe. Dabei bestand nach dem mündlich gehörten Sachverständigen jedenfalls auch ein erhöhtes Schulterdystokierisiko bei vaginaler Geburt.

Es kann dahin stehen, ob dem erstinstanzlichen Sachverständigen darin zu folgen ist, dass der Zusammenhang zwischen Diabetes der Mutter und Anstieg des Schulterdystokierisikos 1997 noch nicht allgemeiner Wissensstand war; denn zum einen lagen hier mit der Gewichtszunahme und der Adipositas

der Mutter weitere Risikofaktoren vor, zum anderen musste ein Geburtsgewicht von deutlich über 5000 g (s.o. unter Ziff. 1a) in Betracht gezogen werden, bei dem auch der erstinstanzliche Sachverständige ein intensives Gespräch mit der Mutter über die Möglichkeit des primären Kaiserschnitts gefordert hat.

Der zweitinstanzliche Sachverständige hat deutlich gemacht, dass bei dieser Risikolage der Beklagte zu 4) auch in Anbetracht der vorangegangenen Spontangeburt eines Kindes von 5010 g nicht ohne weiteres davon ausgehen durfte, die Geburt des Klägers würde ebenfalls problemlos verlaufen. Auch wenn der erste Gutachter dargelegt hat, dass bei der Entscheidung über eine primäre Sektio das Schulterdystokierisiko nicht im Vordergrund steht, sondern die Gefahr eines Missverhältnisses, musste dieses Risiko mit der Mutter des Klägers besprochen werden, denn die Sachverständigen haben keinen Zweifel daran gelassen, dass die Schnittentbindung trotz der damit verbundenen erhöhten Gefahren für die Mutter eine Option war, die ernsthaft in Betracht zu ziehen war. Angesichts dessen musste der Mutter des Klägers Gelegenheit gegeben werden, zwischen den für sie selbst bei einer Sektio auftretenden Risiken einerseits und den Risiken für das Kind bei vaginaler Entbindung andererseits zu entscheiden.

Aufgrund der durchgeführten Beweisaufnahme vermag sich der Senat nicht davon zu überzeugen, dass eine ausreichende Aufklärung der Mutter des Klägers über die mit der vaginalen Geburt verbundenen Risiken für das Kind erfolgt ist. Die als Partei vernommenen Beklagten zu 4) und 5) haben bekundet, dass im Vordergrund der Aufklärung die Risiken für die Mutter bei einem operativen Vorgehen standen, nicht jedoch etwaige Gefahren aufgrund der Größe des Kindes – wie Schulterdystokie oder Asphyxie. Die Beklagte zu 5) hat eingeräumt, dass eine Schilderung solcher Risiken in der damaligen Situation nicht üblich gewesen sei, dass sie vielmehr zu gegebener Zeit beim Auftreten von Problemen erörtert worden wären.

Insbesondere aus den Bekundungen des Beklagten zu 4) ergibt sich, dass er mit der Mutter des Klägers allein die sekundäre Sektio besprochen hat, während die primäre Sektio für ihn von Anfang an keine Alternative darstellte. Dieses Beweisergebnis geht zu Lasten der Beklagten, denn die Beweislast für die Erfüllung der Aufklärungspflicht liegt beim Arzt (vgl. BGH, a.a.O.). Dass die Mutter des Klägers einer Aufklärung über das Schulterdystokierisiko nicht bedurfte, haben die Beklagten nicht substantiiert dargelegt. Allein der Umstand, dass sie als Krankenschwester ist der Frauenklinik der Beklagten gearbeitet hat, reicht zur Darlegung des fehlenden Aufklärungsbedürfnisses nicht aus. Dass die Mutter des Klägers über das Schulterdystokierisiko bereits durch ihren Frauenarzt aufgeklärt worden war, ist weder vorgetragen, noch ergibt es sich aus den schriftlichen und mündlichen Angaben des Zeugen Dr. G. vor dem Landgericht.

Danach haftet auch der Beklagte zu 4) für die Folgen der Vakuumextraktion, denn nach der Anhörung der Mutter des Klägers ist der Senat davon überzeugt, dass diese auf ihrem vor der Krankenhauseinweisung bestehenden Wunsch nach Durchführung eines Kaiserschnitts bestanden hätte. Wie sich aus der schriftlichen Stellungnahme des behandelnden Frauenarztes Dr. G. ergibt, hatte dieser die Mutter des Klägers schon über die Gefahren einer Sektio unterrichtet; gleichwohl hatte sie den Wunsch geäußert, per Kaiserschnitt entbunden zu werden. Der Senat hält es deshalb für glaubhaft, dass sie diesen Wunsch erst recht in Kenntnis der Gefahren für das Kind bei einer vaginalen Geburt aufrechterhalten hätte. Zumindest hätte sie aber vor einem echten Entscheidungskonflikt gestanden, bei dem sie die Inkaufnahme des Risikos der eigenen Schädigung oder des eigenen Todes gegen eine mögliche erhebliche Schädigung des Kindes hätte abwägen müssen.

3)   Die Beklagten haften dem Kläger dem Grunde nach auf Zahlung eines Schmerzensgeldes sowie Ersatz der materiellen Schäden infolge der bei seiner Geburt erlittenen körperlichen Beeinträchtigungen.

a)   Ausweislich des Berichtes aus dem St. J. vom 02.03.1998 (Anl. K 9) bestand eine Schädigung des gesamten Plexus brachialis mit partieller Ruptur des Truncus superior und Truncus medius und kompletter Ruptur des Truncus inferior mit Ausriss der Wurzeln C8 und Th1. Insoweit wurde am 26.02.1998 der Versuch einer operativen Rekonstruktion unternommen, die geringe aktive Bewegungen im Bereich des Schultergelenks ermöglichte. Nach wie vor ist die Gebrauchsfähigkeit des rechten Arms jedoch weitgehend eingeschränkt bzw. aufgehoben. Wie sich aus

dem in Übersetzung vorliegenden Bericht des M. Z. H. vom 26.01.2004 ergibt, ist die Beweglichkeit der Schulter noch stark eingeschränkt (Mallet-Score: II-IV-II-II-IV), ferner ist die Hand in Supinationsstellung fixiert – auch eine passive Pronation ist nicht möglich – und es besteht keine aktive Handgelenkextension. Insoweit wird zwar die Möglichkeit einer operativen Korrektur angesprochen, jedoch zugleich darauf hingewiesen, dass angesichts der beschränkten Fingerflexion ein erheblicher funktionaler Fortschritt nicht erwartet werden kann. Daneben besteht ausweislich des Berichts der neuropädiatrischen Abteilung der Kinderklinik D. vom 27.02.1998 ein angedeutetes Horner-Syndrom mit Ptosis (Herabhängen des oberen Augenlids) und diskreter Miosis (Verengung der Pupille), welches auf eine Läsion des Nervus sympathicus infolge der Plexus-brachialis-Schädigung zurückzuführen ist.

Hinsichtlich der bei der Geburt erlittenen Asphyxie, in deren Folge es zunächst – wie im Bericht der Kinderklinik der Beklagten zu 1) vom 12.08.1997 dokumentiert – zu schweren zerebralen Krampfanfällen kam, bestehen zwar ausweislich der undatierten ärztlichen Bescheinigung des Kinderarztes Dr. B. keine aktuellen Beeinträchtigungen. Die antikonvulsive Therapie konnte rasch eingestellt werden. Allerdings wies das EEG des Klägers ausweislich der Berichte der neuropädiatrischen Abteilung der Kinderklinik D. vom 21.09.1998 und 07.04.1999 diskrete Anzeichen einer fokal erhöhten Anfallsbereitschaft auf. Da die Beklagten bestritten haben, dass aus der Asphyxie noch Spätschäden auftreten können, kann über die Höhe des Schmerzensgeldes noch nicht abschließend entschieden werden, ohne der Frage nachzugehen, ob diese erhöhte Anfallsbereitschaft Folge der Asphyxie ist und wie sich dies auf das weitere Leben des Klägers auswirkt.

b)   Im Grundsatz steht dem Kläger auch ein Anspruch auf Ersatz des behinderungsbedingten Mehraufwandes für den geltend gemachten Zeitraum vom 01.07.1997 bis zum 31.10.2001 zu. Dieser Aufwand ist nach der Rechtsprechung des BGH zu ersetzen, soweit schadensbedingt vermehrte Fürsorgeleistungen ihrer Art nach in vergleichbarer Weise auch von einer fremden Hilfskraft übernommen werden können, es also nicht lediglich um vermehrte elterliche Zuwendung geht (vgl. BGH, NJW

1989, 766, 767; NJW 1999, 2819 f.). Dass die Behinderung des Klägers einen Mehraufwand erfordert, kann angesichts der geschilderten Beeinträchtigungen der Gebrauchsfähigkeit des rechten Arms nicht zweifelhaft sein. Vor einer abschließenden Entscheidung sind jedoch Feststellungen dazu erforderlich, in welchem Umfang der Kläger aufgrund seiner Behinderung vermehrter Pflege bedarf, insbesondere ob die im Schriftsatz vom 23.10.2001 und dessen Anlage aufgeführten Tätigkeiten der Eltern gerade aufgrund der Behinderung erforderlich sind und in welchem zeitlichen Umfang sie über das hinausgehen, was ein nicht behindertes Kind im Alter des Klägers an elterlicher Betreuung erfordert.

Fazit

Selbst eine vermutete Makrosomie über 4500 g führte erstinstanzlich nicht zu einer Haftung wegen fehlender Alternativaufklärung. Erst der Senat des OLG hat festgestellt, dass im vorliegenden Fall ein Aufklärungsversäumnis vorlag. Weiterhin hat der Senat die Durchführung einer Vakuumextraktion mit der Leitstelle oberhalb der Interspinalebene für fehlerhaft gewertet.

Literatur

LG Rottweil Az 2 O 537/01 Urteil vom 27.11.2003 (n.d.) Unveröffentlicht. Retrieved from http://lrbw.juris.de/cgi-bin/laender_rechtsprechung/document.py?Gericht=bw&nr=2742

OLG Düsseldorf 8 (2003) OLG Düsseldorf U 49/01 Urteil vom 10.01.2002, VersR, 114

OLG Düsseldorf (2005) OLG Düsseldorf 8 U 49/02 Urteil vom 30.1.2003 VersR, 654

OLG Düsseldorf (2005) OLG Düsseldorf 8 U 130/02 Urteil vom 07.04.2005 (n.d.) Unveröffentlicht. Retrieved from http://openjur.de/u/654915.html

OLG Hamm (2005) OLG Hamm 3 U 41/05 Urteil vom 7.11.2005 (n.d.) Retrieved from https://openjur.de/u/111673.html

OLG Hamm (2007) OLG Hamm 3 U 216/06 Urteil vom 10.12.2007 (n.d.) Unveröffentlicht

OLG Hamm (2012) OLG Hamm 3 U 174/11 Urteil vom 23.5.2012 (n.d.) Unveröffentlicht

OLG Köln (1994) OLG Köln 27 U 231/92 Urteil vom 15.11.1993 VersR, 1424–1425

OLG Köln (1998) OLG Köln 5 U 15/96 Urteil vom 11.06.1997 VersR, 1156

OLG Oldenburg (2014) OLG Oldenburg 5 U 77/14 Urteil vom 15.10.2014 (n.d.) Unveröffentlicht. Retrieved from http://openjur.de/u/746619.html

Serviceteil

© Springer-Verlag Berlin Heidelberg 2016
T. Schwenzer, J. Bahm (Hrsg.), *Schulterdystokie und Plexusparese*,
DOI 10.1007/978-3-662-48787-7

A Anhang

A1 Erfassungsbogen Schulterdystokie

Datum _____	Geb-Nr. _____	Aufkleber		
Alarmierung von Hilfe um: _____Uhr		Name _____ Vorname _____ Geburtsdatum der Mutter _____		
Anwesende bei der Geburt des Kopfs		**Zusätzliche Personen zur Geburt der Schultern**		
Name	**Funktion**	**Name**	**Funktion**	**Uhrzeit des Eintreffens**

Getroffene Maßnahmen	Von wem	Uhrzeit	Ordination	Details	Begründung, falls nicht durchgeführt
McRoberts					
Suprasymphysärer Druck					
Episiotomie					
Hintere Armlösung					
Beschreibung der Rotation					
Beschreibung der Traktion	( ) Routine axial wie bei normaler Geburt	( ) Andere, wie		Begründung, warum nicht axial	
Andere Maßnahmen					

Modus der Kopfgeburt		( ) Spontan	( ) Vakuum	( ) Forzeps	
Uhrzeit der Kopfgeburt		__ h ___ min	**Uhrzeit der Rumpfgeburt**		__ h __ min
Fetale Position bei Dystokie			( ) Kopf schaut zur **linken** Seite der Mutter, **linke** Schulter vorn		( ) Kopf schaut zur **rechten** Seite der Mutter, **rechte** Schulter vorn
Geburtsgewicht	g	**Apgar** 1/5/10 min	__/__/__		
Blutgase		**Nabelart. pH**		**Nabelven. pH**	
Erläuterung an die Eltern		( ) Ja	**Wer**		
Neonatologe gerufen		( ) Ja	**Eingetroffen um**		__ h __ min
Auffälligkeiten beim Kind Armschwäche Potenzielle Fraktur Baby durch Kinderarzt versorgt		( ) Ja ( ) Ja ( ) Ja	( ) Nein ( ) Nein ( ) Nein	**Wenn eine Frage mit Ja beantwortet, Vorstellung im Verlauf beim Kinderarzt**	

_____ (Unterschrift)

◘ **Abb. A.1** Erfassungsbogen Schulterdystokie. (Adaptiert nach RCOG 2012)

A2 Informationen für Betroffene und Eltern

- **Literatur**
- Robinson D (2014) Herbie und sein Plexusarm. Ein Buch für Kinder über die Plexusparese. Plexuskinder e.V., www.plexuskinder.de
- Robinson D (2014) Herbie wird operiert. Ein Buch für Kinder über die Plexusparese. Plexuskinder e.V. 2014, www.plexuskinder.de
- Robinson D (2014) Herbie und seine Übungen. Ein Buch für Kinder über die Plexusparese. Plexuskinder e.V. 2014, www.plexuskinder.de
- Bahm J, Uphoff R, Mahler M (2010) Der geburtstraumatische Plexus brachialis Schaden. Informationen für Betroffene, interessierte Laien und Fachleute, 2. Auflage. ISBN 978-3-00-030995-3

Alle Bücher sind zu beziehen über: www.plexuskinder.de

- **Internetseiten**
- Cincinnati Children's Hospital: Informationen zur Plexusparese. www.cincinnatichildrens.org/health/b/brachial-plexus/
- Plexuskinder e.V.: gemeinnützige Organisation zur Unterstützung von Familien und Kindern mit Plexusparese. www.plexuskinder.de
- Kindernetzwerk: Krankheitsübersicht Plexusparese. www.kindernetzwerk.de/images/Krankheitsuebersichten/Krankheitsuebersichten-plexusparese.pdf
- United Brachial Plexus Network (UBPN Inc.): gemeinnützige Organisation, Informationsseite (in englischer Sprache). www.obstetricalpalsy.net
- Literatursammlung (englisch): www.shoulder-dystociainfo.com/bibliography.htm

- **Videos über Schulterdystokie**
- Schulterdystokie – Ein Lehrvideo. Von M. Goeckenjan, R. Unkels, J. Unkels und K. Vetter. http://bauchladen.femedia.de//product_info.php?products_id=28&osCsid=92e647a0d451aa2cb6d057dce1429cf7
- Vorgehen bei Schulterdystokie – ein 3-D-animiertes Trainingsprogramm. Von K.V. Eynatten, A. Feige, S. Schmidt und D. Grab. www.dgpgm.de/lehrfilm-schulterdystokie.html
- Steps to overcome shoulder dystocia. www.youtube.com/watch?v=jsC9aUzx510
- Shoulder Dystocia Injury: 3D Medical Animation. www.youtube.com/watch?v=jV6g427UMxY
- McRoberts maneuver video. Trial Image Inc. Animation by Cal Shipley. www.youtube.com/watch?v=asQo6cmOjd0
- Woods screw maneuver to relieve shoulder dystocia video. Animation by Cal Shipley. www.youtube.com/watch?v=z_JsE47tvp4
- Model SD with Rubin, Woods. www.youtube.com/watch?v=4NQfmJFVrXo
- McRobert's maneuver to correct shoulder dystocia birth. www.youtube.com/watch?v=YB3_fPhgmUM
- Shoulder dystocia delivery – manoeuvres, management, simulation. www.youtube.com/watch?v=YB3_fPhgmUM

Unter den Suchbegriffen „Schulterdystokie", „shoulder dystocia", „plexus palsy" und „Plexusparese" findet man im Internet zahlreiche weitere Videos zur Schulterdystokie und zur Plexusparese.

Stichwortverzeichnis